现代护理技术规范

刘义兰　朱小平　汪　晖　孙　璇◎主编

长江出版传媒　湖北科学技术出版社

图书在版编目（CIP）数据

现代护理技术规范 / 刘义兰等主编 . —武汉 : 湖北科学技术出版社，2024.9

（长江医学文库 . 第三辑）

ISBN 978-7-5706-3021-9

Ⅰ . ①现⋯ Ⅱ . ①刘⋯ Ⅲ . ①护理－技术操作规程 Ⅳ . ① R472-65

中国国家版本馆 CIP 数据核字（2024）第 016467 号

策　　划：冯友仁　　责任校对：童桂清

责任编辑：陈中慧　　封面设计：曾雅明

出版发行：湖北科学技术出版社

地　　址：武汉市雄楚大街 268 号（湖北出版文化城 B 座 13—14 层）

电　　话：027-87679468　　邮　　编：430070

印　　刷：武汉科源印刷设计有限公司　　邮　　编：430299

889×1194　1/16　　28.5 印张　850 千字

2024 年 9 月第 1 版　　2024 年 9 月第 1 次印刷

定　　价：148.00 元

《现代护理技术规范》

编　委　会

顾　　问　梅俊国　辛建英　邓小英　卢人玉

名誉主编　李秀云

主　　编　刘义兰　朱小平　汪　晖　孙　璇

副 主 编　戴晓婧　万长秀　毛　靖　范湘鸿　王春秀　胡德英
林成娟　李善玲　王惠芬　胡　慧　辛玲芳

编　　委（按姓氏笔画排序）

丁　芳（咸宁市中心医院）
万长秀（湖北省中医院）
马红梅（武汉大学人民医院）
王　莉（武汉市第一医院）
王春秀（天门市第一人民医院）
王惠芬（湖北省肿瘤医院）
毛　靖（华中科技大学同济医学院附属同济医院）
田玉凤（宜昌市中心人民医院）
付阿丹（武汉市中心医院）
冯毕龙（武汉大学中南医院）
朱小平（武汉大学中南医院）
刘义兰（华中科技大学同济医学院附属协和医院）
刘桂秀（仙桃市第一人民医院）
许　娟（华中科技大学同济医学院附属协和医院）
孙　璇（武汉大学人民医院）
孙慧敏（武汉大学中南医院）
花　芸（华中科技大学同济医学院附属武汉儿童医院）
李正莲（华中科技大学同济医学院附属同济医院）
李龙倜（十堰市太和医院）
李善玲（华中科技大学同济医学院附属梨园医院）
杨　春（荆门市中心医院）
杨志敏（襄阳市中心医院）
吴建红（武汉大学人民医院）
何小俊（武汉大学人民医院）
余立平（武汉大学护理学院）
余利娜（鄂州市中心医院）

辛玲芳(武汉市第一医院)
汪　晖(华中科技大学同济医学院附属同济医院)
汪晓攀(湖北省中西医结合医院)
张　敏(中国人民解放军中部战区总医院)
张丽芳(黄石市中心医院)
张春华(武汉大学中南医院)
陈　庆(华中科技大学同济医学院附属协和医院)
陈红宇(长江大学附属荆州医院)
范湘鸿(武汉大学人民医院)
范德兰(湖北省中医院)
林成娟(湖北省护理学会)
罗　健(武汉城市学院)
金晓英(黄冈市中心医院)
孟　玲(华中科技大学同济医学院附属同济医院)
胡　芬(武汉大学中南医院)
胡　慧(湖北中医药大学)
胡德英(华中科技大学同济医学院附属协和医院)
耿　力(华中科技大学同济医学院附属协和医院)
徐兰萍(武汉大学人民医院)
徐佑兰(武汉大学口腔医院)
高兴莲(华中科技大学同济医学院附属协和医院)
黄丽红(华中科技大学同济医学院附属同济医院)
彭淑华(孝感市中心医院)
蒋健梅(恩施土家族苗族自治州中心医院)
辜丽江(武汉科技大学附属天佑医院)
喻姣花(华中科技大学同济医学院附属协和医院)
喻船丽(华中科技大学同济医学院附属同济医院)
程秀华(武汉市第三医院)
鲁亚平(武汉大学第一临床学院)
曾铁英(华中科技大学同济医学院附属同济医院)
熊莉娟(华中科技大学同济医学院附属协和医院)
潘瑞红(随州市中心医院)
戴　莉(潜江市中心医院)
戴晓婧(中国人民解放军中部战区总医院)

秘　书　许　娟(华中科技大学同济医学院附属协和医院)
曾　娅(华中科技大学同济医学院附属协和医院)
熊丹莉(华中科技大学同济医学院附属协和医院)

前　言

随着社会的发展和时代的进步，人民群众对健康不断提出新的要求。护理工作发挥着不可替代的作用。护理技术是护理工作的重要组成部分，护理人员每天为患者实施大量的基础技术和专科护理技术操作。护理技术的规范显得非常重要。国内很多专家学者都在积极探索护理技术。护理技术项目在不断增加，技术的内涵也需要不断丰富。传统的教材或专著，在内容方面存在着一定的局限性，需要及时进行更新和补充。

湖北省护理学会第十五届理事会特组织相关专家，在结合国内外最新理论、文献及实践经验的基础上，编写此书。本书包括绪论、现代基础护理技术、现代内科护理技术、现代外科护理技术、现代妇产科护理技术、现代儿科护理技术、现代五官科护理技术、现代急危重症护理技术、现代手术室与麻醉复苏护理技术、现代肿瘤护理技术与伤口造口护理技术、现代康复护理技术、现代感染性疾病护理技术、现代消毒供应中心管理技术、现代中医护理技术、现代皮肤科护理技术、现代精神科护理技术等。本书纳入的护理技术项目全面，尽可能包含了护理最新技术；同时注重技术的科学、安全及人文关怀等内涵的呈现。在编写上力求内容简明、层次清晰。本书适合广大临床护理工作者进行各项技术操作时借鉴使用，也可供各类护理人员技术培训和考核使用，还可以作为护理院校师生教学参考。

湖北省护理学会第十五届理事会常务理事、理事、各专业委员会核心专家等不辞辛劳为本书的编写付出了大量心血和智慧。各医疗机构，尤其是华中科技大学同济医学院附属协和医院相关专科的护士长们给予了专业的帮助。湖北省护理界德高望重的护理前辈们对本书的编写给予了关心和指导。湖北省医学评价与继续教育办公室的领导、老师对本书的出版给予了大力支持。本书的编写还参阅了相关教材、专著和论文，未能一一注明。特对各位领导、专家和老师一并表示诚挚的感谢！

本书的编写时间较为仓促，加之编者水平有限，恐存在不足，特请相关专家不吝赐教。

编者

2024 年 2 月

目　　录

第一章 绪 论

护理技术随着医学、护理学等学科的发展，种类不断丰富，内涵不断加深，作用不断加强。实施护理技术是护理人员每天重要的工作任务。掌握护理技术的先进性、科学性、安全性及关怀性，并应用到工作中十分重要。本章主要介绍护理技术的定义、分类、历史与发展及规范要求。

第一节 护理技术的概念与分类

一、护理技术的概念

护理技术是指在护理工作中，为了患者的健康而采取的一系列护理手段、技能和方法的总和。护理学是关于照护的学科，护理技术是将护理科学中的理论、理念、思想等应用于临床患者护理实践的必要手段，目的是增强患者疾病治疗的效果，减轻患者所遭受的痛苦，促进患者康复和治愈。对临床护士而言，护理技术是其必备技能，熟练掌握护理技术既是护士开展临床护理工作的基础，也是维护患者安全和促进患者健康的重要保证。

二、护理技术的分类及级别

（一）护理技术的分类

普通病区护理技术分为基础护理技术、专科护理技术和医护配合技术。ICU 护理技术分为 4 类，包括基础护理技术、监护技术、医疗技术配合、检查指标判读。

1. 基础护理技术 已发展达 60 项之多，包括为卧床患者更换床单、静脉输液、铺备用床、铺麻醉床、灌肠、静脉采血、口腔护理、穿脱隔离衣、皮内注射、皮下注射法、肌内注射法、无菌操作、导尿、心肺复苏等。

2. 专科护理技术 随着临床诊疗和手术技术的不断发展，临床专科护理技术也迅猛发展，不断出现护理新技术。专科护理技术包括内科、外科、妇产科、儿科、五官科、肿瘤科、中医科、手术室、康复科、精神科等专科护理技术操作。内科护理技术涵盖呼吸科、心血管内科、神经内科、消化内科、肾内科、血液内科、内分泌代谢疾病科、风湿病科护理技术；外科护理技术包括普通外科、骨科、神经外科、泌尿外科等专科护理技术，同时包括移植患者的心脏移植、肾脏移植等技术。妇产科、儿科、五官科、中医科、感染性疾病科等专科护理技术内容在此不一一列举。

3. 监护技术 监护技术包括有创血压（ABP）监测、中心静脉压（CVP）监测、肺动脉导管监测、呼气末二氧化碳（$ETCO_2$）监测等。该部分技术具有较强的专业性，是对 ICU 中病情较为严重的病患施行的技术操作。因此在对护理人员进行培训的过程中，该部分是重点需要加强培训的内容，护理人员通过严格考核后，才可被准许上岗。

4. 医疗技术配合 包括气管切开术、环甲膜穿刺术、动脉穿刺置管术、心包穿刺术、主动脉内球囊反搏、体外膜肺氧合（ECMO）技术、血液净化技术等。这些技术需要护理人员拥有丰富的经验，才可进行突发事件的技术配合处理。因此需要护理人员在掌握大量理论基础知识的情况下，多进行技术配合的练习，加强经验的累积。

（二）护理技术的级别

护理技术按其安全性、有效性及难度划分为不同的级别。一级技术为安全性高、有效性确切、风险较低、难度较低的护理技术；二级技术即安全性、有效性确切、风险较高、难度较高的护理技术；三级技术即需严格控制管理的护理技术，高风险、技术难度高。不同风险程度的技术，对护士的培训和准入要求有所不同。护理技术的级别也是科室风险程度划分、工作量考核的一项依据。

（刘义兰　朱小平）

第二节　护理技术的起源与发展

一、护理技术的起源

护理的定义来源于拉丁文“nutrire”，意为“滋养、使健壮”，与“生命延续”的本能意识密切联系。自有人类以来就有护理，人类早期的护理技术，体现着人类的一种经验活动方式。远古时代，人类在“用火”的过程中，发现身体某一部分用火烤后感觉异常或疼痛减轻，于是产生了热敷的护理技术。原始人创造了“砭石”和“石针”，以此作为解除疼痛的工具。当人类社会发展到母系社会，护理技术与妇女照顾家庭中老弱病残等活动密不可分，所以早期的护理技术基本源于人们对日常生活经验的积累，更多的是基于家庭的生活护理。

二、护理技术的发展

古希腊的希波克拉底在其著作中讲授发热患者的护理，建议对有心脏病的患者清洗口腔等。中世纪的欧洲，由于政治、经济、宗教变革以及战争、疫病流行等事件，对护理工作发展产生了影响，女骑士在救护团里护理伤病者，她们护理技术好，护理效果明显。然而，17、18 世纪护士从早到晚主要负责看护患者、打扫卫生，护理技术的发展经历了一段黑暗岁月。1860 年，近代护理学的奠基人南丁格尔成立世界上第一所护士学校，她提出护理是一门科学，也是照顾人生命的艺术，由熟练技术的手、冷静的头脑、爱与温暖的心组成。在南丁格尔的学校里，学生的护理技术课有 13 项必考技术，包括给化脓或皮肤烫伤的患者穿衣裤、清洁伤口、灌肠术、辨认身体各种的症状、身体擦拭术、护理行动不便者、区分患者不同伤愈阶段并给予适当的护理等。20 世纪初，在南丁格尔护理思想影响下，“护士需要理论知识来指导实践”的观点逐渐形成。护士借鉴当时医学的成果制订护理操作和护理措施，如无菌技术、压疮的护理、心脏病患者的护理常规和新生儿喂养等。

20 世纪二三十年代，美国护理联盟确定了护理课程体系不仅要包括医学知识，还应包括社会科学和护理操作。这一时期，护理操作常被视为“基础护理”，护理操作的教学和练习是在模拟病房里进行的。到了 20 世纪四五十年代，科研成为护理发展的主要推动力，护理学者逐渐把精力转向通过科学的护理研究建立起护理独特的知识体系。美国于 1955 年设立了护理科学人员培训项目。20 世纪中后期，出现高级实践护士如临床护理专家、开业护士、注册助产士等，使护理技术得到专业化的发展。20 世纪 70 年代迄今，护理的工作任务由护理疾病转向促进健康，护理技术更多的是关注人的本身，尽可能地让患者恢复到最佳的生活状态。

（朱小平　刘义兰）

第三节 护理技术的重要性与规范要求

一、护理技术的重要性

(1) 护理技术是护士落实医疗措施，帮助患者达到治疗效果、恢复健康的主要手段。规范的护理操作可以促进患者康复，实现治疗的目标。

(2) 护理人员通过护理技术的实施，与患者及其家属产生互动。患者及其家属对护士的技术、态度等进行了解或评判；同时感受到技术实施后效果如何。因此，患者对护士、对护理工作的印象很大一部分来自对护士实施操作的感知、体验和观察。精湛的技术、实施技术中对患者的关怀不仅有助于治疗目标的达到，也有助于和谐护患关系的建立，有助于提升患者的满意度。

(3) 护士对患者及其家属的健康教育，有利于患者及其家属获得相关用药、并发症预防、疾病康复等知识和技能，对于患者今后预防疾病、加快康复有重要意义。

(4) 护理技术是护理发展水平的体现。护理技术作为护理专业的重要组成部分，其发展在一定程度上代表着护理的发展。护理新技术的诞生及应用，也意味着护理工作的进步。

二、护理技术的规范要求

1. 护理技术的科学性要求　护理技术是从经验中凝练的，经历不断细化、标准化的过程。技术中包含大量的数据性的要求，如给药等操作实施的时间，药物剂量、浓度，输液滴速、患者体位、导管植入深度、液体温度、鼻饲的量、间隔时间等。这些都要求护士严格掌握并执行。近年来，循证护理学的出现为护理技术的改善提供了证据支撑，通过发现问题、提出问题、查阅文献等，使护士知晓每一个操作步骤及原因，使各项护理技术标准化。如中华护理学会组织专家制定了住院患者约束规范等规范，使技术内容更具有科学性和规范性。

2. 护理技术的安全性要求　护理技术有两面性。一方面是达到治疗目的，帮助患者康复；另一方面，如果没有遵守操作规范，没有严格核对，发生错漏，如患者错误、药物剂量、途径等错误，不但达不到治疗目标，还可能威胁患者的健康或生命安全。例如，如果护士把过期的药品用在患者身上，就达不到治疗作用，甚至发生不良反应；如果给未做皮试的患者使用抗生素，患者可能发生过敏性休克而死亡。因此，护士在执行操作的过程中务必谨慎，严格执行操作规程，严格执行查对制度，对患者或家属提出的疑问，要高度重视，并认真与医生核实，确保药物等的正确。如果护士执行了错误的医嘱，也需要共同承担责任。所以，本书中将操作的安全性作为护理技术的重要目的之一。

3. 护理技术的关怀性要求

(1) 人文关怀与护理技术的关系：关怀是护理的本质和核心。护理专业是关心人、照顾人、体现人道的专业。因此，护理专业本身具有人文关怀的内核和追求。人文关怀促使护理人员在临床工作中不只关注护理技术本身，而在用护理技术服务患者的同时，融入人文关怀，更能体现“以人为本”的护理思想。另外，护理技术的不断进步，又为人文关怀提供了充足的知识资源和技术手段。

(2) 护理技术中人文关怀现状：虽然人们更加重视护理技术中的心理护理，但还存在着一些问题。传统操作标准以时间为限制，要求操作程序正确，符合流程；在技术操作中，有的护士过分注重护理操作技术动作上的优美，而忽视对患者需求和感受的关注及隐私保护，甚至有护士在操作过程中，表现出非关怀性的行为，让患者不满意甚至反感。

(3) 将人文关怀融入护理技术：将人文关怀写入护理技术规范中，并在各个环节充分体现以下几个方面。①护士（生）做任何操作均要做到服饰整洁、仪表大方、语言得体、态度温和；②操作前对患者尊称与问候，向其解释操作目的、意义、方法及配合要点等；③操作中给予患者体贴入微的关心，积极询问患者的感受和需要，从患者角度出发，为其提供细致周到的服务；④操作后向患者交代注意事项，询问患者的需求等；⑤感谢患者的合作等。护理技术考核评价时加大对人文关怀的评价。将人文关怀融入护理技术，有助于为患者提供有“温度”的护理，促进护理技术的不断完善，推动护理的发展。

（刘义兰　林成娟　朱小平）

第二章　现代基础护理技术

第一节　生命体征测量

一、目的

（1）测量并记录患者体温、脉搏、呼吸和血压，判断有无异常。

（2）通过观察体温、脉搏、呼吸和血压的变化，观察疾病发生发展的规律，为诊断、治疗、护理提供依据。

（3）保障治疗效果及患者安全。

（4）增进患者对相关知识的了解及自我效能感。

（5）服务对象对护理有良好体验。

二、评估

（1）礼貌称呼并真诚问候患者；如有家属在旁，主动与家属打招呼。向患者及家属进行自我介绍。

（2）告知患者即将进行的操作技术目的，患者理解并同意。如患者对该项技术及相关事项有疑问，给予解释；如患者或家属拒绝治疗，应与医生沟通。

（3）评估患者腋下有无破损、伤口、出汗；被测量血压侧肢体有无偏瘫、功能障碍，皮肤有无损伤；评估患者的心理状态，是否存在焦虑、抑郁、不配合心理，必要时进行相应干预以保证生命体征操作的顺利实施，如生命体征相关知识的健康教育，及时、耐心地安慰、倾听与沟通，或寻求其他医护人员的支持与帮助等。

（4）了解患者有无家属或陪护人员陪伴。

（5）评估中，如发现患者有不适或特殊需求，及时给予相应处理或帮助。

三、操作前准备

1. 环境　环境清洁、安静；光线充足；温度、湿度适宜。若为多人病房，病床之间有隔帘。

2. 物品　清洁干燥治疗车、洗手液、治疗盘、容器两个（一个为清洁容器盛放已消毒的体温计、另一个内放消毒液纱布用于盛放使用后的体温计）、手表、体温计（水银柱已甩至35°以下并检查），必要时准备棉球（测量呼吸时用）、血压计（袖带宽窄是否合适、水银是否充足、玻璃管有无缝隙、玻璃管上端是否和大气相通、橡胶管和输气球是否漏气）、听诊器、记录单、笔、弯盘、生活/医用垃圾桶。

3. 患者

（1）必要时排大、小便。

（2）如患者有特殊心理状况者影响操作实施，相关工作人员或家属对患者进行理解支持。

4. 护士

（1）佩戴胸牌，服装整洁。

（2）洗手、戴口罩。

（3）保持良好的情绪状态。

（4）接触患者之前，保持双手暖和。

四、操作步骤

（1）核对医嘱，保证姓名、住院号或就诊卡号等信息无误。

（2）核对用物。

（3）敲门进病室，携用物至患者床旁，确认患者身份信息。

（4）告知患者开始操作，协助患者取舒适、安全卧位，注意保暖。了解患者对舒服体位的需求，结合患者的需求，协助其采取舒服的体位。

（5）体温测量：①口温。将已消毒的体温计水银端斜放于患者舌下，嘱患者闭紧口唇，用鼻呼吸，嘱患者勿咬体温计，紧闭口唇，闭口 3 min，取出后读数。②腋温。协助患者解开衣物，用纱布或毛巾擦干腋下汗液，将体温计水银端放置于患者腋窝深处贴紧皮肤，协助患者屈臂过胸夹紧体温计，测量时间 10 min。③肛温。床帘遮挡，患者（成人）取侧卧、俯卧或屈膝仰卧位，露出肛门，肛表用油剂润滑水银端后轻轻插入 3～4 cm（小儿 2 cm），3 min 后取出。

（6）脉搏测量：①测量。协助患者手臂放在舒适位置，手臂放松，手臂向上，腕部伸展，护士将食指、中指、无名指指腹按压患者桡动脉处，压力大小以能清楚触及脉搏搏动为宜。注意脉搏节律及强弱。②计数。脉搏正常者测 30 s，所得数值乘以 2；脉搏异常者测 1 min。若发现脉搏短绌者，应由两名护士同时测量，一人听心率，另一人测脉率，由听心率者发出“起”“停”口令，两人同时开始，测 1 min。记录方法为心率/脉率。

（7）呼吸测量：①保持诊脉手势，观察患者胸部或腹部起伏，一起一伏为 1 次，计数 30 s，所得数值乘以 2，同时观察呼吸的节律、性质、声音、深浅、有无特殊气味，呼吸运动是否对称等。②呼吸微弱或危重者，可用少许棉絮置于鼻孔前，观察棉絮被吹动的次数，计数 1 min。

（8）血压测量：①体位。协助患者取卧位或坐位，协助患者暴露被测肢体。患者卷袖露臂，肘部伸直，掌心朝上。被测肢体的肱动脉、心脏、血压计零点处于同一水平位置，坐位时平第四肋，卧位时平腋中线。②缠袖带。放平血压计，打开血压计开关，驱尽袖带内空气，正确捆绑袖带于测量部位（袖带下缘距肘窝上 2～3 cm；袖带松紧度以可放入一指为宜）。③打开水银槽开关，戴好听诊器，将听诊器胸件置于肱动脉搏动最明显处。④注气。轻加压（操作者蹲下，使目光与水银柱平行）。一手固定听诊器，另一手握加压气球，关气门，打气至动脉搏动音消失再升高 20～30 mmHg（2.6～4 kPa）。⑤放气。松开气门匀速缓慢放气，速度以下降 4 mmHg/s 为宜，同时听搏动音并双眼平视水银柱下降所指刻度。⑥判断。当听到第一声搏动，此时水银柱所指刻度数值为收缩压；继续放气当听到搏动音突然减弱或消失时，水银柱所指的刻度为舒张压。⑦整理血压计。排尽袖带内余气，旋紧压力活门，整理后放入盒内；向右倾血压计 45°使水银全部流回槽内，关闭水银槽开关，盖上盒盖，平稳放置。⑧协助患者穿衣，整理床单位。

（9）操作过程中，护士动作轻柔。

（10）取回体温计，读表正确（手不接触水银柱），放入含氯消毒液容器内。

（11）告知患者体温、脉搏、呼吸和血压值。

（12）操作中密切观察患者病情，倾听患者的主述，如发现任何异常应立即暂停操作，给予相应的处理。

(13) 操作结束后协助患者取舒适卧位，整理好床单位，将呼叫器放在患者易取处。向患者及家属说明，如有需要随时按铃呼叫。

(14) 询问患者有何其他需求，并提供相应护理；对患者提出的疑问，耐心解答。口头感谢患者的配合。

(15) 洗手、记录、签名：在记录本上记录生命体征数值。

五、注意事项

(1) 对腋下有创伤、手术、炎症、出汗较多和极度消瘦的患者，不宜腋下测温。

(2) 不可用拇指诊脉，因拇指小动脉搏动较强，易与患者的脉搏相混淆。脉搏短绌者应由 2 名护士同时测量。一人听心率，另一人测脉率，由听心率者发出“起”与“停”的口令，计数 1 min。

(3) 为偏瘫或肢体有损伤的患者测脉搏或血压时应选择健侧肢体，以免患侧肢体血液循环不良影响测量结果的准确性。

(4) 呼吸的速率会受到意识的影响，测量时不必告诉患者。呼吸困难、呼吸不规律的患者及婴儿应当测量 1 min。

(5) 需长期观察血压的患者应做到四定：定时间、定部位、定体位、定血压计。发现血压异常或听不清时，应重新测量。重测时，应先将袖带内空气驱尽，汞柱降至“0”，稍等片刻后再测量，一般连测 2～3 次，取其最低值，必要时可行双侧肢体血压测量对照。

（戴晓婧）

第二节 无菌技术

一、使用无菌持物钳法

(一) 目的

取放和传递无菌物品，保持无菌物品的无菌状态。

(二) 评估

(1) 操作环境整洁、宽敞、明亮，操作台干燥、空间适宜。

(2) 检查评估备用物品、药品符合要求。

(三) 操作前准备

1. 环境　环境清洁、宽敞、明亮、定期消毒。

2. 物品　无菌持物钳、盛放无菌持物钳的容器。

3. 护士

(1) 仪表、着装符合护士礼仪规范。

(2) 根据工作区域，执行分级防护。

(四) 操作步骤

(1) 撕开持物钳包布外灭菌指示带，保留胶带。

(2) 打开无菌持物钳包，一手固定持物钳，取出持物罐置于治疗台面。

（3）在灭菌指示胶带空白处注明开包时间，贴于持物钳灌顶部。

（4）取放持物钳时，要打开钳罐的顶盖，钳端闭合向下，垂直取出，不可触及容器边缘，用后闭合钳端，立即垂直放回容器内，并松开轴节。应用持物钳时，应保持视线内腰以上水平。

（5）远距离使用时，应将持物钳和钳罐一起带至操作地点，就近使用。

（五）注意事项

（1）严格遵循无菌操作原则。

（2）取、放无菌持物钳时应先闭合钳端，不可触及容器边缘。

（3）使用过程中：始终保持钳端向下，不可触及非无菌区；就地使用，距离较远处取物时，应将持物钳和容器一起移至操作处。

（4）不可用无菌持物钳夹取油纱布，防止油砂粘于钳端影响消毒效果；不可用无菌持物钳换药或消毒皮肤，以防被污染。

（5）无菌持物钳一旦被污染或可疑污染应重新灭菌。

（6）无菌持物钳如为湿式保存，除注意上述1～5项外，还需注意：①盛放无菌持物钳的有盖容器底部垫有纱布，容器深度与钳的长度比例适合，消毒液面需浸没持物钳轴节以上2～3 cm或镊子长度的1/2；②无菌持物钳及其浸泡容器每周清洁、消毒2次，同时更换消毒液；使用频率较高的部门应每天清洁、灭菌；③取、放无菌持物钳时不可触及液面以上部分的容器内壁；④放入无菌持物钳时需松开轴节以利于钳与消毒液充分接触。

二、使用无菌容器法

（一）目的

用于盛放无菌物品并保持其无菌状态。

（二）评估

（1）操作环境整洁、宽敞、明亮，操作台干燥、空间适宜。

（2）检查评估备用物品、药品符合要求，安全有效。

（三）操作前准备

1. 环境　环境清洁、宽敞、明亮、定期消毒。

2. 物品

（1）无菌持物钳、盛放无菌持物钳的容器。

（2）无菌容器。常用的无菌容器有无菌盒、罐、盘等。无菌容器内盛灭菌器械、棉球、纱布等。

（3）物品放置合理（按节力及无菌操作要求放置用物），依次检查所需物品，保证安全有效。

3. 护士

（1）仪表、着装符合护士礼仪规范。

（2）根据工作区域，执行分级防护。

（四）操作步骤

（1）撕开无菌容器外封口的灭菌指示胶带，在灭菌指示胶带空白处标明开启日期、时间，贴于容器顶部。

（2）打开无菌容器时，应将容器盖的内面朝上放置于稳妥处，或者拿于手中。

（3）从容器中取物品时，应将容器盖全部打开，无菌持物钳取放物品时，不可跨越无菌区，避免触碰容器边缘。

（4）取用物品后立即盖严容器，手不可触及容器的内面及边缘。

（五）注意事项

（1）严格遵循无菌操作原则。

（2）移动无菌容器时，应托住底部，手指不可触及无菌溶液的内面及边缘。

（3）从无菌容器内取出的物品，即使未使用，也不可再放回无菌容器中。

（4）无菌容器应定期消毒灭菌：一经打开，使用时间不超过 24 h。

三、使用无菌包法

（一）目的

从无菌包内取出无菌物品，供无菌操作使用。

（二）评估

（1）操作环境整洁、宽敞、明亮，操作台干燥、空间适宜。

（2）检查评估备用物品、药品符合要求，安全有效。

（三）操作前准备

1. 环境　环境清洁、宽敞、明亮、定期消毒。

2. 物品

（1）盛有无菌持物钳的持物罐、盛放无菌包内物品的容器或区域。

（2）无菌包。内放无菌治疗巾、辅料、器械等。

（3）物品放置合理（按节力及无菌操作要求放置用物），依次检查所需物品，保证安全有效。

3. 护士

（1）仪表、着装符合护士礼仪规范。

（2）根据工作区域，执行分级防护。

（四）操作步骤

（1）将无菌包平放在清洁、干燥的操作台面上。

（2）检查并撕开指示胶带。

（3）取出包内物品。

方法 1：①按顺序逐层打开无菌包。②用无菌钳夹取所需物品，放在准备好的区域内。

方法 2：可将无菌包托在手上打开，另一手将无菌包布四角抓住，稳妥地将无菌包内物品放在无菌区域内（投放时，手托包布使无菌面朝向无菌区域）。

（五）注意事项

（1）严格遵守无菌操作原则。

（2）无菌包包布通常选择质厚、致密、未脱脂的双层棉布制成，或使用医用无纺布。

（3）打开无菌包时手只能接触包布四角的外面，不可触及包布内面，不可跨越无菌区。

（4）无菌包应定期灭菌，如包内物品超过有效期、被污染或包布受潮，则需重新灭菌。

（5）如取出包布内部分物品，无菌包检查后平放于清洁、干燥、平坦的操作台上，手接触包布四角外面，依次揭开四角，用无菌持物钳夹取所需物品放在备妥的无菌区，按原折痕包好，注明开包日期及时间，限 24 h 内使用。

四、无菌区域准备法

（一）目的

形成无菌区域以放置无菌物品，供治疗护理用。

（二）评估

（1）操作环境整洁、宽敞、明亮，操作台干燥、空间适宜。

（2）检查评估备用物品、药品符合要求，安全有效。

（三）操作前准备

1. 环境　清洁、宽敞、明亮、定期消毒。

2. 物品

（1）盛有无菌持物钳的无菌罐、无菌物品。

（2）无菌包。内放无菌治疗巾的无菌包。无菌包内无菌治疗中单有两种方法。①纵折法。治疗巾纵折两次，再横折两次，开口边向外。②横折法。治疗巾横折后纵折，再重复一次。

（3）物品放置合理（按节力及无菌操作要求放置用物），依次检查所需物品，保证安全有效。

（4）治疗盘、记录纸、笔。

3. 护士

（1）仪表、着装符合护士礼仪规范。

（2）根据工作区域，执行分级防护。

（四）操作步骤（以铺无菌盘为例）

（1）清洁治疗盘（用纱布擦拭）。

（2）撕开无菌治疗巾包封口的3M胶带，用持物钳取出一块治疗巾，放于治疗盘内。

（3）双手捏住无菌巾上层两角的外面，轻轻抖开，双折铺于治疗盘内。

（4）上层向远端呈扇形折叠，开口边向外。

（5）按需要放入无菌物品。将无菌洞巾包托在手中打开，另一手将包布四角抓住，将洞巾妥善投置于无菌区域内。

（6）无菌物品放置合理，放入无菌物品后，将上层治疗巾展开盖于物品上，上下层边缘对齐，开口处向上翻折两次，两侧边缘向下翻折一次。

（7）注明铺无菌盘的日期、时间。

（五）注意事项

（1）严格遵循无菌操作原则。

（2）铺无菌盘区域须清洁干燥，无菌巾避免潮湿、污染。

（3）铺盘时非无菌物品和身体应与无菌盘保持适当距离，手不可触及无菌巾内面，不可跨越无菌区。

（4）铺好的无菌盘尽早使用，有效期不超过4 h。

五、倒取无菌溶液法

（一）目的

保持无菌溶液的无菌状态，供治疗护理用。

（二）评估

（1）操作环境整洁、宽敞、明亮，操作台干燥、空间适宜。

（2）检查评估备用物品、药品符合要求，安全有效。

（三）操作前准备

1. 环境　清洁、宽敞、明亮，定期消毒。

2. 物品

（1）无菌溶液、启瓶器、弯盘。

（2）盛放无菌溶液的容器。

（3）无菌棉签、消毒液、记录纸、笔等，必要时备盛有无菌持物钳的无菌罐、无菌纱布罐。

3. 护士

（1）仪表、着装符合护士礼仪规范。

（2）根据工作区域，执行分级防护。

（四）操作步骤

（1）从无菌容器中夹取无菌治疗碗，手托底部放于操作台上。

（2）将弯盘置于操作台一角。

（3）取无菌溶液瓶，清洁抹布擦拭瓶身。

（4）再次核对溶液正确。

（5）开启无菌溶液盖，用拇指、食指或双手拇指翻起并拉出瓶塞，标签朝上，旋转式倒出少量溶液冲洗瓶口，倒出适量溶液至无菌治疗碗内。

（6）及时盖好瓶塞，用棉签消毒瓶塞。注明开瓶日期及时间。

（五）注意事项

（1）严格遵循无菌操作原则。

（2）不可将物品伸入无菌溶液瓶内蘸取溶液；倾倒液体时不可直接接触无菌溶液瓶口；已倒出溶液不可再倒回瓶内以免污染剩余溶液。

（3）已开启的无菌溶液瓶内的溶液，24 h 内有效，余液只作清洁操作用。

六、戴无菌手套法

（一）目的

预防病原微生物通过医务人员的手传播疾病和污染环境，适用于医务人员进行严格的无菌操作时，接触患者破损皮肤、黏膜时。

（二）评估

（1）操作环境整洁、宽敞、明亮，操作台干燥、空间适宜。

（2）检查评估备用物品、药品符合要求，安全有效。

（三）操作前准备

1. 环境　清洁、宽敞、明亮、定期消毒。

2. 物品　无菌手套、弯盘。

3. 护士

（1）仪表、着装符合护士礼仪规范。

（2）根据工作区域，执行分级防护。

（四）操作步骤

（1）打开无菌手套包装。

（2）取内包装，对折展开平放于治疗台上，双手捏反折部将包装纸向外展开。

（3）戴手套：①分次提取法。一手捏住手套的反折部分（手套内面）取出手套，对准五指戴上。再用戴好无菌手套的手指插入另一手套反折内面（手套外面），取出手套，同法戴好。②一次性提取法。一手或双手同时分别捏住两只手套的反折部分，取出手套。将两只手套的五指对齐，先戴一只手，再以戴好手套的手指插入另一只手套的反褶内面，同法戴好。

（4）双手调整手套的位置，将手套的翻边扣套在工作服衣袖外面。

（5）脱手套时，一手捏住另一手套腕部外面，翻转脱至手指，以手套捏住另一手腕部外面，将其往下翻转脱下，置于医疗垃圾袋内，整理用物。

（6）洗手。

（五）注意事项

（1）严格遵循无菌操作原则。

（2）选择合适手掌大小的手套尺码；修剪指甲以防刺破手套。

（3）戴手套时手套外面（无菌面）不可触及任何非无菌物品；已戴手套的手不可触及未戴手套的手及另一手套的内面；未戴手套的手不可触及手套的外面。

（4）戴手套后，双手应始终保持在腰部或操作台面以上视线范围内的水平；如发现有破损或可疑污染应立即更换。

（5）脱手套时避免强拉，应翻转脱下，手套外面（污染面）在内，注意勿使手套外面（污染面）接触到皮肤；脱手套后应洗手。

（6）诊疗护理不同患者之间应更换手套；一次性手套应一次性使用；戴手套不能替代洗手，必要时进行手消毒。

（戴晓婧）

第三节　皮内注射

一、目的

（1）进行药物过敏试验，以观察有无过敏反应。

（2）预防接种，如接种卡介苗。

（3）局部麻醉的起始步骤。

（4）保障治疗效果及患者安全。

（5）增进患者对相关知识的了解及自我效能感。

（6）服务对象对护理有良好体验。

二、评估

（1）礼貌称呼并真诚问候患者；如有家属在旁，主动与家属打招呼，并向患者及家属进行自我介绍。

(2) 告知患者即将进行的操作技术目的，使患者理解并同意。如患者对该项技术及相关事项有疑问，给予解释；如患者或家属拒绝治疗，应与医生沟通。

(3) 评估患者：①病情、治疗情况、用药史、过敏史；②意识状态、肢体活动能力、对用药的认知及合作程度；③注射部位的皮肤及肌肉组织状况；④心理状态，是否存在焦虑、抑郁、不配合心理。

(4) 了解患者有无家属或陪护人员陪伴。

(5) 评估中，如发现患者有不适或特殊需求，及时给予相应处理或帮助。

三、操作前准备

1. 环境　环境清洁、安静、光线适宜；温度、湿度适宜。若为多人病房，病床之间有隔帘。

2. 物品

1) 治疗车上层

(1) 注射盘：内有盛无菌持物镊的无菌容器、皮肤消毒液（75%乙醇）、无菌棉签、砂轮、弯盘、启瓶器。

(2) 无菌盘、1 mL 注射器、备用针头、药液（按医嘱准备），做药物过敏试验时备 0.1%盐酸肾上腺素。

(3) 医嘱卡。

(4) 一次性橡胶手套、手消毒液。

2) 治疗车下层

锐器盒、医用垃圾桶、生活垃圾桶。

3. 患者

(1) 了解皮内注射的目的、方法、注意事项及配合要点、药物作用及副作用。

(2) 取舒适体位，暴露穿刺部位。

4. 护士

(1) 仪表、着装符合护士礼仪规范。

(2) 根据工作区域，执行分级防护。

(3) 接触患者之前，保持双手暖和。

四、操作步骤

(1) 检查：一次性无菌物品规格、包装完好性、灭菌日期及有效期；皮肤消毒剂开瓶日期与失效期。

(2) 核对药物：核对医嘱，药物名称、浓度、剂量、给药方式；检查药液有效期及质量。

(3) 启开瓶盖，常规消毒。

(4) 按说明书要求配置皮试药液。

(5) 核对患者信息：将治疗车或无菌盘带至床旁，放在便于取物的位置，确认患者的身份信息，请患者或家属陈述患者姓名，保证患者姓名、住院号或就诊卡号等信息无误。

(6) 解释：询问患者过敏史；向患者说明配合要求、注意事项，协助取舒适体位。

(7) 消毒注射部位：选择正确注射部位（皮试选择在前臂内侧中下段皮肤），用 75%乙醇棉签消毒皮肤 2 次，皮肤消毒范围直径>5 cm，待干。

(8) 再次核对。

(9) 注射：左手绷紧前臂掌侧皮肤，右手持注射器，针尖斜面及注射器刻度均朝上，与皮肤呈5°角刺入皮内，至针尖斜面完全进入后，左手拇指固定针栓，右手推药液，使局部成一隆起皮丘，迅速拔针勿按压。

(10) 手消毒。

(11) 再次核对。

(12) 询问患者反应，交代注意事项：告知患者20 min内不能离开；不能搔抓注射部位或按压皮丘；如有不适及时告知医护人员。

(13) 操作后处理：①协助患者取舒适卧位。②询问患者有无其他需求，并提供相关的帮助。耐心解答患者的疑问，感谢患者的配合。③分类处理医疗废物。④洗手。⑤记录。记录注射时间，药物名称、浓度、剂量及患者反应。

(14) 判断结果：20 min后由2名护士观察结果，记录结果并签名。

五、注意事项

(1) 严格执行无菌操作原则及查对制度。

(2) 药物过敏试验前，护士应详细询问患者用药史、过敏史及家族史，有该药物过敏史者不宜做皮试，及时与医生联系，更换其他药物。

(3) 药物过敏试验消毒皮肤时忌用含碘消毒剂，以免着色影响对局部反应的观察及与碘过敏反应相混淆。

(4) 药物过敏试验前，要备好急救药品，以防意外。

(5) 药物过敏试验为阳性反应，告知患者及家属，并及时在病历、医嘱单、注射卡、床头卡、手腕带上做好标记。

（戴晓婧）

第四节 皮下注射

一、目的

(1) 注入小剂量药物，用于不宜口服给药，但需在一定时间内产生药效时，如胰岛素注射。

(2) 预防接种。

(3) 局部麻醉用药。

(4) 保障治疗效果及患者安全。

(5) 增进患者对相关知识的了解及自我效能感。

(6) 服务对象对护理有良好体验。

二、评估

(1) 礼貌称呼并真诚问候患者；如有家属在旁，主动与家属打招呼，向患者及家属进行自我介绍。

(2) 告知患者即将进行的操作技术目的，患者理解并同意。如患者对该项技术及相关事项有疑问，给予解释；如患者或家属拒绝治疗，应与医生沟通。

（3）评估患者：①病情、治疗情况、用药史、过敏史；②意识状态、肢体活动能力、对用药的认知及合作程度；③注射部位的皮肤状况；④心理状态，是否存在焦虑、抑郁、不配合心理。

（4）了解患者有无家属或陪护人员陪伴。

（5）评估中，如发现患者有不适或特殊需求，及时给予相应处理或帮助。

三、操作前准备

1. 环境　环境清洁、安静、光线适宜；温度、湿度适宜。若为多人病房，病床之间有隔帘。

2. 物品

1）治疗车上层

（1）注射盘：内有盛无菌持物镊的无菌容器、皮肤消毒液、无菌棉签、无菌纱布、砂轮、弯盘、启瓶器。

（2）无菌盘、注射器、备用针头、药液（按医嘱准备）。

（3）医嘱卡。

（4）一次性橡胶手套、手消毒液。

2）治疗车下层

锐器盒、医用垃圾桶、生活垃圾桶。

3. 患者

（1）了解皮下注射的目的、方法、注意事项及配合要点、药物作用及副作用。

（2）取舒适体位，暴露穿刺部位。

4. 护士

（1）仪表、着装符合护士礼仪规范。

（2）根据工作区域，执行分级防护。

（3）保持良好的情绪状态。

（4）接触患者之前，保持双手暖和。

四、操作步骤

（1）检查：一次性无菌物品规格、包装完好性、灭菌日期及有效期；皮肤消毒剂开瓶日期与失效期。

（2）核对药物：核对医嘱、药物名称、浓度、剂量、给药方式；检查药液有效期及质量。

（3）配药：用75%乙醇消毒安瓿及砂轮；锯痕，用75%乙醇去屑；无菌纱布包裹折断安瓿；取注射器，吸尽药液，排气；再次核对药物、医嘱，置于无菌盘内，请另一护士核对，签名。

（4）核对患者信息：将治疗车或无菌盘带至床旁，放于便于取物的位置，确认患者的身份信息，由患者或家属陈述患者姓名，保证患者姓名、住院号或就诊卡号信息无误。

（5）解释：向患者解释注射目的、配合要求及注意事项，注意保暖、保护隐私，屏风或隔帘遮挡。

（6）皮肤消毒：以穿刺点为中心用安尔碘螺旋形消毒皮肤两遍，皮肤消毒范围直径＞5 cm，待干。

（7）排气：取出已配置药液注射器，再次核对药物、注射卡；排尽注射器内空气。

（8）注射：左手绷紧皮肤，右手持注射器，针头与皮肤呈30°～40°刺入皮下，一般进针深度为针梗 1/2～2/3；轻抽活塞无回血，缓慢推注药液。

(9) 拔针：注射完毕快速拔针，干棉签按压局部。

(10) 操作后处理：①协助患者取舒适卧位。②询问患者有无其他需求，并提供相应的护理，耐心解答患者的疑问，感谢患者的配合。③分类处理医疗废物。④洗手。⑤记录。记录注射时间，药物名称、浓度、剂量及患者反应。

五、注意事项

(1) 严格执行无菌操作原则及查对制度，遵医嘱及说明书使用药品。

(2) 避免应用刺激性较强的药物做皮下注射。

(3) 注射前详细询问患者用药史。

(4) 过于消瘦者，注射时可捏起局部皮下组织，适当减小进针角度，以免刺入肌层。

(5) 需长期注射者，应有计划地更换注射部位，防止局部产生硬结。

(6) 随时听取患者主诉，观察用药后不良反应及病情变化。

（戴晓婧）

第五节　肌内注射

一、目的

(1) 用于不宜或不能静脉注射，且要求比皮下注射更快产生疗效时。

(2) 保障治疗效果及患者安全。

(3) 增进患者对相关知识的了解及自我效能感。

(4) 服务对象对护理有良好体验。

二、评估

(1) 礼貌称呼并真诚问候患者；如有家属在旁，主动与家属打招呼。向患者及家属进行自我介绍。

(2) 告知患者即将进行的操作技术目的，患者理解并同意。如患者对该项技术及相关事项有疑问，给予解释；如患者或家属拒绝治疗，应与医生沟通。

(3) 评估患者：①病情、治疗情况、用药史、过敏史；②意识状态、肢体活动能力、对用药的认知及合作程度；③注射部位的皮肤及肌肉组织状况；④心理状态，是否存在焦虑、抑郁、不配合心理。

(4) 了解患者有无家属或陪护人员陪伴。

(5) 评估中，如发现患者有不适或特殊需求，及时给予相应处理或帮助。

三、操作前准备

1. 环境　环境清洁、安静、光线适宜；温度、湿度适宜。若为多人病房，病床之间有隔帘。

2. 物品

1）治疗车上层

（1）注射盘：内有盛无菌持物镊的无菌容器、皮肤消毒液、75%乙醇、无菌棉签、砂轮、弯盘、启瓶器。

（2）无菌盘、注射器、备用针头、药液（按医嘱准备）。

（3）医嘱卡。

（4）一次性橡胶手套、手消毒液。

2）治疗车下层

锐器盒、医用垃圾桶、生活垃圾桶。

3. 患者

（1）了解肌内注射的目的、方法、注意事项及配合要点、药物作用及副作用。

（2）取舒适体位，暴露穿刺部位。

4. 护士

（1）仪表、着装符合护士礼仪规范。

（2）根据工作区域，执行分级防护。

（3）保持良好的情绪状态。

（4）接触患者之前，保持双手暖和。

四、操作步骤

（1）检查：一次性无菌物品的规格、包装完好性、灭菌日期及有效期；皮肤消毒剂开瓶日期与失效期。

（2）核对药物：再次核对医嘱，药物名称、浓度、剂量、给药方法；检查药液有效期及质量。

（3）配药：用75%乙醇消毒安瓿及砂轮；锯痕，用75%乙醇去屑；无菌纱布包裹折断安瓿；取注射器，吸尽药液，排气；再次核对药物、医嘱，置于无菌盘内，请另一护士核对、签名。

（4）核对患者信息：将治疗车或无菌盘带至床旁放于便于取物的位置，确认患者的身份信息，由患者或家属陈述患者姓名，保证患者姓名、住院号或就诊卡号等信息无误。

（5）解释：向患者解释体位摆放要求，侧卧位时上腿伸直、下腿稍弯曲；俯卧位时足尖相对、足跟分开；说明注意事项。

（6）安置体位：协助患者摆体位，确定注射部位，注意患者安全，保护隐私和保暖。

（7）定位消毒：选择注射部位，以穿刺点为中心用安尔碘螺旋形消毒皮肤两遍，皮肤消毒范围直径>5 cm，待干。

（8）注射：取出已配置药物并再次核对注射卡，取安瓿排尽注射器内空气；一手绷紧注射部位皮肤，一手借腕部力量带动手臂，快速垂直进针；轻抽活塞无回血后，缓慢推注药液；指导患者有效配合；注射完毕快速拔针；干棉签轻压进针处。

（9）再次核对：操作后核对患者床号、姓名、药名、浓度、剂量、给药方法及时间。

（10）询问患者感受，向患者交代注意事项。

（11）操作后处理：①协助患者取舒适卧位。②询问患者有何其他需求，并提供相应的帮助。耐心解答患者的疑问，口头感谢患者的配合。③分类处理医疗废物。④洗手。⑤记录。记录注射时间，药物名称、浓度、剂量及患者反应。

五、注意事项

（1）严格执行无菌操作制度及查对制度，遵医嘱及说明书使用药品。

（2）两种药物同时注射时，注意配伍禁忌。宜先注射刺激性弱的药物，再注射刺激性强的药物；若有配伍禁忌，需分别注射在不同部位。

（3）需长期注射者，有计划地更换注射部位，并选用细长针头，避免或减少硬结发生。

（4）2岁以下婴幼儿不宜选用臀大肌注射，因其臀大肌尚未发育好，注射时有损伤坐骨神经的危险，最好选择股外侧肌、臀中肌和臀小肌注射。

（5）进针深度一般为针梗的1/2～3/4（消瘦者及儿童酌减），切勿将针头全部刺入，以免针梗从根部折断。若针头折断，先稳定患者情绪，嘱保持原体位不动，固定局部组织，尽快用无菌止血钳夹出断端；如断端全部埋入肌肉组织，速请外科医生处理。

（6）严重出血倾向，血小板或凝血因子明显减少或使用肝素等进行抗凝治疗者，不宜使用肌内注射。

（7）随时听取患者主诉，观察用药后不良反应及病情变化。

（8）若注射局部出现硬结，可采用热敷、理疗等方法处理。

（戴晓婧）

第六节　静脉输液法（留置针）

一、目的

（1）输入药物，治疗疾病。如输入抗生素控制感染；输入解毒药物达到解毒作用；输入脱水剂降低颅内压等。

（2）补充水分及电解质，预防和纠正水、电解质及酸碱平衡紊乱。常用于各种原因导致的脱水酸碱平衡失调的患者，如腹泻、剧烈呕吐、大手术后患者。

（3）补充循环血量，改善微循环，维持血压及微循环灌注量。常用于严重烧伤、大出血、休克等患者。

（4）补充能量，供给热能，促进组织修复，增加体重。维持正氮平衡。常用于慢性消耗性疾病、胃肠道吸收障碍及不能经口进食的患者。如昏迷、口腔疾病的患者。

（5）可保护静脉，减少因反复穿刺造成的痛苦和血管损伤，适用于需长期静脉输液患者、静脉穿刺较困难的患者。

（6）保持静脉通道畅通，利于患者的治疗和抢救。

（7）保障治疗效果及患者安全。

（8）增进患者对相关知识的了解及自我效能感。

（9）服务对象对护理有良好体验。

二、评估

（1）礼貌称呼并真诚问候患者：如有家属在旁，主动与家属打招呼，向患者及家属进行自我介绍。

(2) 评估患者身体状况：疾病种类、病情严重程度、意识、药物过敏史、心理活动、配合程度、自我护理能力等。

(3) 评估患者治疗方案：是否输液、输血治疗，输入药物的种类、性质、用药量、用药频率、输入方式等。

(4) 评估穿刺血管局部情况：穿刺局部血管周围皮肤完整性，有无红、肿、热、痛等炎症表现，判断是否存在感染、血栓、外渗/渗出等并发症。

(5) 评估穿刺血管情况：是否粗、直、弹性好。

(6) 静脉留置针导管功能（留置期间）：导管腔内有无血液残留，导管是否存在脱出、打折、堵塞、移位等情况。

(7) 告知患者即将进行的操作技术目的，患者理解并同意。如患者对该项技术及相关事项有疑问，给予解释；如患者或家属拒绝治疗，应与医生沟通。

(8) 了解患者有无家属或陪护人员陪伴。

(9) 评估中，如发现患者有不适或特殊需求，及时给予相应处理或帮助。

三、操作前准备

1. 环境　环境整洁、安静、舒适、安全；光线充足；温度、湿度适宜。若为多人病房，病床之间有隔帘。

2. 物品

(1) 清洁干燥治疗车上层：洗手液、医嘱本、输液治疗单、治疗盘（弯盘、安尔碘、医用棉签、止血钳、剪刀、砂轮、一次性输液器、透明敷贴、止血带、治疗巾、秒表、瓶贴签等）。

(2) 清洁干燥治疗车下层：生活垃圾桶、医用垃圾桶、锐器盒。

3. 患者

(1) 患者了解静脉输液（留置针）的目的、方法、注意事项和配合要点。

(2) 必要时排大、小便，取舒适卧位。

(3) 如患者有特殊心理状况，影响操作实施，相关工作人员或家属对患者进行心理支持。

4. 护士

(1) 衣帽整洁、修剪指甲、佩戴胸牌。

(2) 洗手、戴口罩。

(3) 保持良好的情绪状态。

(4) 接触患者之前，保持双手暖和。

四、操作步骤

(1) 双人核对医嘱，保证患者姓名、住院号或就诊卡号等信息无误。

(2) 核对用物和相关物品的有效期。

(3) 敲门进病室，携用物至患者床旁，确认患者的身份信息。

(4) 告知患者开始操作，协助患者取舒适、安全卧位，注意保暖。了解患者对舒适体位的需求，结合患者的需求，协助其采取舒服的体位。

(5) 准备输液架，洗手。

(6) 核对输液治疗单与输液瓶瓶贴上的患者姓名、药名、剂量、浓度、有效期的一致性。

(7) 检查药瓶盖拉环有无松动，药液袋有无破损，并对光检查药液有无沉淀、浑浊、絮状物，并贴瓶贴签。

(8) 启药瓶盖、常规消毒瓶口两次。

(9) 将输液器插头插入药瓶内直至插头根部，关闭调节器，并挂于输液架上，要求高度适中，保证液体压力超过静脉压，以促使液体进入静脉。

(10) 第一次排气：倒置茂菲氏滴管，使输液瓶内液体流出。当茂菲氏管内的液体面达到滴管的1/2～2/3满时，迅速转正滴管，打开调节器，使液平面缓慢下降，直至排尽导管和针头内的空气，并检查导管内有无空气，防止发生空气栓塞。如茂菲氏滴管下端的输液管内有小气泡不易排除时，可以轻弹输液管，将气泡弹至茂菲氏滴管内。如检查没有空气后，将输液管末端挂于输液架上。

(11) 选择穿刺部位：将治疗巾置于患者穿刺肢体下，在穿刺点上方8～10 cm处扎止血带。要求止血带尾端向上，松紧度以能阻断静脉血液而不阻断动脉血液为宜。

(12) 消毒穿刺处皮肤：按常规消毒穿刺部位皮肤两次，皮肤消毒范围直径大于5 cm，待干，备透明敷贴。

(13) 二次核对：核对患者的住院号或就诊卡号，姓名、腕带，药物名称、浓度、剂量，给药时间和给药方法。

(14) 第二次排气：从输液架上取下输液管末端，取下留置针外套帽，旋转松动留置针外套管(转支针芯)，防上套管针与针芯粘连；右手拇指与食指夹住两翼，行第二次排气于弯盘中，并再次检查输液管中有无空气。

(15) 静脉穿刺：①嘱患者握拳，绷紧皮肤，固定静脉、右手持留置针，在血管的上方，使针头与皮肤呈15°～30°角进针。②见回血后压低角度放平针翼，顺静脉走行再继续进针0.2 cm。③送外套管。左手持“Y”接口，右手后撤针芯约0.5 cm，持针座将针芯与外套管一起送入静脉内。④撤针芯。左手固定两翼，右手迅速将针芯抽出放于锐器盒。

(16) 固定：①三松。患者松拳、松止血带、松调节夹。②通畅后固定。用无菌透明敷贴对留置针作密闭式固定并塑形。

(17) 调节滴速：根据病情、年龄、药物性质调节输液滴速，按40～60滴/min调速，记录与实际允许误差±6滴/min。

(18) 再次核对姓名、住院号或就诊卡号，药物药名、浓度、剂量、给药方法和时间，记录输液的时间、滴速，签全名，挂于输液架上。

五、操作后处理

(1) 观察穿刺部位和输液反应并撤止血带、治疗巾。

(2) 协助患者取舒适卧位。

(3) 按垃圾分类整理用物，洗手。

(4) 将输入的药物名称、浓度、剂量、时间、患者反应等记录在护理记录单上，并签全名。

(5) 将呼叫器放于患者易取处，向患者及家属说明，如有需要随时按铃呼叫。

(6) 询问患者有何其他需求，并提供相应护理；对患者提出的疑问耐心解答。口头感谢患者的配合。

六、冲管和封管

（1）冲管：间断输液及每次输液前、输液治疗结束后，回抽并采用脉冲式手法冲洗导管，以评估导管功能，并将附着在管腔内的药液、血液冲入体内，降低堵管风险。

（2）封管：输液治疗完毕在进行冲管之后采用正压封管，以减少血液反流入管腔，降低血管通路装置阻塞和导管相关血流感染的风险发生。

（3）常用的封管液：①无菌生理盐水，每次用 5～10 mL，每隔 6～8 h 重复冲管一次。②一次性预冲式导管冲洗器，是冲管和封管的首选。③稀释肝素溶液，每毫升生理盐水含肝素 10～100 U，每次用量 2～5 mL。

（4）操作手法：冲管前，必须消毒留置套管针前端的正压接头，采用横截面摩擦手法进行消毒 5～15 s 后再连接冲管液装置。

七、输液治疗完毕后处理

（1）关闭调节器。

（2）无张力揭开透明敷贴。

（3）用医用棉签或无菌棉球轻压穿刺点上方，快速拔出套管针，局部按压至无出血为止。

（4）将静脉输液针头和输液器插头剪至锐器盒中。

（5）协助患者取舒适卧位。

（6）询问患者有何其他要求，并提供相应的帮助。耐心解答患者的疑问。感谢患者的配合。

（7）整理床单元，清理用物。

（8）洗手，做好记录：记录输液结束的时间、液体和药物滴入的总量、患者有无全身和局部反应等。

八、注意事项

（1）严格执行遵守无菌操作原则及查对制度，预防感染及差错事故的发生。

（2）根据治疗方案认真评估患者病情和局部血管，并遵循治疗原则和病情需要，合理安排输液顺序，选择合适的穿刺工具。

（3）对长期输液的患者，要注意保护和合理使用静脉，从远心端小静脉开始（抢救时例外）。

（4）注意药物的配伍禁忌，对于刺激性或特殊药物，应在确定输液针头在静脉内时再输入。

（5）输液前要排尽输液管及针头内的空气，防止空气栓塞。

（6）严格掌握输液的速度，成人 40～60 滴/min，儿童 20～40 滴/min，对严重脱水、心肺功能良好的患者可适当加快输液速度。

（7）输液过程中要加强巡视，发现异常及时对症处理，如滴入是否通畅、溶液有无外渗、患者有无不适等，并做好记录。

（8）严格掌握留置针留置时间，一般为 72～96 h。

（9）严格遵循、封管操作原则。

（张　敏）

第七节　静脉输血法

一、目的

（1）规范执行护理技术，保障患者静脉输血及时、安全、有效。

（2）补充血容量，增加有效循环血量，改善心肌功能和全身血液灌流，提升血压，增加心排血量，促进循环。用于失血、失液引发休克的患者。

（3）补充红细胞、纠正贫血。用于有严重贫血和某些慢性消耗性疾病的患者。

（4）补充各种凝血因子和血小板，改善凝血功能，有助于止血。用于凝血功能障碍及大出血的患者。

（5）补充血浆蛋白，改善营养状态，维持血浆胶体渗透压，减少组织渗出和水肿，保持有效循环血量。用于低蛋白血症以及大出血、大手术的患者。

（6）补充抗体、补体等血液成分，增加机体免疫力，提高机体抗感染的能力。用于严重感染的患者。

（7）排出有害物质，为了改善组织器官的缺氧状况，可以通过换血疗法，把不能释放氧气的红细胞换出。

（8）保障治疗效果及患者安全。

（9）增进患者对相关知识的了解及自我效能感。

（10）服务对象对护理有良好体验。

二、评估

（1）礼貌称呼并真诚问候患者：如有家属在旁，主动与家属打招呼，向患者及家属进行自我介绍。

（2）评估患者身体状况：疾病种类、严重程度、意识、药物过敏史、心理活动、配合程度、自我护理能力等。

（3）评估患者的治疗方案：血型、输血史、血液制品种类，输入时间及用血量、用血频率等。

（4）评估穿刺皮肤情况：穿刺局部皮肤要避开出现破损、发红、硬结、皮疹等的部位。并判断是否存在感染、血栓、外渗/渗出等并发症。

（5）评估穿刺血管状况：根据病情、输血量、年龄选择粗、直、弹性好的静脉，一般采用四肢浅静脉，急症输血时多采用肘部静脉，周围循环衰竭时，可采用颈外静脉或锁骨下静脉。

（6）告知患者即将进行的操作技术目的、方法及配合要点，患者理解并同意。如患者对该项技术及相关事项有疑问，给予耐心解释；如患者或家属拒绝治疗，应与医生沟通。

（7）了解患者有无家属或陪护人员陪伴。

（8）评估中，如发现患者有不适或特殊需求，及时给予相应处理或帮助。

三、操作前准备

1. 环境　环境整洁、安静、舒适、安全；光线充足；温度、湿度适宜。若为多人病房，病床之间有隔帘。

2. 物品

(1) 清洁干燥治疗车上层：洗手液、医嘱本、输血治疗单、0.9%生理盐水250 mL、血液制品(根据医嘱准备)、一次性手套、治疗盘(弯盘、安尔碘、医用棉签、止血钳、剪刀、砂轮、一次性输血器、敷贴、止血带、治疗巾、秒表、瓶贴签、静脉穿刺针头为9号针头)等。

(2) 清洁干燥治疗车下层：生活垃圾桶、医用垃圾桶、锐器盒。

3. 患者和家属

(1) 患者了解静脉输血的目的、方法、注意事项和配合要点。

(2) 必要时排大、小便，取舒适卧位。

(3) 如患者有特殊心理状况者影响操作实施，相关工作人员或家属参与患者的心理支持，让患者不要紧张，放松，配合。

4. 护士

(1) 衣帽整洁、修剪指甲、佩戴胸牌。

(2) 洗手、戴口罩。

(3) 保持良好的情绪状态。

(4) 接触患者之前，保持双手暖和。

四、操作步骤

(1) 双人核对医嘱、输液治疗卡、输血单等，保证患者信息正确。要求“三查、十对”：血制品质量、有效期和输血装置是否完好，受血者床号、姓名、性别、住院号、血袋号、成分码、血型、交叉配血试验结果、血制品种类和血量。

(2) 核对用物和相关物品的有效期。

(3) 敲门进病室，携用物至患者床旁，确认患者身份：核对患者的姓名、住院号或就诊卡号等身份信息。

(4) 告知患者开始操作，协助患者取舒适、安全卧位，注意保暖。

(5) 准备输液架，洗手。

(6) 核对输液治疗单，0.9%生理盐水 250 mL，核对瓶贴上的患者姓名、药名、剂量、浓度、有效期的一致性。

(7) 检查 0.9%生理盐水药瓶盖拉环有无松动，药液袋有无破损，并对光检查药液有无沉淀、浑浊、絮状物，并贴瓶贴签。

(8) 启药瓶盖、常规消毒瓶口两次。

(9) 将输血器插头插入 0.9%生理盐水药瓶内直至插头根部，关闭调节器，并挂于输液架上，要求高度适中，保证液体压力超过静脉压，以促使液体进入静脉。

(10) 第一次排气：倒置茂菲氏滴管，使输液瓶内液体流出。当茂菲氏管内的液体面达到滴管的 1/2～2/3 满时，迅速转正滴管，打开调节器，使液平面缓慢下降，直至排尽导管和针头内的空气，并检查导管内有无空气，防止发生空气栓塞。如茂菲氏滴管下端的输液管内有小气泡不易排除时，可以轻弹输液管，将气泡弹至茂菲氏滴管内。如检查没有空气后，将输液管末端挂于输液架上。

(11) 选择穿刺部位：将治疗巾置于患者穿刺肢体下，在穿刺点上方 8～10 cm 处扎止血带。要求止血带尾端向上，松紧度以能阻断静脉血液而不阻断动脉血液为宜。

（12）消毒穿刺处皮肤：按常规消毒穿刺部位皮肤两次，消毒直径大于5 cm，待干，备敷贴。

（13）二次核对：核对患者的住院号或就诊卡号、姓名、腕带，药物名称、浓度、剂量，给药时间和给药方法。

（14）第二次排气：从输液架上取下输液管末端，取下护针帽，排气于弯盘中，并再次检查输液管中有无空气。

（15）静脉穿刺：①嘱患者握拳，左手绷紧皮肤，固定静脉、右手持针，在血管的上方，使针头与皮肤呈15°～30°进针。②见回血后放低角度再沿静脉走向行进针少许。

（16）固定：①三松。患者松拳、松止血带、松调节夹。②观察通畅后用敷贴固定。

（17）调节滴速：根据病情、年龄、药物性质调节输液滴速，按40～60滴/min调速。

（18）再次核对姓名、住院号或就诊卡号，药物名称、浓度、剂量、给药方法和时间，记录输液的时间、滴速、签全名，挂于输液架上。

（19）观察穿刺部位和输液反应并撤止血带、治疗巾。

（20）协助患者取舒适卧位。

（21）按垃圾分类整理用物，洗手。

（22）输血步骤：①双人再次核对。“三查、十对”（血制品质量、有效期和输血装置是否完好；受血者床号、姓名、性别、住院号、血袋号、成分码、血型、交叉配血试验结果、血制品种类和血量）。②摇匀血液（以手腕旋转动作将血袋内血液轻轻摇匀）。③连接血袋进行输血。戴手套，打开储血袋封口，常规消毒或用安尔碘消毒开口处塑料管，将输血器针头从生理盐水瓶上拔下，插入输血器的输血接口（平行刺入，防止针穿破），缓慢将储血袋倒挂于输液架上。④控制调速。开始输入时速度宜慢，观察15 min左右（15～20滴/min），如15 min后患者一般情况好，穿刺局部无红肿上，成人调速为40～60滴/min，儿童酌减。⑤操作后处理。再次核对，在输液治疗单和输血袋上签时间、每分钟滴数、执行者全名。

（23）操作后处理：①观察穿刺部位和输血反应。②协助患者取舒适卧位。③告知患者血已经输上，滴速已调20滴，先观察15 min，如果没有不适，15 min后会根据患者情况再调节快滴数，这期间请勿随意调动，以免引起患者不适。④将呼叫器放于患者易取处，向患者及家属说明，如有需要随时按铃呼叫。⑤询问患者有何其他需求，并提供相应护理；对患者提出的疑问，耐心解答。口头感谢患者的配合。⑥按垃圾分类整理用物。⑦洗手，记录。将输血时间、种类、血型、血袋号等记录在护理记录单上，并签全名。

（24）输血治疗完毕后处理：①用上述方法继续滴入0.9%生理盐水，直到将输血器的血液全部输入体内再拔针。②用医用棉签或无菌棉球轻压穿刺点上方，快速拔出套管针，局部按压至无出血为止。③将输血器针头和插头剪至锐器盒中，输血器管道放入医用垃圾桶内。④协助患者取舒适卧位。⑤整理床单元，清理用物。⑥洗手，做好记录：将输血时间、种类、血量、血型、血袋号及患者输血反应等记录在护理记录单上，并签全名。

五、注意事项

（1）在取血和输血过程中，要严格执行无菌操作及查对制度。在输血前，一定要由两名护士根据需查对的项目再次进行查对，避免差错事故发生。

（2）根据治疗方案认真评估患者病情和局部血管，选择合适的穿刺工具。

（3）输血前后及两袋血之间需要滴入少量生理盐水，以防发生不良反应。

（4）血液内不可随意加入其他药品，如钙剂、酸性及碱性药品、高渗或低渗液体，以防血液凝集或溶解。

（5）输血过程中，一定加强巡视，观察有无输血热反应的征象。并询问患者有无不适等，一旦出现输血反应，应立刻停止输血，并按输血反应对症处理。

（6）严格掌握输血速度，对年老体弱、严重贫血、心衰患者应谨慎，滴速宜慢。

（7）对急症输血或大量输血患者可行加压输血，但加压输血时，护士须在床旁守护，输血完毕时及时拔针，避免发生空气栓塞。

（8）输血完毕后，血保留 24 h，以备患者在输血后发生输血反应时，检查分析原因。

（张　敏）

第八节　输液滴泵使用技术

一、目的

（1）输液滴泵是一种智能化的输液装置，能够准确控制单位时间内液体输注的量和速度，并通过控制单位时间内输入的液体容量，达到使药物能够输注匀速、药量能够准确地进入患者体内发挥作用的一种仪器。

（2）输液滴泵能在输液过程中对出现的气泡、空气、漏液和输液管阻塞等异常情况进行报警，同时及时自动切除输液通路，实现智能控制输液。

（3）适用于抢救休克，患者快速输液或需严格控制输液总量及输液速度，以及部分特殊药物，如在应用升压药物、抗心律失常药物、婴幼儿静脉输液、宫缩素、安宝、硫酸镁等。

（4）输液滴泵的应用有助于降低医护人员工作强度，提高临床给药操作的安全性、准确性和工作效率及灵活性，并提高护理水平。

（5）输液滴泵使用便捷、保障治疗效果及患者安全。

（6）增进患者对相关知识的了解及自我效能感。

（7）服务对象对护理有良好体验。

二、评估

（1）礼貌称呼并真诚问候患者：如有家属在旁，主动与家属打招呼，向患者及家属进行自我介绍。

（2）评估患者情况：姓名、性别、年龄、意识、疾病种类、病情严重程度、过敏史、出凝血功能相关化验报告、心理活动状态、配合程度、自我护理活动能力等。

（3）评估患者治疗方案：输入药物的种类、有效期、性质、所需控制的输液总量及输液速度等。

（4）评估穿刺血管及皮肤情况：穿刺局部血管周围皮肤完整性，有无红、肿、热、痛等炎症表现，以及静脉能见度及弹性等。

（5）评估静脉导管功能：导管腔内有无血液残留、导管是否有脱出、易回抽导管有无回血、导管是否通畅；判断是否存在感染、血栓、外渗/渗出等并发症。

（6）评估导管固定状况 ：导管连接是否为螺口设计、输液管接合处和静脉导管固定是否符合标准或牢固。

（7）告知患者使用输液滴泵的目的，输入药物的名称、剂量及输液速度。让患者理解并同意。如患者对该项技术及相关事项有疑问，给予解释；如患者或家属拒绝治疗，应与医生沟通。

（8）了解患者有无家属或医护人员陪伴。

（9）评估中，如发现患者有不适或特殊需求，及时给予相应处理或帮助。

（10）告知患者使用输液滴泵的注意事项，以便取得配合。

（11）告知患者输液肢体不要进行剧烈活动。

（12）告知患者及家属不要随意搬动或者调节输液滴泵，以保证用药安全。

（13）告知患者有不适感觉或者机器报警时，及时通知医护人员。

三、操作前准备

1. 环境　环境整洁、安静、舒适、安全；光线充足；温度、湿度适宜。若为多人病房，病床之间有隔帘。

2. 物品

（1）输液滴泵、固定架或输液架。

（2）输液滴泵性能的完好性。

（3）清洁干燥治疗车上层：洗手液、医嘱本、输液治疗单、治疗盘（弯盘、安尔碘、医用棉签、止血钳、剪刀、砂轮、一次性输液器、敷贴、止血带、治疗巾、秒表、瓶贴签等。

（4）清洁干燥治疗车下层：生活垃圾桶、医用垃圾桶、锐器盒。

3. 患者

（1）患者及家属了解应用输液滴泵的目的、方法、注意事项及配合要点。

（2）取舒适卧位，采用输液滴泵方式，必要时排大、小便。

（3）了解患者有无家属或陪护人员陪伴。

（4）如患者有特殊心理状况，影响操作实施，相关工作人员或家属对患者进行心理支持。

4. 护士

（1）佩戴胸牌，服装整洁。

（2）洗手、戴口罩。

（3）保持良好的情绪状态。

（4）接触患者之前，保持双手暖和。

四、操作步骤

（1）双人核对：核对医嘱，保证患者姓名、住院号或就诊卡号等信息无误。

（2）核对用物和相关物品的有效期。

（3）敲门进病室，携用物至患者床旁，确认患者身份，核对患者的姓名、住院号或就诊卡号等身份信息。

（4）告知患者开始操作，协助患者取舒适、安全卧位，注意保暖。了解患者对舒服体位的需求，结合患者的需求，协助其采取舒服的体位。

（5）准备输液架，将输液滴泵安全妥善固定在输液架上合适位置，接上电源，洗手。

（6）核对输液治疗单与输液瓶瓶贴上的患者姓名，药物名称、剂量、浓度、有效期的一致性。

（7）检查药瓶盖拉环有无松动，药液袋有无破损，并对光检查药液有无沉淀、浑浊、絮状物，并贴瓶贴签。

（8）启药瓶盖、常规消毒瓶口两次。

（9）将输液器插头插入药瓶内直至插头根部，关闭调节器，并挂于输液架上，要求高度适中，保证液体压力超过静脉压，以促使液体进入静脉。

（10）按照输液法排出输液器空气，关闭输液器调节夹。

（11）打开泵门，将输液器茂菲氏滴管下端的输液管道的适当位置由上而下嵌入输液泵槽内（卡子上），关上泵门。

（12）铺治疗巾于患者输液接头处，洗手。

（13）二次核对：核对患者的床号、姓名、腕带，药物名称、浓度、剂量，给药时间和给药方法。

（14）按常规消毒患者留置的静脉导管输液接头处。

（15）打开输液滴泵开关，遵医嘱设定输液总量、速度，确认正常后与患者输液通道相连，妥善固定。如患者此时无留置有静脉导管，而应按常规行静脉输液操作并固定完后，再将输液器茂菲氏滴管下端的输液管道的适当位置由上而下嵌入到输液泵槽内（卡子上）并关上泵门，再打开输液滴泵开关，遵医嘱设定输液总量、速度，确认正常后与患者输液通道相连，妥善固定。

（16）再次核对患者姓名、住院号或就诊卡号，药物名称、浓度、剂量、给药方法和时间，在输液单上记录输液的时间、滴速，签全名，挂于输液架上。

（17）操作后处理：①观察穿刺部位和输液滴泵是否通畅，并撤治疗巾。②协助患者取舒适卧位。③将呼叫器放于患者易取处，向患者及家属说明，如有需要随时按铃呼叫。④询问患者有何其他需求，并提供相应护理；对患者提出的疑问，耐心解答。口头感谢患者的配合。⑤按垃圾分类整理用物，洗手。⑥将输入的药物名称、浓度、剂量、时间、患者反应等记录在护理记录单上，并签全名。

（18）输液治疗完毕后处理：①输注完毕，关闭输液调节器，按“stop”键，打开泵门，去除输液器。②长按开关键 3 s，关闭电源。③正压封闭患者静脉输液穿刺管道/拔针。④将静脉输液针头和输液器插头剪至锐器盒中。⑤协助患者取舒适卧位。⑥整理床单元，清理用物，输液滴泵充电备用。⑦洗手，做好记录。记录输液结束的时间、液体和药物滴入的总量、患者有无全身和局部反应等。

五、注意事项

（1）使用前应检查输液滴泵功能是否正常，正确设定输液速度及其他必需参数，保证药物能够匀速、准确并安全地进入患者体内。

（2）注意观察穿刺部位皮肤，防止发生药物外渗。

（3）输液滴泵上药物应注明药物名称、浓度、剂量、给药时间、给药速度，并签名。输液器应每 24 h 更换一次。

（4）护士应熟悉报警信号，并能正确、快速地排除故障。

（5）排尽输液器内空气或气泡，按方向将茂菲氏滴管下端的输液管道适当位置由上而下嵌入输液泵槽内。

(6) 每次调整输注速率后，切勿忘按启动键。

(7) 电池电量不足时，连续充电应大于 8 h，长时间不用必须充满电放置。

(8) 要经常对输液泵进行擦拭，保持输液泵清洁，以免药液凝固影响机械的灵活性和以防药液对输液泵的浸蚀。

(9) 常见输液泵故障与处理。①气泡报警。a. 故障原因。管路中有气泡，溶液瓶或袋内液体已空。b. 处理方法。打开输液泵仓门，取出输液管道，用手弹法将气泡弹回滴壶中，重新装好输液器，关好泵仓门启动，继续输液或更换新输液器。②滴数报警。a. 故障原因。输液瓶或袋内液体已空，流速调节器未打开，排气时小帽未打开，传感器放置错误，传感器损坏，滴壶不稳，有摆动，滴壶有水雾，滴壶液面过高或过低等。b. 处理方法。更换新输液器，打开流速调节器，打开排气帽正确放置，夹紧传感器于滴壶，更换传感器，固定输液壶保持稳定，摇动滴壶去除水雾，滴壶内液面不能超过滴壶高度 1/2，将输液瓶正置，再将部分液体挤回瓶内，使液面降低。③电池低电压报警。a. 故障原因。电池/蓄电池电量不足，电池电量耗尽，电池充电无效。b. 处理方法。连接交流电源，更换同类型电池。④压力阻塞报警。a. 故障原因。流速调节器（输液器调节夹）未松开，输液管打折或受压；血块阻塞静脉通路，近心端血管压力过大。b. 处理方法。松开流速调节器（输液器调节夹），解除输液管打折或受压，清除血块，松开止血带，穿宽袖口衣服，避免输液肢体侧测血压。

因此，护士应熟悉报警信号，并能正确、快速地排除故障，防止输注错误延误治疗。

（张　敏）

第九节　微量泵使用技术

一、目的

(1) 严格控制药物用量，保证药物最佳的有效浓度，合理地调节药物的注射速度，连续输注各种急需的药物，减少并发症的发生。

(2) 能根据医嘱要求将药液精确、微量、均匀、持续地泵入体内。

(3) 输注血管活性药物，调节血压、心率，维护循环功能；输注镇静剂、镇痛剂等药物，微量给药，流速均匀，以维持药物最佳有效浓度。

(4) 操作便捷、定时、定量，根据病情需要可随时调整药物浓度、速度，使药物在体内能保持一定有效血药浓度，可以避免药物因浓度大小波动而产生不良反应；具有恒速、恒压不会产生破坏性冲击，有效保护血管内膜的生理特性；具有调节迅速、方便等特点。

(5) 微量泵是一种将药物安全注入患者体内发挥作用的药物推注设备，能提高临床给药操作的效率和灵活性，降低护理工作量。

(6) 保障治疗效果及患者安全。

(7) 增进患者对相关知识的了解及自我效能感。

(8) 服务对象对护理有良好体验。

二、评估

(1) 礼貌称呼并真诚问候患者：如有家属在旁，主动与家属打招呼，向患者及家属进行自我介绍。

(2) 评估患者身体状况：了解患者姓名、性别、年龄、意识、疾病种类、病情严重程度、过敏史、出凝血功能相关化验报告，评估患者心理活动状态、配合程度、自我护理活动能力等。

(3) 评估患者治疗方案：评估输注药物的种类、有效期、浓度、剂量，所需控制单位时间内的输注量及输注速度等，一次性无菌注射器抽吸所需药物的剂量及配制的浓度是否精确。

(4) 评估穿刺血管及皮肤情况：穿刺局部血管周围皮肤完整性，有无红、肿、热、痛等炎症表现，以及静脉能见度及弹性等。

(5) 评估静脉导管功能：导管腔内有无血液残留、导管是否有脱出、易回抽导管有无回血、导管是否通畅；判断是否存在感染、血栓、外渗/渗出等并发症。

(6) 评估导管固定状况：导管连接是否为螺口设计、微量泵和静脉导管固定是否符合标准或牢固。

(7) 告知患者使用微量泵的目的，输入药物的名称、剂量及输液速度。让患者理解并同意。如患者对该项技术及相关事项有疑问，给予解释；如患者或家属拒绝治疗，应与医生沟通。

(8) 了解患者有无家属或陪护人员陪伴。

(9) 评估中，如发现患者有不适或特殊需求，及时给予相应处理或帮助。

三、操作前准备

1. 环境　环境整洁、安静、舒适、安全；光线充足；温度、湿度适宜。若为多人病房，病床之间有隔帘。

2. 物品

(1) 微量泵、固定架或输液架。

(2) 微量泵性能的完好性。

(3) 清洁干燥治疗车上层：洗手液、医嘱本、输液治疗单、治疗盘（弯盘、安尔碘、医用棉签、止血钳、剪刀、砂轮、一次性 20 mL 或 50 mL 注射器、敷贴、止血带、治疗巾、秒表、瓶贴签等。

(4) 清洁干燥治疗车下层：生活垃圾桶、医用垃圾桶、锐器盒。

3. 患者

(1) 患者及家属了解应用微量泵的目的、方法、注意事项及配合要点。

(2) 取舒适卧位接受微量泵的使用，必要时排大、小便。

(3) 了解患者有无家属或陪护人员陪伴。

(4) 如患者有特殊心理状况，影响操作实施，相关工作人员或家属对患者进行心理支持。

4. 护士

(1) 佩戴胸牌，服装整洁。

(2) 洗手、戴口罩。

(3) 保持良好的情绪状态。

(4) 接触患者之前，保持双手暖和。

四、操作步骤

(1) 双人核对：核对医嘱无误，保证患者姓名、住院号或就诊卡号等信息无误。

(2) 核对用物和相关物品的有效期。

(3) 敲门进病室，携用物至患者床旁，确认患者身份信息。

(4) 告知患者开始操作，协助患者取舒适、安全卧位，注意保暖。了解患者对舒服体位的需求，结合患者的需求，协助其采取舒服的体位。

(5) 准备输液架或固定台，将微量泵安全妥善固定在输液架或固定台上合适位置，接上电源，洗手。

(6) 核对治疗单与患者姓名、药名、剂量、浓度、有效期的一致性。

(7) 检查药液有效期、有无破损，并对光检查药液有无沉淀、浑浊、絮状物等。

(8) 启药瓶盖、常规消毒瓶口两次。

(9) 选用相应一次性无菌注射器抽吸所需药物的剂量及配制的浓度。

(10) 连接注射器与微量泵延长管，排尽空气，将注射器安装在微量泵上。

(11) 连接电源，打开微量泵开关“start”键。

(12) 铺治疗巾于患者输液接头处，洗手。

(13) 常规消毒患者留置的静脉导管输液接头处。如患者此时无留置有静脉导管，而应按常规行静脉输液操作并固定完后。

(14) 二次核对：核对患者的床号、姓名、腕带，药物名称、浓度、剂量，给药时间和给药方法。

(15) 遵医嘱设定输液速度、确认正常。

(16) 将微量泵导管与输液通道相连，妥善固定。

(17) 再次核对患者姓名、住院号或就诊卡号，药物药名、浓度、剂量、给药方法和时间，在输液单上记录输液的时间、滴速、签全名，挂于输液架上。

(18) 操作后处理：①观察穿刺部位和微量泵是否通畅，并撤治疗巾。②协助患者取舒适卧位。③将呼叫器放于患者易取处，向患者及家属说明，如有需要随时按铃呼叫。④询问患者有何其他需求，并提供相应护理；对患者提出的疑问耐心解答。口头感谢患者的配合。⑤按垃圾分类整理用物，洗手。⑥将输入的药物名称、浓度、剂量、时间，患者反应等记录在护理记录单上，并签全名。

(19) 输液治疗完毕后处理：①输注完毕，按“stop”键，长按开关键 3 s，关闭电源。②去除延长管，正压封闭静脉输液穿刺管道/拔针。③将静脉输液针头和输液器插头剪至锐器盒中。④协助患者取舒适卧位。⑤整理床单元，清理用物，微量泵充电备用。⑥洗手，做好记录：记录输液结束的时间、液体和药物滴入的总量、患者有无全身和局部反应等。

五、注意事项

(1) 使用前应检查微量泵功能是否正常；微量泵放置须高于注射部位，以减少回血；正确设定输液速度及其他必需参数，及时排除故障，防止输注错误延误治疗。

(2) 注意观察穿刺部位皮肤，防止发生药物外渗。

(3) 注射泵上药物应注明药物名称、浓度、剂量、给药时间、给药速度，并签名。注射器和延长管应每 24 h 更换一次。使用硝普钠、尼莫地平、硝酸甘油等避光药物时，应用避光输液器以保证药效。

（4）更换药物应提前备好，更换药液时动作迅速，先关闭注射器连接管路，更换完毕后再打开，防止药物推入静脉，引起不良反应。

（5）熟悉报警信号，并能正确、快速地排除。

（6）安装注射器前，排尽空气，注射器空筒两翼、注射器活塞柄均应与输液泵上的注射槽紧密贴合。

（7）每次调整输注速率后，切勿忘按启动键。

（8）电池电量不足时，连续充电应大于 8 h，长时间不用必须充满电放置。

（9）常见微量泵故障与处理。①自动报警。a. 故障原因。药液用至 2 mL 时，红灯亮闪，微量泵会自动报警。b. 处理方法。可按消除警键，红灯停止亮闪，可用注射器内剩余药液全部匀速泵入，避免药液浪费，保证药物足量供给，确保有效血药浓度。同时，可准备好另一注射器的药物备用。②电池低电压报警。a. 故障原因。电池/蓄电池电量不足，电池电量耗尽，电池充电无效，电源插头松动。b. 处理方法。检查电源插头，连接交流电源，更换同类型电池，使其继续工作。③压力阻塞报警。a. 故障原因。针头阻塞、泵管折叠、止血带未松开等。由于延长管有一定弹性，容量大，患者在躁动、吸痰、咳嗽后针头很容易堵塞，堵塞后微量泵仍继续输送药液，但药液并未进入血管，而积聚在延长管内，当延长管压力增加到一定限度时，微量泵才报警。b. 处理方法。任何原因导致的针头阻塞都需要重新穿刺；解除泵管打折或受压；松开止血带，穿宽袖口衣服，避免输液肢体侧测血压等。④药物外渗。a. 故障原因。在推注药液过程中如有外渗时，微量泵报警系统是不会有反应的，只有外渗达到一定程度产生一定阻力时才会发生报警。b. 处理方法。在使用微量泵时应加强巡视检查，并做好交班交接，注意观察患者穿刺处皮肤状况，同时，对患者进行相关健康指导，做到及时发现，及时针对不同原因进行护理干预等。

护士应熟悉报警信号，并能正确、快速地排除故障，确保患者安全，防止并发症发生。

（张　敏）

第十节　口服给药

一、目的

（1）通过口服给药，达到减轻症状、治疗疾病、维持正常生理功能、协助诊断、治疗疾病的目的。

（2）保障治疗效果及患者安全。

（3）增进患者对相关知识的了解及自我效能感。

（4）服务对象对护理有良好体验。

二、评估

（1）礼貌称呼并真诚问候患者；如有家属在旁，主动与家属打招呼。向患者及家属进行自我介绍。

（2）告知患者即将进行的操作技术目的，患者理解并同意。如患者对该项技术及相关事项有疑问，给予解释；如患者或家属拒绝治疗，应与医生沟通。

（3）评估患者的病情及配合情况，因特殊检查或经手术而需禁食者，暂不发药，并做好交班，对自理服药能力缺陷者应协助服药；评估患者口腔有无破损、吞咽功能是否正常，对吞咽困难、昏迷、肌肉麻痹等患者应防止误吸；评估患者的进食能力、方式及安全性，呕吐者应在呕吐间隙期服药，剧烈呕吐患者不宜口服给药；评估患者是否知晓所服药物的有关知识，对于口服降糖药、降压药的患者应先评估血糖、血压，必要时通报医生；评估患者的心理状态，是否存在焦虑、抑郁、不配合心理，必要时进行相应干预，及时耐心地安慰、倾听与沟通，或寻求其他医护人员的支持与帮助等。

（4）评估中，如发现患者有不适或特殊需求，及时给予相应处理或帮助。

三、操作前准备

1. 环境　环境清洁、安静、整洁；光线充足；温度、湿度适宜。若为多人病房，病床之间安置隔帘。

2. 物品　发药车、药物、发药盘、药杯、药匙、量杯、滴管、研锤、纸巾、湿纱布、饮水管、服药本、服药卡、治疗巾、小水壶（内盛温开水）。

3. 患者

（1）患者及家属了解口服给药的目的、注意事项及配合要点。

（2）如患者有特殊心理状况影响操作实施，相关工作人员或家属对患者进行心理支持。

4. 护士

（1）佩戴胸牌，服装整洁。

（2）洗手、戴口罩。

（3）保持良好的情绪状态。

（4）熟悉药物用法、副作用及注意事项。

四、操作步骤

（1）备药：①清洁药盘、洗手，备齐用物，核对服药本、服药卡，无误后按床号顺序将服药卡插入发药盘内。②根据服药本上患者床号、住院号、姓名，药物药名、浓度、剂量、给药方法、时间进行配药。先配固体药，放在一个药杯内，然后配水剂，同时配备几种药液时应分开放置。并且一个患者的药配完后才能配备另一个患者的药物。

固体药（片、丸、胶囊）：用药匙取药，左手取药品，瓶签朝自己，查对后右手用药匙取出所需药量，放入药杯。

液体药：①查对后将药液摇匀；②打开瓶盖，使其内面向上放置；③左手持量杯，拇指置于所需刻度，举量杯使所需刻度和视线平行，右手持药瓶使瓶签朝掌心，避免药液污染标签，倒药液至低液面达所需刻度；④将药液倒入杯中；⑤瓶口用无菌纱布擦净，放回原处；⑥更换药液品种时，应洗净量杯；⑦药液不足1 mL，须用滴管吸取计量，滴管应稍倾斜，使药量准确（1 mL按15滴计算）。为使服药量准确，应滴入盛有少量冷开水的药杯内，以免药液黏附在杯内。

油剂药：可先在杯内加少量冷开水后再倒入，以免油附在杯内，影响服药的剂量。③全部药物配完后，重新核对一次。发药前请再核对一次，无误后方可发药。

（2）发药：①按规定时间发药，备好温度适宜的温开水，将婴幼儿、鼻饲患者的药片碾碎。②携带服药本，送药到患者处。a. 核对患者床号、住院号、姓名，药物药名、剂量、浓度、时间、方法。b. 将婴幼儿抱起取半坐卧位，管饲患者应抬高床头。c. 同一患者的药一次性取离药盘发给患者，待服下后方可离开。d. 根据药物特性，向患者交代服药中的注意事项。e. 危重及其他不能自行服药者应喂服，婴幼儿、管饲、吞咽困难患者须将药碾碎溶解后，从胃管注入，再注入少量温开水冲净。f. 如遇患者不在或因故暂不能服药者，应将药物取回保管并交班。g. 患者提出疑问时，应重新核对，确认无误后给予解释，再给患者服下。

（3）发药后处理：①操作中密切观察患者病情，倾听患者的主述，如发现任何异常应立即暂停操作，给予相应的处理。②操作结束后协助患者取舒适卧位，整理好床单位，将呼叫器放在患者易取处。向患者及家属说明，如有需要随时按铃呼叫。③询问患者有何其他需求，并提供相应护理；对患者提出的疑问耐心解答，口头感谢患者的配合。④洗手、记录、签名：在口服给药记录本上进行记录。⑤服药后收回药杯，先用含氯消毒剂浸泡消毒，然后冲洗清洁，消毒待干后备用。盛油剂的药杯，应先用纸擦净再浸泡消毒。一次性药杯回收后集中处理。⑥清洁发药盘、发药车，之后整理药柜。

五、注意事项

（1）需患者吞服的药物通常用40～60℃温开水送服，禁用茶水服药。

（2）缓释片、肠溶片、胶囊等吞服时不可嚼碎。舌下含片应放舌下或两颊黏膜与牙齿之间待其溶化吸收。

（3）对牙齿有腐蚀作用或使牙齿染色的药物，如酸类、铁剂，服用时为避免与牙齿接触，可用饮水管吸入，服药后漱口。服用铁剂，应忌饮茶，因铁剂和茶叶中的鞣酸接触，形成难溶性铁盐，妨碍吸收。

（4）对呼吸道黏膜起安抚作用的止咳糖浆及口内溶化的药片，服后不宜立即饮水，一般15 min后才可饮水，以免冲淡药物，降低疗效。服用多种药物的患者，则应最后服用止咳糖浆及口内溶化的药片。

（5）服用磺胺类药物和发汗药物，在服用后应大量饮水：前者由肾脏排出，尿少时易析出结晶，引起肾小管堵塞；后者起发汗降温作用，多饮水可增强药物疗效。

（6）刺激食欲的健胃药应在饭前服，因其刺激味觉感受器，使胃液大量分泌，可增进食欲。

（7）助消化药以及对胃黏膜有刺激性的药物，应在饭后服，以便使药物和食物均匀混合，有利于食物消化或减少药物对胃壁的刺激。

（8）催眠药应在睡前服用，驱虫药宜在空腹或半空腹时服用。

（9）服用强心苷类药物时，应在服药前先测量脉率（心率），如脉率低于60次/min或节律异常，应停服并报告医师。

（孙　璇　何小俊）

第十一节　女患者导尿及留置导尿术

一、目的

（1）为尿潴留患者放尿，以达到减轻痛苦、减轻症状、维持正常生理功能的目的。

（2）规范执行护理技术，留取无菌尿标本，测量膀胱容积、压力及残余尿量，进行尿道及膀胱造影等，协助临床诊断和检查。

(3) 为抢救或危重患者准确记录尿量、尿相对密度提供病情变化信息。

(4) 治疗膀胱和尿道疾病，对膀胱肿瘤患者进行化疗。

(5) 下腹部及盆腔器官手术中排空膀胱，避免损伤。

(6) 某些泌尿系疾病手术后留置导尿管，便于引流和冲洗，并减轻手术切口的压力，有利于伤口愈合。

(7) 昏迷、瘫痪或会阴部有伤口者，保留导尿管以保持会阴部清洁干燥。

(8) 增进患者对相应知识的了解及自我效能感。

(9) 服务对象对护理有良好体验。

二、评估

(1) 礼貌称呼并真诚问候患者；如有家属在旁，主动与家属打招呼。向患者及家属进行自我介绍。

(2) 告知患者即将进行的操作技术目的，患者理解并同意。如患者对该项技术及相关事项有疑问，给予解释；如患者或家属拒绝治疗，应与医生沟通。

(3) 评估患者的年龄、病情、意识状态及营养状况等；评估患者的心理状态、自理能力及配合程度；评估患者膀胱充盈度及会阴部皮肤黏膜情况。根据评估结果，选择合适的导尿管并评估插管的难度与风险。

(4) 了解患者有无家属或陪护人员陪伴，向患者/家属解释留置导尿的目的、意义，简要操作过程及注意事项，可能出现的并发症和导尿后的护理配合。

(5) 评估中，如发现患者有不适或特殊需求，及时给予相应处理或帮助。

三、操作前准备

1. 环境　环境清洁、安静；光线充足；温度、湿度适宜。若为多人病房，病床之间有隔帘。

2. 物品

(1) 外阴消毒包：弯盘 1 个、镊子 1 把，手套 1 副，消毒棉球 1 包。

(2) 无菌导尿包：弯盘 2 只，镊子 2 把，血管钳 1 把，手套 1 副，消毒棉球 1 包，液状石蜡棉球 1 块，导尿管 1 条、集尿袋 1 只、标本瓶 1 支、孔巾 1 条，纱布 2 块，(一次性) 装满的 10 mL 生理盐水注射器 1 只。

(3) 其他：弯盘 1 个，小橡胶单和一次性垫巾，无菌手套，便盆及便盆巾，别针。必要时准备屏风。

3. 患者

(1) 向患者解释导尿及留置导尿管的目的、注意事项，以取得患者的配合。

(2) 如患者有特殊心理状况，影响操作实施，相关工作人员或家属对患者进行心理支持。

4. 护士

(1) 佩戴胸牌，服装整洁。

(2) 洗手、戴口罩。

(3) 保持良好的情绪状态。

(4) 熟悉女性患者的尿道生理结构和留置导尿术的操作过程、并发症及注意事项。

四、操作步骤

1. 消毒前准备

(1) 核对医嘱，带齐用物至病室，保证患者、姓名、住院号或就诊卡号等信息无误。

(2) 根据情况关闭门窗，拉上床帘或移动屏风遮挡患者。

(3) 松开床尾盖被，脱去患者对侧裤腿遮近侧腿上（天冷时可用浴巾或毛毯加盖）、取屈膝仰卧位，两腿分开，暴露会阴部，对侧用被盖好。

(4) 臀下铺防水中单。

2. 第一次消毒

(1) 弯盘放于靠近会阴处。

(2) 打开外阴消毒包，将第一次消毒物品放于两腿之间。

(3) 戴上手套，为患者擦洗外阴，从上而下、由外向内（阴阜－对侧大阴唇－近侧大阴唇－对侧小阴唇－近侧小阴唇－尿道口、阴道、肛门）进行消毒。

(4) 消毒时每个棉球只用一次，消毒完毕，将弯盘放在床尾，其他废弃物放车下层。

(5) 洗手。

3. 第二次消毒

(1) 将无菌导尿包置于患者两腿之间，打开导尿包，戴上无菌手套。

(2) 铺孔巾，使孔巾与无菌导尿包包布形成一无菌区。

(3) 整理物品，检查集尿袋，检查气囊是否漏气（气囊检查时看下外观有无破损，将一次性生理盐水注射器注入气囊检查气囊是否漏气、气囊充盈情况）。

(4) 撕开液状石蜡棉球包装润滑导尿管前端后放于弯盘内。

(5) 浸湿消毒液的棉球和一次性镊子放置在弯盘内，弯盘靠近会阴部，撕开消毒棉球包装，左手撑开小阴唇（左手固定在此处，一开始是撑开小阴唇，尿管插入后起到固定尿管作用），右手用镊子夹取消毒棉球由内向外（尿道口－对侧小阴唇－近侧小阴唇－尿道口）进行消毒，每个棉球只用一次（扔棉球和镊子时手离弯盘 10～15 cm，防止污染）。

4. 导尿

(1) 装导尿管和镊子的弯盘靠近孔巾口（更换两个弯盘位置）。

(2) 指导患者放松。用另一镊子持导尿管对准尿道口轻轻插入 4～6 cm，见尿流出后再插入1～2 cm。

(3) 左手固定尿管，引出尿液，若需做尿培养，用无菌试管接取尿液 5 mL，盖好瓶盖。

(4) 左手固定尿管，用注射器向导尿管气囊内注入生理盐水，之后将导尿管向外轻轻牵拉，有阻力证实导尿管已固定。

(5) 将导尿管末端与集尿袋相连，将集尿袋固定于床旁，低于膀胱（耻骨联合）的位置。

(6) 撕开孔巾一侧，先将集尿袋从大腿下侧穿过之后采用别针固定在床旁。

(7) 注明置管日期。

5. 物品整理

(1) 撤下孔洞巾，脱去手套，撤去导尿用物，治疗巾，协助患者穿裤子。

(2) 操作中密切观察患者病情，倾听患者的主述，如发现任何异常应立即暂停操作，给予相应的处理。

(3) 操作结束后协助患者取舒适卧位，整理好床单位，对患者进行健康教育，将标本及时送检。将呼叫器放在患者易取处。向患者及家属说明，如有需要随时按铃呼叫。

(4) 询问患者有何其他需求，并提供相应护理；对患者提出的疑问耐心解答，口头感谢患者的配合。

(5) 洗手、记录、签名：在记录本上记录置管日期，尿液的量、性质、颜色。

五、注意事项

(1) 严格执行无菌操作，预防泌尿系统逆行性感染：①保持引流通畅，避免引流管受压、扭曲、阻塞；②保持尿道口清洁，每日用消毒液棉球擦拭 1～2 次；③每日定时更换集尿袋；④每周更换 1 次导尿管；⑤集尿袋不可高于耻骨联合，以防尿液逆流。

(2) 使用导尿管时要注意粗细适宜，插管时嘱患者张口呼吸、动作轻柔，避免损伤尿道黏膜。

(3) 女患者施导尿术插入 4～6 cm，见尿流出后再插入 1～2 cm；采用双腔气囊导尿管时，见尿再插入 5～7 cm。

(4) 女性患者导尿时，若尿管误插入阴道，应立即拔出，重新更换无菌导尿管后重新插入。

(5) 膀胱高度膨胀且极度虚弱的患者，第 1 次放尿应不超过 1 000 mL，以免引起虚脱和血尿。

(6) 如病情允许应鼓励患者多饮水，以达到自然冲洗尿道的目的；每周检查尿常规，如尿液出现浑浊、沉淀或者结晶，应及时进行膀胱冲洗。

(7) 训练膀胱功能：采用间歇性夹管引流方式，使膀胱定时充盈和排空，以促进膀胱功能的恢复，每 3～4 h 开放引流一次。

（何小俊　孙　璇）

第十二节　男患者导尿及留置导尿术

一、目的

(1) 为尿潴留患者排尿，达到减轻痛苦、减轻症状、维持正常生理功能的目的。

(2) 规范执行护理技术，留取无菌尿标本，测量膀胱容积、压力及残余尿量，进行尿道及膀胱造影等，协助临床诊断和检查。

(3) 为抢救或危重患者准确记录尿量、尿相对密度提供病情变化信息。

(4) 治疗膀胱和尿道疾病，膀胱肿瘤患者进行化疗。

(5) 下腹部及盆腔器官手术中排清膀胱，避免损伤。

(6) 某些泌尿系疾病手术后留置导尿管，便于引流和冲洗，并减轻手术切口的压力，有利于伤口愈合。

(7) 昏迷、瘫痪或会阴部有伤口者，保留导尿管以保持会阴部清洁干燥。

(8) 保障治疗效果及患者安全。

(9) 增进患者对相关知识的了解及自我效能感。

(10) 服务对象对护理有良好体验。

二、评估

(1) 礼貌称呼并真诚问候患者；如有家属在旁，主动与家属打招呼。向患者及家属进行自我介绍。

(2) 告知患者即将进行的操作技术目的，患者理解并同意。如患者对该项技术及相关事项有疑问，给予解释；如患者或家属拒绝治疗，应与医生沟通。

(3) 评估患者的年龄、病情、意识状态及营养状况等；评估患者的心理状态、自理能力及配合程度；评估患者膀胱充盈度及会阴部皮肤黏膜情况。根据评估结果，选择合适的导尿管并评估插管的难度与风险。

(4) 了解患者有无家属或陪护人员陪伴，向患者/家属解释留置导尿的目的、意义，简要操作过程及注意事项，可能出现的并发症和导尿后的护理配合。

(5) 评估中，如发现患者有不适或特殊需求，及时给予相应处理或帮助。

三、操作前准备

1. 环境　环境清洁、安静；光线充足；温度、湿度适宜。若为多人病房，病床之间有隔帘。

2. 物品

(1) 外阴消毒包：弯盘 1 个、镊子 1 把，手套 1 副，消毒棉球 1 包。

(2) 无菌导尿包：弯盘 2 只，镊子 2 把，血管钳 1 把，手套 1 副，消毒棉球 1 包，液状石蜡棉球 1 块，导尿管 1 条、集尿袋 1 只、标本瓶 1 支、孔巾 1 条，纱布 2 块，(一次性) 装满的 10 mL 生理盐水注射器 1 只。

(3) 其他：弯盘 1 个，小橡胶单和一次性垫巾，无菌手套，便盆及便盆巾，别针。必要时准备屏风。

3. 患者

(1) 解释导尿及留置导尿管的目的、注意事项，以取得患者的配合。

(2) 如患者有特殊心理状况，影响操作实施，相关工作人员或家属对患者进行心理支持。

4. 护士

(1) 佩戴胸牌，服装整洁。

(2) 洗手、戴口罩。

(3) 保持良好的情绪状态。

(4) 熟悉男性患者的尿道生理结构和留置导尿术的操作过程、并发症及注意事项。

四、操作步骤

1. 消毒前准备

(1) 核对医嘱，带齐用物至病室，确认患者姓名、住院号或就诊卡号等身份信息。

(2) 根据情况关闭门窗，拉上床帘或移动屏风遮挡患者。

(3) 松开床尾盖被，脱去患者对侧裤腿遮近侧腿上 (天冷时可用浴巾或毛毯加盖)，取屈膝仰卧位，两腿分开，暴露会阴部，对侧用被盖好。

(4) 臀下铺治疗巾。

(5) 洗手消毒。

2. 第一次消毒

(1) 弯盘放于靠近会阴处。

(2) 打开外阴消毒包，将第一次消毒物品放于两腿之间。

(3) 戴上手套，右手持镊子夹消毒棉球擦洗对侧阴茎两次，近侧阴茎两下，左手用纱布提起阴茎并后推包皮，使冠状沟充分暴露，用消毒棉球从尿道口向龟头螺旋向下擦洗直至冠状沟，消毒3次，去镊子，再用另一把镊子由冠状沟向下消毒，顺序为中间、对侧、近侧，最后由冠状沟向阴囊消毒，对、近侧一次。取纱布垫于阴囊和阴茎之间。

(4) 消毒时每个棉球只用一次，消毒完毕，将弯盘放在床尾，消毒用物放在车下层。

(5) 洗手消毒。

3. 第二次消毒

(1) 将无菌导尿包置于患者两腿之间，打开导尿包，戴上无菌手套。

(2) 铺孔巾，使孔巾与无菌导尿包包布形成一无菌区。

(3) 整理物品，检查集尿袋，检查气囊是否漏气（气囊检查时看下外观有无破损，将一次性生理盐水注射器注入气囊检查气囊是否漏气、气囊充盈情况）。

(4) 剪开液状石蜡棉球包装，润滑导尿管前端 20～22 cm 后放于弯盘内。

(5) 消毒用物靠近会阴部，剪开消毒棉球包装，左手提起阴茎与腹壁呈 60°角，右手用镊子夹取消毒棉球再次消毒尿道口，每个棉球只用一次（扔棉球和镊子时手离弯盘 10～15 cm，防止污染）。

4. 导尿

(1) 导尿管及弯盘靠近孔巾口（更换两个弯盘位置），取血管钳夹导尿管。

(2) 指导患者放松。用另一镊子持导尿管对准尿道口轻轻插入 20～22 cm，见尿流出后再插入 2 cm。

(3) 左手固定尿管，引出尿液，若需作尿培养，用无菌试管接取尿液 5 mL，盖好瓶盖。

(4) 左手固定尿管，用注射器向导尿管气囊内注入生理盐水，之后将导尿管向外轻轻牵拉，有阻力证实导尿管已固定。

(5) 将导尿管末端与集尿袋相连，将集尿袋固定于床旁，低于膀胱（耻骨联合）的位置。

(6) 撕开孔巾一侧，先将集尿袋从大腿下右侧穿过之后采用别针固定在床旁。

(7) 注明置管日期。

5. 物品整理

(1) 撤下孔洞巾，脱去手套，撤去导尿用物，治疗巾，协助患者穿裤。

(2) 操作中密切观察患者病情，倾听患者的主诉，如发现任何异常应立即暂停操作，给予相应的处理。

(3) 操作结束后协助患者取舒适卧位，整理好床单位，对患者进行健康教育，将标本及时送检。将呼叫器放在患者易取处。向患者及家属说明，如有需要随时按铃呼叫。

(4) 询问患者有何其他需求，并提供相应护理；对患者提出的疑问，耐心解答，口头感谢患者的配合。

(5) 洗手、记录、签名：在记录本上记录置管日期，尿液的量、性质、颜色。

五、注意事项

(1) 严格执行无菌操作，预防泌尿系统逆行性感染：①保持引流通畅，避免引流管受压、扭曲、阻塞；②保持尿道口清洁，每日用消毒液棉球擦拭 1～2 次；③每日定时更换集尿袋；④每周更换 1 次导尿管；⑤集尿袋不可高于耻骨联合，以防尿液逆流。

（2）使用导尿管时要注意粗细适宜，插管时嘱患者张口呼吸、动作轻柔，避免损伤尿道黏膜。

（3）男患者施导尿术插入 20～22 cm，见尿流出后再插入 2 cm；采用双腔气囊导尿管时，见尿再插入 5～7 cm。

（4）膀胱高度膨胀且极度虚弱的患者，第一次放尿应不超过 1 000 mL，以免引起虚脱和血尿。

（5）如病情允许应鼓励患者多饮水，以达到自然冲洗尿道的目的；每周检查尿常规，如尿液出现浑浊、沉淀或者结晶，应及时进行膀胱冲洗。

（6）训练膀胱功能：采用间歇性夹管引流方式，使膀胱定时充盈和排空，以促进膀胱功能的恢复，每 3～4 h 开放引流一次。

（何小俊　孙　璇）

第十三节　卧床患者更换床单

一、目的

（1）保持床铺的清洁、干燥、平整，使患者感觉舒适。

（2）观察患者的病情变化，预防压疮等并发症的发生。

（3）保持病室的整洁美观。

（4）保障治疗效果及患者安全。

（5）增进患者对相关知识的了解及自我效能感。

（6）服务对象对护理有良好体验。

二、评估

（1）礼貌称呼并真诚问候患者；如有家属在旁，主动与家属打招呼。向患者及家属进行自我介绍。

（2）告知患者即将进行的操作技术目的，取得患者理解并同意。如患者对该项技术及相关事项有疑问，给予解释；如患者或家属拒绝治疗，应与医生沟通。

（3）评估患者的年龄、病情、意识状态及营养状况等；评估患者的心理状态、自理能力及配合程度；评估患者膀胱充盈度及会阴部皮肤黏膜情况。

（4）了解患者有无家属或陪护人员陪伴，向患者/家属解释更换床单的目的、意义、简要操作过程及注意事项。

（5）评估中，如发现患者有不适或特殊需求，及时给予相应处理或帮助。

三、操作前准备

1. 环境　环境清洁、安静；光线充足；温度、湿度适宜。同病室内无患者进行治疗或进餐，按季节调节室内温度。若为多人病房，病床之间有隔帘。

2. 物品　大单、被套、枕套、中单、扫床刷、扫床套、污衣袋，需要时备清洁衣裤。

3. 患者

（1）解释更换床单的目的、注意事项以取得患者的配合。

（2）如患者有特殊心理状况，影响操作实施，相关工作人员或家属对患者进行心理支持。

4. 护士

（1）佩戴胸牌，服装整洁。

（2）洗手、戴口罩。

（3）保持良好的情绪状态。

（4）接触患者之前，双手保持暖和。

四、操作步骤

（1）换单前：①带齐用物至病室，再次核对床号、姓名，解释并说明配合方法。②根据情况关闭门窗，拉上床帘或移动屏风遮挡患者；适当调整室温。③告知患者开始操作，为患者更换床单。④移床旁桌距床 20 cm，然后移椅至床旁，护理车至床尾正中。⑤放平床支架，松被尾。⑥助患者翻身、侧卧、背向护士，将中单卷于患者身下。⑦扫净橡胶单，搭于患者身上。⑧卷大单于患者身下，扫净床褥。

（2）换单和被套：①清洁大单中线对齐展开，远侧 1/2 塞于患者身下，铺近侧大单。②放平橡胶单，铺清洁中单，然后将中单、橡胶单一并塞于垫下。③患者翻身侧卧，松开各单，污中单置床尾。④扫净橡胶单，搭于患者身上，取出污单置于车下。⑤扫净床褥，床刷套置于车下，床刷置于车上。⑥铺对侧大单、橡胶单和中单。⑦患者平卧。⑧清洁被套铺于盖被上，打开尾端，棉胎纵向三折。⑨取出拉成“S”形，置于清洁被套内，展开拉平棉胎。⑩撤污被套，折成被筒，尾端内折。⑪更换枕套，揉松整理。⑫指导过程中，动作轻柔，注意为患者保暖，减少不必要的暴露。

（3）换单后：①将床头桌椅全部归位。②协助患者，使患者卧位舒适。③开窗通风，洗手。④将呼叫器放在患者易取处，如有需要随时按铃呼叫。⑤询问患者有何其他需求并提供相应护理。⑥对患者提出的疑问，耐心解答，口头感谢患者的配合。

五、注意事项

（1）动作轻、稳，注意省力原则，若两人配合时，动作应协调一致。

（2）保证患者舒适安全，减少过多的翻动，必要时使用床档，防止坠床。

（3）操作中询问患者感受，观察患者局部和全身反应，若患者出现面色苍白、出冷汗、呼吸困难等症状应立即停止操作，采取相应措施。

（4）患者的衣服、床单、被套等一般每周更换 1～2 次，如被血液、体液污染则应及时更换。

（5）为防止交叉感染，采用一床一巾湿扫法，用后消毒。

（何小俊　孙　璇）

第十四节　压力性损伤预防

一、目的

（1）使皮肤清洁，保持皮肤完整。

（2）促进血液循环，预防受压部位出现压力性损伤。

（3）原有皮肤损害改善或痊愈。

（4）保障治疗效果及患者安全。

（5）增进患者对相关知识的了解及自我效能感。

（6）服务对象对护理有良好体验。

二、评估

（1）礼貌称呼并真诚问候患者；如有家属在旁，主动与家属打招呼。向患者及家属进行自我介绍。

（2）携带评估工具到床边对患者进行评估，针对不同人群、疾病的治疗护理特点，采用恰当的评估工具（Braden 量表、Norton 量表，Waterlow 量表、Glamorgan 量表等）。

（3）评估患者病情、感官感觉、潮湿情况、活动情况、移动情况、营养、摩擦力、体型/身高、皮肤类型，以及器械的使用，如约束带、夹板、支架、石膏、无创面罩、牵引工具、管道固定装置等。

（4）了解患者及家属的配合程度。

三、操作前准备

1. 环境　环境清洁、安静；光线充足；温度、湿度适宜。若为多人病房，病床之间有隔帘。

2. 物品　清洁干燥治疗车、洗手液、治疗盘、充气式气垫床、透明贴或减压贴、翻身枕、护理记录单、笔、床、刷、弯盘、生活/医用垃圾桶。

3. 患者

（1）必要时排大、小便。

（2）如患者有特殊心理状况，影响操作实施，相关工作人员或家属对患者进行心理支持。

4. 护士

（1）佩戴胸牌，服装整洁。

（2）洗手、戴口罩。

（3）保持良好的情绪状态。

（4）接触患者之前，保持双手温暖。

四、操作步骤

1. 核对　核对患者姓名、住院号或就诊卡号，评估患者及环境。携用物至病房，核对姓名，向患者做好解释，取得配合。告知患者开始操作，协助患者取舒适、安全卧位，注意保护患者隐私。

2. 采取相关措施　洗手，对于发生压力性损伤风险大的患者，采取以下措施。

1）皮肤的保护

（1）床铺和衣物整洁、平整，无皱褶。

（2）保持皮肤清洁干燥（强调保持医疗器械下面的皮肤清洁干燥），用温水清洗皮肤，清洁后用护肤品（中性润肤液）涂抹，禁用乙醇擦拭。尽量避免皮肤暴露在因汗液、失禁及伤口引流液引起的潮湿环境中。

（3）勿按摩骨突处及压红部位。

2）卧位与活动

（1）协助患者取舒适卧位，每 2 h 翻身，更换卧位。严密观察受压部位皮肤状况，如受压皮肤在 15 min 内发红不消褪，翻身时间应缩短至 1 h。注意翻身或搬动时严禁拖、拉。

（2）半坐卧位时，床头摇高应低于30°，减少剪切力。在患者的臀下给予软垫支撑，以避免患者因向下滑而产生剪切力。侧卧时，用软枕或体位垫支撑并保持30°。

（3）肢体良姿位摆放，检查足跟皮肤，脚踝下垫软枕，膝关节应呈轻度（5°～10°）屈曲，确保足跟不与床面接触。

（4）病情稳定的患者，鼓励下床活动。进行肢体关节的主动运动。

3）减压

（1）关节和骨突处垫软枕，正确使用减压用具/用品。

（2）长期卧床患者可以使用气垫床或者采取局部减压措施。病情危重不宜翻身者，用软垫垫于其肩胛部、腰骶部、足跟部等，减轻受压部位的压力并协助进行抬臀运动。

（3）骨突处皮肤使用透明贴或减压贴保护。

4）预防医疗器械导致的压力性损伤

（1）正确摆放管道，预防管道压迫。

（2）只要临床治疗允许，就去掉可能引起压力性损伤的医疗器械。

（3）为患者调整体位，和/或重新放置医疗器械，使压力再分布，并减小剪切力。

4. 局部微环境管理　皮肤温度、湿度影响局部微环境。温度、湿度过高，局部潮湿，皮肤耐受度下降，代谢增加、温度、湿度过低，干燥皮肤脆弱，保护层丢失，血运下降。

（1）选择支撑面时、考虑是否有附加特征的需求，如控制温度、湿度的能力。

（2）选择支撑面覆盖物时，考虑是否需要温度、湿度控制。

5. 健康教育

（1）护士熟练掌握压力性损伤高危风险因素、高危人群及预防措施，并对患者及其家属进行指导。

（2）护士指导患者加强营养：提取高蛋白、高维生素饮食，如鸡蛋、牛奶等，增加机体抵抗力和营养。

（3）患者及家属知晓相关的压力性损伤风险因素及预防措施。

6. 做好记录　加强床边交接班，并做好护理记录。

五、注意事项

（1）避免患者局部皮肤长期受压，避免潮湿及排泄物的刺激。

（2）增进患者局部血液循环；增加营养的摄入。避免不必要的暴露。

（3）操作过程中动作轻柔熟练，注意患者保暖，保护患者隐私。

（4）操作过程中，询问患者感受，观察患者局部和全身反应，若有不适，及时给予处理。

（冯毕龙）

第十五节　口腔护理

一、目的

（1）保持口腔清洁，预防感染等并发症。

（2）观察口腔内变化，提供病情变化的信息。

（3）保证患者舒适。

（4）增进患者对相关知识的了解及自我效能感。

（5）服务对象对护理有良好体验。

二、评估

（1）询问、了解患者的病情及口腔卫生及黏膜情况，有无义齿。

（2）向患者解释口腔护理的目的、方法、注意事项及配合要点，取得患者配合。

三、操作前准备

1. 环境　环境清洁、安静；光线充足；温度、湿度适宜。若为多人病房，病床之间有隔帘。

2. 物品　治疗盘、无菌治疗碗 1 个（盛浸湿的无菌棉球）、弯止血钳、镊子、纱布、手电筒、棉签、深弯盘、治疗巾、吸水管、水杯 2 个（一个盛温开水、一个盛漱口液），必要时备开口器、液状石蜡，根据病情选择合适的漱口液。

3. 患者

（1）必要时排大、小便。

（2）如患者有特殊心理状况，影响操作实施，家属可对患者进行心理支持。

4. 护士

（1）佩戴胸牌，服装整洁。

（2）洗手、戴口罩。

（3）保持良好的情绪状态。

（4）接触患者之前，保持双手暖和。

四、操作步骤

（1）核对医嘱，准备用物。

（2）核对患者信息，评估患者。

（3）洗手，戴口罩。

（4）携用物至床边，再次确认患者的姓名、住院号或就诊卡号等身份信息。

（5）协助取合适体位：侧卧或者仰卧，头偏向操作者一侧。

（6）取治疗巾，围于患者颌下，置弯盘于口角旁。

（7）棉签湿润患者上下口唇。

（8）协助患者用吸管吸漱口液，进行漱口，用纱布擦净口唇周围。

（9）清点棉球数量。

（10）嘱患者张口，操作者一手持手电筒，一手持压舌板观察口腔情况。有义齿者先取下。

（11）用弯止血钳夹取含有口腔护理液的棉球，拧干棉球。嘱患者咬合上、下齿，用压舌板轻轻撑开对侧颊部，擦洗对侧牙齿外侧面 2 次，近侧牙齿外侧面 2 次（纵向擦洗到门齿）。

（12）用弯止血钳夹取含有口腔护理液的棉球，拧干棉球。嘱患者咬合上、下齿，用压舌板轻轻撑开对侧颊部，擦洗对侧牙齿外侧面 2 次，近侧牙齿外侧面 2 次（纵向擦洗到门齿）。

（13）同法擦洗近侧。

（14）擦洗硬腭、舌面及舌下（对侧、近侧）。

（15）再次清点棉球数量。

(16) 协助患者用吸管吸温水，进行漱口，用纱布擦净患者口唇。

(17) 再次一手持手电筒，一手持压舌板查看口腔情况，确定是否清洗干净。

(18) 撤去弯盘及治疗巾。

(19) 询问患者感受，协助患者取舒适体位，整理床单位。对患者提出的疑问耐心解答。口头感谢患者的配合。

(20) 处理用物。

(21) 洗手、取口罩。

(22) 护理记录单记录。

五、注意事项

(1) 操作者动作轻柔，避免金属钳端碰到牙齿，损伤黏膜及牙龈，对凝血功能差的患者应当特别注意。

(2) 对昏迷患者应当注意棉球干湿度，禁止漱口。

(3) 使用开口器时，应从臼齿处放入。

(4) 擦洗时须用止血钳夹紧棉球，每次一个，防止棉球遗留在口腔内。

(5) 如患者有活动的义齿，应先取下再进行操作。

(6) 护士操作前后应当清点棉球数量。

(7) 对于高龄患者、牙齿稀少者，操作前后清点牙齿数量。

(冯毕龙)

第十六节　床上洗头

一、目的

(1) 促进头皮血液循环。

(2) 除去污垢和脱落头发碎屑，使患者头发清洁、舒适、美观，预防头虱及头皮感染。

(3) 保障治疗效果及患者安全。

(4) 增进患者对相关知识的了解及自我效能感。

(5) 服务对象对护理有良好体验。

二、评估

(1) 患者病情、意识、活动能力，个人卫生习惯。

(2) 向患者解释床上洗头的目的、方法、注意事项及配合要点，取得患者配合（意识障碍者取得家属的配合）。

(3) 评估室内温度是否适宜（22～26℃）。

三、操作前准备

1. 环境　室温适宜（22～26℃）；关好门窗，拉好隔帘，屏风遮挡。

2. 物品

(1) 治疗车上层：大、小毛巾各一，治疗巾、干净上衣、治疗盘（小纱布、棉球、洗发液及梳子、水温计、电吹风、盛水碗）、快速手消毒、屏风（必要时）。

(2) 治疗车下层：洗头器、弯盘、干净桶（内盛40～45℃温水）、污水桶。

3. 患者

(1) 必要时排大、小便。

(2) 协助患者取舒适体位，妥善处理各种管道。

4. 护士

(1) 佩戴胸牌，服装整洁。

(2) 洗手（必要时戴手套）、戴口罩。

(3) 保持良好的情绪状态。

(4) 接触患者之前，双手保持暖和。

四、操作步骤

(1) 核对医嘱，准备用物。

(2) 核对患者信息；调节病室温度，注意保暖，关好门窗。

(3) 洗手，戴口罩（必要时戴手套）。

(4) 携用物至床边，再次确认患者的姓名、住院号或就诊卡号等身份信息。向患者及家属解释操作目的，取得配合。

(5) 协助患者仰卧，取舒适卧位，屈膝。整理好各种管道，关注患者舒适度。

(6) 松开衣领、反折，小毛巾围于颈上、固定。

(7) 将治疗巾、大毛巾铺于枕头上，并移动枕头置于肩下。放置洗头器，询问患者舒适度。放污水桶于洗头器出水管口，取棉球塞耳朵，防止污水流入。

(8) 嘱患者闭眼或纱布遮眼。

(9) 松开头发，用宽齿梳将头发梳顺，注意动作轻柔，打结处可使用温水乙醇软化后梳理。

(10) 用湿水淋湿头发，每次用量不宜太多，避免进入眼睛及耳朵。涂抹洗头液，充分揉搓，用指腹揉搓头发和头皮，力量适中，避免抓伤头皮。再次用宽齿梳梳理，用温水冲洗泡沫，不要打湿床单位。

(11) 用温水反复冲洗，保证头发清洁干净。

(12) 擦干面部，去除眼部纱布及外耳道棉球，用围颈小毛巾包裹头发，撤除洗头器。

(13) 协助患者平卧于床正中，移枕头置于头部。

(14) 擦干头发水分，并用吹风机吹干头发，用宽齿梳梳理头发，整理衣领。

(15) 撤大毛巾、治疗巾。

(16) 询问患者感受，如有不适，及时处理。协助患者取舒适体位，必要时更衣，整理床单位，打开门窗通风。口头感谢患者的配合。

(17) 处理用物。

(18) 洗手、取口罩。

(19) 记录。

五、注意事项

(1) 注意观察病情变化，如有异常立即停止洗发，并及时报告和处理。

(2) 保护患者的眼睛、耳内、衣服及床上用品不湿水。

(3) 过于虚脱、病情不稳定、颅脑损伤急性期、头皮伤口愈合者暂不洗头。

(4) 颈椎损伤或颈椎手术患者，待颈椎稳定性恢复后再洗头。

(5) 动作要轻柔、防止受凉，并注意保护患者隐私，使用屏风及床帘。

(6) 保持地板干燥，以防患者跌倒。

(7) 用指腹揉搓头发和头皮，力量适中，避免抓伤头皮。

(冯毕龙)

第十七节　床上擦浴

一、目的

(1) 保持皮肤清洁，使患者舒适。

(2) 促进血液循环，增强其排泄功能，预防皮肤感染及压疮等并发症。

(3) 观察患者一般情况，提供疾病信息。

(4) 活动肢体，防止肌肉萎缩和关节僵硬等并发症。

(5) 保障治疗效果及患者安全。

(6) 增进患者对相关知识的了解及自我效能感。

(7) 服务对象对护理有良好体验。

二、评估

(1) 询问了解患者的病情，评估患者皮肤状况。

(2) 向患者解释床上擦浴的目的、方法、注意事项及配合要点，取得患者配合(意识障碍者取得家属的配合)。

(3) 评估室内温度是否适宜。

三、操作前准备

1. 环境　环境清洁、安静；拉好隔帘，关好门窗，屏风遮挡；室温22～26℃。

2. 物品　清洁衣物、浴巾、浴皂、润肤品、水桶2个(一个盛热水50～52℃，一个盛污水)、小毛巾、脸盆、便器、梳子、屏风(必要时)。

3. 患者

(1) 必要时排大、小便。

(2) 病情稳定、皮肤情况良好。

4. 护士

(1) 佩戴胸牌，服装整洁。

(2) 洗手(必要时戴手套)、戴口罩。

(3) 保持良好的情绪状态。

(4) 接触患者之前，双手保持暖和。

四、操作步骤

(1) 核对医嘱，准备用物。

(2) 核对患者信息，评估患者及环境。调节室温 22～26℃，拉好隔帘，关好门窗，屏风遮挡。

(3) 洗手，戴口罩（必要时戴手套）。

(4) 携用物至床边，再次确认患者的姓名、住院号或就诊卡号等信息。向患者及家属解释操作目的，取得配合。

(5) 放平床头及床被支架，松开床尾盖被。整理好各种管道，关注患者舒适度。

(6) 注意减少暴露，保护患者自尊并注意保暖。

(7) 擦洗过程中毛巾干湿度适宜，避免打湿床单位及患者衣物，随时关注患者感受。

(8) 擦洗顺序：①洗脸、颈。a. 擦洗部位下铺大毛巾，手套式持巾。b. 擦洗顺序。眼睛（内眦→外眦）→额→鼻翼→脸颊→耳后→下颌→颈部→换水。②胸腹。a. 脱衣。先健侧后患侧。b. 顺序。自上而下，肥皂毛巾擦（需要时）→湿毛巾擦→拧干毛巾擦。c. 肩部→锁骨中线→乳房→腋中线→下腹部。d. 胸骨上窝→脐部→耻骨联合，最后用大毛巾擦干。③双手。a. 擦洗顺序。颈外侧→肘部→手背；腋窝→肘窝→手心。b. 协助侧卧（面向护士）→泡手→换水。④背部。a. 协助患者侧卧。b. 颈后→背部→骶尾部→大毛巾擦干。c. 穿衣先患侧后健侧→换水。⑤下肢。a. 协助患者取平卧位，脱裤子。b. 擦洗顺序。髂嵴→大腿外侧→外踝；腹股沟→大腿内侧→内踝。c. 臀下→腘窝→足跟→换水。d. 泡足（双足分别泡于盆中洗）用大毛巾擦干。⑥会阴擦洗。a. 臀下垫巾置便盆→左手戴手套→消毒阴阜会阴（自上而下、由内向外）。b. 擦洗顺序。女：尿道口→阴道口→小阴唇→大阴唇→阴阜→大腿内侧→会阴→肛门。男：尿道口周围绕阴茎旋转至根部→阴囊→肛门。

(9) 脱手套、穿裤，先对侧后近侧，先患侧后健侧妥善固定各种管道。

(10) 询问患者感受，协助患者取舒适体位，更换衣物，整理床单位。

(11) 处理用物。

(12) 洗手、取口罩。

五、注意事项

(1) 脱衣：先近后远（有患肢则先患肢，再健肢）。

(2) 穿衣：先远后近（有患肢则先患肢，再健肢）。

(3) 掌握擦洗的步骤，操作中应遵循节力原则。

(4) 动作要轻柔、防止受凉，并注意保护患者隐私，使用屏风及床帘。

(5) 注意观察病情，一般擦洗时间应在 15～30 min 完成。

（冯毕龙）

第十八节 患者身体约束技术

一、目的

(1) 为防止高热、昏迷、谵妄、躁动不安、精神症状，及危重患者发生坠床、烫伤、摔伤、撞伤、抓伤等意外情况，需用约束具限制患者身体活动，以保护患者安全。

（2）确保治疗、护理工作顺利进行。

（3）保障治疗效果及患者安全。

（4）增进患者对相关知识的了解及自我效能感。

（5）服务对象对护理有良好体验。

二、评估

（1）礼貌称呼并真诚问候患者；如有家属在旁，主动与家属打招呼。向患者及家属进行自我介绍。沟通时，与患者和家属保持目光交流。

（2）告知患者及家属约束的目的，患者及家属理解并同意。如患者及家属对该项技术及相关事项有疑问，给予解释；如患者或家属拒绝实施约束，应与医生沟通。

（3）评估患者意识状态、肌力、行为、皮肤及治疗设备使用情况。

（4）了解患者有无家属或陪护人员陪伴。

（5）评估中如发现患者有不适或特殊需求，及时给予相应处理或帮助。

三、操作前准备

1. 环境　环境清洁、安静；光线充足；温度、湿度适宜。若为多人病房，病床之间有隔帘。

2. 物品　约束带（宽绷带、肩部约束带、膝部约束带或尼龙搭扣约束带）、棉垫、大单（必要时）、记录单、笔。

3. 患者和家属

（1）了解约束的目的、方法及注意事项，能主动配合。

（2）如患者有特殊心理状况，影响操作实施，相关工作人员或家属对患者进行心理支持。

4. 护士

（1）佩戴胸牌，服装整洁。

（2）洗手、戴口罩。

（3）保持良好的情绪状态。

（4）接触患者之前，保持双手暖和。

四、操作步骤

（1）核对医嘱，保证患者姓名、住院号或就诊卡号等信息正确。

（2）携带用物至患者床旁，确认患者的身份信息，向患者做好解释。

（3）实施身体约束技术：①宽绷带法。适用于腕部或踝部约束。使用宽绷带时，先用棉垫包裹手腕部或踝部，再将宽绷带打成双套结，套在棉垫外稍拉紧，避免局部皮肤损伤，以免肢体脱出。②肩部约束法。适用于固定肩部，限制患者坐起，肩部约束带用宽布制成长 120 cm，宽 8 cm，一端制成袖筒式。使用时，患者两侧肩部套上袖筒，腋窝衬棉垫，两袖筒上的细带在胸前打结固定，把两条较宽的长带尾端系于床头，必要时将枕头横立于床头。也可将大单斜折成长条，作肩部固定。③膝部约束法。适用于固定膝部，限制患者下肢活动。膝部约束带用布制成，长 250 cm，宽 10 cm，宽带中部相距 15 cm 分别钉两条两头带。使用时，两膝衬棉垫，将约束带横放于两膝上，两头带各绑住一侧膝关节，然后将宽带两端系于床沿。也可用大单进行固定。④尼龙搭扣约束法。适用于固定手腕、上臂、膝部、踝部。尼龙搭扣约束带用宽布和尼龙搭扣制成。使用时，在被约束部位衬棉垫，将约束带放于关节部位，对合约束带上的尼龙搭扣，松紧适宜，然后将带子系于床沿。

(4) 约束完成后，询问患者有何其他需求，并提供相应的帮助。对患者及家属提出的疑问，耐心解答。口头感谢患者的配合。

(5) 整理好床单位，将呼叫器放在患者易取处。向患者及家属说明，如有需要随时按铃呼叫。

(6) 洗手，取口罩并记录。

五、注意事项

(1) 约束前应先进行评估，严格掌握约束适应证，根据评估结果和医嘱，选择合适的约束方式和用具。

(2) 约束前应先向患者或家属解释应用目的，并签署保护性约束知情同意书，取得合作。紧急情况下，可以先行约束，再行告知。

(3) 约束时应将患者安置于舒适卧位，并经常更换体位，保持肢体正常的功能位置。

(4) 约束中固定应松紧适宜，保持约束肢体有一定的活动度，松紧度以能容纳1～2指为宜。

(5) 约束中应动态观察约束的松紧度、局部皮肤颜色、温度、感觉、局部血运等情况，定时松解约束带，避免长时间受压，引起肢体坏死。一旦出现并发症，及时通知医生。

(6) 实施约束后应记录约束的原因、部位、用具、执行时间及实施者。

（田玉凤）

第十九节　轮椅使用技术

一、目的

(1) 护送不能行走但能坐起的患者入院、出院、检查、治疗或室外活动。

(2) 帮助患者下床活动，促进血液循环和体力恢复。

(3) 保障治疗效果及患者安全。

(4) 增进患者对相关知识的了解及自我效能感。

(5) 服务对象对护理有良好体验。

二、评估

(1) 礼貌称呼并真诚问候患者；如有家属在旁，主动与家属打招呼。向患者及家属进行自我介绍。沟通时，与患者和家属保持目光交流。

(2) 告知患者及家属解释轮椅运送的目的、方法及注意事项，患者及家属理解并同意。如患者及家属对该项技术及相关事项有疑问，给予解答。

(3) 评估患者的体重、意识状态、病情与躯体活动能力。患者损伤的部位和合作程度。

(4) 了解患者有无家属或陪护人员陪伴。

(5) 评估中，如发现患者有不适或特殊需求，及时给予相应处理或帮助。

三、操作前准备

1. 环境　移开障碍物，保证环境宽敞；光线充足；若为多人病房，病床之间有隔帘。

2. 物品　轮椅（各部件性能良好）、毛毯（根据季节酌情准备）、别针、软枕（根据患者需要）、记录单、笔。

3. 患者

（1）了解轮椅运送的目的、方法及注意事项，能主动配合。

（2）必要时排大、小便。

（3）如患者有特殊心理状况者影响操作实施，相关工作人员或家属对患者进行心理支持。

4. 护士

（1）佩戴胸牌，服装整洁。

（2）修剪指甲，洗手、戴口罩。

（3）保持良好的情绪状态。

（4）接触患者之前，保持双手温暖。

四、操作步骤

（1）检查与核对：检查轮椅车轮、座椅、椅背，脚踏板、制动闸等各部件性能，保证安全。敲门进病室，将轮椅推至患者床旁，核对医嘱、患者姓名、住院号或就诊卡号等，确保信息无误。告知患者开始操作。

（2）放置轮椅：使椅背与床尾平齐，椅面朝向床头，扳制动闸将轮椅制动、翻起脚踏板，便于患者坐入轮椅，防止轮椅滑动。

（3）患者上轮椅前的准备：①毛毯平铺于轮椅，上端高过患者颈部 15 cm 左右。②撤掉盖被，扶患者坐起，询问、观察患者有无眩晕和不适。③协助患者穿衣、裤、袜子，寒冷季节注意患者保暖。④嘱患者以手掌撑在床面上，双足垂床沿，维持坐姿，方便下床。⑤协助患者穿好鞋子。

（4）协助患者上轮椅：①嘱患者将双手置于护士肩上，护士双手环抱患者腰部，协助患者下床，同时注意观察患者病情变化。②协助患者转身，嘱患者用手抓紧轮椅把手，坐于轮椅中。③翻下脚踏板，协助患者将双足置于脚踏板上。若天气寒冷用毛毯将上端围在患者颈部，用别针固定：两侧围裹患者双臂并用别针固定；再用余下部分围裹患者上身、下肢和双足，避免患者受凉。④整理床单位，铺暂空床。⑤观察患者，确定无不适后，放松制动闸，推患者至目的地。推行中叮嘱患者身体勿前倾，严密观察其病情；过门槛时，跷起前轮，避免过大震动；下坡时嘱患者抓紧扶手，保证患者安全。

（5）协助患者下轮椅：①将轮椅推至床尾，使椅背与床尾平齐，患者面向床头。②扳制动闸将轮椅止动，翻起脚踏板。③解除患者身上固定毛毯用别针。④协助患者站起、转身、坐于床沿，防止患者摔倒。⑤协助患者脱去鞋子及保暖外衣，躺卧舒适，盖好盖被。⑥整理床单位，观察患者病情。将呼叫器放在患者易取处。向患者及家属说明，如有需要随时按铃呼叫。

（6）询问患者有何其他需求，并提供相应护理；对患者提出的疑问，耐心解答。口头感谢患者的配合。

（7）消毒轮椅后推至原处放置，便于其他患者使用。

（8）洗手、取口罩，记录。

五、注意事项

(1) 保证患者安全、舒适。

(2) 根据室外温度适当地增加衣服、盖被（或毛毯），以免患者着凉。

(3) 告知患者在搬运过程中，如感不适立刻向护士说明，防止意外发生。

（田玉凤）

第二十节　平车使用技术

一、目的

(1) 运送不能起床的患者入院，做各种特殊检查、治疗、手术或转运。

(2) 规范执行护理技术，保障患者安全。

(3) 保障治疗效果及患者安全。

(4) 增进患者对相关知识的了解及自我效能感。

(5) 服务对象对护理有良好体验。

二、评估

(1) 礼貌称呼并真诚问候患者；如有家属在旁，主动与家属打招呼。向患者及家属进行自我介绍。沟通时，与患者和家属保持目光交流。

(2) 告知患者及家属即将进行的操作技术的目的、步骤及配合方法，患者及家属理解并同意。如患者及家属对该项技术及相关事项有疑问，给予解释。

(3) 评估患者的体重、意识状态、病情与躯体活动能力。患者损伤的部位和理解合作程度。

(4) 了解患者有无家属或陪护人员陪伴。

(5) 评估中，如发现患者有不适或特殊需求，及时给予相应处理或帮助。

三、操作前准备

1. 环境　环境宽敞，便于操作；光线充足。若为多人病房，病床之间有隔帘。

2. 物品　平车（各部件性能良好，车上有被单和橡胶单包好的垫子和枕头），带套的毛毯或棉被。如为骨折患者，应有木板垫于平车上，并将骨折部位固定稳妥；如为颈椎、腰椎骨折患者或病情较重的患者，应备有帆布中单或布中单、记录单、笔。

3. 患者

(1) 了解搬运的步骤及配合方法。

(2) 必要时排大、小便。

(3) 如患者有特殊心理状况，影响操作实施，相关工作人员或家属对患者进行心理支持。

4. 护士

(1) 佩戴胸牌，服装整洁。

(2) 洗手、戴口罩。

(3) 保持良好的情绪状态。

(4) 接触患者之前，保持双手暖和。

四、操作步骤

1. 检查与核对　核对医嘱，检查平车车轮、布面，制动等各部件性能，保证安全。敲门进病室，将平车推至患者床旁，确认患者姓名、住院号或就诊卡号、身份信息。

2. 告知并安置导管　告知患者开始操作，安置好患者身上的导管等，避免导管脱落、受压或液体逆流。

3. 搬运患者　根据患者病情及体重，确定搬运方法。

1) 挪动法：适用于能在床上配合的患者。

(1) 推平车至患者床旁，移开床旁桌、床旁椅，松开盖被。

(2) 将平车推至床旁与床平行，便于搬运，大轮靠近床头，将制动闸止动。

(3) 协助患者将上身、臀部、下肢依次向平车移动，搬运者制动平车，防止平车滑动，患者头部枕于大轮端。

(4) 协助患者在平车上躺好，用被单或盖被包裹患者，先足部，再两侧，头部盖被折成45°角。

2) 一人搬运法：适用于上肢活动自如，体重较轻的患者。

(1) 推平车至患者床旁，大轮靠近床尾，使平车与床成钝角，以缩短搬运距离，将制动闸止动。

(2) 松开盖被，协助患者穿好衣服。

(3) 搬运者双下肢前后分开站立，略屈膝屈髋，一臂自患者近侧腋下伸入至对侧肩部，另一臂伸入患者臀下；患者双臂过搬运者肩部，双手交叉于搬运者颈后；搬运者抱起患者，稳步移动将患者放于平车中央，盖好盖被。

3) 二人搬运法：适用于不能活动，体重较重的患者。

(1) 同一人搬运法步骤 (1)、(2)。

(2) 站位：搬运者甲、乙二人站在患者同侧床旁，协助患者将上肢交叉于胸前。

(3) 分工：搬运者甲一手伸至患者头、颈、肩下方，另一手伸至患者腰部下方；搬运者乙一手伸至患者臀部下方，另一手伸至患者膝部下方，两人同时抬起患者至近侧床沿，再同时抬起患者稳步向平车处移动，将患者放于平车中央，患者头部应处于较高位置，盖好盖被。

4) 三人搬运法：适用于不能活动，体重超重的患者。

(1) 同一人搬运法步骤 (1)、(2)。

(2) 站位：搬运者甲、乙、丙三人站在患者同侧床旁，协助患者将上肢交叉于胸前。

(3) 分工：搬运者甲双手托住患者头、颈、肩及胸部，并使患者头部处于较高位置；搬运者乙双手托住患者背、腰、臀部；搬运者丙双手托住患者膝部及双足，三人同时抬起患者至近侧床沿，再同时抬起患者稳步向平车处移动，将患者放于平车中央，盖好盖被。

5) 四人搬运法：适用于颈腰骨折和病情较重的患者。

(1) 同一人搬运法步骤 (1)、(2)，搬运骨折患者，平车上应放置木板，固定好骨折部位。

(2) 站位：搬运者甲、乙分别站于床头和床尾；搬运者丙、丁分别站于病床和平车的一侧。

(3) 将能承受患者体重的帆布兜或中单放于患者腰、臀部下方。

(4) 分工：搬运者甲抬起患者的头、颈、肩，并注意观察患者的病情变化；搬运者乙抬起患者的双足；搬运者丙、丁分别抓住帆布兜或中单四角；四人动作协调一致，同时抬起患者向平车处移动，将患者放于平车中央，盖好盖被。

4. 铺暂空床　整理床单位，将床改铺成暂空床。

5. 运送患者　松开平车制动闸，推患者至目的地。推送患者时，护士应位于患者头部，随时观察患者病情变化；推行中，平车小轮端在前，速度不可过快，上下坡时，患者头部应位于高处，并嘱咐患者抓紧扶手；进、出门时，避免碰撞房门；推行中保持输液及引流管道通畅；颅脑损失、颌面部外伤以及昏迷患者，应将头偏向一侧；搬运颈椎损失的患者时，头部应保持中立位。

6. 轮椅推至原处　消毒轮椅后推至原处放置，便于其他患者使用。

7. 其他　洗手、取口罩，记录。

五、注意事项

(1) 搬运时注意动作轻稳、准确，确保患者安全、舒适。

(2) 搬运过程中，护士应位于患者头部，随时注意观察患者的病情变化；推行中，平车小轮端在前，速度不可过快；上下坡时，患者头部应位于高处，并嘱咐患者抓紧扶手；进、出门时，避免碰撞房门；推行中保持输液及引流管道通畅；颅脑损伤、颌面部外伤以及昏迷患者，应将头偏向一侧；搬运颈椎损伤的患者时，头部应保持中立位，避免造成损伤等并发症。

(3) 告知患者在搬运过程中，如感不适立刻向护士说明，防止意外发生。

（田玉凤）

第二十一节　鼻饲技术

一、目的

对下列不能自行经口进食患者以鼻胃管供给食物和药物，以维持患者营养和治疗的需要。

(1) 昏迷患者。

(2) 口腔疾患或口腔手术后患者，上消化道肿瘤引起吞咽困难患者。

(3) 不能张口的患者，如破伤风患者。

(4) 其他患者，如早产儿、病情危重者、拒绝进食者等。

(5) 保障治疗效果及患者安全。

(6) 增进患者对相关知识的了解及自我效能感。

(7) 服务对象对护理有良好体验。

二、评估

(1) 礼貌称呼并真诚问候患者；如有家属在旁，主动与家属打招呼。向患者及家属进行自我介绍。沟通时，与患者和家属保持目光交流。

(2) 告知患者及家属鼻饲的目的，患者及家属理解并同意。如患者及家属对该项技术及相关事项有疑问，给予解释；如患者或家属拒绝治疗，应与医生沟通。

(3) 评估患者的年龄、病情、意识、鼻腔的通畅性，心理状态及合作程度。

(4) 了解患者有无家属或陪护人员陪伴。

(5) 评估中如发现患者有不适或特殊需求，及时给予相应处理或帮助。

三、操作前准备

1. 环境　环境清洁、安静；光线充足；温度、湿度适宜。若为多人病房，病床之间有隔帘。

2. 物品

（1）治疗车上层：无菌鼻饲包（内备：治疗碗、镊子、止血钳、压舌板、纱布、胃管、50 mL注射器、治疗巾。胃管可根据鼻饲持续时间、患者的耐受程度选择橡胶胃管、硅胶胃管或新型胃管）、液状石蜡、棉签、胶布、别针、夹子或橡皮圈、手电筒、听诊器、弯盘、鼻饲流食（38～40℃）、温开水适量（也可取患者饮水壶内的水），按需准备漱口或口腔护理用物及松节油、手消毒液。

（2）治疗车下层：生活垃圾桶、医用垃圾桶。

3. 患者

（1）了解管饲饮食的目的、操作过程及注意事项，愿意配合，鼻孔通畅。

（2）必要时排大、小便。

（3）如患者有特殊心理状况，影响操作实施，相关工作人员或家属对患者进行心理支持。

4. 护士

（1）告知患者及家属鼻饲的目的、方法及注意事项，取得同意，并签署知情同意书。

（2）佩戴胸牌，服装整洁。

（3）修剪指甲，洗手、戴口罩。

（4）保持良好的情绪状态。

（5）接触患者之前，保持双手暖和。

四、操作步骤

（一）插管

（1）核对医嘱，保证患者姓名、住院号或就诊卡号等信息无误。

（2）敲门进病室，携带用物至患者床旁，确认患者的身份信息。

（3）告知患者开始操作，协助患者取舒适、安全卧位，如有义齿者，取下义齿，能配合者取半坐卧位或坐位，无法坐起者取右侧卧位，昏迷者取去枕平卧位，头向后仰。注意保暖。

（4）将治疗巾围于患者颌下，弯盘置于便于取用处。

（5）观察鼻腔是否通畅，选择通畅一侧，用棉签清洁鼻腔。

（6）测量胃管插入的长度，并标记。

（7）将少许液状石蜡倒于纱布上，润滑胃管前端。

（8）开始插管：①一手持纱布托住胃管，一手持镊子夹住胃管前端，沿选定侧鼻孔轻轻插入。②插入胃管 10～15 cm（咽喉部）时，根据患者具体情况进行插管。a. 清醒患者：嘱患者做吞咽动作，顺势将胃管向前推进，至预定长度。b. 昏迷患者：左手将患者头托起，使下颌靠近胸骨柄，缓缓插入胃管至预定长度。

（9）确认胃管是否在胃内。

（10）确定胃管在胃内后，将胃管用胶布在鼻翼及颊部固定。

(11) 灌注食物：①连接注射器于胃管末端，抽吸见有胃液抽出，再注入少量温开水。②缓慢注入鼻饲液或药液。③鼻饲完毕后，再次注入少量温开水。

(12) 将胃管末端反折，用纱布包好，用橡皮筋扎紧或用夹子夹紧，用别针固定于大单、枕旁或患者衣领处。

(13) 操作后处理：①协助患者清洁鼻孔、口腔。②嘱患者维持原卧位 20～30 min，整理好床单位，将呼叫器放在患者易取处。向患者及家属说明，如有需要随时按铃呼叫。③询问患者有何其他需求，并提供相应护理；对患者提出的疑问耐心解答。口头感谢患者的配合。④洗净鼻饲用的注射器，放于治疗盘内，用纱布盖好备用。⑤洗手。⑥记录鼻饲的时间、鼻饲物的种类及量、患者的反应等。

（二）拔管

(1) 置弯盘于患者颌下，夹紧胃管末端，轻轻揭去固定的胶布。

(2) 用纱布包裹近鼻孔处的胃管，嘱患者深呼吸，在患者呼气时拔管，边拔边用纱布擦胃管，到咽喉处快速拔出。

(3) 操作后处理：①将胃管放入弯盘，移出患者视线。②清洁患者口鼻、面部，擦去胶布痕迹，协助患者漱口，采取舒适卧位。将呼叫器放在患者易取处。向患者及家属说明，如有需要随时按铃呼叫。③整理床单位，清理用物。④询问患者有何其他需求，并提供相应护理；对患者提出的疑问耐心解答。口头感谢患者的配合。⑤洗手。⑥记录拔管时间及患者反应。

五、注意事项

(1) 插管时，注意动作应轻柔，避免损伤食管黏膜，尤其是通过食管 3 个狭窄部位（环状软骨水平处、平气管分叉处、食管通过膈肌处）时。

(2) 插入胃管至 10～15 cm（咽喉部）时若为清醒患者，嘱其做吞咽动作；若为昏迷患者，则用左手将其头部托起，使下颌靠近胸骨柄，以利插管。

(3) 插入胃管过程中如果患者出现呛咳、呼吸困难、发绀等，表明胃管误入气管，应立即拔出胃管。

(4) 每次鼻饲前应证实胃管在胃内且通畅，并用少量温水冲管后再进行喂食，鼻饲完毕后再次注入少量温开水，防止鼻饲液凝结。

(5) 鼻饲液温度应保持在 38～40℃，避免过冷或过热；新鲜果汁与奶液应分别注入，防止产生凝块；药片应研碎溶解后注入。

(6) 食管静脉曲张、食管梗阻的患者禁忌使用鼻饲法。

(7) 长期鼻饲者应每天进行 2 次口腔护理，并定期根据说明书更换胃管，普通硅胶胃管每周更换一次，聚氨酯材质胃管每 42 d 更换一次。

(8) 健康教育：①给患者讲解管饲饮食的目的、操作过程，减轻患者焦虑。②给患者讲解鼻饲液的温度、时间、量，胃管的冲洗、患者卧位等。③给患者介绍更换胃管的知识。④告诉患者若鼻饲后有不适，应及时告知医护人员。

（田玉凤）

第二十二节　血标本采集技术

一、动脉血标本采集法

(一) 目的

(1) 动脉血血气分析。

(2) 采血做细菌培养。

(3) 保障治疗效果及患者安全。

(4) 增进患者对相关知识的了解及自我效能感。

(5) 服务对象对护理有良好体验。

(二) 评估

(1) 患者的病情和治疗情况，包括生命体征、用氧情况、凝血功能、意识状态、自理能力及心理状态。

(2) 患者对动脉血标本采集的认知与配合程度。

(3) 穿刺部位的皮肤、穿刺史及动脉搏动情况，桡动脉穿刺时进行侧支循环检查。

(4) 患者有无血液性传染疾病。

(5) 有无喝热饮、洗澡、运动等。

(三) 操作前准备

1. 环境　环境清洁、安静、光线良好，温度适宜，必要时用屏风或围帘遮挡。

2. 物品

(1) 治疗车上层：注射盘、检验申请单、标签或条形码、一次性专用动脉采血器具、一次性治疗巾、无菌纱布、弯盘、消毒棉签、消毒液、无菌手套、小沙袋、手消毒液。

(2) 治疗车下层：生活垃圾桶、医用垃圾桶、锐器回收盒。

3. 患者

(1) 向患者及家属解释动脉血标本采集的目的、方法、临床意义、注意事项及配合要点。

(2) 患者平卧或静坐 5 min，帮助患者缓解紧张情绪。

(3) 取舒适体位，暴露穿刺部位。

4. 护士

(1) 佩戴胸牌，着装整洁。

(2) 修剪指甲，洗手，戴口罩。

(3) 保持良好的情绪状态。

(4) 接触患者之前，保持双手暖和。

(四) 操作步骤

1. 核对　核对医嘱、检验申请单、标签（或条形码）及标本容器（一次性专用动脉采血器具），无误后贴检验标签（或条形码）于标本容器外壁上。携用物至患者床旁，核对患者姓名、住院号或就诊卡号及腕带，标本容器以及标签（或条形码）。按照产品说明书的要求将针栓调整到预设位置。

2. 选择合适采血动脉　协助患者取适当体位，选择合适动脉（首选桡动脉，其次为肱动脉，婴幼儿可选择头皮动脉）。

(1) 桡动脉穿刺采血。①确定穿刺点位置：患者上肢外展，手掌朝上，距腕横纹一横指（1～2 cm）、距手臂外侧 0.5～1 cm 处，以桡动脉搏动最明显处为穿刺点。②桡动脉穿刺前，进行侧支循环艾伦试验：嘱患者握拳的同时按压患者尺动脉及桡动脉，阻断手部血供，数秒钟后，嘱患者伸开手指，此时手掌因缺血变苍白，压迫尺动脉的手指抬起，观察手掌颜色 5～15 s 之内恢复，提示尺动脉供血良好，该侧桡动脉可进行穿刺，否则不适宜穿刺。③腕关节下垫小软枕，铺一次性治疗巾，消毒穿刺区域皮肤，以穿刺点为圆心，自内向外进行消毒，消毒范围直径≥5 cm，消毒 2 次，每次与皮肤保持接触至少 30 s，自然待干。④穿刺采血：二次核对，戴无菌手套，用左手食指和中指触及动脉最明显处并固定动脉于两指间，右手持注射器，在两指间与动脉走向呈30°～45°缓慢穿刺，见血后停止进针，待动脉血自动充盈采血器至预设位置后拔针。⑤穿刺过程中注意观察、询问、安抚患者。

(2) 肱动脉穿刺采血。①确定穿刺点位置：患者手臂伸展，手腕手心向上，以肘横纹为横轴，肱动脉搏动为纵轴，交叉点周围 0.5 cm 范围搏动最明显处。②肘部下垫一小软枕，铺一次性治疗巾，消毒穿刺区域皮肤，以穿刺点为圆心，自内向外进行消毒，消毒范围直径≥5 cm，消毒 2 次，每次与皮肤保持接触至少 30 s，自然待干。③穿刺采血：二次核对，戴无菌手套，用左手食指和中指触及动脉最明显处并固定动脉于两指间，右手持注射器，在两指间与动脉走向呈 30°～45°缓慢穿刺，见血后停止进针，待动脉血自动充盈采血器至预设位置后拔针。④穿刺过程中注意观察、询问、安抚患者。

(3) 足背动脉穿刺采血。①确定穿刺点位置：患者足背绷紧，以足背内、外踝连线中点至第一跖骨间隙的中点处，动脉搏动最明显处。②足下垫一小软枕，铺一次性治疗巾，消毒穿刺区域皮肤，以穿刺点为圆心，自内向外进行消毒，消毒范围直径≥5 cm，消毒 2 次，每次与皮肤保持接触至少 30 s，自然待干。③穿刺采血：二次核对，戴无菌手套，用左手食指和中指触及动脉最明显处并固定动脉于两指间，右手持注射器，在两指间与动脉走向呈 30°～45°缓慢穿刺，见血后停止进针，待动脉血自动充盈采血器至预设位置后拔针。④穿刺过程中注意观察、询问、安抚患者。

(4) 头皮动脉穿刺采血。①穿刺点确认：患儿取平卧位，剃除患儿头部预穿刺部位毛发，以颞浅动脉搏动最明显处为穿刺点。②头部下垫一小软枕，铺一次性治疗巾，消毒穿刺区域皮肤，范围直径≥5 cm，自然待干。③穿刺采血：二次核对，戴无菌手套，用左手食指和中指触及动脉最明显处并固定动脉于两指间，右手持注射器，在两指间与动脉走向呈 30°～45°缓慢穿刺，见血后停止进针，待动脉血自动充盈采血器至预设位置拔针。④穿刺过程中注意观察、询问、安抚患者。

(5) 股动脉穿刺采血。①穿刺点确认：拉上隔帘，注意保护患者隐私，取平卧位，下肢外展，腹股沟韧带中点下方1～2 cm，或耻骨结节与髂前上棘连线中点，股动脉搏动最明显处。②铺一次性治疗巾，消毒穿刺区域皮肤（必要时剔除穿刺部位的阴毛），以穿刺点为圆心，自内向外进行消毒，消毒范围直径≥5 cm，消毒 2 次，每次与皮肤保持接触至少 30 s，自然待干。③穿刺采血：二次核对，戴无菌手套，用左手食指和中指触及动脉最明显处并固定动脉于两指间，右手持注射器，在两指间垂直缓慢穿刺，见回血后停止进针，待动脉血自动充盈采血器至预设位置后拔针。④穿刺过程中注意观察、询问、安抚患者。

3. 按压止血　拔针后立即用干燥无菌纱布或棉签按压 5 min，对于有高血压、凝血异常的患者，适当延长按压时间，至出血停止，以免出血或形成血肿。

4. 标本处理　拔针后立即封闭动脉采血器，颠倒混匀 5 次，手搓样品管 5 s 以保证抗凝剂完全作用，标记标本。

5. 操作后处理

(1) 取下一次性垫巾，脱手套，协助患者取舒适卧位，整理床单位，询问患者需要并提供相关的帮助。

（2）再次核对患者、标本、条形码，并标记患者体温、氧疗方式及氧浓度。

（3）清理用物，交代注意事项。感谢患者的配合。

（4）洗手、记录。

（5）标本及时送检。

（五）注意事项

（1）严格执行查对制度和无菌技术操作原则。

（2）新生儿宜选择桡动脉穿刺，避免股动脉穿刺，易损伤周围组织及髋关节。

（3）防止气体逸散。采集血气分析样本，抽血时动脉采血器内不能有空泡，抽出后立即密封针头，与空气隔绝。

（4）采血后立即送检，在 30 min 内完成检测，否则应将标本置于 2～6℃保存，但保存时间不应超过 2 h。

（5）防止血肿形成。拔针后局部用无菌纱布或棉签按压采集部位 5 min，压迫止血至不出血为止，避免用加压包扎代替按压止血，以免出血或形成血肿。

（6）有出血倾向者慎用动脉穿刺法采集动脉血标本。

（陈红宇）

二、静脉血液标本的采集法

（一）目的

（1）全血标本。主要用于血液学检查，如血细胞计数与形态学检查、白细胞分类计数、红细胞沉降率及血液中某些物质如血糖、血氨、肌酐、尿酸、尿素氮的含量等的测定。

（2）血浆标本。主要用于化学成分检查，测定内分泌激素、血栓和止血检测。

（3）血清标本。主要用于多数血液化学和免疫学的检查，如测定肝功能、血清酶、脂类、电解质等。

（4）血培养标本。主要用于培养检测血液中的病原菌。

（5）保障治疗效果及患者生命。

（6）增进患者对相关知识的了解及自我效能感。

（7）服务对象对护理有良好体验。

（二）评估

（1）患者的病情、治疗情况、意识状态、肢体活动及心理状态、配合程度等。

（2）采集部位皮肤及血管情况，如有无冻疮、炎症、水肿、结节、瘢痕、破损、静脉充盈度、血管壁弹性等。

（三）操作前准备

1. 环境　环境清洁、安静，温度、湿度适宜，光线充足，必要时用屏风或围帘遮挡。

2. 物品

（1）治疗车上层：注射盘、检验申请单、标签或条形码、棉签、消毒液、止血带、无菌手套、一次性垫巾、胶布、弯盘、手消毒液、一次性密闭式双向采血针及真空采血管，如为非真空采血则准备一次性注射器（规格视采血量而定）及针头或头皮针以及标本容器（试管、密封瓶）。

（2）治疗车下层：生活垃圾袋、医用垃圾袋、锐器回收盒。

3. 患者

(1) 患者了解静脉血标本采集的目的、方法、临床意义、注意事项及配合要点。

(2) 穿着宽松衣物，取舒适体位，暴露穿刺部位。

4. 护士

(1) 佩戴胸牌，着装整洁。

(2) 修剪指甲，洗手，戴口罩。

(3) 保持良好的情绪状态。

(4) 接触患者之前，保持双手温暖。

(四) 操作步骤

(1) 核对医嘱、检验申请单、标签（或条形码）及标本容器（或真空采血管），无误后贴标签（或条形码）于标本容器（或真空采血管）外壁上。

(2) 核对。携用物至患者床旁，依据检验申请单查对患者的姓名、住院号或就诊卡号及腕带；核对检验申请单、标本容器（或真空采血管）以及标签（或条形码）是否一致。

(3) 向患者及家属说明标本采集的目的及配合方法，采取合适体位。

(4) 选择静脉。将一次性垫巾置于穿刺部位下，嘱患者握拳，使静脉充盈。

(5) 手部清洁并戴一次性手套。

(6) 消毒皮肤。以穿刺点为圆心，自内向外进行消毒，消毒范围直径 5 cm，消毒 2 次，每次与皮肤保持接触至少 30 s，待自然干燥后穿刺。

(7) 绑扎止血带。止血带绑扎在采血部位上方 5～7.5 cm 的位置。宜在开始采集第一管血时松开止血带，使用时间不宜超过 1 min。如某些情况止血带需要在一个部位使用超过 1 min，宜松开止血带，等待 2 min 后再重新绑扎。

(8) 二次核对，采血。①真空采血器采血。a. 穿刺采血：取下真空采血针护针帽，手持采血针，保持针头斜面向上，使采血针与手臂呈 30°左右的角度穿刺，见回血，平行进针少许，固定针柄，将采血针另一端插入真空管，松止血带，采取所需血量。b. 拔针：采血毕，嘱患者松拳，迅速拔出针头，用棉签按压穿刺点 2～3 min，直至出血停止。②注射器采血。a. 持一次性注射器或头皮针行静脉穿刺，见回血后抽取所需；b. 抽血毕，松止血带，嘱患者松拳，迅速拔出针头，用棉签按压穿刺点 2～3 min 直至出血停止；c. 将血液注入含有添加剂的采血管中，并轻柔颠倒混匀，不可剧烈震荡，以避免溶血。

(9) 操作后处理：①取下一次性垫巾，脱一次性手套，整理床单位，协助患者取舒适卧位，交代注意事项，做好健康指导。②再次核对检验申请单、患者、标本。③用物处置，洗手，记录。④标本送检。

(五) 注意事项

(1) 严格执行查对制度及无菌技术操作原则。

(2) 患者饮热水、洗澡、运动，需休息 30 min 后再行采血，避免影响检查结果。

(3) 不同采血管的采集顺序：血培养瓶、柠檬酸钠抗凝采血管、血清采血管（包括含有促凝剂和/或分离胶）、含有或不含分离胶的肝素抗凝采血管、含有或不含分离胶的 EDTA 抗凝采血管、葡萄糖酵解抑制采血管。

(4) 同时采取几种血培养标本时，血液注入顺序为厌氧血液培养瓶、需氧血液培养瓶、霉菌血液培养瓶。

(5) 穿刺过程中注意观察、询问、安抚患者。

（陈宇）

第二十三节　尿标本采集技术

一、目的

（1）尿常规标本。用于尿液常规检查，检查有无细胞和管型，特别是各种有形成分的检查和尿蛋白、尿糖等项目的测定。

（2）12 h或24 h尿标本。12 h尿标本常用于细胞、管型等有形成分计数。如Addis计数等。24 h尿标本适用于体内代谢产物尿液成分定量检查分析，如蛋白、糖、肌酐等。

（3）尿培养标本。主要采集清洁尿标本（如中段尿、导管尿、膀胱穿刺尿等），适用于病原微生物学培养、鉴定和药物敏感试验，协助临床诊断和治疗。

（4）保障治疗效果及患者安全。

（5）增进患者对相关知识的了解及自我效能感。

（6）服务对象对护理有良好体验。

二、评估

（1）评估患者的病情、治疗情况、心理状况及合作能力等。

（2）尿培养标本，注意抗生素使用情况。

三、操作前准备

1. 环境　环境清洁，安静，光线充足，温度适宜，窗帘遮挡。

2. 物品　检验申请单、标签或条形码、手消毒液、生活垃圾桶、医用垃圾桶等，根据检验目的的不同，另备相关物品。

（1）尿常规标本：一次性尿常规标本容器，必要时备便盆或尿壶。

（2）12 h或24 h尿标本：集尿瓶（容量3 000～5 000 mL）、防腐剂。

（3）尿培养标本：无菌标本容器、无菌手套、无菌棉球、消毒液、便器或尿壶、屏风、无菌生理盐水，必要时备导尿包或一次性注射器及无菌棉签。

3. 患者　了解留取尿标本的目的、方法和配合要点。

4. 护士

（1）衣帽整洁、规范，修剪指甲，洗手，戴口罩。

（2）保持良好的情绪状态。

四、操作步骤

1. 核对　核对医嘱、检验申请单、标签（或条形码）及标本容器，无误后贴标签（或条形码）于标本容器外壁上。携用物至患者床旁，依据检验申请单核对患者的姓名、住院号或就诊卡号及腕带，向患者及家属告知标本采集的目的及配合要点。

2. 收集尿液标本

（1）尿常规标本。①能自理的患者，给予标本容器，嘱其将晨起第一次尿留于容器内，除测定尿比重需留 100 mL 以外，其余检验留取 30～50 mL 即可；②行动不便的患者，协助患者在床上使用便器，收集尿液于标本容器中；③留置导尿的患者，于集尿袋下方引流孔处打开橡胶塞收集尿液。

（2）12 h 或 24 h 尿标本。①将检验申请单标签或条形码贴于集尿瓶上，注明留取尿液的起止时间。②留取 12 h 尿标本，嘱患者于 19：00 排空膀胱后，开始留取尿液至次日 7：00 留取最后一次尿液；若留取 24 h 尿标本，嘱患者于 7：00 排空膀胱后，开始留取尿液，至次日 7：00 留取最后一次尿液；根据不同检查项目按要求放入防腐剂（甲苯或浓盐酸）与尿液混匀，防止尿液质变。③请患者将尿液先排在便器或尿壶内，然后再倒入集尿瓶内。④留取最后一次尿液后，将 12 h 或 24 h 的全部尿液盛于集尿瓶内，测总量，记录于检验单上尿培养标本，从中取适量（一般为 20～50 mL）于清洁干燥有盖容器内立即送检，余尿弃去。

（3）尿培养标本。①中段尿留取法（尽可能在未使用抗菌药物前送检，晨尿最佳）。屏风遮挡，协助患者取坐位或平卧位，放好便器；护士戴手套，协助（或按要求）对成年男性和女性清洗外阴部和尿道口，女性应分开大阴唇，男性应上翻包皮，用清水冲洗尿道口周围，然后排尿弃去前段尿液，收集中段尿约 10 mL 盛于带盖的无菌容器内送检。②导尿术留取法：按导尿术要求分别清洁、消毒外阴、尿道口，按照导尿术引流尿液，见尿后弃去前段尿液，接中段尿 5～10 mL 于无菌试管中，再次核对后立即送检。③留置导尿管术留取法：留置导尿时，禁止从集尿袋中采集标本，用乙醇棉球消毒清洁导管近端采样部位周围外壁，采用无菌技术用注射器抽取尿液。④耻骨上膀胱穿刺采集：是评估膀胱内细菌感染的金标准。消毒脐部至尿道之间区域的皮肤，对穿刺部位进行局部麻醉，在耻骨联合和脐部中线部位将针头插入充盈的膀胱，用无菌注射器从膀胱吸取约 20 mL 尿液，无菌操作将尿液注入无菌螺口杯，尽快送检。

3. 操作后处理

（1）再次核对，尿培养标本应注明患者的基本信息、采集方法、采集时间、临床初步诊断（需注明有无尿路感染的临床表现）、患者是否摄入过量的水以及抗菌药物使用情况等。标本密封后放于转运容器内送检，做好交接和记录。

（2）清洁外阴，协助患者整理衣裤，整理床单位。

（3）清理用物。

五、注意事项

（1）尿液标本按要求留取，及时送检在 30 min 内完成，以免细菌繁殖或被污染等。

（2）留取尿培养标本时，应严格执行无菌操作，防止标本污染影响检验结果。

（陈红宇）

第二十四节　大便标本采集技术

一、目的

1. 常规标本　用于检查粪便的性状、颜色、细胞等。

2. 培养标本　用于检查粪便中的致病菌，为诊断胃肠道感染提供依据。

3. 隐血标本　用于检查粪便内肉眼不能察见的微量血液。

4. 寄生虫及虫卵标本　用于检查粪便中的寄生虫成虫、幼虫及虫卵并计数。

二、评估

(1) 评估患者的病情、治疗情况、心理状况及合作能力等。

(2) 告知患者采集的目的、方法和配合要点。

三、操作前准备

1. 环境　环境安静、安全、光线充足，温度、湿度适宜，拉上隔帘。

2. 物品　检验申请单、标签或条形码、手套、手消毒液、生活垃圾桶、医用垃圾桶等，根据检验目的的不同，另备以下药品。

(1) 常规标本：检便盒（内附棉签或检便匙）、清洁便盆。

(2) 培养标本：无菌培养容器、无菌棉签、清洁便盆、无菌治疗巾。或无菌生理盐水、棉拭子。

(3) 隐血标本：检便盒（内附棉签或检便匙）、清洁便盆。

(4) 寄生虫及虫卵标本：检便盒（内附棉签或检便匙）、透明塑料薄膜或软黏透明纸拭子或透明胶带或载玻片（查找蛲虫）、清洁便盆。

3. 患者　了解采集标本的目的和方法。

4. 护士　衣帽整洁、规范，修剪指甲；保持良好的情绪状态。

四、操作步骤

1. 核对　核对医嘱、检验申请单、标签（或条形码）及标本容器，无误后贴检验申请单标签（或条形码）于标本容器外壁上。洗手，戴口罩，携用物至患者床旁，依据检验申请单查对患者的床号、姓名、住院号或就诊卡号及腕带。

2. 保护患者隐私　注意保护患者隐私，拉上隔帘，向患者及家属说明标本采集的目的及配合方法。

3. 收集粪便标本

(1) 粪常规标本。①嘱患者排便于清洁便盆内；②用棉签或检便匙取脓、血、黏液部分或粪便表面、深处及粪端多处取材约5 g新鲜粪便，置于检便盒内送检。

(2) 粪培养标本。①自然排便法：患者在垫有无菌治疗巾的干燥清洁便盆内自然排便后，挑取有脓血、黏液部分的粪便2～3 g（液体粪便取絮状物1～3 mL）放入无菌便盒内送检，若无黏液、脓血，则在粪便上多点采集送检。②直肠拭子法：用肥皂水将肛门周围洗净，将沾有无菌生理盐水的棉拭子插入肛门4～5 cm（儿童为2～3 cm）；棉拭子与直肠黏膜表面接触，轻轻旋转拭子，可明显在拭子上见到粪便；将带有粪便标本的棉拭子插入运送培养基，立即送检，本方法仅适用于排便困难的患者或婴幼儿。

(3) 隐血标本。按常规标本留取。

(4) 寄生虫及虫卵标本。①检查寄生虫及虫卵：嘱患者排便于便盆内，用棉签或检验匙取不同部位带血或黏液部分5～10 g送检。②检查蛲虫：用透明塑料薄膜或软黏透明纸拭子于24：00或清晨排便前，于肛门周围皱襞处拭取标本，并立即送检。或嘱患者睡觉前或清晨未起床前，将透明胶带贴于肛门周围处，取下并将已粘有虫卵的透明胶带面贴在载玻片上或将透明胶带对合，立即送检验室作显微镜检查。③检查阿米巴原虫：将便盆用热水加温至接近人体的体温，排便后标本连同便盆立即送检，防止阿米巴原虫在低温环境下失去活力或死亡，难以查到。

4. 体位　再次核对，整理床单位，协助患者取舒适体位。

5. 洗手　处理用物，洗手。

6. 送检　按要求将粪便标本及时送检在 30～60 min 内完成。

五、注意事项

(1) 盛粪便标本的容器必须有盖，有明显标记。

(2) 不应留取尿壶或混有尿液的便盆中的粪便标本。

(3) 采集寄生虫标本时，如患者服用驱虫药或做血吸虫孵化检查，应取黏液、脓、血部分，如需孵化毛蚴应留取不少于 30 g 的粪便，并尽快送检，必要时留取整份粪便送检。

(4) 检查痢疾阿米巴滋养体时，在采集标本前几天，不应给患者服用钡剂、油质或含金属的泻剂，以免金属制剂影响阿米巴虫卵或胞囊的显露，同时应床边留取新排出的粪便，从脓血和稀软部分取材，并立即保温送实验室检查。

(5) 采集培养标本，全部无菌操作并将标本收集于灭菌封口的容器内，且应尽快送检，室温下运送标本时间不超过 2 h。

（陈红宇）

第二十五节　尸体护理

一、目的

(1) 使尸体整洁，干净，无溢液流出，保持尸体位置良好，易于辨认。

(2) 尊重死者，安慰家属，减少哀痛。

二、评估

(1) 遵医生开出的死亡通知填写尸体识别卡，进行再次核实。

(2) 评估患者的诊断、治疗、抢救过程、死亡原因及时间。

(3) 评估尸体的清洁程度，有无伤口、引流管等。

(4) 评估死者家属对死亡的态度，对料理尸体的要求。

三、操作前准备

1. 环境　环境安静、肃穆、必要时屏风遮挡，维护死者尊严，减小对其他患者的影响。

2. 物品　治疗车上层为尸单或尸袋、衣裤、鞋、袜等，弯血管钳，剪刀，梳子，不脱脂棉花适量，绷带，松节油，棉签，纱布，胶布，手套；有伤口及引流管者备换药敷料；传染病患者需备隔离衣；擦洗用具、手消毒液；治疗车下层为生活垃圾桶、医用垃圾桶。

3. 通知家属　通知死者家属并向丧亲者解释尸体护理的目的、方法、注意事项及配合要点。

4. 护士　着装整齐，修剪指甲，洗手，戴口罩。

四、操作步骤

（1）携用物至床旁，移开床头柜及床旁椅，屏风遮挡。

（2）劝慰家属暂离病房或共同进行尸体护理，若家属不在，应尽快通知家属来院。

（3）撤去一切治疗用品（如输液管、氧气管、导尿管等），便于尸体护理。

（4）安置体位：将床放平，使尸体仰卧，头下置一软枕，防止面部淤血变色，双臂放于身体两侧，留一大单遮盖尸体。

（5）整理仪容：洗脸、口眼闭合、梳理头发，轻揉下颌或用宽绷带打结于头顶部固定，维持死者外观，符合习俗。

（6）清洁全身：脱去衣裤，按床上温水擦浴方法依次擦洗上肢、胸腹部、背部、臀部及下肢，最后擦洗会阴部，如患者有伤口应更换敷料；有引流管应拔出再缝合或用蝶形胶布封住并包扎；如有胶布痕迹用松节油擦净。

（7）填塞孔道：用血管钳分别将口、鼻、耳、阴道、肛门等孔道填塞，防止体液外溢，注意棉花不要外露。

（8）包裹尸体：①穿衣裤。将第一张尸体识别卡系在尸体右手腕部，穿好衣裤及鞋。②用尸单包裹尸体，在胸部、腰部、踝部用绷带固定，将第二张尸体识别卡系在尸体腰前的尸单上。有条件者，可把尸体放进尸袋里拉锁拉好。

（9）交接尸体：协助移尸体于停尸箱内，做好与殡仪服务中心或殡仪馆的交接。

（10）操作后处理：①按终末消毒原则处理床单位、用物及病房。②整理病历，完成各项记录，按出院手续办理结账。③整理患者遗物交家属，家属不在时需两人核对登记，交给护士长保存。

五、注意事项

（1）必须先由医生开出死亡通知，并得到家属许可后，方可进行尸体料理。

（2）在向家属解释时，应具有同情心和爱心，关心和理解家属，尊重死者。

（3）患者死亡后应及时进行尸体料理，以防尸体僵硬。

（4）传染病患者的尸体应按隔离原则使用消毒液擦洗，并用消毒液浸泡的棉球填塞孔道，尸体用尸单包裹后装入不透水的袋中，并标明传染标识。

（陈红宇）

第三章　现代内科护理技术

第一节　振动排痰技术

一、目的

(1) 应用不同的方式叩打背部，借助振动，使分泌物松脱而有利于排出体外。

(2) 促进患者舒适及康复。

(3) 保障治疗效果及患者安全。

(4) 增进患者对相关知识的了解及自我效能感。

(5) 服务对象对护理有良好体验。

二、评估

(1) 真诚、主动问候患者，采用尊称礼貌称呼患者；如有家属在旁，主动与家属打招呼。清晰地向患者及家属进行自我介绍。询问患者目前病情，咳嗽、咳痰情况及胸背部有无疾患，了解患者是否清楚振动排痰的作用及重要性。

(2) 征得患者同意后，听诊患者肺部呼吸音及啰音情况。

(3) 耐心倾听患者的讲述，了解患者的配合及理解能力，并给予安慰及鼓励。（患者自身配合及理解能力不足时，可邀请患者家属陪同。）

三、操作前准备

1. 环境　单人房间（多人病房的病床之间有隔帘），洁净舒适，光线充足，温度、湿度适宜。

2. 物品　振动排痰仪、一次性鞋套、治疗单，必要时备听诊器和吸痰用物。

3. 患者　进餐后 2 h 或进餐前 30 min，了解振动排痰的目的及有效咳痰的方法，愿意配合。

4. 护士

(1) 洗手、戴口罩。

(2) 保持良好的情绪状态。

(3) 接触患者之前，保持双手暖和。

5. 设备检查及调试　在使用前，操作者必须仔细阅读说明书，首先检查电源线是否完好，选择合适的叩击头。

四、操作步骤

1. 核对　核对医嘱，保证患者姓名、住院号或就诊卡号等信息无误，使用适当的方式称呼患者，告知患者操作的目的，请患者稍作休息，准备用物。

2. 叩击头及患者体位准备　将连接好的叩击头放在主机边的支架上，叩击头外套一次性鞋套，通电（主机指示灯亮）。协助患者取合适体位，动作轻柔。

3. 向患者及家属耐心讲解振动排痰的注意事项　①操作时间为 5～15 min，设定的频率为 20CPS，可根据需要调节。②振动排痰时，叩击头会避开乳房、心脏和骨突部位，过程中出现胸痛、呼吸困难等不适，请立即示意护士停止操作。③掌握有效咳嗽咳痰的方法，必要时予以现场示范。

4. 关注患者的理解能力、接受程度　如在讲解过程中患者提出疑问，应暂停，耐心解答患者疑虑并取得患者同意后方可进行下一步操作。

5. 为患者实施振动排痰　①协助患者取侧卧位，动作轻柔，并询问患者体位是否耐受。②旋转排痰仪的开关和定时控制按钮，调节频率及时间。③将叩击头作用于胸廓，一手轻轻握住叩击头手柄，另一手平稳地引导叩击头，叩击头上的箭头指向脊柱。轻加压力（1 kg 左右），由下而上，由外向内叩击，每个叩击部位叩击 30 s 左右，然后移到下一个部位，直至整个胸廓。对于身体极度虚弱，不能移动，不能翻身的患者，可根据情况更换叩击头。④在肺下叶及重点感染部位，可适当延长叩击时间，同时加大一些压力，可增加频率，促进痰液排出。

6. 保护患者隐私　操作中注意保护患者隐私。

7. 观察患者　操作中密切观察患者病情，倾听患者的主述及感受，如发现任何异常或者患者有需求应立即暂停操作，给予相应的处理。

8. 操作后护理　操作结束，指导患者咳嗽咳痰，使痰液有效引流，让患者舒适。观察痰液的性质及量，并告知患者其疗效，使患者能够安心积极地配合下一次治疗。询问患者有何其他需求，并提供相应护理；向患者及家属说明，如有需要随时按铃呼叫。

9. 操作后体位　操作结束后，协助患者取适当的体位，并口头感谢患者的配合。

10. 清理　清理用物，以免引起患者不适。

11. 洗手，记录　洗手后，记录叩击头使用部位、时间、效果、患者反应。

五、注意事项

（1）操作时间安排在餐前 1 h，或餐后 2 h 进行，振动排痰机叩击头应避开胃肠、心脏。

（2）排痰前，床边备好吸痰器，痰液黏稠者先进行雾化。治疗前进行 20 min，雾化治疗，效果更好，治疗后 5～10 min 吸痰。

（3）若患者病情重、管道多，应注意生命体征监测及管道的固定。

（4）治疗后需彻底清洁消毒叩击头、振动排痰仪各部件，定期专人进行机器维护和保养。

（许　娟）

第二节　痰标本采集技术

一、目的

（1）根据医嘱采集痰标本，进行临床检验，为诊断和治疗提供依据。

（2）促进患者舒适及康复。

（3）保障治疗效果及患者安全。

（4）增进患者对相关知识的了解及自我效能感。

(5) 服务对象对护理有良好体验。

二、操作前评估

(1) 真诚、主动问候患者，采用尊称礼貌称呼患者；如有家属在旁，主动与家属打招呼。清晰并礼貌地向患者及家属进行自我介绍。询问患者目前病情、抗生素的使用和自行咳嗽咳痰的能力，了解患者对留取痰液标本的目的是否清楚。

(2) 征得患者同意后，查看患者口腔黏膜有无异常及咽部情况。

(3) 耐心倾听患者的讲述，了解患者的配合及理解能力，根据评估结果选择合适的采集方法，并告知患者，给予其安慰及鼓励（患者自身配合及理解能力不足时，可邀请患者家属陪同）。

三、操作前准备

1. 环境　单人房间（多人病房的病床之间有隔帘），环境洁净舒适，光线充足，温度、湿度适宜。

2. 物品　检验单、治疗盘、弯盘、一次性手套和治疗巾，手电筒、纱布、温开水、痰标本容器，必要时备听诊器和吸痰用物（一次性痰液收集器、无菌手套、生理盐水、负压吸引器一套）。

3. 患者　30 min 前未进餐饮水，了解收集痰液标本的目的与方法，愿意配合。

4. 护士

(1) 洗手、戴口罩。

(2) 保持良好的情绪状态。

(3) 接触患者之前，保持双手暖和。

四、关怀性操作步骤

(1) 核对医嘱及患者无误，使用尊称称呼患者，清晰告知患者操作的目的，请患者稍作休息，准备用物。

(2) 协助患者取舒适体位并漱口，取一次性治疗巾置于患者颌下，动作温柔。根据患者的检验项目准确无误地备好标本容器，语调轻柔地提醒患者及家属要点和注意事项。①痰液收集时间宜在清晨，可提高阳性率。②呼吸道深部痰液为理想标本。请勿将唾液，漱口水、鼻涕等混入痰中。痰标本量不得少于 1 mL。

(3) 关注患者的理解能力、接受程度，如在讲解过程中患者提出疑问，应暂停操作，耐心解答患者疑虑并取得患者同意后方可进行下一步操作。

(4) 采集痰标本：①可自行咳痰者。耐心指导患者进行深呼吸（必要时现场示范），数次后用力咳痰于容器内，盖好瓶盖。②无力咳痰或不合作者或人工气道患者。取舒适卧位，帮助患者拍背（必要时请家属在旁陪伴），戴无菌手套连接集痰器与负压吸引装置，采用负压吸引抽吸痰液 2～5 mL留取痰液标本。

(5) 操作中注意保护患者隐私，全程与患者保持眼神交流。

(6) 操作中密切观察患者病情变化，倾听患者的主述，如发现患者出现心慌、呼吸困难、面色苍白等异常情况，应立即暂停操作，给予相应的处理。

(7) 操作结束，用清洁柔软的纱布擦净患者口鼻，询问患者有何其他需求，并提供相应护理；向患者及家属说明，如有需要随时按铃呼叫。

(8) 协助患者取舒适卧位休息，口头感谢患者的配合。

(9) 及时送检痰液标本并处理用物。

五、注意事项

(1) 护士在采集过程中要注意根据检查目的选择正确的容器。
(2) 患者做痰培养及查找肿瘤细胞检查时，应及时送检。
(3) 留取 24 h 痰液时，要注明起止时间。
(4) 采用负压吸引留取痰液标本时，护士需严格遵守无菌原则。

(许娟)

第三节 氧气雾化吸入术

一、目的

(1) 协助患者镇咳、祛痰、消炎、湿化。
(2) 帮助患者解除支气管痉挛，改善通气功能。
(3) 减轻呼吸道炎症反应，预防、治疗呼吸道感染。
(4) 保障治疗效果及患者安全。
(5) 增进患者对相关知识的了解及自我效能感。
(6) 服务对象对护理有良好体验。

二、评估

(1) 了解患者身体状况。
(2) 向患者解释雾化吸入的目的，取得患者合作。
(3) 评估中，如发现患者有不适或有特殊需求，应及时给予相应处理或帮助。

三、操作前准备

1. 环境　环境清洁、安静；光线充足；温度、湿度适宜。

2. 物品　①基础盘。复合碘皮肤消毒液、75%乙醇、砂轮、剪刀、棉签、弯盘、一次性注射器、一次性无菌治疗巾。②治疗盘。氧气装置（中心供氧）、空湿化瓶、一次性雾化器、无菌纱布若干块、弯盘、医护移动扫码终端（PDA）。③遵医嘱备药。④其他。医嘱卡、治疗卡、四防卡、快速手消毒剂、生活垃圾桶、医疗垃圾桶、清洁抹布。

3. 患者

(1) 必要时排大、小便。
(2) 如患者有特殊心理状况，影响操作实施，相关工作人员或家属对患者进行心理支持。

4. 护士

(1) 佩戴胸牌，服装整洁。
(2) 洗手、戴口罩。
(3) 保持良好的情绪状态。

(4) 接触患者之前，保持双手暖和。

四、操作步骤

(1) 核对医嘱。

(2) 核对患者姓名、住院号或就诊卡号、手腕带。协助患者取舒适体位。

(3) 评估患者（评估患者病情、年龄、合作程度、药物过敏史、既往雾化吸入史，评估呼吸道是否通畅及口腔有无感染、溃疡等），向患者解释雾化的目的及注意事项。

(4) 洗手，戴口罩。

(5) 取无菌治疗巾铺于无菌治疗盘。

(6) 遵医嘱准备雾化药物，两人核对药名、浓度、剂量及有效期，检查瓶（袋）口、瓶（袋）体、瓶（袋）内液体。

(7) 酌情清理治疗台，再次洗手。

(8) 取注射器，遵医嘱配制雾化液，再次核对药物无误，按无菌操作原则置于预先预备好的无菌治疗巾内。

(9) 备齐用物携至患者床边，再次核对，使用 PDA 扫描患者手腕带及药物标签上的二维码，确认一致。

(10) 正确连接氧气装置，检查氧气装置有无漏气，关上氧气装置，放置四防卡。

(11) 检查并打开雾化器，将雾化药物注入雾化器药杯中，连接于雾化管道上，并连接口含嘴。

(12) 将雾化器管道连于氧气装置上，打开流量开关，调节氧流量 6～8 L/min，检查雾化装置有无漏气并调整雾量，协助患者正确含住口含嘴，并指导患者用口吸气，用鼻呼气，尽量深呼吸。

(13) 计时，雾化时间为 15～20 min，雾化过程中观察患者有无不适反应。

(14) 雾化完毕，取出口含嘴，关闭流量开关，取纱布擦净患者口面部。

(15) 分离各管道，取下氧气装置，整理用物，协助患者取舒适卧位，再次核对。

(16) 行健康宣教，指导患者深吸气，屏气 3 s，然后用力咳嗽。

(17) 洗手，取口罩，记录。

五、注意事项

(1) 了解雾化吸入的常用药物及其剂量。

(2) 调节氧流量时须先分离雾化器，雾化器请勿倒置，以免药液泼出。

(3) 观察患者痰液排出是否困难，若因黏稠的分泌物经湿化后膨胀致痰液不易咳出时，应予以拍背以协助痰液排出，必要时吸痰。

（黄丽红）

第四节　血氧饱和度监测技术

一、目的

(1) 监测患者机体组织缺氧状况，为氧疗等治疗提供依据。

(2) 保障治疗效果及患者安全。

(3) 增进患者对相关知识的了解及自我效能感。
(4) 服务对象对护理有良好体验。

二、评估

(1) 患者病情、意识状态、吸氧情况及合作程度。
(2) 评估测量部位指（趾）甲及皮肤情况。
(3) 评估周围环境光照条件，是否有电磁干扰。
(4) 评估中，如发现患者有不适或特殊需求，应及时给予相应处理或帮助。

三、操作前准备

1. 环境　环境清洁、安静；光线充足；温度、湿度适宜。
2. 物品　无创血氧饱和度监测仪，或者将监测仪模块及导体与多功能监护仪连接。
3. 患者
(1) 必要时排大、小便。
(2) 如患者有特殊心理状况，影响操作实施，相关工作人员或家属对患者进行心理支持。
4. 护士
(1) 佩戴胸牌，服装整洁。
(2) 洗手、戴口罩。
(3) 保持良好的情绪状态。
(4) 接触患者之前，保持双手暖和。

四、操作步骤

(1) 核对医嘱。
(2) 核对患者、姓名、住院号或就诊卡号、手腕带。
(3) 评估患者，取得配合。
(4) 洗手，戴口罩。遵医嘱准备用物，检查氧饱和度监测仪是否完好可用。
(5) 备齐用物携至患者床旁，再次核对。协助患者取舒适体位，清洁局部皮肤及指（趾）甲。
(6) 接好电源，开启开关。
(7) 将传感器正确安放于患者手指、足趾或者耳郭处（有红色指示灯一端放于患者甲床），使其光源透过局部组织，保证接触良好。
(8) 根据患者病情调节振幅及报警界限。
(9) 告知患者测量结果。告知患者不可随意摘取传感器。告知患者和家属避免在监测仪附近使用手机，以免干扰监测波形。
(10) 协助患者取舒适体位，将呼叫器置于易取处，整理床单位。
(11) 询问患者需要，根据患者病情进行适当健康宣教，如药物、饮食、活动或疾病相关注意事项。
(12) 处理用物，洗手，取口罩。
(13) 记录。

五、注意事项

(1) 下列情况可以影响监测结果：患者发生休克、体温过低、使用血管活性药物及贫血等。周围环境光照太强、电磁干扰及涂抹指甲油等也可以影响监测结果。

(2) 注意为患者保暖，患者体温过低时，采取保暖措施。

(3) 观察患者局部皮肤及指（趾）甲情况，定时更换传感器位置。

（黄丽红）

第五节 氧气吸入术

一、氧气瓶供氧氧气吸入术

(一) 目的

(1) 提高患者血氧含量及动脉血氧饱和度，纠正缺氧。

(2) 促进组织新陈代谢，维持机体生命活动。

(3) 保障治疗效果及患者安全。

(4) 增进患者对相关知识的了解及自我效能感。

(5) 服务对象对护理有良好体验。

(二) 评估

(1) 评估患者病情、呼吸状况和缺氧情况（血气分析，有无发绀、呼吸困难及程度，查看口唇、甲床)、意识状态及合作程度。

(2) 评估患者鼻腔有无鼻痂、鼻中隔偏曲、损伤和出血。

(3) 评估中，如发现患者有不适或特殊需求，应及时给予相应处理或帮助。

(三) 操作前准备

1. 环境　环境清洁、安静；光线充足；温度、湿度适宜。

2. 物品

(1) 氧气筒及支架。

(2) 氧气表安装盘：氧气流量表，一次性湿化装置，扳手、弯盘。

(3) 输氧盘：一次性吸氧用具、小杯（内盛清水)、棉签、手电筒、笔、输氧卡、弯盘；必要时备心电监护仪、吸氧面罩。

(4) 其他：治疗卡、医嘱单、四防卡、快速手消毒剂、医用垃圾桶、生活垃圾桶。

3. 患者

(1) 了解氧气吸入的目的，愿意配合。

(2) 如患者有特殊心理状况，影响操作实施，相关工作人员或家属对患者进行心理支持。

4. 护士准备

(1) 佩戴胸牌，服装整洁。

(2) 洗手、戴口罩。

(3) 保持良好的情绪状态。

(4) 接触患者之前，保持双手暖和。

(四) 操作步骤

(1) 核对医嘱。

(2) 核对患者姓名、住院号或就诊卡号、手腕带。

(3) 评估患者。

(4) 协助患者取舒适体位。

(5) 洗手，戴口罩。

(6) 检查氧气筒是否处于备用状态（有“四防”及“满”的标记），氧气架是否牢固。

(7) 打开总开关，使小量气体从气门流出使之冲去灰尘，关好总开关。连接流量表和一次性湿化装置，检查有无漏气。

(8) 将氧气筒推至患者床旁，选择合适位置妥善放置。告知周围人员安全用氧的有关知识。

(9) 再次洗手。

(10) 备齐用物携至患者床旁，再次核对。

(11) 清洁患者鼻腔。

(12) 连接一次性吸氧管或面罩，根据患者病情或医嘱选择合适的氧流量。检查一次性鼻氧管，打开流量表开关，检查氧气管有无漏气。

(13) 检查氧气管是否通畅，将一次性吸氧管前端放于小药杯冷开水中湿润。

(14) 为患者正确佩戴吸氧管或面罩，妥善固定。

(15) 指导患者有效吸氧。

(16) 再次核对。

(17) 记录用氧时间、氧流量并签名。悬挂吸氧卡、“四防卡”（防火、防热、防油、防震）于适当处。

(18) 将呼叫器置于易取处，整理床单位。

(19) 询问患者需要，行健康宣教，洗手。

(20) 处理用物，洗手，取口罩。

(21) 记录。

(五) 注意事项

(1) 使用氧气时，应先调节流量后应用，以免一旦开关出错，大量氧气进入呼吸道而损伤肺部组织。停用氧气时，应先拔出导管，再关闭氧气开关。中途改变流量，先分离鼻导管与湿化瓶连接处，调节好流量再接上。

(2) 急性肺水肿患者湿化瓶内加 20%～30%乙醇，以改善肺部气体交换，减轻缺氧症状。

(3) 氧气筒内氧勿用尽，压力表至少要保留 0.5 MPa，以免灰尘进入筒内，再充气时引起爆炸。

(4) 对未用完或已用尽的氧气筒，应分别悬挂“满”或“空”的标志。

(5) 面罩吸氧时，检查面部、耳郭皮肤受压情况。

（黄丽红）

二、便携式氧气瓶供氧氧气吸入术

(一) 目的

(1) 供危重患者转运时或者检查中氧气输入，提高患者血氧含量及动脉血氧饱和度，纠正缺氧。

(2) 保障治疗效果及患者安全。

(3) 增进患者对相关知识的了解及自我效能感。

(4) 服务对象对护理有良好体验。

(二) 评估

(1) 评估患者病情、呼吸状况、缺氧情况、意识状态及合作程度。

(2) 评估患者鼻腔有无鼻痂、鼻中隔偏曲、损伤和出血。

(3) 动态评估氧疗效果。

(4) 评估途中转运时间。

(5) 如患者有特殊心理状态，影响操作实施，相关工作人员和家属对患者进行心理支持。

(三) 操作前准备

1. 环境　环境清洁、安静；光线充足；温度、湿度适宜。

2. 物品　便携式氧气瓶及支架。

3. 患者

(1) 了解氧气吸入的目的及配合要点。

(2) 如患者有特殊心理状况，影响操作实施，相关工作人员或家属对患者进行心理支持。

4. 护士

(1) 佩戴胸牌，服装整洁。

(2) 洗手、戴口罩。

(3) 保持良好的情绪状态。

(4) 接触患者之前，保持双手暖和。

(四) 操作步骤

(1) 确认转运信息，核对患者姓名、住院号、就诊卡号等信息无误，检查便携式氧气瓶是否处于备用状态(有“四防”及“满”的标记)，氧气架是否牢固，系好安全带，并配置瓶筐及挂钩。

(2) 将便携式氧气瓶推至患者床旁，妥善固定在转运床/车上。

(3) 协助患者取舒适体位，分离患者一次性吸氧管或面罩与床边吸氧装置的连接，关闭床边吸氧装置。

(4) 连接一次性吸氧管或面罩至便携式氧气瓶，根据患者病情或医嘱选择合适的氧流量。为患者正确佩戴吸氧管或面罩，妥善固定。

(5) 指导患者有效吸氧。

(6) 转运或检查过程中动态观察患者呼吸、意识及缺氧程度改善等情况。

(五) 注意事项

(1) 转运过程中保持便携式氧气瓶牢固，直立放置为宜，不要倾倒，禁止剧烈的撞击。

(2) 使用氧气时，应先调节流量后应用，以免一旦开关出错，大量氧气进入呼吸道而损伤肺部组织。停用氧气时，应先拔出导管，再关闭氧气开关。中途改变流量，先分离鼻导管与湿化瓶连接处，调节好流量再接上。

(3) 氧气筒内氧勿用尽，压力表至少要保留 0.5 mPa，以免灰尘进入筒内，再充气时引起爆炸。

(4) 面罩吸氧时，检查面部、耳郭皮肤受压情况。

（5）对未用完或已用尽的氧气筒，应分别悬挂“满”或“空”的标志。及时对空氧气瓶进行充氧，保证便携式氧气瓶存于备用状态。

（黄丽红）

三、中心供氧氧气吸入术

（一）目的

（1）提高患者血氧含量及动脉血氧饱和度，纠正缺氧。

（2）促进组织新陈代谢，维持机体生命活动。

（3）保障治疗效果及患者安全。

（4）增进患者对相关知识的了解及自我效能感。

（5）服务对象对护理有良好体验。

（二）评估

（1）评估患者病情、呼吸状况、缺氧情况（血气分析，有无发绀、呼吸困难及程度，查看口唇、甲床）、意识状态及合作程度。

（2）评估患者鼻腔有无鼻痂、鼻中隔偏曲、损伤和出血。

（3）动态评估氧疗效果。

（4）评估中，如发现患者有不适或特殊需求，应给予相应处理或帮助。

（三）操作前准备

1. 环境　环境清洁、安静；光线充足；温度、湿度适宜。

2. 物品　①中心供氧流量表、一次性湿化装置；②治疗盘：一次性吸氧用具，小杯（内盛清水）、棉签、手电筒、笔、输氧卡、弯盘必要时备心电监护仪、吸氧面罩；③其他：治疗卡、医嘱单、四防卡、快速手消毒剂、医用垃圾桶、生活垃圾桶。

3. 患者

（1）了解氧气吸入的目的及配合要点。

（2）如患者有特殊心理状况，影响操作实施，相关工作人员或家属对患者进行心理支持。

4. 护士

（1）佩戴胸牌，服装整洁。

（2）洗手、戴口罩。

（3）保持良好的情绪状态。

（4）接触患者之前，保持双手暖和。

（四）操作步骤

（1）核对医嘱。

（2）核对患者姓名、住院号、就诊卡号等信息无误。

（3）评估患者。

（4）协助患者取舒适体位。

（5）洗手，戴口罩。

（6）根据病情，选择合适的吸氧方式。备齐用物携至患者床边，再次核对。

（7）用棉签清洁并湿润患者鼻腔。

（8）连接流量表、一次性湿化装置及吸氧用具，检查氧气装置有无漏气。

(9) 根据医嘱调节氧流量，检查一次性鼻氧管，打开流量表开关，检查氧气管有无漏气。

(10) 检查氧气管是否通畅，将一次性吸氧管前端放于小药杯冷开水中湿润。

(11) 协助患者佩戴吸氧器具，并妥善固定。

(12) 指导患者有效吸氧。

(13) 再次核对。

(14) 记录用氧时间、氧流量并签名。悬挂吸氧卡、“四防卡”（防火、防热、防油、防震）于适当处。

(15) 将呼叫器置于易取处，整理床单位。

(16) 询问患者需要，行健康宣教，洗手。

(17) 清理用物，洗手，取口罩。

(18) 记录。

（五）注意事项

(1) 使用氧气时，应先调节流量后应用，以免一旦开关出错，大量氧气进入呼吸道而损伤肺部组织。停用氧气时，应先拔出导管，再关闭氧气开关。中途改变流量，先分离鼻导管与湿化瓶连接处，调节好流量再接上。

(2) 持续吸氧的患者，应当保持管道通畅，无打折、分泌物堵塞或扭曲。

(3) 面罩吸氧时，检查面部、耳郭皮肤受压情况。

（黄丽红）

四、氧气袋使用术

（一）目的

(1) 供患者转运或检查中氧气输入，提高患者血氧含量及动脉血氧饱和度，纠正缺氧。

(2) 保障治疗效果及患者安全。

(3) 增进患者对相关知识的了解及自我效能感。

(4) 服务对象对护理有良好的体验。

（二）评估

(1) 评估患者病情、意识状态、合作程度、呼吸状况、缺氧程度。

(2) 评估在转运或检查中氧气袋氧气是否充足，有无漏气。

(3) 评估患者在转运或检查中氧疗的效果。

(4) 评估中，如发现患者有不适或特殊需求，应及时给予相应处理或帮助。

（三）操作前准备

1. 环境　环境清洁、安静；光线充足；温度、湿度适宜。

2. 物品　氧气袋，连接接头。

3. 患者

(1) 了解氧气吸入的目的及配合要点。

(2) 如患者有特殊心理状况，影响操作实施，相关工作人员或家属对患者进行心理支持。

4. 护士

(1) 佩戴胸牌，服装整洁。

(2) 洗手、戴口罩。

(3) 保持良好的情绪状态。

(4) 接触患者之前，保持双手暖和。

(四) 操作步骤

(1) 确认转运信息，核对患者姓名、住院号或就诊卡号等信息无误，将氧气袋内提前充满氧气，触之如前额硬度 [一般最大压力为 10.6 kPa，可通过充满氧气袋时间来控制，即氧气枕容积除以氧气流量 (L/min) 的比值]，将氧气袋与连接接头紧密相连，螺旋夹夹毕，检查氧气袋有无漏气。

(2) 协助患者取舒适体位，分离患者一次性吸氧管与床边吸氧装置的连接，关闭床边吸氧装置。

(3) 连接一次性吸氧管与氧气袋连接接头，用螺旋夹调节吸氧流量，将鼻塞塞入患者鼻腔。将氧气袋固定在床上适宜处。

(4) 密切观察氧气袋内氧气量，当压力过低时，应在氧气袋外用手加压，借助重力作用，使氧气输出。

(5) 转运或检查过程中动态观察患者呼吸、意识及缺氧程度改善等情况。

(五) 注意事项

(1) 为防止内层橡胶粘连，氧气袋在生产时袋内放有隔离剂，初次使用时应先冲入空气，将出口朝下，边拍边排气，将剩余的隔离剂全部排出。

(2) 注意用氧安全，氧气袋充氧时，专人看守，不可充气过满，以防爆裂。

(3) 氧气袋备用时，请关闭螺旋夹，不要挤压，不可靠近火。

(4) 氧气袋内的氧气会在 10～25 min 耗尽，较远距离的院外转运可携带两个或以上充满的氧气袋或直接使用氧气瓶。

(5) 氧气袋停用时，应避光、避热、避免与尖锐的物品和化学品接触，定点放置，便于取用。

(6) 氧气袋不用时袋内应充存少量空气，防止长期存放时胶布发生粘连。

(黄丽红)

第六节　纤维支气管镜检查配合护理技术

一、目的

(1) 协助临床诊断：①不明原因的咯血。②不明原因的慢性咳嗽。③不明原因的局限性哮鸣音。④不明原因的声音嘶哑。⑤痰中发现癌细胞或可疑癌细胞。⑥X 线胸片和 (或) CT 检查异常者。⑦临床已诊断肺癌，决定行手术的治疗前检查，对指导手术范围及估计预后有参考价值。⑧胸部外伤、怀疑有气管支气管裂伤或断裂，纤维支气管镜检查常可明确诊断。⑨肺或支气管感染性疾病的病因学诊断。⑩疑有食道一气管瘘的确诊。

(2) 治疗方面：①取出支气管异物。②清除气道内异常分泌物。③咯血患者出血部位局部止血。④对肺癌患者做局部放疗或局部注射化疗药物。⑤引导气管插管。⑥经纤维支气管镜对气道良性肿瘤或恶性肿瘤进行激光、微波、冷冻、高频电刀治疗。

(3) 经支气管肺活检。

(4) 患者对医疗护理有良好的体验。

二、评估

（1）了解患者术前检查结果，包括血常规、凝血四项、心电图、传染病四项、肺功能或血气分析。评估患者病情包括呼吸、痰液、呼吸机模式等。

（2）评估患者有无检查禁忌证。

（3）评估患者镇静镇痛，了解患者的配合程度。

（4）评估中，如发现患者有不适或特殊需求，及时给予相应处理或帮助。

三、操作前准备

1. 环境　检查诊疗辅助设施，确认处于功能状态。检查室清洁、安静，温度、湿度适度，酌情关好门窗。注意保护患者隐私。

2. 物品　纱布、检查手套、灭菌手套 2 双，孔巾、测漏仪、换药碗、痰培养瓶、痰液收集器、无菌液状石蜡棉球、30 mL 注射器、大无菌孔巾、无菌负压吸引连接管、双旋延长管、隔离衣 2 件、面屏 2 个、快速手消毒剂、消毒湿纸巾。

3. 药品　2%利多卡因、外用生理盐水、肾上腺素、血凝酶、胺碘酮等。

4. 患者　根据患者情况调节呼吸机参数、进行预给氧或将氧浓度调至 100%，镇静镇痛药物运行正常。CPOT 评分 0 分，Rass 评分，3 分。清醒患者配合治疗。

5. 护士　着装规范，仪表端庄大方；精神状态良好。

四、操作步骤

（1）开启入风口及出风口排风扇，检查排风扇运转是否正常。

（2）开启全自动清洗消毒机电源，检查消毒液使用次数及时间。

（3）测试消毒液浓度：取少量消毒机内消毒液，邻苯二甲醛试纸置入消毒液内 3 s，取出试纸平放，观察试纸颜色，高于 0.3%方可使用。

（4）取出纤维支气管镜，置于全自动消毒机中，启动消毒程序。

（5）消毒纸巾擦拭各类物表，填写各种记录本。

（6）干燥台上铺半铺半盖无菌大巾。铺转运车上下两层的无菌巾。

（7）取出消毒好的纤维支气管镜，干燥后置于转运车的上层储镜盘内，备齐用物，携转运车至患者床旁。

（8）主动与患者及其陪同人员打招呼，礼貌称呼，介绍自己的职责和身份。

（9）检查患者床头负压，降低床头，调节呼吸机参数及镇静镇痛药物速度。根据情况备好急救药。

（10）操作者准备：管床护士协助医生及纤维支气管镜护士穿隔离衣，戴面屏，戴无菌手套，纤维支气管镜护士与医生一起铺无菌孔巾。

（11）推操作台于患者床边，卸下床头护栏，取出枕头，为患者取合适体位，准备操作物品。

（12）协助医生取纤维支气管镜，连接纤维支气管镜显示器、电池，负压。

（13）纤维支气管镜诊疗过程中时刻观察患者的生命体征变化，询问患者需求，根据医嘱注水冲洗，如有必要可暂停操作。

（14）诊疗完毕，床边预处理后取下负压引流连接管，挂于患者床旁。

（15）消毒纸巾初步消毒纤维支气管镜后放于储镜盘下层。

（16）按院感要求处理操作台上的用物。消毒纸巾擦拭储物篮、擦拭后的纤维支气管镜电池及显示器置于储物篮中。撤除操作台，与医生一起撤去孔巾，脱手套、隔离衣，消毒纸巾擦拭操作台。

（17）为患者取舒适体位。观察患者的生命体征，根据情况调节呼吸机参数及镇静镇痛药物。无禁忌证情况下抬高床头30°。询问患者有何疑问与需求，耐心解答，并提供相应的帮助。感谢患者的配合。

（18）初步消毒后的纤维支气管镜送往纤维支气管镜室进行全自动消毒。初洗池配置1∶270的酶清洗液。量水器舀适量酶清洗液至超声清洗机内，打开电源。

（19）侧漏：无菌原则戴检查手套，取镜刷，取出纤维支气管镜，取下按钮及阀门浸泡于初洗池中，盖好防水盖，连接测漏仪，并注入压力至160～180 mmHg，观察弯曲部有无膨胀及镜头活动度。将支气管镜完全浸入水中，观察有无气泡冒出；观察30 s。

（20）纤维支气管镜整体浸入酶清洗液中，按钮及阀门冲洗后吹干，置入超声清洗机中清洗，启动运行5 min。

（21）初洗：纱布反复擦洗镜身，水枪从活检口及注水口冲洗镜腔3 min，用清洗刷由活检口、注水口刷洗镜腔，反复刷洗至无污物，至少3次。

（22）盘旋支气管镜，置于全自动清洗机中，连通所有管道，镜柄处于最低位。自超声清洗机中取出按钮、阀门，清洗清洗刷，一并置入全自动清洗机中，根据情况选择消毒模式。

（23）填写纤维支气管镜操作记录本。

（24）消毒完毕进行纤维支气管镜干燥：将消毒好的纤维支气管镜置于干燥台的半铺半盖无菌巾中，用无菌纱布块擦拭、吹风机吹干纤维支气管镜表面及附件进行干燥，用气枪向各管道中吹气，进行干燥。

（25）悬挂支气管镜及附件于储镜柜中，保持弯角固定钮处于自由位。

（26）按院感要求处理各类物品。

（27）电池及显示器充电备用。粘贴消毒条码。

五、注意事项

（1）若消毒液使用时间超过2周或消毒次数达到45次，试纸颜色偏浅，浓度小于0.3%需更换消毒液。

（2）纤维支气管镜置入全自动消毒机中后，需检查各管道口是否连接紧密。

（3）消毒纸巾一用一更换。

（4）严格遵守无菌操作原则。

（5）操作过程中护士密切观察患者血氧变化，全程保持血氧浓度在90%以上，注意心律失常、心搏骤停、大出血、窒息等发生的可能。

（6）纤维支气管镜测漏一旦发生如发现气泡、渗漏，应停止使用及时送修，分析原因做好记录。

（潘瑞红）

第七节　床边心电图使用技术

一、目的

（1）获取心脏电活动记录，为临床诊断和治疗提供依据。

（2）保障治疗效果及患者安全。

（3）增进患者对相关知识的了解及自我效能感。

（4）服务对象对护理有良好体验。

二、评估

（1）礼貌称呼并真诚问候患者；如有家属在旁，主动与家属打招呼。向患者及家属进行自我介绍。沟通时，与患者和家属保持目光交流。

（2）告知患者即将进行的操作技术目的，患者理解并同意。如患者对该项技术及相关事项有疑问，给予解释；如患者或家属拒绝治疗，应与医生沟通。

（3）用关怀性语言和眼神询问患者目前病情及有无乙醇过敏史。征得患者同意后，查看其四肢及胸前区皮肤的情况。

（4）评估患者的年龄、病情、意识状态及营养状况等；评估患者的心理状态，是否存在焦虑、抑郁、不配合心理，必要时进行相应干预以保证操作的顺利实施，及时耐心地安慰、倾听与沟通，或寻求其他医护人员的支持与帮助等。

（5）评估心电图机、呼叫器等设施是否处于功能状态。如有问题，给予相应处理。

（6）了解患者有无家属或陪护人员陪伴。

（7）评估中，如发现患者有不适或特殊需求，及时给予相应处理或帮助。

三、操作前准备

1. 环境　室温适宜；安静、舒适；避免患者着凉；保护患者隐私。若为多人病房，病床之间有隔帘。

2. 物品　心电图机（功能状态）、75%乙醇、棉签、弯盘、接线板，必要时备屏风。

3. 患者

（1）了解护理技术的目的及配合要点。

（2）取舒适体位，情绪稳定。如患者有特殊心理状况，影响操作实施，相关工作员或家属对患者进行心理支持。

4. 护士

（1）佩戴胸牌，服装整洁。

（2）洗手、戴口罩。

（3）保持良好的情绪状态。

（4）接触患者之前，保持双手暖和。

四、操作步骤

(1) 核对医嘱，敲门进病室，准备用物至患者床边。评估环境，关好门窗，拉上隔帘，酌情加用屏风。

(2) 核对患者身份（患者的姓名、住院号或就诊卡号等身份信息），核对无误后清晰地告知患者操作的目的和过程，指导患者深呼吸，保持情绪平稳，稍作休息。连接心电图的电源。

(3) 协助患者取平卧位，操作中注意动作温柔、语调轻柔，不影响其他患者。

(4) 松开床尾盖被，卷起患者两侧衣袖、裤腿，评估患者四肢及胸前皮肤情况。注意保护患者隐私，必要时拉隔帘，注意保暖，倾听患者自身的感受。

(5) 确认患者无乙醇过敏史，解释使用乙醇的目的，并提前告知使用时会出现局部皮肤变凉的现象。

(6) 做心电图：①在四肢远端踝关节处内侧涂搽75%乙醇，夹好心电图机的肢体导联夹。红色——右上肢；黄色——左上肢；绿色——左下肢；黑色——左下肢。②解开患者上衣扣，暴露胸前区。胸导联定位，涂搽75%乙醇，连接胸前导联。V1（红色）——胸骨右缘第四肋间。V2（黄色）——胸骨左缘第四肋间。V3（绿色）——胸V2～V4连线的中点。V4（褐色）——锁骨中线交左缘第五肋间。V5（黑色）——腋前线平V4。V6（紫色）——腋中线平V5。③打开电源开关，准确输入患者信息，温和地告诉患者平稳呼吸，待波形平稳后开始记录，并上传心电图。

(7) 操作中护士动作轻柔，密切观察患者病情，倾听患者的主诉，如患者提出疑问或发现任何异常，应暂停操作，耐心解答患者疑虑或给予相应的处理，并取得患者同意后方可进行操作。

(8) 关电源，取下导联夹和吸球。

(9) 协助患者穿好衣服，取舒适卧位休息。将信号铃放置于易按区域，向患者及家属说明，如有需要随时按铃呼叫。

(10) 整理床单位，询问患者有何其他需求，如看电视等，并提供相应护理。

(11) 对患者提出的疑问耐心解答，口头感谢患者的配合。嘱患者好好休息。开门窗。

(12) 清理用物，按医疗废物处理原则分类放置。

(13) 告知医生及时发报告，特殊心电图紧急处理。

五、注意事项

(1) 注意患者保暖，避免患者受凉。

(2) 注意保护患者隐私，尊重患者。

(3) 观察患者的病情，特别是心电变化。特殊心电图变化，需协助医生及时处理。

（罗　健）

第八节　心电监护技术

一、目的

(1) 检查心电血压的变化，了解患者循环状况。

（2）实时诊断心律失常。

（3）监测药物的作用，为临床治疗提供参考依据。

（4）保障治疗效果及患者安全。

（5）增进患者对相关知识的了解及自我效能感。

（6）服务对象对护理有良好体验。

二、评估

（1）礼貌称呼并真诚问候患者；如有家属在旁，主动与家属打招呼。向患者及家属进行自我介绍。沟通时，与患者和家属保持目光交流。

（2）向患者解释心电血压监护的目的、方法、注意事项及配合要点，患者理解并同意。如患者对该项技术及相关事项有疑问，给予解释；如患者或家属拒绝治疗，应与医生沟通。

（3）评估患者的年龄、病情、意识状态及营养状况等；评估患者的心理状态，是否存在焦虑、抑郁、不配合心理，必要时进行相应干预以保证操作的顺利实施，及时耐心地安慰、倾听与沟通，或寻求其他医护人员的支持与帮助等。

（4）用关怀性语言和眼神询问患者目前病情及有无乙醇过敏史，征得患者同意后，查看其胸前区皮肤情况。

（5）评估心电监护仪、呼叫器等设施是否处于功能状态。如有问题，给予相应处理。

（6）了解患者有无家属或陪护人员陪伴。

（7）评估中，如发现患者有不适或特殊需求，及时给予相应处理或帮助。

三、操作前准备

1. 环境　室温适宜；安静舒适；避免患者着凉；保护患者隐私。

2. 物品　心电监护仪（功能状态）、监护导联线、血压袖带及连接线、电源线、电极 5 个、75%乙醇、棉签、弯盘、治疗车。

3. 患者

（1）了解护理技术的目的及配合要点。

（2）如患者有特殊心理状况，影响操作实施，相关工作人员或家属对患者进行心理支持。

4. 护士

（1）佩戴胸牌，服装整洁。

（2）洗手、戴口罩。

（3）保持良好的情绪状态。

（4）接触患者之前，保持双手暖和。

四、操作步骤

（1）敲门进病室，准备用物至患者床边，使用适当的方式（姓名或昵称）称呼患者。评估环境，关好门窗，拉上隔帘，酌情加用屏风。

（2）核对患者身份（患者的姓名、住院号或就诊卡号等身份信息），核对无误后清晰地告知患者操作的目的和过程，嘱其保持情绪平稳，并稍作休息，连接心电监护的电源、监护导联线及血压连接线备用。导联线固定稳妥，不影响患者活动的长度为宜。

（3）协助患者取平卧位或半坐卧位，操作中注意动作轻柔、语调温和，保证患者的舒适，不影响其他患者。

（4）解开患者上衣扣，暴露胸前区，评估患者胸前部皮肤情况。注意保护患者隐私，必要时拉隔帘，注意保暖，倾听患者自身的感受。根据患者身形，可适当更换大一码的病员服，避免导联线与皮肤过度摩擦而导致不适。

（5）确认无乙醇过敏史，解释患者使用乙醇的目的除清洁皮肤外，能保持皮肤与电极良好接触及导电性能，并告知使用时会出现局部皮肤变凉的现象。

（6）胸前区定位，涂搽75%乙醇，将电极片连接在监护导联线上，依次将电极片正确贴在患者胸壁：白色——右锁骨下，黑色——左锁骨下，红色——左侧肋缘下，绿色——右侧肋缘下，咖啡色——心尖部，避免伤口、瘢痕、中心静脉导管、起搏器及电除颤时电极板的放置部位。

（7）为患者整理好衣服，告知患者不要自行移动或者摘除电极片，如出现皮肤瘙痒、疼痛等情况时，应及时向医务人员汇报。每日为患者清洗胸前区皮肤并更换电极片。

（8）将血压袖带系在患者上肢肘窝上方2～3 cm，松紧以能塞入两指为宜。优先选择左上肢测量，便于患者右侧上肢的活动，但禁止在输液同侧上肢测量血压。

（9）打开监护仪电源，测量血压，选择监护导联，调节振幅，观察心电监测波形情况。根据患者具体数据合理调整各项参数，报警音量以尽量不影响患者休息为宜，尽可能保持病室的安静，但绝对禁止关闭报警音量，以免延误病情。如血压较稳定，夜间可适当减少测量血压的次数，以保证患者夜间的睡眠质量。

（10）操作中护士动作轻柔，密切观察患者病情，关注患者的理解能力、接受程度，倾听患者的主述，如患者提出疑问或发现任何异常，应暂停操作，耐心解答患者疑虑或给予相应的处理，并取得患者同意后方可进行操作。

（11）协助患者穿好衣服，取舒适卧位休息。将信号铃放置于易按区域，向患者及家属说明，如有需要随时按铃呼叫。

（12）记录监护数据，再次告知心电监护的注意事项，并向患者及家属解释各秒项数据的正常值和意义，解除其焦虑紧张情绪。

（13）整理床单位，询问患者有何其他需求，并提供相应护理。

（14）对患者提出的疑问耐心解答，口头感谢患者的配合。嘱患者好好休息。开门窗。

（15）处理用物，按医疗废物处理原则分类放置。

（16）将患者的监护数据告知医生，特殊情况紧急处理。

（17）定时巡视，观察患者病情变化及有无特殊不适，出现问题及时联系医生。如无家属或陪护，护士要增加巡视频率。

五、注意事项

（1）注意患者保暖，避免患者受凉。

（2）注意保护患者隐私，尊重患者。

（3）放置电极片时，应避开伤口、瘢痕、中心静脉导管、起搏器及电除颤时电极板的放置部位。及时处理电极脱落、干扰等情况，观察粘贴电极部位的皮肤情况，每日更换电极片。

（4）密切观察患者的病情及心电变化，排除各种干扰和电极脱落情况，有异常及时通知医生处理；带有起搏器的患者要区分正常心率和起搏心率。

（5）正确导联顺序：白色——右锁骨下；黑色——左锁骨下；红色——左侧肋缘下；绿色——右侧肋缘下；咖啡色——心尖部。

（罗　健）

第九节　上消化道内镜检查配合护理技术

一、目的

（1）检查上消化道，包括口腔、咽部、食管、胃、十二指肠。

（2）直视下观察影像学检查提示的病变并取活检行病理学检查。

（3）明确上消化道出血原因并可获得病因的诊断。

（4）明确腐蚀性的药物所导致的黏膜损伤程度及范围。

（5）对吞咽困难、消化不良、腹痛、幽门梗阻、非心源性胸痛和结肠镜检查阴性的缺铁性贫血进行病因学诊断。

（6）保障治疗效果及患者安全。

（7）增进患者对相关知识的了解及自我效能感。

（8）服务对象对护理有良好体验。

二、评估

（1）礼貌称呼并真诚问候患者；如有家属在旁，主动与家属打招呼。向患者及家属进行自我介绍。

（2）了解患者病情及相关检查结果，包括心电图、凝血功能及X线结果等。

（3）评估患者有无检查禁忌证，向患者解释检查目的及危险性，征得患者同意，签署检查知情同意书。

（4）评估中，如发现患者有不适或特殊需求，及时给予相应处理或帮助。

三、操作前准备

1. 环境　检查诊疗辅助设施，确认处于功能状态。检查室清洁、安静，温度、湿度适度，酌情关好门窗。注意保护患者隐私。

2. 物品　普通电子胃镜及相关设备、一次性口圈、一次性治疗巾、无菌水、清洁纱布、纸巾、20/50 mL注射器各一个、酶洗液（1∶275～1∶250）、1∶50的西甲硅油剂（祛泡剂）、润滑剂。

3. 患者

（1）术前饮食准备：术前禁食禁饮至少6 h，上午检查者，前1 d晚餐后禁食，免早餐；下午检查者，清晨可吃清淡半流质，中午禁食。吸烟患者检查当日禁烟。钡餐检查者至少3 d后方可行胃镜检查。重症及体质虚弱者，术前应输液。

（2）服用祛泡剂及胃镜润滑剂。

(3) 如患者有特殊心理状况，影响操作实施，护理人员和家属应对患者进行心理支持。

4. 护士

(1) 佩戴胸牌，服装整洁。

(2) 洗手、戴口罩、戴手套。

(3) 保持良好的情绪状态。

(4) 接触患者之前，保持双手暖和。

四、操作步骤

(1) 核对患者身份，检查是否与申请单及入院登记的信息一致。请家属在检查室外等候。

(2) 检查主机系统及光源是否正常工作，镜面是否清晰，注气注水功能是否良好，调节好白光平衡。了解设备的功能特性，及时发现并排除故障。

(3) 再次核对患者信息是否一致，协助患者服用祛泡剂及润滑剂。

(4) 协助患者取左侧卧位，双手交叉自然放于胸前，佩戴一次性咬口，颌下铺一次性治疗巾。如戴眼镜的患者取下眼镜，有活动性义齿，应协助患者取下并保管。

(5) 协助患者头部略向后仰，将下颌抬高，使咽喉与食管呈一条直线。

(6) 密切观察患者的生命体征，患者的口唇、面部颜色，心率、血氧饱和度，呼吸频率及节律。

(7) 嘱患者唾液自然外流，及时清除口咽部分泌物。恶心呕吐剧烈的患者，给予必要安慰，嘱其用鼻深吸气，用嘴呼气，发出轻微的“哈”声，注意观察患者有无窒息先兆，预防窒息。

(8) 检查结束后，协助患者取下口圈，并将口腔周围的黏液擦干净。协助患者起身，整理好衣物，将所保管物品交还患者。

(9) 再次核对患者的姓名、性别、年龄，与申请单、入院登记信息是否一致。

(10) 胃液处理：用含有酶洗液的纱布擦拭插入部位，并按下吸引按钮抽吸含有酶洗液的液体，按下水气按钮送气送水至少 10 s，盖紧防水盖，取下内镜送至洗镜室。

(11) 洗手，脱口罩，记录。

(12) 术后指导，患者术后休息 15～20 min，询问患者的感受，向患者解释检查结束后相关注意事项：检查后可能出现短暂的咽喉壁异物感；如患者有咳嗽反射，嘱患者不要反复用力咳嗽，以免损伤咽喉部黏膜；患者咽部麻醉作用消失后才能进食；活检后的患者 4 h 后方可进食进水，进食温凉流质或者半流质，以防出血。若出现严重不适、剧烈腹痛、呕血、黑便，应及时来医院就诊。了解患者是否掌握术后注意事项，必要时重复讲解，耐心解答患者提出的疑问，直到其完全理解。感谢患者的配合。

五、注意事项

(1) 检查前禁食 6 h 以上，钡餐造影患者，3 d 内不宜行胃镜检查。

(2) 重症及体质虚弱、禁食后体力难以支持者检查前应静脉滴注葡萄糖液或者生理盐水。

(3) 胃镜插入时患者出现恶心、呕吐时，应嘱其尽量放松，同时做缓慢深呼吸，有唾液流出时不要吞咽唾液以免引起呛咳、误吸。

(4) 检查后如有咽部不适或疼痛可用盐水含漱，取活检的患者 4 h 后进食低温软食，以减少对胃黏膜创面的刺激和出血。

（罗　健）

第十节 下消化道内镜检查配合护理技术

一、目的

（1）检查下消化道，包括结肠、直肠、肛门。

（2）直视下观察影像学检查提示的肠道病变并取活检行病理学检查。

（3）明确下消化道出血原因并可获得病因的诊断。

（4）结肠息肉、肿瘤、出血等病变在内镜下治疗或手术定位。

（5）对下腹疼痛、不明原因的低位肠梗阻、腹泻、便秘，X 线钡餐检查阴性，进行病因学诊断。

（6）服务对象对医疗护理有良好的体验。

二、评估

（1）礼貌称呼并真诚问候患者；如有家属在旁，主动与家属打招呼。向患者及家属进行自我介绍。

（2）了解患者病情及相关检查结果，包括心电图、凝血功能及 X 线结果等。

（3）评估患者有无检查禁忌证，向患者解释检查目的及并发症，征得患者同意，签署检查知情同意书。

（4）评估中，如发现患者有不适或特殊需求，及时给予相应处理或帮助。

三、操作前准备

1. 环境　检查诊疗辅助设施，确认处于功能状态。检查室清洁、安静，温度、湿度适度，酌情关好门窗。注意保护患者隐私。

2. 物品　高水平消毒后电子肠镜及相关设备、一次性治疗巾、无菌水、清洁纱布、纸巾、20 mL/50 mL 注射器各一个、酶洗液（1∶275～1∶250）、1∶50 的西甲硅油剂（祛泡剂）、润滑剂。

3. 患者

（1）检查前饮食准备：检查前 1～2 d 开始进食半流质或低渣饮食，禁食含粗纤维的食物。检查当天禁食早餐。检查前 12～48 h 内禁食甜菜和冷冻的红肉，以免肠道变红，不易观察。便秘患者可先进食两天流食后再吃泻药进行肠道准备。

（2）检查前肠道准备：做好肠道清洁是检查前准备的关键，肠道清洁程度直接影响检查结果。常用的肠道准备方法有平衡电解质法、口服甘露醇法、口服硫酸镁法、口服番泻叶法、蓖麻油灌肠法、口服聚乙二醇法等，指导患者按要求做好肠道清洁，直到排出物是清水为止。

（3）超声肠镜、经肠镜微探头检查往往会引起腹胀、腹痛，术前适当给予解痉剂、镇静剂可缓解患者痛苦，常用丁溴东莨菪碱（解痉灵）20 mg、地西泮 5 mg 术前 15～30 min 肌内注射。

4. 护士

（1）佩戴胸牌，服装整洁。

（2）洗手、戴口罩、戴手套。

（3）保持良好的情绪状态。

（4）接触患者之前，保持双手暖和。

四、操作步骤

（1）核对患者身份，检查是否与申请单及入院登记的信息一致。请家属在检查室外等候。

（2）检查主机系统及光源是否正常工作，镜面是否清晰，注气注水功能是否良好，调节好白光平衡。了解设备的功能特性，及时发现并排除故障。

（3）再次核对患者信息是否一致。

（4）协助患者更换检查裤，取左侧卧位，两腿弯曲至胸部，腰部以下铺一次性治疗巾，以防粪水污染检查床及患者衣物。注意保护患者隐私，检查前用被单适当遮盖。

（5）指导患者平静呼吸，尽量放松躯体，保持情绪稳定，防止或减少腹胀、腹痛等反应。

（6）右手食指涂润滑油做肛检，左手拇指、食指、中指分开肛周皮肤，暴露肛门，右手持镜将镜头侧放在肛门附近，用食指将镜头轻轻压入肛门内，观察视野进镜。

（7）术者插镜时，护士根据术者指令协助患者变换体位，如右侧卧位、仰卧位、头低臀高位等，以改变肠管走向，加大弯曲部角度以利于进镜，必要时行辅助手段帮助进镜，同时配合冲水、取活检、止血、黏膜染色及其他治疗。

（8）检查中密切观察患者的生命体征，患者口唇、面部颜色，心率、血氧饱和度，呼吸频率及节律。

（9）检查结束后，为患者擦净肛门，协助更换衣裤，整理好衣物，将所保管物品交还患者。

（10）再次核对患者的姓名、性别、年龄，与申请单、入院登记信息是否一致。

（11）肠镜处理：用含有酶洗液的纱布擦拭插入部位，并按下吸引按钮抽吸含有酶洗液的液体，按下水气按钮送气送水至少 10 s，直至吸引管内为清水为止，盖紧防水盖，取下内镜送至洗镜室。

（12）洗手，脱口罩，记录。

（13）患者术后休息 15～20 min，询问患者的感受。

（14）行健康教育：向患者解释检查结束后相关注意事项。常规检查未做活检者可进普通饮食；行活检者，进流质或半流质、少渣饮食 1～2 d。病情需禁食者应严格禁食。

取活检后需卧床休息，3 d 内禁止剧烈运动，不可行钡剂灌肠检查。观察腹胀、腹痛情况，可采用腹部热敷、频繁改变体位以及垫高臀部帮助排气，观察排便情况，如粪便的颜色、性质和量，若出现严重不适、剧烈腹痛、呕血、黑便，应及时来医院就诊。了解患者是否掌握术后注意事项，必要时重复讲解，耐心解答患者提出的疑问，直到其完全理解。

（15）询问患者有无其他需求并提供相应帮助。感谢患者的配合。

五、注意事项

（1）检查前全面评估患者，严格掌握适应证。与患者充分沟通，消除患者的紧张情绪。

（2）重症及体质虚弱、禁食后体力难以支持者检查前应静脉滴注葡萄糖液或者生理盐水。

（3）检查后 24 h 内禁食辛辣食物，12 h 内不能饮酒。

（4）妥善放置标本于 10%甲醛溶液内，与术者一起核对标本，及时送检。

（5）检查结束及时清理设备及用物，定期检查设备性能，如有故障及时报告、维修。

（戴　莉）

第十一节　腹膜透析护理技术

一、目的

（1）通过腹膜透析技术清除患者体内过多的水分、代谢产物和毒素。
（2）纠正酸中毒和电解质紊乱。
（3）维持患者的生存质量和寿命。
（4）换液过程严格无菌技术操作，避免感染发生。
（5）保障治疗效果及患者安全。
（6）增进患者对相关知识的了解及自我效能感。
（7）服务对象对护理有良好体验。

二、评估

（1）评估患者对腹膜透析的理解和合作程度。
（2）评估腹膜透析管道情况及导管出口处情况。
（3）评估患者超滤量及尿量，遵医嘱选择渗透压适当的腹膜透析液。
（4）评估患者对冷、热的耐受性，选择温度适当的腹膜透析液。
（5）评估患者的耐受性，选择适当的体位及悬挂腹膜透析液的高度和废液袋的位置。
（6）评估患者腹透液进出水速度及时间。
（7）评估患者透出液的颜色、性状、量及有无絮状物。
（8）评估中，如发现患者有不适或特殊需求，及时给予相应处理或帮助。

三、操作前准备

1. 环境　室内紫外线消毒，安静舒适，光线充足，有适宜的操作空间。
2. 物品　治疗车、温度适宜的双联透析液、碘附帽、蓝夹子 2 只、治疗牌、速干手消毒液、腹膜透析液挂柱、放废液袋面盆（器具）、盘秤。
3. 患者
（1）了解护理技术目的及配合要点。
（2）取舒适体位，情绪稳定。
4. 护士
（1）佩戴胸牌，服装整洁。
（2）洗手、戴口罩。
（3）保持良好的情绪状态。
（4）接触患者之前，保持双手暖和。

四、操作步骤

（1）核对医嘱，备齐用物携至患者床旁，核对患者信息及腹膜透析液。
（2）解释清楚透析目的，注意事项，消除顾虑，取得患者合作。

(3) 协助患者选择适当的体位，评估患者，保证适当的进出液速度。

(4) 撕开透析液外袋，挤压液袋，取出液袋，对光检查，无误后挂于床旁挂钩上，保证高度适宜，注意接口拉环，管理出口塞和透析液袋是否完好无损。

(5) 取出患者身上的短管，确保短管处于关闭状态，拉开腹膜透析液接口拉环，取下短管上的碘附小帽，迅速将双联系统与短管相连，严格无菌操作，防止发生院内感染，连接时应将短管朝下，旋拧管路与短管完全密合，连接过程中患者保持不动。

(6) 用夹子夹住入液管路，将空液袋置于低位面盆里，打开短管旋钮开关，开始引流，根据患者耐受情况选择适当高度，调整引流速度，选择适当低位，注意观察引流液的情况，引流完毕后，关闭短管。

(7) 将透析液袋口的绿色出口塞折断，取下入液管路的夹子，观察引流液流入引流袋，排尽管路中空气，5 s后，用蓝夹子夹闭出液管路。

(8) 打开短管旋钮开关，开始灌入腹腔，密切观察入液速度、是否通畅，患者的耐受情况，有无疼痛。灌注结束后，关闭短管，再用另一夹子夹住入液管路。

(9) 撕开碘附帽的外包装，将短管与双联系统分离，将短管朝下，旋拧碘附帽盖至完全密合，严格无菌操作，防止院内感染的发生，注意检查碘附帽外包装是否密合，帽盖内海绵是否浸润碘附。

(10) 收拾用物及床旁单位，行操作后指导。

(11) 称量透出液并做好记录，如有异常及时汇报医生。

(12) 排放废液，弃置废袋。

五、注意事项

(1) 注意观察腹膜透析导管情况及导管口周围情况，保持腹膜透析管路通畅。

(2) 短管、双联系统、碘附帽分离和连接时必须严格无菌操作，碘附帽必须一次性使用。

(3) 操作中注意观察患者有无不适，仔细观察腹膜透析液引流、灌入是否通畅，引流液的颜色、性质、引流量是否正常，并认真记录超滤量及尿量。

(4) 操作前、操作中、操作后应做好腹膜透析相关健康教育。

(5) 透析期间注意观察患者的血压、体重及患者肢体有无水肿。

（罗　健）

第十二节　血液透析护理技术

一、目的

(1) 通过血液净化技术清除患者体内过多的水分、溶质，调节电解质平衡等，维持患者的生存质量和寿命。

(2) 在治疗过程中监测患者的生命体征、血管通路、并发症等，及时处理，保障治疗效果及患者安全。

(3) 规范执行护理技术，提高血液透析质量。

(4) 保障治疗效果及患者安全。

（5）增进患者对相关知识的了解及自我效能感。

（6）服务对象对护理有良好体验。

二、评估

（1）对首次透析患者或患者家属介绍血液透析及并发症情况和注意事项。

（2）患者评估：检查生命体征，测量体重，评估体内液体平衡状态，了解患者透析间期的情况，包括饮食、用药、血压控制情况等，评估患者凝血状态，有无出血（包括便血、外伤、牙龈出血等）。

（3）血管通路评估。①自体动静脉内瘘：评估内瘘是否通畅，有无红肿、渗血、硬结；穿刺部位清洁度；并摸清血管走向和搏动，听诊瘘体杂音。②中心静脉留置导管：打开静脉导管敷料和伤口敷料，观察导管皮肤入口处有无红肿和渗出、导管固定情况等。③移植物血管内瘘：评估患者上机前是否用肥皂水和清水清洗穿刺侧手臂，保持手臂清洁干燥，戴好口罩，评估移植物内瘘有无红肿、渗血、硬结；并摸清血管走向和搏动，判断血流方向。

（4）评估中，如发现患者有不适或特殊需求，及时给予相应处理或帮助。

三、操作前准备

1. 环境　操作前，检查并保持透析治疗区干净整洁，患者及陪护人员在候诊区等候，操作护士应洗手、戴口罩。

2. 物品　血液透析器、血液透析管路、穿刺针、无菌治疗巾、生理盐水、碘附和棉签等消毒物品、止血带、一次性手套、透析液等。

3. 机器

（1）检查透析机电源线连接是否正常。

（2）打开机器电源总开关。

（3）按照机器要求完成全部自检程序。

4. 患者

（1）测量体重和血压。

（2）内瘘患者清洗内瘘侧手臂。

（3）必要时排大、小便。

（4）如患者有特殊心理状况影响操作实施，相关人员和家属对患者给予心理支持。

5. 护士

（1）佩戴胸牌，服装整洁，洗手，戴口罩。

（2）自体动静脉内瘘穿刺前戴护目镜和清洁手套。

（3）移植物内瘘穿刺前戴护目镜和无菌手套。

（4）保持良好情绪状态。

（5）接触患者之前，保持双手暖和。

四、操作步骤

1. 核对　核对医嘱，保证住院号、就诊卡号、姓名、治疗模式、抗凝剂等信息正确。核对用物。

2. 血液透析器和管路的安装

（1）检查血液透析器及透析管路有无破损，外包装是否完好，查看有效日期、型号。

（2）遵循无菌原则，按照体外循环的血流方向依次安装管路。

3. 密闭式管路预冲

（1）启动透析机血泵 80～100 mL/min，用生理盐水先排净透析管路和透析器血室（膜内）气体。生理盐水流向为动脉端→透析器→静脉端。

（2）将泵速调至 200～300 mL/min，连接透析液接头与透析器旁路，排净透析器透析液室（膜外）气体。

（3）生理盐水预冲量应严格按照透析器说明书中的要求。

（4）预冲生理盐水直接流入废液收集袋中，并且废液收集袋放于机器液体架上，不得低于操作者腰部以下。

（5）冲洗完毕后根据医嘱设置治疗参数。

4. 建立体外循环（上机）

（1）透析器及管路预冲完毕，安排患者有序进入透析治疗区。

（2）核对医嘱，保证姓名、住院号或就诊卡号、治疗时间、治疗模式、抗凝剂等信息正确。

（3）血管通路准备。①动静脉内瘘穿刺：根据血管的粗细和血流量要求等选择穿刺针，选择穿刺点后，消毒穿刺部位皮肤，采用阶梯式、扣眼式等方法，以合适的角度穿刺血管。先穿刺静脉，再穿刺动脉，动脉端穿刺点距动静脉内瘘口大于 3 cm 以上、动静脉穿刺点的距离大于 5 cm 以上为宜，固定穿刺针。根据医嘱推注首剂量抗凝剂。②中心静脉留置导管连接：准备治疗包、碘附消毒棉签和医用垃圾袋。颈部静脉置管的患者头偏向对侧，戴口罩。打开静脉导管敷料和伤口敷料，观察导管皮肤入口处有无红肿和渗出、导管固定情况等。先消毒导管皮肤入口周围皮肤，再分别消毒导管和导管夹子。打开治疗包。戴无菌手套。将治疗包内无菌治疗巾垫于静脉导管下，将导管放于无菌治疗巾上。先检查导管夹子处于夹闭状态，再取下导管肝素帽。分别消毒导管接头，并避免导管接触非无菌表面；用注射器回抽导管内封管液，推注在纱布上检查是否有凝血块，回抽量为动、静脉管各 2 mL 左右。根据医嘱从导管静脉端推注首剂量抗凝剂，连接体外循环。③移植物血管内瘘穿刺：使用碘附、乙醇、氯己定等纱布，采用揉搓摩擦式消毒移植血管内瘘 U 型袢皮肤，消毒面积不少于手臂 2/3。选择穿刺点后，以穿刺点为中心，用碘附由内至外螺旋式消毒至 10 cm 直径的范围，消毒 2 遍。辅助人员铺无菌治疗巾。操作者戴护目镜和无菌手套进行穿刺，根据医嘱推注首剂量抗凝剂。

（4）体外循环建立后，立即测量血压、脉搏，询问患者的自我感觉，记录在血液透析记录单上。

（5）自我查对：按照体外循环管路走向的顺序，依次查对体外循环管路系统各连接处和管路开口处，未使用的管路开口应处于加帽密封和夹闭管夹的双保险状态。根据医嘱查对机器治疗参数。对机器控制面板和按键部位等高频接触部位进行消毒擦拭。

（6）双人查对：与另一名护士同时再次查对上述内容，并在治疗记录单上签字。

（7）血液透析治疗过程中，至少应每小时 1 次仔细询问患者自我感觉，测量血压、脉搏，观察穿刺部位有无渗血、穿刺针有无脱出移位，并准确记录。

5. 回血下机

（1）密闭式回血：调整血液流量至 50～100 mL/min。打开动脉端预冲侧管，使用生理盐水将存留在动脉侧管内的血液回输 20～30 s。关闭血泵，靠重力将动脉侧管近心侧的血液回输入患者体内。夹闭动脉管路夹子和动脉穿刺针处夹子。打开血泵，用生理盐水全程回血。可使用双手左右转动滤器，当生理盐水回输至静脉壶、安全夹自动关闭后，停止继续回血。夹闭静脉管路夹子和静脉穿刺针处夹子。

(2) 特殊回血法：对于内瘘压力过高、凝血异常、进行无抗凝剂透析等情况，消毒用于回血的生理盐水的瓶塞和瓶口。插入无菌大针头，放置在机器顶部。调整血液流量至 50～100 mL/min。关闭血泵，将动脉管路与生理盐水上的无菌大针头连接，悬挂于输液架上。打开血泵，用生理盐水全程回血。

(3) 透析机自动回血：具有自动回血功能的透析机，参照透析机使用说明书操作。断开血管通路与透析管路的操作同密闭式回血。

(4) 先拔出动脉内瘘针，再拔出静脉内瘘针，放入透析专用锐器盒，压迫穿刺部位 2～3 min，用弹力绷带或胶布加压包扎动、静脉穿刺部位。

(5) 采用中心静脉导管作为血管通路时，注意以下几点。①颈部静脉置管的患者头偏向对侧，戴口罩；②重新消毒导管皮肤入口周围皮肤，再分别消毒导管、导管夹子、导管和管路接头，消毒肝素帽，放置无菌敷料上；③断开中心静脉导管动脉端与管路连接，固定导管动脉端，连接注射器，打开导管夹，用生理盐水冲洗留置导管管腔、注射封管液，关闭导管夹、盖上肝素帽；④再按照同样操作断开中心静脉导管静脉端与管路连接，注射封管液，盖上肝素帽；⑤无菌敷料覆盖导管皮肤入口周围皮肤，用无菌敷料包扎中心静脉导管，胶布固定。

(6) 操作者通过机器的污水管道排空血液透析器膜内外及其管路内的液体，排放完毕后，将体外循环管路、滤器取下，就近放入医疗废弃物容器内，封闭转运。

(7) 擦拭机器完毕后，脱下手套，洗手。

(8) 嘱患者平卧 10～20 min 后：①检查动脉、静脉穿刺针部位无出血或渗血后松开包扎带；②测量生命体征；③听诊内瘘杂音。

(9) 整理用物，记录治疗单，签名。

(10) 如患者生命体征平稳，穿刺部位无出血，内瘘杂音良好，则向患者交代注意事项，送患者离开血液净化中心。

6. 透析机消毒

(1) 每班次透析结束后，机器表面采用 500 mg/L 含氯消毒剂擦拭或中高效消毒湿巾擦拭。

(2) 每班次透析结束后应进行机器内部消毒，消毒方法按照说明书要求进行。

五、注意事项

1. 严密观察生命体征　治疗过程中应密切监测患者的体温、心率、血压、呼吸，评估意识、有无出血倾向，有无出汗、抽筋等临床症状，准确记录每小时液体出入量，包括置换液出入量、超滤量、营养液入量、自主尿量等，及时发现和处理各种异常情况并观察疗效。

2. 血管通路的管理　中心静脉置管回血不畅时，认真查找原因，严禁使用注射器用力推注导管腔，以防血凝块进入体内形成血栓，并观察穿刺部位有无感染现象，若有感染及时应用抗生素或及时拔管。

3. 并发症的观察及预防

(1) 出血：应注意观察引流液、大便、创口、牙龈、皮肤、气道、消化道和泌尿系统等出血情况，防止因肝素使用不当导致出血。并做好记录，及早发现，及时调整抗凝剂的使用。如患者存在肝素抗凝禁忌可使用局部抗凝技术。

(2) 凝血：患者在行血液净化时肝素用量少甚至无肝素，治疗时间长，极易发生体外凝血。在行血液净化之前对管路及滤器进行充分的预冲，且在血液净化过程中保持血流量充足、血循环线路通畅，可有效或避免体外凝血。同时应密切监测输入压，回输压、跨膜压值及波动范围，并做好记录，以便及时采取处理措施。

（3）感染：患者病情危重，抵抗力低下，加之各种侵入性的检查、治疗，细菌极易侵入、繁殖而引起感染。护理人员在进行各项护理技术操作时须严格执行无菌操作原则。

（4）透析中低血压：透析中低血压是指透析中收缩压下降＞20 mmHg 或平均动脉压降低 10 mmHg 以上，并有头昏、心慌、出冷汗、脉搏细速等低血压症状。常见原因有容量相关因素、血管收缩功能障碍、心脏因素等，应积极寻找原因，遵医嘱停止超滤，采取头低足高位，静脉端快速补液，必要时停止透析或改变透析模式。

（5）肌肉痉挛：多出现在每次透析的中后期。常见原因有低血压、低血容量、超滤速度过快及低钠透析液等，应积极寻找原因，遵医嘱停止超滤，静脉端快速补充高渗溶液，对痉挛肌肉进行外力挤压按摩。

（6）恶心和呕吐：常见原因有透析低血压、透析失衡综合征、透析器反应等。应积极查找原因，遵医嘱给予相应处理，并保持呼吸道通畅，避免误吸。

（7）失衡综合征：临床表现有头痛、恶心、呕吐及躁动，重者出现抽搐、意识障碍甚至昏迷。原因与血液透析快速清除溶质，导致患者血液溶质浓度快速下降，血浆渗透压下降，血液和脑组织液渗透压差增大，水向脑组织转移，从而引起颅内压增高、颅内 pH 改变有关。应遵医嘱减慢血流量，缩短透析时间，更换小面积透析器，调整透析液钠浓度及给予对症处理。

（8）发生透析器破膜，传感器血迹或液体污染时，立即更换透析器和传感器保护罩；若发生传感器保护罩破损，立即更换传感器保护罩，待此次治疗结束后请工程专业人员处理。

4. 做好基础护理　由于患者治疗时间长、活动受限、生活不能自理，所以应做好床单位、皮肤等基础护理，动作应轻柔、仔细，防止各种管路的脱落、扭曲；注意牙龈有无出血；定时通风，每班透析治疗结束后空气消毒。

5. 心理护理　患者及其家属对血液净化治疗存在焦虑和恐惧，护士应做好心理护理提高患者治疗的依从性。

（张春华）

第十三节　24 h 尿蛋白定量标本采集技术

一、目的

（1）通过收集 24 h 的全部尿液，测定其中的蛋白质的含量，进而计算出患者 24 h 内尿蛋白流失的准确数值。

（2）24 h 尿蛋白定量的检测对指导慢性肾脏病治疗、评价治疗效果和判断预后都具有重要意义。

（3）规范执行护理技术，避免误差影响结果判断；保障治疗效果及患者安全。

（4）增进患者对相关知识的了解及自我效能感。

（5）做好与患者及家属的沟通，服务对象感觉良好。

二、评估

（1）礼貌称呼并真诚问候患者；如有家属在旁，主动与家属打招呼。向患者及家属进行自我介绍。

(2) 告知患者即将进行的操作技术目的，患者理解并同意。如患者对该项技术及相关事项有疑问，给予解释；如患者或家属拒绝治疗，应与医生沟通。

(3) 评估患者有无尿失禁；女性患者是否处在生理期，避开生理期的前后 3 d；评估患者和家属的依从性，必要时给予协助；评估患者的心理状态，是否存在焦虑、抑郁、不配合心理，必要时进行相应干预以保证 24 h 蛋白尿留取的顺利实施，如 24 h 蛋白尿留取的重要性和相关知识的健康教育，及时耐心地安慰、倾听与沟通，或寻求其他医护人员的支持与帮助等。

(4) 了解患者有无家属或陪护人员陪伴。

(5) 评估中，如发现患者有不适或特殊需求，及时给予相应处理或帮助。

三、操作前准备

1. 环境　环境清洁、安静；光线充足；温度、湿度适宜。若为多人病房，病床之间有隔帘；独立卫生间。

2. 物品　清洁干燥治疗车、快速手消毒剂、治疗盘、防腐剂（甲苯）、橡胶手套、尿壶、尿常规管、量杯、宣教单、记录单、笔、弯盘、医用垃圾桶。

3. 患者　了解护理技术的目的及配合要点。如患者有特殊心理状况，影响操作实施，相关工作人员或家属对患者进行心理支持。

4. 护士

(1) 佩戴胸牌，服装整洁。

(2) 洗手、戴口罩。

(3) 保持良好的情绪状态。

(4) 接触患者之前，保持双手暖和。

四、操作步骤

(1) 核对医嘱，保证患者姓名、住院号或就诊卡号、时间等信息正确。

(2) 核对用物。

(3) 携用物至患者床旁，确认患者身份：核对患者的姓名、住院号或就诊卡号等身份信息，发放留取 24 h 尿蛋白定量方法宣教单并给予宣教。

(4) 与患者确认标本留取具体时间段（连续 24 h），准备清洁尿液容器（容器＞2 000 mL为宜）。

(5) 指导患者在标本留取当日 7：00 排空膀胱（7：00 尿液排出，不收集）。

(6) 当日 7：00 后留取第一次尿液至尿液容器中，必要时加入防腐剂。

(7) 协助患者将当日 7：00 后至次日 7：00 止（连续 24 h）的尿液收集到尿液容器中，置于阴凉处。

(8) 次日 7：00 止，将最后一次尿液收集到容器中后，充分混匀全部尿液。

(9) 使用量杯准确测量并记录总尿量。

(10) 用尿常规管留取 1 管混匀后的尿液（至少 10 mL），剩余尿液丢弃。

(11) 将患者总尿量录入检验标签中，打印标签贴于尿管上，立即送检。

五、注意事项

（1）收集的尿液加盖密闭放在阴凉处，以防止细菌侵入繁殖。

（2）需连续留取 24 h 内的所有尿液，不可遗漏。

（3）留取过程中按照正常饮食，不要刻意喝水，以免尿液稀释造成结果不准确。

（4）女性患者生理期应暂缓，避开生理期前后 3 d。

（5）收集送检标本需将留取的 24 h 尿液充分搅拌均匀后再留取。

（张春华）

第十四节　胰岛素注射技术

一、目的

（1）控制患者血糖。

（2）规范执行护理技术，保障治疗效果及患者安全。

（3）增进患者对胰岛素注射知识的了解及自我效能感。

（4）指导患者掌握正确的注射技术，获得最佳治疗效果。

（5）服务对象对护理有良好体验。

二、评估

（1）礼貌称呼并真诚问候患者；如有家属在旁，主动与家属打招呼。向患者及家属进行自我介绍。

（2）告知患者即将进行的操作技术目的，患者理解并同意。如患者对该项技术及相关事项有疑问，给予解释；如患者或家属拒绝治疗，应与医生沟通。

（3）评估患者意识状态及合作程度；评估患者病情，有无低血糖反应；注射部位皮肤有无疼痛、皮肤凹陷、皮肤硬结、出血、瘀斑、感染；询问患者有无乙醇过敏史；注射餐时胰岛素前，询问患者是否准备好进餐食物。

（4）评估患者的心理状态，是否存在心理障碍，如焦虑、恐惧等，必要时进行适当的心理疏导，帮助患者克服心理障碍，或使用无针设备来注射。

（5）了解患者有无家属或陪护人员陪伴。

（6）评估中，如发现患者有不适或特殊需求，及时给予相应处理或帮助。

三、操作前准备

1. 环境　环境清洁、安静；光线充足；温度、湿度适宜。若为多人病房，病床之间有隔帘。

2. 物品　清洁干燥治疗车、洗手液、治疗盘、装有药物的胰岛素笔（或预填充胰岛素笔）、胰岛素笔注射针头 2 个、75％乙醇、棉签、治疗单、弯盘、利器盒、医用垃圾桶。

3. 患者

（1）了解护理技术的目的及配合要点。

（2）如患者有特殊心理状况，影响操作实施，相关工作人员或家属对患者进行心理支持。

（3）如若是餐时使用胰岛素，要确保进餐食物已经准备好。

4. 护士

（1）佩戴胸牌，服装整洁。

（2）洗手、戴口罩。

（3）保持良好的情绪状态。

（4）接触患者之前，保持双手暖和。

四、操作步骤

（1）核对医嘱，保证患者床号、姓名、住院号、时间等信息正确。

（2）确认操作用物均在有效期内。

（3）核对胰岛素剂型：检查笔芯有无破损或漏液，检查笔芯中的药液性状，并确认在有效期内；确保胰岛素笔内有足够的胰岛素量。注射预混胰岛素前，为保证剩余的胰岛素能被充分混匀，应确保胰岛素笔中的预混胰岛素大于 12 U。若不足，应及时更换新笔芯。

（4）若需安装胰岛素笔芯：胰岛素笔与胰岛素笔芯必须匹配，具体操作步骤应参照各胰岛素厂家说明书。①旋开笔帽，拧开笔芯架；②将螺旋杆推到底部；③将笔芯装入笔芯架，拧紧。

（5）正确安装胰岛素笔用针头。

（6）敲门进病室，携用物至患者床旁，确认患者身份：核对患者的姓名、住院号等身份信息。

（7）告知患者开始操作，协助患者取舒适、安全卧位，注意保暖。了解患者对舒服体位的需求，结合患者的需求，协助其采取舒服的体位。

（8）检查注射部位，用 75%乙醇棉签消毒局部皮肤待干。

（9）再次核对患者信息、药物剂型及注射剂量。

（10）将胰岛素充分混匀：在使用云雾状胰岛素（如 NPH 和预混胰岛素）之前，应将胰岛素充分混匀。将胰岛素笔平放在手心中，水平滚动 10 次，然后用手握住胰岛素笔，通过肘关节和前臂的上下摆动，上下翻动 10 次，使瓶内药液充分混匀，直至胰岛素转变成均匀的云雾状白色液体。

（11）排尽笔芯内空气：切记使用前及更换笔芯后均应排尽笔芯内空气。排气步骤：注射前，将剂量调节旋钮拨至 1U，针尖向上直立，手指轻弹笔芯架数次，使空气聚集在上部后，按压注射键，直至一滴胰岛素从针头溢出，即表示活塞杆已与笔芯完全接触，且笔芯内的气泡已排尽。

（12）将剂量旋钮旋至所需刻度。

（13）胰岛素笔刻度视窗正对操作者视线，以大拇指、食指、中指捏起注射部位皮肤垂直进针，推动活塞使刻度至 0（勿旋转）。

（14）针头停留至少 10 s 后拔针，旋下针头放入利器盒。

（15）协助患者取舒适卧位，整理好床单位，将呼叫器放在患者易取处。向患者及家属说明，如有需要随时按铃呼叫。

（16）询问患者有何其他需求，并提供相应护理；对患者提出的疑问耐心解答。口头感谢患者的配合。餐时胰岛素注射完毕后应指导正确进餐时间。

（17）分类处理用物，洗手、在执行单上签名。

五、注意事项

（1）已开封的瓶装胰岛素或胰岛素笔芯可在室温下保存（保存期为开启后 1 个月内，且不能超过保质期)；未开封的瓶装胰岛素或胰岛素笔芯应储存在2～8 ℃的环境中，切勿冷冻；避免受热或阳光照射，防止震荡。

(2) 未开封的瓶装胰岛素或胰岛素笔芯应提前30 min取出，在室温下回暖后注射。

(3) 为了防止传染性疾病的传播，不能共用胰岛素笔、笔芯及药瓶。一人一笔。

(4) 为防止空气或其他污染物进入笔芯和药液渗漏，影响剂量准确性，注射笔的针头在使用后应废弃，不得留在注射笔上，针头应为一次性使用。

(5) 人体适合注射胰岛素的部位是腹部、大腿外侧、上臂外侧和臀部外上侧。腹部边界如下：耻骨联合以上约1 cm，最低肋缘以下约1 cm，脐周2.5 cm以外的双侧腹部；双侧大腿前外侧的上1/3；双侧臀部外上侧；上臂外侧的中1/3。其中腹部吸收最快，其次是上臂外侧。注意指导轮换注射部位，包括注射部位间的轮换和注射部位内的轮换。

(6) 连续两次注射应间隔至少1 cm，避免在1个月内重复使用同一注射点。

(张春华)

第十五节　床边快速血糖监测技术

一、目的

(1) 测量并记录患者血糖，判断有无异常。

(2) 通过监测患者血糖水平，评价代谢指标，观察疾病发生发展的规律，为诊断、治疗、护理提供依据。

(3) 规范执行护理技术，保障治疗效果及患者安全。

(4) 增进患者对相关知识的了解及自我效能感。

(5) 做好与患者及家属的沟通，服务对象感觉良好。

二、评估

(1) 礼貌称呼并真诚问候患者；如有家属在旁，主动与家属打招呼。向患者及家属进行自我介绍。

(2) 告知患者即将进行的操作技术目的，患者理解并同意。如患者对该项技术及相关事项有疑问，给予解释；如患者或家属拒绝治疗，应与医生沟通。

(3) 评估患者末梢循环及皮肤情况，手指有无破损、伤口；被测量血糖侧肢体有无偏瘫及功能障碍、皮肤有无损伤，有无输液等；了解患者进食时间；评估患者的心理状态，是否存在焦虑、抑郁、不配合心理，必要时进行相应干预以保证操作的顺利实施，如血糖监测技术相关知识的健康教育，及时耐心地安慰、倾听与沟通，或寻求其他医护人员的支持与帮助等。

(4) 了解患者有无家属或陪护人员陪伴。

(5) 评估中，如发现患者有不适或特殊需求，及时给予相应处理或帮助。

三、操作前准备

1. 环境　环境清洁、安静；光线充足；温度、湿度适宜。若为多人病房，病床之间有隔帘。

2. 物品　清洁干燥治疗车、治疗盘、血糖仪、采血针、血糖试纸、棉签、75%乙醇、化验单、记录单、弯盘、快速手消毒剂、笔、利器盒、生活/医用垃圾桶。另备：医嘱执行单。

3. 患者　了解护理技术的目的及配合要点。如患者有特殊心理状况，影响操作实施，相关工作人员或家属对患者进行心理支持。

4. 护士

（1）佩戴胸牌，服装整洁。

（2）洗手、戴口罩。

（3）保持良好的情绪状态。

（4）接触患者之前，保持双手暖和。

四、操作步骤

（1）核对医嘱，保证姓名、住院号或就诊卡号、时间等信息正确。

（2）核对用物。

（3）检查血糖仪性能、试纸的有效期，检查血糖仪设置的号码与试纸号码是否一致，若不一致，按下按钮选择相同的号码。

（4）敲门进病室，携用物至患者床旁，确认患者身份信息。

（5）告知患者开始操作，协助患者取舒适、安全卧位，注意保暖。了解患者对舒服体位的需求，结合患者的需求，协助其采取舒服的体位，体位选择以患者舒适、方便操作为标准。

（6）检查采血部位皮肤及血运情况，为了促进血液循环，可从手腕向指尖部位按摩 2～3 次。

（7）标本采集：①用 75% 乙醇消毒穿刺部位，待干。②打开血糖仪，确认血糖仪处于开机状态，从试纸瓶中取出试纸 1 张，避免试纸发生污染，随即盖紧瓶盖。若首次开启试纸瓶，在瓶签上写下开启日期，开启后 4 个月内有效。③操作中再次核对，确认患者手指乙醇干透，小心取下采血针保护盖，选取不同的采血点采血，轻挤一滴血到试纸条的测试区，注意不可反复滴入血液，也不可使用过量血液，干棉签按压，指导患者按压穿刺部位 1～2 min。④几秒钟后，检查试纸条背部，确认圆点完全变蓝，将带有确认圆点的试纸面朝下，插入试纸支撑区底部，约 30 s 即显示测量结果。

（8）读取检查结果，告知患者血糖值，异常时通知医生。

（9）关闭血糖仪，将试纸条放入医疗垃圾桶内弃用。

（10）操作后再次核对。

（11）操作过程中，护士动作轻柔，密切观察患者病情，倾听患者的主述，如发现任何异常应立即暂停操作，给予相应的处理。

（12）对需要长期监测血糖的患者，教会患者血糖监测的方法。

（13）操作结束后协助患者取舒适卧位，整理好床单位，将呼叫器放在患者易取处。向患者及家属说明，如有需要随时按铃呼叫。

（14）询问患者有何其他需求，如看电视等，并提供相应护理；对患者提出的疑问，耐心解答。口头感谢患者的配合。

（15）分类处理用物，洗手、记录、签名；在记录单上记录血糖值。

五、注意事项

（1）测血糖前，确认血糖仪上的号码与试纸号码一致。

（2）确认患者手指乙醇干透后再实施采血，滴入血液量应合适。

(3) 避免试纸受潮、污染。

(4) 测血糖时应轮换采血部位。

(马红梅)

第十六节 胰岛素泵使用技术

一、目的

(1) 控制糖尿病患者的高血糖，以减少糖尿病急、慢性并发症发生的风险。

(2) 使胰岛素的吸收稳定；使胰岛素剂量的精确调整。

(3) 减少严重低血糖的发生。

(4) 可促进个性化的生活方式，使更适合进餐时间、运动、工作的安排。

(5) 保障治疗效果及患者安全。

(6) 增进患者对相关知识的了解及自我效能感。

(7) 服务对象对护理有良好体验。

二、评估

(1) 礼貌称呼并真诚问候患者；如有家属在旁，主动与家属打招呼。向患者及家属进行自我介绍。

(2) 告知患者即将进行的操作技术目的，患者理解并同意。如患者对该项技术及相关事项有疑问，给予解释；如患者或家属拒绝治疗，应与医生沟通。

(3) 评估患者是否能够配合医护人员的指导与治疗，并进行适当的饮食控制及活动，了解患者是否具备操作胰岛素泵的能力以及对各种警报的理解和处理能力；评估患者置管部位是否有伤口或破损；评估患者的心理状态，是否存在焦虑、抑郁、不配合心理，必要时进行相应干预以保证操作的顺利实施，如胰岛素泵使用相关知识的健康教育，及时耐心地安慰、倾听与沟通，或寻求其他医护人员的支持与帮助等。

(4) 签署知情同意书。

(5) 了解患者有无家属或陪护人员陪伴。

(6) 评估中，如发现患者有不适或特殊需求，及时给予相应处理或帮助。

三、操作前准备

1. 环境　环境清洁、安静；光线充足；温度、湿度适宜。若为多人病房，病床之间有隔帘。

2. 物品　清洁干燥治疗车、治疗盘、胰岛素泵、安装工具、储液管、输注软管、透明敷贴、短效或速效胰岛素、快速手消毒剂、弯盘、生活/医用垃圾桶。

3. 患者

(1) 嘱患者洗澡更衣，以防皮肤感染，不能沐浴者协助清洁置管部位皮肤。

(2) 必要时排大、小便。

(3) 如患者有特殊心理状况，影响操作实施，相关工作人员或家属对患者进行心理支持。

4. 护士

（1）佩戴胸牌，服装整洁。

（2）洗手、戴口罩。

（3）保持良好的情绪状态。

（4）接触患者之前，保持双手暖和。

四、操作步骤

（1）核对医嘱，保证患者姓名、住院号或就诊卡号、时间等信息正确。

（2）核对用物。

（3）敲门进病室，携用物至患者床旁，确认患者身份信息。

（4）心理护理：向患者及家属介绍泵的特性，讲解演示泵的操作过程及注意事项，以消除各种顾虑。

（5）告知患者开始操作，协助患者取舒适、安全卧位，注意保暖。了解患者对舒服体位的需求，结合患者的需求，协助其采取舒服的体位。

（6）置泵过程：①遵医嘱设定各项参数，如使用时间、胰岛素浓度、基础输注率和餐前追加量等。②核对有效期，提前 0.5～1 h 从冰箱中取出胰岛素置于室温中，并检查胰岛素的剂型、包装和有效期。③选择合适的输注装置，包括储液管和输注软管。④用储液管吸取适量胰岛素，连接输注软管，排气，检查输注软管内有无气泡。⑤安装储液管和输注软管，打开泵的后盖将储液管末端置于两个驱动臂之间，注意刻度向外，方便观察胰岛素剩余量。安装后设定泵输注 5U 胰岛素，针头滴液为安装正确。⑥选择输注部位。腹部首选，也可选上臂外侧或大腿外侧。⑦埋针。用乙醇消毒局部皮肤 3 次，一手捏起皮肤，一手持针柄，呈 90°角将针迅速埋于皮下，用胶布固定。⑧操作后再次核对。⑨协助患者穿衣，整理床单位。

（7）告知患者输注餐前大剂量后的进食时间，低血糖的症状及各种警报的处理方法。

（8）操作过程中，护士动作轻柔，密切观察患者病情，倾听患者的主述，如发现任何异常应立即暂停操作，给予相应的处理。

（9）操作结束后协助患者取舒适卧位，整理好床单位，将呼叫器放在患者易取处。向患者及家属说明，如有需要随时按铃呼叫。

（10）询问患者有何其他需求，如看电视等，并提供相应护理；对患者提出的疑问，耐心解答。口头感谢患者的配合。

（11）分类处理用物，洗手、记录、签名。

五、注意事项

（1）严格执行无菌技术操作。

（2）按时追加餐前剂量，短效胰岛素调泵后 15～30 min 必须进食（如为速效胰岛素即时进餐），以防发生低血糖。

（3）密切监测血糖。

（4）定期更换输注装置及置针部位。每天检查置针部位 2 次以上，看是否有红肿、出血及针头套管的脱出，及时处理。

（5）对患者及家属进行携泵的指导。

（马红梅）

第十七节　自体造血干细胞输注护理技术

一、目的

（1）将患者在预处理前采集的自体外周干细胞顺利输入患者体内，重建其造血及免疫功能。

（2）保障治疗效果及患者安全。

（3）增进患者对相关知识的了解及自我效能感。

（4）服务对象对护理有良好体验。

二、评估

（1）礼貌称呼并真诚问候患者；向患者进行自我介绍。沟通时，与患者保持目光交流。

（2）告知患者即将进行的操作技术目的，征得患者理解并同意。如患者对该项技术及相关事项有疑问，给予适当解释；如患者拒绝治疗，应与医生沟通。

（3）评估患者的心理状态，是否存在焦虑、害怕、抑郁、不配合心理，了解患者感受，告知输注自体干细胞过程中需要配合的事项，解释输注方法和治疗的重要性，耐心倾听患者讲述并解答疑问，给予安慰和鼓励，确保患者能够配合输注治疗。

（4）评估中，如发现患者有不适或特殊需求，及时给予相应处理或帮助。

三、操作前准备

1．环境　洁净层流病房，温度24～26℃，湿度为40％～60％，每日用含氯消毒剂擦拭家具、墙面、地面、医疗设备，确保净化设备持续正常运行。

2．物品　耐高压蒸汽消毒的物品，须经高压蒸汽灭菌后传入无菌层流净化仓；不耐高压消毒的物品，经消毒液浸泡后传入室内，一次性无菌物品按手术室规范投入病房。

3．患者

（1）协助排便。

（2）如患者有特殊心理状况者影响操作实施，医护人员或家属参与患者的心理支持。

4．护士

（1）穿无菌隔离衣。

（2）洗手、戴口罩、戴无菌手套。

（3）保持良好的情绪状态。

四、操作步骤

1．回输前

（1）核对医嘱，保证患者姓名、住院号、时间等信息正确。

（2）核对用物。

（3）敲门进病室，携用物至患者床旁，再次向患者问好，确认患者身份：核对患者的姓名、住院号等身份信息。

(4) 测体温。

(5) 输血器接生理盐水排气后，连接静脉留置导管，确保管路连接紧密、输液畅通。

(6) 给予输注前药物。

(7) 固定输血管路各个接口并确认牢固。

(8) 将导管无针输液接头取下，乙醇棉片消毒。

(9) 将排好气的单头延长管直接与导管接头相连，螺旋口旋紧。

(10) 其他补液一律暂停。

(11) 生理盐水备用冲管。

2. 回输中

(1) 接到干细胞确认无误后立即输注。

(2) 输注时密切观察患者，将滴注速度调节为 10～15 滴/min，5 min 后，询问患者感受，无不适，以所能耐受的最快速度输注。

(3) 即将输完一袋时立即通知工作人员复温下一袋自体造血干细胞。

(4) 两袋干细胞间无须用生理盐水冲管，维持静脉通路。

(5) 输注过程中严密监测生命体征的变化。

(6) 患者如出现面色潮红、恶心呕吐、腹痛腹泻、胸闷头痛、呼吸困难等，给予对症处理，可减慢输注速度或停止输注，待症状缓解后继续。

3. 回输后

(1) 用生理盐水快速冲管，确保干细胞采集物被彻底冲净，撤下输注干细胞管路，更换新的无针输液接头及输液管路。

(2) 视病情，根据医嘱推注呋塞米。

(3) 观察有无皮疹、酱油色尿、腰部不适、胸闷气急等症状，对症处理，留取尿常规并关注结果。

(4) 操作结束后协助患者取舒适卧位，整理好床单位。

(5) 询问患者有何其他需求并提供相应护理；对患者提出的疑问，耐心解答。口头感谢患者的配合。

(6) 洗手、记录、签名。

五、注意事项

(1) 解冻后的干细胞会受到冷冻剂的破坏，所以护士回输前需充分做好准备工作，与实验室人员确定复温及回输时间，以保证顺利回输。

(2) 回输过程中护士应全程陪护，密切观察患者病情变化，发现问题及时汇报处理。

(马红梅)

第十八节　脐血细胞输注护理技术

一、目的

(1) 将脐血干细胞顺利输入患者体内，使其造血与免疫功能得以重建。

（2）保障治疗效果及患者安全。

（3）增进患者对相关知识的了解及自我效能感。

（4）服务对象对护理有良好体验。

二、评估

（1）礼貌称呼并真诚问候患者；向患者进行自我介绍。沟通时，与患者保持目光交流。

（2）告知患者即将进行的操作技术目的，征得患者理解并同意。如患者对该项技术及相关事项有疑问，给予解释；如患者拒绝治疗，应与医生沟通。

（3）评估患者的心理状态，是否存在焦虑、害怕、抑郁、不配合心理，了解患者感受，告知输注脐血干细胞过程中需要配合的事项，解释输注方法和治疗的重要性，耐心倾听患者讲述并解答疑问，给予安慰和鼓励，确保患者能够配合输注治疗。

（4）评估中，如发现患者有不适或特殊需求，及时给予相应处理或帮助。

三、操作前准备

1. 环境　洁净层流病房，温度 24～26°C，湿度为 40%～60%，每日用含氯消毒剂擦拭家具、墙面、地面、医疗设备，确保净化设备持续正常运行。

2. 物品　耐高压蒸汽消毒的物品，须经高压蒸汽灭菌后传入无菌层流净化仓；不耐高压消毒的物品，经消毒液浸泡后传入室内，一次性无菌物品按手术室规范投入病房。

3. 患者

（1）协助排便。

（2）如患者有特殊心理状况，影响操作实施，医护人员或家属对患者进行心理支持。

4. 护士

（1）穿无菌隔离衣。

（2）洗手、戴口罩、戴无菌手套。

（3）保持良好的情绪状态。

四、操作步骤

1. 输注前

（1）核对医嘱，保证姓名、住院号、时间等信息正确。

（2）核对用物。

（3）敲门进病室，携用物至患者床旁，再次向患者问好，确认患者身份信息。

（4）备急救车于床旁。

（5）测体温。

（6）置输液架于床旁。

（7）输血器接生理盐水排气后，连接静脉留置导管，确保管路连接紧密，输液畅通，给予输注前药物。

（8）固定输血管路各个接口并确认牢固。

（9）将导管无针输液接头取下，乙醇棉片消毒。

（10）将排气号的单头延长管直接与导管接头相连，螺旋口旋紧。

（11）其他补液一律暂停。

（12）生理盐水备用冲管。

（13）遵医嘱同步心电监护，根据病情给予氧气吸入，操作时告知其操作目的，减轻或消除其紧张情绪。

2. 输注中

（1）接到干细胞，2人核对患者姓名、住院号、血型，核对脐血供者姓名、血型、脐血干细胞量（mL）。非亲缘脐血干细胞须核对造血干细胞交接单上患者序号、捐献者编号、捐献者血型、造血干细胞量（mL），确认无误后立即输注。

（2）输注时密切观察患者，将滴注速度调节为10～15滴/min，5 min后，询问患者感受，如无不适，以所能耐受的最快速度输注。

（3）输完一袋立即通知工作人员复温下一袋脐血造血干细胞。

（4）两袋同一个供者来源的脐血干细胞间无须用生理盐水冲管，但两个不同供者来源的脐血间输用应有间隔，并确保用生理盐水充分冲管。

（5）输注过程中严密监测生命体征的变化。

（6）患者如出现面色潮红，恶心呕吐、腹痛腹泻、胸闷头痛、呼吸困难等，给予对症处理，可减慢输注速度或停止输注，待症状缓解后继续。

3. 输注后

（1）用生理盐水快速冲管，确保干细胞采集物被彻底冲净，旋下单头静脉延长管，乙醇棉片消毒，更换新无针输液接头及静脉管路。

（2）视病情，根据医嘱推注呋塞米。

（3）观察尿色，留取尿常规并关注结果。

（4）操作结束后协助患者取舒适卧位，整理好床单位。

（5）询问患者有何其他需求并提供相应护理；对患者提出的疑问，耐心解答。口头感谢患者的配合。

（6）洗手、记录、签名。

五、注意事项

（1）脐血干细胞复温后要尽快输注给患者，但输注过快，会产生各种急性不良反应，其中以心血管系统最常见，特别是高血压。脐血干细胞复温后放置30 min可能对干细胞活性有影响，故可将脐血输注时间控制在20 min，在保持干细胞活性的基础上减少输注不良反应的发生。

（2）输注时取平卧或半坐卧位，医护人员全程守护，嘱患者张口呼吸，放松心情，密切观察患者的反应及生命体征的变化，给予心电监护及氧气吸入。

（3）若患者出现恶心、呕吐、腹痛、腹泻等胃肠道不适时，轻者无须处理，重者给予解痉止吐；若出现呼吸困难、胸闷胸痛、头痛头晕等不适，并出现血压升高、心率缓慢，加大氧气流量，适当减慢滴数，遵医嘱降压脱水，利尿等，并严密监测血压，患者烦躁不安时应注意安全陪护。

（马红梅）

第十九节　异基因造血干细胞输注护理技术

一、目的

（1）将正常供体的造血干细胞顺利输注到患者体内，使之重建造血和免疫功能。

（2）保障治疗效果及患者安全。

（3）增进患者对相关知识的了解及自我效能感。

（4）服务对象对护理有良好体验。

二、评估

（1）礼貌称呼并真诚问候患者；向患者进行自我介绍。沟通时，与患者保持目光交流。

（2）告知患者即将进行的操作技术目的，征得患者理解并同意。如患者对该项技术及相关事项有疑问，给予适当解释；如患者拒绝治疗，应与医生沟通。

（3）评估患者的心理状态，是否存在焦虑、害怕、抑郁、不配合心理，了解患者感受，告知输注造血干细胞过程中需要配合的事项，解释输注方法和治疗的重要性，耐心倾听患者讲述并解答疑问，给予安慰和鼓励，确保患者能够配合输注治疗。

（4）评估中，如发现患者有不适或特殊需求，及时给予相应处理或帮助。

三、操作前准备

1. 环境　洁净层流病房，温度 24～26℃，湿度为 40%～60%，每日用含氯消毒剂擦拭家具、墙面、地面、医疗设备，确保净化设备持续正常运行。

2. 物品　耐高压蒸汽消毒的物品，须经高压蒸汽灭菌后传入无菌层流净化仓；不耐高压消毒的物品，经消毒液浸泡后传入室内，一次性无菌用品按手术室规范投入病房。

3. 患者

（1）协助排便。

（2）如患者有特殊心理状况者影响操作实施，医护人员或家属参与患者的心理支持。

4. 护士

（1）穿无菌隔离衣。

（2）洗手、戴口罩、戴无菌手套。

（3）保持良好的情绪状态。

四、操作步骤

1. 输注前

（1）核对医嘱，保证姓名、住院号、时间等信息正确。

（2）核对用物，2 人核对患者姓名、住院号、血型，核对干细胞供者姓名、血型、脐血干细胞量（mL）。非亲缘造血干细胞须核对造血干细胞交接单：患者序号、捐献者编号、捐献者血型、造血干细胞量（mL）。

（3）敲门进病室，携用物至患者床旁，再次向患者问好，确认患者身份信息。

（4）测体温。

（5）输血器接生理盐水排气后，连接静脉留置导管，确保管路连接紧密，输液畅通。输注供、受者血型相合的骨髓血造血干细胞时（患者与供者ABO血型不相合时，骨髓血输注前须进行去红细胞处理），还需另外建立一条外周静脉输液通路，用生理盐水慢滴维持，以便输注鱼精蛋白。

（6）给予输注前药物。

（7）遵医嘱同步连接心电监护，告知操作目的，减轻或消除其紧张情绪。

（8）再次核对造血干细胞采集物信息。供、受者血型相合的骨髓血造血干细胞采集物。

（9）须提前按采集顺序倒挂30 min，并持续保持倒挂状态，直至输毕，使骨髓血造血干细胞中的脂肪颗粒上浮，避免将其输入患者体内造成脂肪栓塞。

2. 输注中

（1）输注造血干细胞的滴数控制：先调节滴速为10～15滴/min，5～10 min后，询问患者感受，无不适，即将滴速调至80～100滴/min，确保造血干细胞尽快输入患者体内。

（2）如输注多袋供、受者血型相合的骨髓血时，须按采集的先后顺序进行，确保骨髓血造血干细胞在采集后6 h内输完，每袋骨髓血输至剩余5～10 mL时更换，避免脂肪颗粒输入。输注过程中遵医嘱按时从另一条外周静脉输液通路缓慢输注鱼精蛋白，中和骨髓血中的肝素。

（3）输注过程中严密观察患者各种不良反应，如变态反应症状为皮肤瘙痒和荨麻疹，严重时可发生血管神经性水肿和过敏性休克，做好预防工作；心血管反应有胸闷、心慌、头昏、心动过速、血压上升等症状，及时通知医生及处理。关心患者感受，耐心解答疑问，可通过轻拍患者肩部、背部，小儿还可轻抚其头部、用“你真棒”等鼓励性言语，给予支持，缓解恐惧、紧张情绪。

（4）如第一天输注造血干细胞量未达标，则做好第二天再次输注干细胞的准备。

3. 输注后

（1）用生理盐水快速冲管，确保干细胞采集物被彻底冲净，（但供、受者血型相合的骨髓血输注完毕后，禁止用生理盐水冲管，须直接更换输液器，再用生理盐水快速冲管）撤下输注干细胞管路及静脉导管上的无针输液接头，更换新的无针输液接头及输液管路。

（2）视病情，根据医嘱推注呋塞米。

（3）观察有无皮疹、酱油色尿、腰部不适、胸闷气急等症状，对症处理，留取尿常规并关注结果。

（4）操作结束后协助患者取舒适卧位，整理好床单位。

（5）询问患者有何其他需求并提供相应护理；对患者提出的疑问，耐心解答。口头感谢患者的配合。

（6）洗手、记录、签名。

五、注意事项

（1）输注过程护士全程守护。

（2）输注前落实患者健康教育，并确保配合，避免在输注过程中因排便、呕吐等改变体位，牵拉输液管道，导致管道被拉脱，造成无法挽回的损失。

（3）落实2人核对患者姓名、住院号、血型，核对干细胞供者姓名、血型、脐血干细胞量（mL）。非亲缘造血干细胞须核对造血干细胞交接单：患者序号、捐献者编号、捐献者血型、造血干细胞量（mL）。

（4）输注骨髓血造血干细胞时须注意，供受者血型不相合时，必须先去除红细胞再输注。

（5）遵医嘱正确留取干细胞采集物标本，送检，取得重要治疗信息。

（马红梅）

第二十节　关节腔注射技术

一、目的

（1）四肢关节腔内积液，须行穿刺抽液检查或引流，或注射药物进行治疗。

（2）关节腔内注入药物或造影剂，行关节造影术，以了解关节软骨或骨端的变化。

（3）感染性关节炎、关节肿胀；关节创伤，关节积液、积血；骨性关节炎、关节积液的治疗。

（4）增进患者对相关知识的了解及自我效能感。

（5）服务对象对护理有良好的体验。

二、评估

（1）礼貌称呼并真诚问候患者。向患者及家属进行自我介绍。沟通时，与患者和家属保持目光交流。

（2）告知患者关节腔注射的目的，患者理解并同意。耐心解答患者的疑问。如患者或家属拒绝治疗，应与医生沟通。

（3）评估患者穿刺部位皮肤有无皮疹、破溃、感染；评估病情、意识、穿刺关节活动度，是否能配合取穿刺体位；既往是否接受过关节腔注射；有无相关药物过敏史；有无凝血功能障碍、出血性疾病；有无严重糖尿病、血糖控制不好等情况；非关节感染者有无发热及其他部位感染病灶；评估各种影像学资料，明确穿刺部位有无关节腔狭窄和畸形，有无关节腔积液，积液的位置和量。评估患者的心理状态，是否存在焦虑、抑郁、敌对、抗拒等负性心理，必要时进行相应干预以保证穿刺注射顺利实施，如对穿刺注射相关知识的健康教育，及时耐心地安慰、倾听与沟通，或寻求其他医护人员的支持与帮助等。

（4）了解患者有无家属或陪护人员陪伴。

（5）评估中，如发现患者有不适或特殊需求，及时给予相应处理或帮助。

三、操作前准备

1. 环境　环境清洁、安静；光线充足或有足够的照明；温度、湿度适宜。若为多人病房，病床之间有隔帘。

2. 物品　清洁干燥治疗车、快速手消毒剂、治疗盘、无菌关节穿刺包（内有穿刺针、5 mL 和 20 mL 注射器、洞巾、纱布）、局部麻醉药（1%～2%利多卡因）、18～20 号穿刺针及注射器、消毒液、无菌纱布，手套，按需要准备标本瓶、培养瓶、注射药物、绷带、无菌止血钳。

3. 患者及家属

（1）协助患者排大、小便。

（2）如患者有特殊心理状况影响操作实施，相关工作人员或家属对患者进行心理支持。

4. 护士

（1）佩戴胸牌，服装整洁。

（2）洗手、戴口罩。

（3）接触患者前，保持双手暖和。

（4）保持良好的情绪状态。

四、操作步骤

（1）核对医嘱，保证姓名、住院号或就诊卡号、时间等信息无误。

（2）核对用物。

（3）敲门进病室，携用物至患者床旁，确认患者身份和药物信息：核对患者的姓名、住院号或就诊卡号等身份信息；核对药名、浓度、剂量、用法、有效期、注射部位。

（4）向患者做好解释，消除顾虑，取得合作，根据穿刺部位协助患者取合适体位，注意保暖。

（5）穿刺人员严格无菌操作，戴口罩、帽子、无菌手套。

（6）根据穿刺部位，铺好治疗巾，避开血管、神经、肌腱等主要结构，选择易于进入关节腔部位；协助患者做穿刺关节主动或被动全方位运动，使关节腔打开、关节液均匀分布，找到关节间隙、确定穿刺点后做标识，碘附消毒，范围为以穿刺点为中心 5 cm 半径或全关节表面。

（7）穿刺点局部皮肤及皮下组织注射局部麻醉药（1%～2%利多卡因）。

（8）术者一手持注射器，一手固定穿刺点。穿刺顺利时可感觉到关节囊突破感，当针进入关节腔后，一手固定针头及注射器，另一手抽动注射器筒栓进行抽液。注药前要回抽是否有回血，确保在关节腔内方可注药。

（9）如穿刺不顺利或有骨性阻挡时，可以调整穿刺方向或穿刺点，尽可能避免重复穿刺。

（10）注射药物前应尽量抽吸干净关节腔积液观察关节液颜色及性状，遵医嘱留取标本化验。

（11）注射后无菌棉签按压至无出血，无菌敷料覆盖针眼，被动活动关节，让药液快速在关节腔内均匀分布。

（12）操作中密切观察患者病情，倾听患者的主述，如发现任何异常应立即暂停操作，给予相应的处理。

（13）如果穿刺失败，向患者表示歉意并酌情更换操作者。

（14）操作结束后协助患者取舒适卧位，整理好床单位，将呼叫器放在患者易取处。向患者及家属说明，如有需要随时按铃呼叫。

（15）15～30 min 后巡视患者，评估有无不良反应。询问患者有何其他需求，如看电视等并提供相应护理；对患者提出的疑问，耐心解答。口头感谢患者的配合。

（16）洗手、记录、签名。

五、注意事项

（1）严格无菌操作，以防关节腔感染。

（2）进针时应避开神经、血管及重要结构，避免损伤。

（3）根据患者情况，合理选择药物的剂型、剂量、注射容积、给药次数。

（4）可用7号针头注射麻药、穿刺及抽液、注射药物，或根据穿刺关节大小、积液多少、积液黏稠度选择适宜的针头。

（5）进针后先抽回血，如有说明刺入血管，应将穿刺针退出少许，改变方向再继续进针。回抽有积液时，可将穿刺针进入少许，尽量抽尽关节腔内的积液。但不可刺入过深，以免损伤关节软骨。

（6）抽出的液体认真用肉眼观察，初步判定其性状，给予及时治疗。例如，正常滑液为草黄色，清而透明。若为暗红色陈旧性血液，往往为外伤性；抽出的血液内含有脂肪滴，则可能为关节内骨折；浑浊的液体提示有感染，若为脓液，则感染的诊断确定无异。或者进一步做镜下检查、细菌培养和抗生素敏感试验。

（7）关节腔有明显积液者，穿刺后应加压包扎，适当给予固定。根据积液多少，确定再穿刺的时间。

（8）推药前应确保针尖在关节腔的空腔内，推注时无阻力，不可将药物注入软组织内。

（9）注射后要轻轻活动关节使药液分布均匀，建议患者24 h内避免剧烈活动。

（杨志敏）

第二十一节　亚低温治疗仪（冰毯机）操作

一、目的

（1）冰毯机利用半导体制冷原理，通过主机与冰毯的水循环，促进与毯面接触的皮肤进行传导散热，以达到降温的目的，并减少患者体内能量消耗，保护脑组织，减少脑耗氧，保护重要脏器的功能。

（2）冰毯机适用于：重型颅脑损伤、缺血缺氧性脑病、脑干损伤、脑缺血、脑出血、蛛网膜下腔出血的脑保护；高热患者的物理治疗；机体局部降温。

（3）增进患者对冰毯机相关知识的了解及自我效能感。

（4）做好与患者及家属的沟通，服务对象感觉良好。

二、评估

（1）评估患者病情，意识状态。礼貌称呼并真诚问候清醒患者；如有家属在旁，主动与家属打招呼。向患者及家属进行自我介绍。

（2）告知患者即将进行的操作技术目的，患者理解并同意。如患者对该项技术及相关事项有疑问，给予解释；如患者或家属拒绝治疗，应与医生沟通。

（3）评估患者皮肤有无破损、伤口；肢体有无偏瘫、功能障碍；评估患者的心理状态，是否存在焦虑、抑郁等心理，必要时进行相应干预以保证冰毯机操作的顺利实施，如操作前先向清醒患者或昏迷患者家属解释冰毯降温的必要性及临床意义，可能出现的不良反应及后果，取得患者及家属的配合。

（4）评估中，如发现患者有不适或特殊需求，及时给予相应处理或帮助。

三、操作前准备

1. 环境　病房内电源装置完好，环境清洁、安静；光线充足或有足够的照明；温度、湿度适宜。若为多人病房，病床之间有隔帘。

2. 物品　冰毯主机、毯面、温度传感器、电源线、管路、蒸馏水、体温计、冰毯防水罩、中单等。

3. 患者及家属　了解亚低温治疗的重要性及配合要点。

4. 护士

（1）佩戴胸牌，服装整洁。

（2）洗手、戴口罩。

（3）保持良好的情绪状态。

四、操作步骤

（1）核对用物和医嘱，保证患者床号、姓名、住院号或就诊卡号、时间等信息正确。

（2）敲门进病室，携用物至患者床旁，确认患者身份：核对患者的姓名、住院号或就诊卡号等身份信息。

（3）告知患者开始操作，协助患者取舒适、安全卧位。

（4）准备好仪器，连接好管道、毯子、传感器。①加水。检查水位，水位不足时加水，在主机背后找到加水口，加蒸馏水或自来水至显示屏要求水位（要求不低于下限条线上）。②铺毯。将患者身上过多衣物脱去，穿上单衣，并给予皮肤清洁，然后将冰毯平铺于患者床上，铺于患者肩部到臀部，不要触及颈部，以免因副交感神经兴奋而引起心跳过缓，并铺上床单。③连接传感器。传感器一端插入主机接口，另一端夹于腋窝。④开机。打开电源开关，水温表和体温表显示开机实测温度。⑤设定温度范围。亚低温治疗时温度介于 34～35℃；头部重点降温的患者维持温度在 33～34℃；发热患者的物理降温维持在 36～37℃。⑥降温速度以每小时降低 1～1.5℃为宜。⑦设定机温和水温。水温调节：根据患者的实际体温随时调节，高热降温时，当患者的实际体温达到 36～37℃时，应调高水温至 20℃或停机，亚低温治疗时，当患者体温＜32℃可适当调高水温 3～5℃。⑧设置体温下限报警值。体温报警下限设置比机温设定值低 1～2℃。

（5）监护患者：①密切观察患者意识、生命体征，每 30～60 min 观察并记录患者的实际体温和水温一次，随时调节水温以保持实际体温在预期体温范围内。②观察患者背部情况，有无苍白和青紫，每 1～2 h 翻身一次，以防压疮。③患者出现寒战、心律失常等并发症时及时报告医生给予相应的处理。④30 min 后测体温（如测腋温，一侧腋窝要停止降温 30 min 并擦干后再测量）。

（6）使用中注意观察仪器的液晶显示与体温设置、水温设置以及传感器脱落报警是否正常。合理摆放患者体位，各导管长度合适，无扭曲打折，操作时动作轻巧、稳当、正确、熟练。

（7）冰毯机使用完毕，按下“关机键”，断开电源，撤下冰毯，整理床单位，协助患者取舒适卧位，将呼叫器放在患者易取处。向患者及家属说明，如有需要随时按铃呼叫。

（8）询问患者有无其他需求并提供相应护理；对患者提出的疑问，耐心解答。

（9）整理用物，清洁仪器表面及各导线、水管，用物分类处理。

（10）洗手，记录患者病情、开机时间、生命体征变化及评价治疗效果。

五、注意事项

（1）冰毯机使用禁忌证：无绝对的禁忌证，相对禁忌证如下。①年老且伴有严重心功能不全或心血管疾病。②合并休克，尚未得到彻底纠正。③处于全身衰竭状态。④严重缺氧尚未纠正。

（2）亚低温治疗中不宜激烈搬动或翻动患者，以免引起体位性低血压。

（3）使用前检查水箱是否漏水，水箱内水量适宜，水箱内水应现用现加，检查冰毯是否漏水。正确连接电源、导水管及传感器，导水管外用不导电的塑胶管包裹，以保护安全。

（4）毯上不铺任何隔热用物，以免影响效果，可用单层吸水性强的床单，及时吸除因温差存在产生的水分。

（5）床单一旦浸湿，要及时更换，以免引起患者的不适。及时擦干冰毯周围凝聚的水珠，以免影响机器的正常运转，防止漏电发生。

（6）同时使用冰帽时，双耳及后颈部应垫上干毛巾或棉布，以免发生冻伤。清醒患者足部置热水袋，减轻脑组织充血，促进散热，增加舒适感。

（7）患者定时翻身擦背，以每小时翻身 1 次为宜，避免低温下皮肤受压，血流循环速度减慢，产生压疮。当皮肤发生青紫时，显示局部血液循环受阻，应暂停机。

（8）使用期间维护机器正常运转，体温波动明显时，应检查体温计放置位置是否正常。当降温效果不良时，应检查管道是否松脱，水槽水量是否足够。

（杨志敏）

第四章　现代外科护理技术

第一节　胃肠减压护理技术

一、目的

（1）引流胃内积液及胃肠道积气，解除或缓解肠梗阻所致症状。

（2）胃肠道手术的术前准备，减少术中胃肠胀气。

（3）术后引流胃内积液及胃肠道积气，减轻腹胀，减少吻合口及缝线张力，减轻切口疼痛，利于改善胃肠壁血液循环，促进切口愈合和胃肠道功能的恢复。

（4）观察引流液颜色、性状、量，了解病情变化和协助诊断。

（5）保障治疗效果及患者安全。

（6）增进患者对相关知识的了解及自我效能感。

（7）服务对象对护理有良好体验。

二、评估

（1）礼貌称呼并真诚问候患者。如有家属在旁，主动与家属打招呼。向患者及家属进行自我介绍。

（2）告知患者即将进行的操作技术目的，取得患者理解并同意。如患者对该项技术及相关事项有疑问，给予解释；如患者或家属拒绝操作，应与医生沟通。

（3）评估患者病情、自理能力、合作程度、意识状态；了解患者的心理状态，是否存在焦虑、抑郁、不配合心理，必要时进行相应干预以保证操作的顺利实施。

（4）评估患者鼻腔的通畅性、黏膜及周围皮肤情况；了解患者有无食管静脉曲张、活动性义齿；评估患者的腹部体征及胃肠道功能的恢复情况。

（5）评估中，如发现患者有不适或特殊需求，及时给予相应处理或帮助。

三、操作前准备

1. 环境　环境清洁、安静；光线充足；温度、湿度适宜。若为多人病房，病床之间有隔帘。

2. 物品　治疗单、清洁干燥治疗车、手消毒液、治疗盘（内备：治疗碗、镊子、纱布、50 mL 灌注器 1 支）/无菌鼻饲包（内备：治疗碗、镊子、止血钳、压舌板、纱布、胃管、50 mL 灌注器 1 支、治疗巾）、液状石蜡、棉签、一次性手套、一次性治疗巾、手电筒、压舌板、胃管、一次性负压引流盒、胃管标识、胶布、别针、听诊器、小水杯、记录单、笔、弯盘、生活和医用垃圾桶。

3. 患者

（1）必要时排大、小便。

（2）如患者有特殊心理状况影响操作实施，有相关工作人员或家属对患者进行心理支持。

4. 护士

（1）佩戴胸牌，服装整洁。

（2）洗手、戴口罩。

（3）保持良好的情绪状态。

（4）接触患者之前，保持双手暖和。

四、操作步骤

（1）核对医嘱，保证患者姓名、住院号等信息正确。

（2）核对用物。

（3）敲门进病室，携用物至患者床旁，确认患者身份，核对患者姓名、住院号或就诊卡号等身份信息。

（4）告知患者开始操作，有活动性义齿者，取下义齿。能配合者取半坐卧位或坐位；无法坐起者取右侧卧位；昏迷患者取去枕平卧位，头后仰，为患者保暖。

（5）将一次性治疗巾围于患者颌下，弯盘置于便于取用处。

（6）观察鼻腔是否通畅，选择通畅一侧，用棉签进行鼻腔清洁。

（7）打开胃管包装，取出胃管，将胃管投放入治疗盘/无菌鼻饲包。戴手套，检查胃管是否通畅。

（8）测量插入胃管的长度，并做标记。测量胃管插入长度的方法：前额发际至胸骨剑突处的距离；或者由鼻尖经耳垂至胸骨剑突处的距离。一般成人的插入长度为45～55 cm，应根据患者的身高等确定个体化长度。

（9）将少许液状石蜡倒于纱布上，润滑胃管前端。

（10）一手持纱布托住胃管，另一手持镊子夹住胃管前端沿鼻孔轻轻插入至咽喉部 10～15 cm时，根据患者具体情况进行插管，清醒患者，嘱患者吞咽，顺势将胃管向前推进，直至预定长度；昏迷患者，一手将患者头部托起，使下颌靠近胸骨柄，增大咽部通道的弧度，使管端沿后壁滑行，插入胃管至预定长度。

（11）插胃管过程中，密切观察患者病情变化，若出现恶心、呕吐，应暂停插入，嘱患者深呼吸；插入不畅时，检查胃管是否盘曲在口中或将胃管抽出少许，再小心插入；若出现呛咳、呼吸困难、发绀时，应立即拔管。

（12）使用以下三种方法同时判断胃管尖端是否在胃内。①在胃管末端连接灌注器抽吸，能抽出胃液。②置听诊器于患者胃部，快速经胃管向胃内注入 10 mL 空气，听到气过水声。③将胃管末端置于盛水的治疗碗内，无气泡逸出。

（13）确认胃管在胃内后，用胶布在鼻翼及颊部进行固定。

（14）检查一次性负压引流盒，排出负压引流盒内气体，连接胃管，固定于床边适当处。

（15）观察引流管是否通畅及引流液的颜色、性质、量。

（16）撤去弯盘、治疗巾，脱手套，粘贴胃管标识，注明置管日期、时间及置入深度等。

（17）再次核对，协助患者清洁口腔、鼻孔。

（18）协助患者取舒适卧位，整理床单位，将呼叫器放在患者易取处。向患者及家属说明，如有需要随时按铃呼叫。

（19）询问患者有何其他需求，如看电视等，并提供相应护理；对患者提出的疑问，耐心解答。口头感谢患者的配合。

(20) 处理用物。

(21) 洗手、记录、签名：准确记录24 h引流液的颜色、性状和引流量。

五、注意事项

(1) 插管时动作应轻柔，避免损伤食管黏膜，尤其是通过食管3个狭窄部位（环状软骨水平处，平气管分叉处，食管通过膈肌处）时。

(2) 插胃管过程中注意密切观察患者的病情变化，避免误吸。若患者出现恶心，应休息片刻，嘱患者深呼吸再插入；若患者出现呛咳、呼吸困难、发绀等情况，表明胃管误入气管，应立即拔管，休息后再行插管。

(3) 不推荐单独使用听诊气过水声或者观察气泡溢出作为判断胃管尖端位置。其他推荐的判断胃管插入胃内的方法还有检测胃管内抽出物pH、X线检查、超声检查、弹簧压力测量仪、机械通气患者使用二氧化碳监测法等。

(4) 妥善固定胃肠减压装置，维持有效负压，防止变换体位时加重对咽部的刺激及受压、脱出，影响减压效果。

(5) 胃肠减压期间，应做好患者口腔护理，保持口腔清洁。定期监测血水电解质水平，观察患者胃肠功能的恢复情况。观察引流的颜色、性质、量，并记录24 h引流量。

(6) 长期胃肠减压者，定期（参考胃管使用说明书）更换胃管，从另一侧鼻腔插入。

（汪　晖）

第二节　胸膜腔闭式引流护理技术

一、目的

(1) 引流胸膜腔内的气体、渗血或渗液。

(2) 保持引流通畅，维持胸腔内压力。

(3) 重建胸膜腔负压，使肺复张。

(4) 防止逆行感染。

(5) 观察引流液的颜色、性状、量。

(6) 增进患者对相关知识的了解及自我效能感。

(7) 服务对象对护理有良好体验。

二、评估

(1) 礼貌称呼并真诚问候患者；如有家属在旁，主动与家属打招呼。向患者及家属进行自我介绍。

(2) 告知患者即将进行的操作技术目的，患者理解并同意。如患者对该项技术及相关事项有疑问，给予解释；如患者或家属拒绝治疗，应与医生沟通。

(3) 评估患者病情、自理能力、合作程度、疼痛情况；了解患者的心理状态，是否存在焦虑、抑郁、不配合心理，必要时进行相应干预以保证操作的顺利实施。

(4) 评估患者生命体征，重点评估呼吸节律、频率、幅度和血氧饱和度；伤口敷料有无渗血、渗液、松脱；引流装置的固定情况、密闭性和通畅性；引流液的颜色、性状、量、流速及气泡逸出情况；引流管标识是否完整清晰；有无皮下气肿、气胸、出血、感染及复张性肺水肿等并发症。

（5）评估中，如发现患者有不适或特殊需求，及时给予相应处理或帮助。

三、操作前准备

1. 环境　环境清洁、安静；光线充足；温度、湿度适宜。若为多人病房，病床之间有隔帘。

2. 物品　治疗单、清洁干燥治疗车、洗手液、治疗盘、一次性治疗巾、一次性无菌胸腔闭式引流装置、生理盐水 500 mL、卵圆钳 2 把、一次性手套、无菌纱布 2 块、0.5%活力碘消毒液、75%乙醇、棉签、启瓶器、剪刀、胶布、记录单、笔、弯盘、生活/医用垃圾桶。

3. 患者

（1）必要时排大、小便。

（2）体位：采取半坐卧位，利于充分暴露引流管。

（3）如患者有特殊心理状况影响操作实施，相关工作人员或家属对患者进行心理支持。

4. 护士

（1）佩戴胸牌，服装整洁。

（2）洗手、戴口罩。

（3）保持良好的情绪状态。

（4）接触患者之前，保持双手暖和。

四、操作步骤

（1）核对医嘱，保证患者姓名、住院号或就诊卡号等信息正确。

（2）核对准备用物。①检查一次性胸腔引流装置有效期，包装有无破损、漏气。②取出引流瓶连接管放置适当处，备好胶布。③按取无菌溶液方法将生理盐水 500 mL 加入一次性胸腔引流瓶内。④将一次性胸腔引流瓶连接管与水封瓶长管紧密连接，长管没入液面 3～4 cm。平视观察胸腔引流瓶内液平面，用胶布做好标记，并注明日期及液体量。

（3）敲门进病室，携用物至患者床旁，确认患者身份：核对姓名、住院号或就诊卡号等身份信息。

（4）告知患者开始操作，协助患者取半坐卧位，为患者保暖。

（5）更换一次性胸腔引流装置。①铺治疗巾于引流管处下方，从近端向远端挤捏引流管，检查是否通畅。②取 2 把卵圆钳双重对向夹闭引流管接口适宜处。③戴手套，取无菌纱布包裹胸腔引流管与引流瓶连接管的接口处，分离胸腔引流管。④用纱布将胸腔引流瓶连接管前端包裹并向上提起，使引流液全部流入胸腔引流瓶内，观察引流液的颜色、性质、量，并将换下的引流瓶放入医用垃圾桶内。⑤消毒胸腔引流管连接口，另取无菌纱布包裹，将胸腔引流管与水封瓶连接管紧密连接，将胸腔引流瓶置于安全处，缓慢松开卵圆钳。⑥嘱患者深呼吸，观察引流瓶内水柱波动及有无气泡逸出等情况，保持引流瓶低于胸腔 60～100 cm。⑦在引流装置上标记更换日期、时间及责任人，并签名。撤治疗巾，脱手套。

（6）保持引流通畅，防止引流管打折、受压、扭曲、牵拉等。

（7）操作中密切观察患者病情，倾听患者的主述，如发现任何异常应立即暂停操作，给予相应的处理。

（8）协助患者取舒适卧位，整理床单位，将呼叫器放在患者易取处。向患者及家属说明，如有需要随时按铃呼叫。

(9) 询问患者有何其他需求，如看电视等，并提供相应护理；对患者提出的疑问，耐心解答。口头感谢患者的配合。

(10) 处理用物。

(11) 洗手、记录、签名。准确记录 24 h 引流液的颜色、性状和引流量。

五、注意事项

(1) 如患者血压平稳，应取半坐卧位（床头抬高 45°～60°），利于呼吸和引流液排出。

(2) 保持引流系统的密闭和无菌状态，水封瓶应位于胸部以下，不可倒转。

(3) 保持引流管长度适宜，引流管固定妥当，翻身活动时防止受压、扭曲、脱出。应观察水封瓶长管中水柱波动，正常情况下，水柱随呼吸波动范围为 4～6 cm。

(4) 保持引流管通畅，注意观察记录引流液颜色、性状、量。当出血量≥200 mL/h，呈鲜红色，有血凝块，同时伴脉搏增快，提示有活动性出血，须及时通知医生。

(5) 应遵循产品使用说明书要求更换引流装置，床旁备卵圆钳。若引流管完全脱出，应立即封闭切口，嘱患者勿剧烈咳嗽咳痰，并立即通知医生处理。

(6) 患者下床活动时，引流瓶的位置应低于膝盖且保持平稳，不应夹闭有气泡逸出的引流管，若需夹管，应遵医嘱执行。患者需平卧位检查时，应双重夹闭引流管，防止引流液逆流或空气进入。

（汪　晖）

第三节　腹腔引流护理技术

一、目的

(1) 及时将腹腔中的积血、积液引流至体外，保持引流通畅，防止逆行感染。

(2) 观察引流液的颜色、性状、量，早期识别或减少术后并发症发生。

(3) 保障治疗效果及患者安全。

(4) 增进患者对相关知识的了解及自我效能感。

(5) 服务对象对护理有良好的体验。

二、评估

(1) 礼貌称呼并真诚问候患者，如有家属在旁，主动与家属打招呼。向患者及家属进行自我介绍。

(2) 告知患者即将进行的操作技术目的，患者理解并同意。如患者对该项技术及相关事项有疑问，给予解释；如患者或家属拒绝治疗，应与医生沟通。

(3) 评估患者病情、自理能力、合作程度、疼痛情况；了解患者的心理状态，是否存在焦虑、抑郁、不配合心理，必要时进行相应干预以保证操作的顺利实施。

(4) 评估留置腹腔引流管的时间、数目、置管位置、通畅性，敷料有无渗血、渗液、松脱等，引流物的颜色、性状、量，引流管标识是否完整清晰。

（5）评估中，如发现患者有不适或特殊需求，及时给予相应处理或帮助。

三、操作前准备

1. 环境　环境清洁、安静；光线充足；温度、湿度适宜。若为多人病房，病床之间有隔帘。

2. 物品　治疗单、清洁干燥治疗车、洗手液、治疗盘、棉签、剪刀、皮肤消毒液、一次性引流袋、无菌换药碗、无菌纱布、无菌镊、卵圆钳、治疗巾、一次性手套、记录单、笔、弯盘、生活/医用垃圾桶。

3. 患者

（1）必要时排大、小便。

（2）如患者有特殊心理状况影响操作实施，相关工作人员或家属对患者进行心理支持。

4. 护士

（1）佩戴胸牌，服装整洁。

（2）洗手、戴口罩。

（3）保持良好的情绪状态。

（4）接触患者之前，保持双手暖和。

四、操作步骤

（1）核对医嘱，保证患者姓名、住院号等信息准确。

（2）核对用物。

（3）敲门进病室，携用物至患者床旁，确认患者身份，核对患者姓名、住院号或就诊卡号等身份信息。

（4）告知患者开始操作，协助患者取舒适体位，为患者保暖。

（5）更换一次性引流袋。①清点引流管数目，铺治疗巾于引流管处下方，从近端向远端挤捏引流管，检查是否通畅。②取卵圆钳夹闭近端适宜处。③取一次性引流袋，检查引流袋出口是否拧紧，并将引流袋挂于床边。④戴手套，取无菌纱布包裹引流管与引流袋连接管的连接处，一手捏住引流管，一手捏住引流袋自接口处分离。⑤用纱布将引流袋连接管前端包裹并向上提起，使引流液全部流入引流袋内，观察引流袋内引流液的颜色、性状、量，顺势将换下的引流袋放入医用垃圾桶内。⑥消毒引流管接口待干，连接新的一次性引流袋，妥善固定引流袋于床边，松卵圆钳。⑦观察有无引流液引出，引流袋应低于切口引流管引流口平面。⑧撤去治疗巾，脱手套，再次核对。

（6）保持引流通畅，防止引流管打折、受压、扭曲、牵拉等。

（7）操作中密切观察患者病情，倾听患者的主述，如发现任何异常应立即暂停操作，给予相应的处理。

（8）协助患者取舒适卧位，整理床单位，将呼叫器放在患者易取处。向患者及家属说明，如有需要随时按铃呼叫。

（9）询问患者有何其他需求，如看电视等，并提供相应护理；对患者提出的疑问，耐心解答。口头感谢患者的配合。

（10）处理用物。

（11）洗手、记录、签名。准确记录 24 h 引流液的颜色、性状和引流量。

五、注意事项

（1）引流管：妥善固定，标识清楚，保持通畅，引流管不能高于出口，以防逆行感染。如需使用引流管进行腹腔冲洗者，须严格遵循无菌操作原则。

（2）引流液：根据患者病情和引流情况调整监测频率。观察并记录引流液的颜色、性状和量，若发现引流液突然减少或增多、颜色性状改变，患者出现腹胀、发热、生命体征改变等异常情况应立即报告医生。对行负压引流者应根据引流液抽吸情况及时调整负压，维持有效引流。

（3）皮肤护理：保持引流管周围皮肤清洁、干燥，有渗血渗液或伤口敷料松脱、污染时应及时更换。

（4）并发症观察及护理：观察腹腔引流可能引起的不适症状或并发症，如疼痛、腹腔感染、腹腔出血、肠粘连、消化道瘘等，及时识别并通知医生处理。

（5）拔管指征：护士应了解拔管指征，协助医生进行早期拔管评估。在符合拔管指征的前提下鼓励早期拔管。

（汪　晖）

第四节　肛门坐浴技术

一、目的

（1）增进血运，促进炎症吸收，缓解肛门括约肌痉挛或减轻疼痛。

（2）清除分泌物，保持肛门清洁。

（3）保障安全。

（4）增进患者对相关知识的了解及自我效能感。

（5）使服务对象对护理有良好体验。

二、评估

（1）礼貌称呼并真诚问候患者，如有家属在旁，主动与家属打招呼。向患者及家属行自我介绍。

（2）告知患者即将进行的操作技术目的，征求患者理解和同意。如患者对该项技术及相关事项有疑问，给予解释；如患者或家属拒绝治疗，应与医生沟通。

（3）评估患者的年龄、病情、活动能力、感觉障碍或与感觉障碍相关的病史（如糖尿病）、药物过敏史等。

（4）了解患者有无家属或陪护人员陪伴。

（5）评估中，如发现患者有不适或特殊需求，应及时给予相应处理或帮助。

三、操作前准备

1. 环境

（1）环境安静、整洁、舒适；光线充足；温度、湿度适宜。注意保暖，关闭门窗。

（2）采用“U”形隔帘，如为普通隔帘，床尾需备屏风。

2. 物品　执行单、清洁干燥治疗车、洗手液、坐浴盆、坐浴椅、温度计、温水、药液（按医嘱配置）、毛巾（患者自备）。

3. 患者　了解肛门坐浴的注意事项并能配合，必要时有其他人员协助，指导患者排空膀胱。

4. 护士

（1）佩戴胸牌，服装整洁。

（2）洗手、戴口罩。

（3）保持良好的情绪状态。

（4）接触患者之前，保持双手暖和。

四、操作步骤

（1）核对医嘱，保证患者姓名、住院号等信息正确。

（2）核对用物。

（3）敲门进病室，携用物至患者床旁，确认患者身份：核对患者姓名、住院号或就诊卡号等身份信息。

（4）告知患者开始操作。将配置好的药液倒入坐浴盆内至1/2满（臀部应泡于药液中），用温度计检查水温为43～46℃。坐浴盆放于坐浴椅上。

（5）协助患者将裤子褪至膝盖，扶患者坐入盆中，注意保暖。

（6）5～10 min后检查患者，确认患者感觉舒适；观察患者面色、脉搏、呼吸。

（7）15～20 min后结束坐浴。

（8）坐浴后的护理。①用患者自备毛巾擦干臀部，评估患者皮肤完整性和治疗区域的状况。②协助患者穿好衣裤。③扶患者卧床休息，取舒适体位，酌情盖好盖被。

（9）询问患者有何其他需求，并提供相应护理，对患者提出的疑问，耐心解答。口头感谢患者的配合。

（10）处理用物。

（11）洗手、记录、签名。记录坐浴的日期和时间，坐浴温度和使用的任何药物，患者坐浴前后的皮肤评估结果、疼痛程度及对坐浴的反应。

五、注意事项

（1）热水坐浴前先排尿、排便，因热水可刺激肛门、会阴部易引起排尿、排便反应。

（2）坐浴部位若有伤口，坐浴盆、溶液及用物必须无菌，坐浴后应用无菌技术处理伤口。

（3）女性患者经期、妊娠后期、产后2周内、阴道流血和盆腔急性炎症期不宜坐浴，以免引起和加重感染。

（4）坐浴过程中，注意观察面色、脉搏、呼吸，倾听患者主诉，有异常应停止坐浴，扶患者上床休息。

（5）坐浴结束后，协助患者缓慢起身，评估有无头昏和平衡不良情况，预防跌倒。

（汪　晖）

第五节　大量不保留灌肠技术

一、目的

(1) 解除便秘，排除肠胀气。

(2) 灌入低温溶液为高热患者降温。

(3) 清洁肠道，为肠道手术、检查做准备。

(4) 稀释和清除肠道内的有害物质，减轻中毒。

(5) 保障治疗效果及患者安全。

(6) 增进患者对相关知识的了解及自我效能感。

(7) 服务对象对护理有良好体验。

二、评估

(1) 礼貌称呼并真诚问候患者；如有家属在旁，主动与家属打招呼。向患者及家属进行自我介绍。

(2) 告知患者操作技术目的及配合要点，患者理解并同意。如患者对该项技术及相关事项有疑问，给予解释；如患者或家属拒绝治疗，应与医生沟通。

(3) 评估患者年龄、病情及耐受度，肛周皮肤状况，腹部有无膨隆及硬块，有无内痔、有无灌肠禁忌等；评估患者的生活习惯和心理状态，是否存在焦虑、抑郁、抗拒等负性心理，必要时进行相应干预以保证此项操作的顺利实施。

(4) 了解患者有无家属或陪护人员陪同。

(5) 评估中，如发现患者有不适或特殊需求，应及时给予相应处理或帮助。

三、操作前准备

1. 环境

(1) 环境安静、整洁、舒适；光线充足；温度、湿度适宜，注意保暖，关闭门窗。

(2) 保护患者隐私，可采用"U"形隔帘，如为普通隔帘，床尾需备屏风。

2. 物品　清洁干燥治疗车、快速手消毒剂、治疗盘、一次性灌肠袋、一次性防水垫单、卵圆钳、水温计、棉签、润滑剂、纸巾、一次性医用检查手套、量杯、灌肠溶液（成人 500～1 000 mL，小儿 200～500 mL，溶液温度 39～41℃，降温时用 28～32℃，中暑用 4℃）、输液架、记录单、笔、弯盘、生活/医用垃圾桶，酌情备屏风、便盆。

3. 患者

(1) 排空膀胱。

(2) 了解大量不保留灌肠的注意事项及配合要点。

(3) 如患者有特殊心理状况影响操作实施，相关工作人员或家属对患者进行心理支持。

4. 护士

(1) 佩戴胸牌，服装整洁。

(2) 洗手、戴口罩，必要时穿隔离衣。

（3）保持良好的情绪状态。

（4）接触患者之前，保持双手暖和。

四、操作步骤

（1）核对医嘱，保证患者姓名、住院号、治疗项目等信息正确。

（2）核对用物。

（3）敲门进病室，携用物至患者床旁；确认患者身份，核对患者的床号、姓名、手腕带等信息。

（4）告知患者开始操作，协助患者取左侧卧位、屈膝，协助患者脱下裤子至膝下，将臀部挪至床外缘，将一次性防水垫单垫于患者臀下，置弯盘于臀边，注意保暖及保护患者隐私。

（5）排气：将灌肠袋挂于输液架上，卵圆钳夹闭灌肠管，液面高度至肛门 40～60 cm。伤寒患者一次灌肠量不超过 500 mL，高度低于 30 cm，排尽空气。

（6）润滑灌肠管：戴好一次性手套，取润滑剂润滑灌肠管前端 7～10 cm，再次排空灌肠管内空气。

（7）插管灌液：①左手拿纸巾分开肛门，暴露肛门口，告知患者深呼吸，右手将灌肠管轻旋插入 7～10 cm（儿童 4～7 cm），置入后固定灌肠管，使灌肠液缓缓流入患者肛门内。②观察液面下降情况及患者反应：a. 如果液体流入受阻可前后移动灌肠管或挤捏灌肠管；b. 如果患者感觉腹胀或有便意，可告知患者深呼吸，转移患者注意力或降低灌肠袋的高度，减轻腹部压力；c. 若患者出现面色苍白、脉搏细速、出冷汗、气促等不适情况，应立即停止灌肠并报告医生及时处理；d. 根据患者的反应适当调整灌肠速度。

（8）拔管整理：①待灌肠液流尽后，用卵圆钳夹闭灌肠管，用卫生纸包裹住灌肠管，轻旋拔出丢入医疗垃圾桶，擦净患者肛门及肛周皮肤。②撤去弯盘及垫单，脱手套，洗手。③再次核对患者信息，整理床单位，给予患者便盆及纸巾，告知患者保留5～10 min后再排便。

（9）操作过程中，护士动作轻柔。

（10）操作结束后协助患者取舒适卧位，整理好床单位，将呼叫器放在患者易取处。向患者及家属说明，如有需要随时按铃呼叫。

（11）询问患者有何其他需求，如看电视等，并提供相应护理；行健康宣教，对患者提出的疑问，耐心解答；口头感谢患者的配合；酌情开窗通风。

（12）洗手、记录、签名：在护理记录单上记录排便等情况。

五、注意事项

（1）针对不同疾病，遵医嘱选择正确的灌肠溶液，严格掌握灌肠液的温度、浓度、压力和量。①颅脑疾病患者、心脏疾病患者、老年患者及儿童等灌肠时压力要低，流速要缓慢。②伤寒患者灌肠液面不得高于肛门 30 cm，液量不超过 500 mL，用等渗盐水。③充血性心力衰竭、水钠潴留患者禁用生理盐水灌肠。④肝性脑病及昏迷患者禁用肥皂水灌肠，以减少氨的产生和吸收。⑤直肠、结肠和肛门术后及大便失禁的患者不宜灌肠。⑥妊娠、急腹症、消化道出血、严重心血管疾病患者禁忌灌肠。⑦降温灌肠用 28～32℃等渗盐水，保留 30 min 后排便，排便 30 min 后测量体温；中暑患者用 4℃生理盐水灌肠。

（2）对痔疮患者，应选用管径小的灌肠管，插管时动作要轻柔，以防损伤肛门。

（3）若患者出现面色苍白、脉搏细速、出冷汗、气促、心慌、剧烈腹痛等情况，应立即停止灌肠并报告医生，采取急救措施。

（4）指导患者保持健康生活习惯以维持正常排便。

（曾铁英）

第六节　脑室外引流护理技术

一、目的

（1）保持引流通畅，降低颅内压。

（2）减少脑膜刺激征，预防蛛网膜粘连。

（3）防止逆行感染。

（4）取脑脊液标本，做生化检查和细胞学检查。

（5）保障治疗效果及患者安全。

（6）增进患者对相关知识的了解及自我效能感。

（7）服务对象对护理有良好的体验。

二、评估

（1）礼貌称呼并真诚问候患者；如有家属在旁，主动与家属打招呼。向患者及家属进行自我介绍。

（2）告知患者操作技术目的及配合要点，征求患者理解和同意，对昏迷不能合作的患者要向其家属做好解释，说明脑室引流的目的以及对患者进行保护性约束的必要性。若患者对该项技术及相关事项有疑问，给予解释；若患者或家属拒绝治疗，应与医生沟通。

（3）评估患者的年龄、病情、意识、瞳孔、生命体征及头痛、呕吐等；评估患者伤口敷料是否干燥，有无渗血、渗液，管道有无松脱，引流管的高度是否适宜，观察引流液的颜色、性状和量。评估患者吸氧、心电监护、输液及体位情况，必要时进行相应干预以保证脑室外引流管护理的顺利实施。评估患者的心理状态和配合度，是否存在焦虑等负性心理。

（4）了解患者有无家属或陪护人员陪同。

（5）评估中，如发现患者有不适或者特殊需求，及时给予相应处理或帮助。

三、操作前准备

1. 环境　环境清洁、舒适、安静；光线充足；温度、湿度适宜。病床之间配备隔帘。

2. 物品　清洁干燥治疗车、快速手消毒剂、治疗盘、皮尺、碘附、棉签、弯盘、剪刀、胶布、一次性无菌脑室引流装置（或无菌引流袋）、无菌换药碗（内放无菌纱布 3 块、无菌镊 1 把）、卵圆钳或血管钳 1 把、一次性无菌治疗巾 2 块、无菌手套、绷带、医嘱单、治疗单、医疗垃圾桶、生活垃圾桶，另备引流瓶专用固定架。必要时备约束带。

3. 患者

（1）取平卧位，避开进餐及休息时间。

（2）必要时排大、小便。

（3）了解脑室外引流的护理技术的目的及配合要点。

4. 护士

(1) 佩戴胸牌，服装整洁。

(2) 洗手、戴口罩。

(3) 保持良好的情绪状态。

(4) 接触患者之前，保持双手暖和。

四、操作步骤

(1) 核对医嘱，保证患者姓名、住院号、治疗项目等信息正确。

(2) 核对用物。

(3) 敲门进病室，携用物至患者床旁；确认患者身份，核对患者的床号、姓名、手腕带等信息，酌情拉隔帘，保护患者隐私。

(4) 告知患者开始操作，取合适体位，垫治疗巾于脑室外引流管与引流瓶连接口下适宜处。

(5) 测量高度：用皮尺从引流管出口做水平线至床头架并用胶布做好标记，再将引流瓶专用固定架上的零点与胶布对齐。

(6) 准备并固定更换的脑室外引流装置：戴手套，关闭引流装置活塞，用无菌纱布包裹引流装置头端。用绷带将引流瓶固定在专用固定架上，引流瓶出液口高度与固定架 10～15 cm 的刻度平齐。将引流瓶固定在床边，固定妥善后向医生确定高度是否恰当。

(7) 分离：在接口近端 5 cm 处用卵圆钳夹闭引流管，取无菌纱布包裹引流瓶与脑室外引流管的连接处并分离。

(8) 将引流瓶连接管前段向上提起，使引流液全部流入引流瓶内，观察引流液的颜色、性状和量。将换下的引流瓶放入医用垃圾袋内。

(9) 取无菌棉签蘸取消毒液，依次消毒脑室引流管内侧面、横截面及外侧面，待干，取无菌纱布包裹。

(10) 取一次性脑室外引流装置，去除连接端保护帽，将引流装置与引流管连接牢固。

(11) 妥善固定引流瓶，松卵圆钳，打开三通总开关及调速开关，确定引流通畅后调节引流速度。正常成人脑脊液的分泌量为 400～500 mL/24 h，故引流速度一般控制在 15～20 mL/h 以内，预防过度引流引起低颅压。或根据医嘱适当调节引流速度。

(12) 操作过程中，护士应动作轻柔。

(13) 严密观察引流是否通畅，引流液的颜色、性状和量，引流速度，穿刺处敷料情况，患者的意识、瞳孔等病情变化，如有异常及时通知医生处理。

(14) 撤去治疗巾，更换头部治疗垫巾，脱手套。

(15) 再次核对。协助患者取舒适卧位，适当限制患者头部活动范围，整理床单位，将呼叫器放在患者易取处。向患者及家属说明，如有需要随时按铃呼叫。

(16) 询问患者是否其他需求，并提供相应护理；对患者提出的疑问耐心解答。口头感谢患者的配合。

(17) 洗手、记录、签名：在护理记录单上记录脑脊液的颜色、性状及量。

五、注意事项

(1) 引流瓶液面最高点高于侧脑室平面以上 10～15 cm，对血肿腔引流者，引流装置要低于脑室水平。不可随意移动引流瓶的高度，位置过高影响脑脊液引流，使颅内压增高，过低使脑脊液流失，导致颅内压降低。

(2) 引流早期（1～2 h）注意引流速度，切忌引流过快、过多，引起颅内压骤然降低，导致意外发生。

(3) 引流管不可受压、扭曲、成角、折叠，应适当限制患者头部活动范围，活动及翻身时应避免牵拉引流管。搬动患者时，应先夹闭引流管，待患者安置稳定后再打开引流管。

(4) 严格遵守无菌操作原则：定时更换引流瓶，更换前应先夹闭引流管以免管内脑脊液逆流入脑室。

(5) 术后每隔 30～60 min 观察患者的意识、瞳孔、呼吸、脉搏、血压、体温的变化并做好记录。注意观察患者有无头痛、呕吐等异常，如有发生应立即告知医生处理。

(6) 观察并记录脑脊液的颜色、量及性状：正常脑脊液无色透明，无沉淀，术后1～2 d脑脊液可略呈血性，以后转为橙黄色。感染后的脑脊液浑浊，呈毛玻璃或有絮状物，患者有颅内感染的全身及局部表现。

(7) 脑室引流管一般放置 7～10 d，不应超过 2 周。拔管前复查头颅 CT，并先夹闭引流管 24 h，评估患者有无头痛、呕吐等颅内压增高症状，如出现上述症状则推迟拔管。拔管时，应先夹闭引流管，以免液体逆流入脑室引起感染。拔管后注意引流管是否完整，并严格观察有无颅内压增高及局部有无脑脊液漏出，发现异常及时通知医生妥善处理，以免引起颅内感染。

（曾铁英）

第七节 膀胱冲洗技术

一、目的

(1) 对长期留置导尿管者，保持尿液引流通畅，预防感染，减少并发症。

(2) 治疗膀胱疾病，如膀胱炎、膀胱肿瘤。

(3) 清除膀胱内的血凝块、细菌、黏液等，预防膀胱感染。

(4) 前列腺及膀胱手术后，持续膀胱冲洗预防血凝块形成。

(5) 保障治疗效果及患者安全。

(6) 增进患者对相关知识的了解及自我效能感。

(7) 服务对象对护理有良好体验。

二、评估要点

(1) 礼貌称呼并真诚问候患者；如有家属在旁，主动与家属打招呼。向患者及家属进行自我介绍。

(2) 告知患者操作技术的目的及配合要点，征求患者同意及配合。若患者对该项技术及相关事项有疑问，给予解释；若患者或家属拒绝治疗，应与医生沟通。

(3) 评估患者年龄、病情、自理能力、意识状态及合作情况等；评估患者尿液的性状，有无尿频、尿急、尿痛、膀胱憋尿感，是否排尽尿液、尿管型号及尿管通畅情况等。

(4) 了解患者有无家属或陪护人员陪同。

(5) 评估中，若发现患者有不适或特殊需求，应及时给予相应处理或帮助。

三、操作前准备

1. 环境 环境洁净、舒适，光线充足，温度、湿度适宜。病床之间有隔帘。

2. 物品 清洁干燥治疗车、快速手消毒剂、治疗盘、碘附、棉签、纱布、冲洗液、一次性膀胱冲洗器、卵圆钳、一次性防水治疗巾、无菌治疗巾、一次性手套、标签、膀胱冲洗标识牌、医嘱单、治疗卡、水温计、弯盘、医疗垃圾桶、生活垃圾桶，酌情备输液架、屏风等。

3. 患者

(1) 患者取平卧位，避开进餐及休息时间。

(2) 患者已留置导尿管且引流通畅。

(3) 了解膀胱冲洗的目的及配合要点。

(4) 如患者有特殊心理状况，影响操作实施，相关工作人员或家属对患者进行心理支持。

4. 护士

(1) 佩戴胸牌，服装整洁。

(2) 洗手、戴口罩。

(3) 保持良好的情绪状态。

(4) 接触患者之前，保持双手暖和。

四、操作步骤

(1) 核对医嘱，确保患者姓名、住院号或就诊卡号、治疗项目等信息正确。

(2) 核对用物。

(3) 敲门进病室，携用物至患者床旁；确认患者身份，核对患者的床号、姓名、手腕带等信息。

(4) 告知患者开始操作，协助患者取平卧位位，注意保暖。拉隔帘，酌情使用屏风保护患者隐私。

(5) 开放尿袋开关，排空膀胱内尿液。

(6) 核对冲洗液，开启膀胱冲洗液瓶盖，常规消毒瓶塞，打开膀胱冲洗器，关闭活塞，取出针头插入瓶塞。

(7) 将膀胱冲洗液挂于输液架上，使瓶内液面距床面 60 cm，排尽空气，关闭活塞，对光检查冲洗器管道内有无空气。

(8) 戴手套，铺无菌治疗巾于导尿管和引流袋接口处，酌情在患者臀下垫一次性防水治疗巾，注意为患者保暖。

(9) 用卵圆钳夹闭导尿管，0.5%活力碘消毒尿管内口。连接冲洗器引流插管，松开卵圆钳。

(10) 打开膀胱冲洗器活塞，根据医嘱调节冲洗速度（一般为 60～80 gtt/min），冲洗液温度保持在 35℃左右。检查引流是否通畅并妥善固定各导管。

(11) 若为间断性膀胱冲洗，滴入冲洗液 200～300 mL 或患者有尿意后，关闭调节器，使滴入的冲洗液在膀胱内保留 15～30 min 后开放引流管，排出冲洗液，全部引流出来后再关闭引流管，如此反复操作至引流液澄清；若为持续性膀胱冲洗，保持冲洗导管和引流管开放，根据引流液颜色调节冲洗速度，颜色越深冲洗速度越快，直至引流液澄清。冲洗过程中观察患者反应，必要时减慢冲洗速度或暂停冲洗。

(12) 再次核对患者信息，悬挂膀胱冲洗牌，填写膀胱冲洗卡，挂于输液架上。

（13）操作过程中，护士应动作轻柔。

（14）膀胱冲洗完毕，关闭膀胱冲洗器活塞，用卵圆钳夹闭导尿管，分离接头处，再次消毒尿管末端，连接新集尿袋。松开卵圆钳。

（15）妥善固定集尿袋及尿管，酌情清洁外阴部，撤去治疗巾。

（16）协助患者取舒适卧位，整理床单位，将呼叫器放在患者易取处。向患者及家属说明，如有需要随时按铃呼叫。

（17）询问患者有何其他需求，如看电视等，并提供相应护理；对患者提出的疑问，耐心解答。口头感谢患者的配合。

（18）撤去膀胱冲洗器等，分类处理用物。

（19）洗手、记录、签名：在护理记录单上记录冲洗液的量，引流液颜色、性状及量等。

五、注意事项

（1）遵守无菌操作原则，保持会阴部清洁，预防逆行感染。

（2）操作中应保护患者隐私。密切观察患者病情，倾听患者的主诉，冲洗时若患者感觉不适，应减缓冲洗速度及量，必要时停止冲洗，密切观察。

（3）冲洗液温度：冲洗液温度保持在35℃左右，温度过高可导致膀胱血管扩张，增加出血的风险，温度过低易导致膀胱痉挛所致的下腹部疼痛。

（4）冲洗速度：根据流出液的颜色调节，色浅则慢；色深则适量加快。如流出液突然变为鲜红色，应先加快冲洗速度，如仍未改善，及时通知医生，配合处理，注意预防失血性休克。

（5）持续膀胱冲洗时，若单位时间内排出液明显少于冲洗液时，应观察引流液和冲洗液的量是否一致。若引流的液体少于灌入的液体量，应考虑是否有血块或脓液阻塞，可增加冲洗次数或更换导尿管。

（6）根据患者病情进行适当健康宣教，指导多饮水，以达到生理性冲洗尿路的目的。

（曾铁英）

第八节　膀胱灌注技术

一、目的

（1）预防膀胱肿瘤复发。

（2）治疗膀胱肿瘤和特殊类型的膀胱炎。

（3）辅助用于激光治疗、微波凝固治疗、微波温热治疗。

（4）保障治疗效果及患者安全。

（5）增进患者对相关知识的了解及自我效能感。

（6）服务对象对护理有良好体验。

二、评估要点

（1）礼貌称呼并真诚问候患者；如有家属在旁，主动与家属打招呼。向患者及家属进行自我介绍。

（2）告知患者操作技术的目的及配合要点，征求患者理解和同意，必要时签署患者知情同意书。如患者对该项技术及相关事项有疑问，给予解释；若患者或家属拒绝治疗，应与医生沟通。

（3）评估患者年龄、病情、灌注史、自理能力、意识状态及合作情况等；评估患者的尿液性状，有无尿道狭窄，有无血尿、尿频、尿急、尿痛等。

（4）询问患者有无相关药物过敏史。

（5）了解患者有无家属或陪护人员陪同。

（6）评估中，若发现患者有不适或特殊需求，应及时给予相应处理或帮助。

三、操作前准备

1. 环境　环境洁净、舒适，光线充足，温度、湿度适宜。病床之间有隔帘。

2. 物品　清洁干燥治疗车、治疗盘、适宜型号的一次性导尿包（内有弯盘 2 个、导尿管 2 根、消毒棉球若干、液状石蜡、血管钳 2 把、洞巾等）、注射器、无菌手套、橡胶单、治疗巾（或一次性尿垫）、膀胱灌注药物、医嘱单、执行单、快速手消毒剂、医疗垃圾桶、生活垃圾桶，酌情备屏风、无菌溶液、尿管标识。

3. 患者

（1）告知患者排空膀胱。

（2）了解膀胱灌注技术的目的及配合要点。

（3）确认患者 2 h 内未饮水及各种流质饮食、输液及服用利尿剂。

4. 护士

（1）佩戴胸牌，服装整洁。

（2）洗手、戴口罩。

（3）保持良好的情绪状态。

（4）接触患者之前，保持双手暖和。

四、操作步骤

（1）核对医嘱，确保患者姓名、住院号、操作项目等信息准确。

（2）遵医嘱配备膀胱灌注药物，核对用物。

（3）敲门进病室，携用物至患者床旁，确认患者身份：核对患者的床号、姓名、手腕带等信息。

（4）协助患者取平卧位，松开床尾盖被，并注意保暖。酌情关闭门窗，或用屏风遮挡患者。操作中注意动作轻柔，语调温和，不影响其他患者。

（5）协助患者脱对侧裤腿盖于近侧腿上，并用大毛巾遮盖，对侧用盖被遮盖。患者取仰卧屈膝位，两腿自然分开，暴露外阴。

（6）铺橡胶单和治疗巾（或一次性尿垫）于臀下。

（7）消毒患者会阴周围 2 遍，根据导尿技术为患者插入导尿管，将膀胱内尿液充分引出。

（8）将配置好的灌注液注入膀胱，缓慢、均速灌注药物。在灌注过程中，密切观察患者病情和灌注反应。

（9）注药完毕后，反折导尿管末端，将注射器与导尿管末端分离。抽取 5～10 mL 空气，再次将注射器与导尿管末端连接，松开反折，缓慢注入空气使导尿管内药物完全进入膀胱内，再次反折导尿管末端，缓慢抽出导尿管，避免药物流出。对于需要留置尿管的患者，在以上步骤操作完毕后夹闭尿管，妥善固定集尿袋，在尿管末端粘贴尿管标识，注明置管时间、置管人。

(10) 撤去治疗巾，脱手套，再次确认患者信息、执行单、膀胱灌注液正确。

(11) 操作结束后协助患者穿好衣裤，取舒适卧位，整理好床单位。

(12) 询问患者需要，行健康宣教，告知患者卧床休息并憋尿 1～2 h，协助患者适当间断变换体位，平卧、俯卧、左侧卧、右侧卧各 15～30 min，使药液充分与膀胱壁接触。

(13) 排空灌注液时，注意观察患者尿量、尿液颜色、有无尿道灼烧感等不良反应，并嘱患者多饮水。

(14) 分类处理用物，洗手，记录：在护理记录单上记录灌注药液名称和剂量，保留时间以及患者排出尿液的情况。

五、注意事项

(1) 严格遵循无菌原则，预防医源性感染。

(2) 膀胱内活动性出血、合并膀胱穿孔、合并急性泌尿系感染的患者禁忌膀胱灌注。

(3) 如有化学性膀胱炎、血尿等症状，遵医嘱延长灌注时间间隔、减少剂量、使用抗生素等，特别严重者暂停膀胱灌注。

(4) 护士在配置化疗药时应佩戴双层乳胶手套，做好职业防护。

(5) 充分溶解药物，减少膀胱刺激征的发生。

(6) 在灌注过程中，密切观察患者病情和灌注反应，指导患者灌注过程中深呼吸，尽量放松，以减少疼痛，若出现腹痛、腹胀、膀胱剧烈收缩及灌注液滴入不畅时，应暂停灌注。

(7) 灌注药物后，患者会有轻微腹胀感，应尽可能憋住尿液，保证药物作用时间，并变换体位，以保证最佳疗效。

(8) 排空灌注液时，避免跌倒等意外发生。注意观察患者尿量、尿液颜色、有无尿道灼烧感等不良反应，做好记录。

(9) 灌注前 2 h 内患者禁饮水、输液及服用利尿剂；排空灌注液后 24 h 内鼓励患者多饮水，避免喝茶、咖啡、乙醇以及可乐类饮料，以减少膀胱刺激。

(曾铁英)

第九节　踝泵运动护理技术

一、目的

(1) 踝泵运动，是通过踝关节的运动，起到像泵一样的作用，促进下肢的血液循环和淋巴回流，对预防下肢静脉血栓有重要作用。

(2) 护理的目的是帮助患者更好地完成踝泵运动，预防并发症，促进康复。

(3) 增进患者对相关知识的了解及自我效能感。

(4) 服务对象对护理有良好的体验。

二、评估

(1) 礼貌称呼并真诚问候患者；如有家属在旁，主动与家属打招呼问好。向患者及家属进行自我介绍。

（2）告知患者踝泵运动的操作技术目的，患者理解并同意。如患者对该项技术及相关事项有疑问，给予解释；如患者或家属拒绝治疗，应与医生沟通。

（3）评估患者的全身情况：病情、意识状态、年龄、生活自理能力、双下肢血运情况（皮肤颜色，破溃，肿胀，感觉及运动等）；评估患者踝泵运动的时机，麻醉消退后即可开始踝泵运动。

（4）评估患者的心理状态、自理能力和配合能力，必要时进行干预以帮助患者更好地配合踝泵运动的顺利进行。

（5）评估患者的家庭、社会支持情况，有无家属或陪护人员陪伴。

（6）评估过程中，如发现患者有不适或特殊需求，应及时给予相应处理或帮助。

三、操作前准备

1. 环境　环境清洁、安静；光线充足；温度、湿度适宜。如为多人病房，病床之间有隔帘。

2. 物品　无。

3. 患者

（1）患者无不适或无疼痛时期。

（2）避开查房、治疗、休息和进餐时间。

（3）协助患者取舒适体位，注意保暖。

（4）如患者有特殊心理状况，影响操作实施，相关工作人员或家属对患者进行心理支持。

4. 护士

（1）佩戴胸牌，服装整洁。

（2）洗手、戴口罩。

（3）接触患者前，保持双手温暖。

（4）向患者解释踝泵运动的目的、过程、锻炼时间和频率等。

四、操作步骤

（1）核对医嘱，保证患者姓名、住院号等各项信息无误。

（2）协助患者取仰卧位或半坐卧位，双腿伸展略分开，膝部伸直，放松。

（3）踝泵运动分为踝关节跖屈、背伸运动和踝关节旋转运动。一手轻轻握住患者足踝部，一手握住脚掌。

（4）踝关节跖屈运动：最大限度脚尖朝下，保持 10 s。

（5）踝关节背伸运动：尽力使脚尖朝向自己，最大限度保持 10 s。

（6）踝关节旋转运动：①以踝关节为中心，脚趾做旋转，尽量保持动作幅度最大，旋转一周后放松。可顺时针、逆时针交替进行。②病情允许，疼痛减轻，跖屈背伸基础上增加旋转动作，胫腓骨下段骨折禁忌环绕。以上每组运动后，询问患者感受，疼痛不能耐受者，立即停止运动。必要时，可请医生看患者，酌情使用止痛药。先休息，循序渐进，逐步锻炼。

（7）注意为患者保暖及保护患者隐私。

（8）询问患者感受，对运动方法的示范是否清楚，必要时给予重复指导。对患者正确动作给予肯定和鼓励，对患者做得不足的地方及时给予指正。对患者提出疑问，耐心解答。

（9）做好患者的健康指导。①锻炼频率：每天 3～4 次，每次 20～30 组。可根据患者的活动耐受能力适当调整运动时间和频次。②鼓励患者主动运动，可促进静脉血液循环及淋巴回流，预防下肢深静脉血栓形成，预防肌肉萎缩、关节僵硬。

（10）整理床单位，协助患者取舒适体位。

（11）询问患者有无其他需求，并给予相应的护理。将床头铃放在合适位置，如有需要随时按呼叫器呼叫。

（12）酌情开帘，轻轻关门。完善护理记录。

五、注意事项

（1）踝泵运动的禁忌证：胫腓骨下端骨折、踝关节不稳、踝部骨折不愈未做内固定、骨肿瘤、踝关节术后足部有石膏固定者、病情不稳定等。

（2）一般下肢手术麻醉消退后即可以进行练习踝泵运动。刚开始练习时用较小的力量，逐渐适应后增加强度；练习中如患者感觉疼痛明显，可以减少训练时间和次数。

（辜丽江）

第十节　颌枕带牵引护理技术

一、目的

（1）颌枕带牵引适用于颈椎骨折、脱位、颈椎间盘突出和神经根型颈椎病。

（2）护理的目的是维持正常牵引。牵拉关节和骨骼，使脱位的关节和错位的骨折复位，并能维持正确的位置；牵拉和固定关节，以减轻关节面所承受的压力，缓解疼痛。

（3）矫正畸形。

（4）增进患者对相关知识的了解及自我效能感。

（5）服务对象对护理有良好的体验。

二、评估

（1）礼貌称呼并真诚问候患者；如有家属在旁，主动与家属打招呼问好。向患者及家属进行自我介绍。

（2）告知患者颌枕带牵引的操作技术目的，患者理解并同意。如患者对该项技术及相关事项有疑问，给予解释；如患者或家属拒绝治疗，应与医生沟通。

（3）评估患者的全身情况：病情、意识状态、年龄、四肢感觉运动等；有无冠心病、高血压、糖尿病等全身疾病；评估患者颌枕带牵引的目的、时间、有无禁忌证；评估患者头颈部的皮肤状况。

（4）评估患者的心理状态、自理能力和配合能力，必要时进行干预以帮助患者更好地配合颌枕带牵引操作的顺利进行。

（5）评估患者的家庭、社会支持情况，有无家属或陪护人员陪伴。

（6）评估过程中，如发现患者有不适或特殊需求，应及时给予相应处理或帮助。

三、操作前准备

1. 环境　环境清洁、安静；光线充足；温度、湿度适宜。如为多人病房，病床之间有隔帘。

2. 物品　硬板床、颌枕带（根据患者头围选择）、牵引绳、牵引弓、牵引钩、牵引架、牵引砣（根据患者体重选择）、颈椎枕、小毛巾。

3. 患者

（1）必要时排大、小便。

（2）如患者有特殊心理状况，影响操作实施，相关工作人员或家属对患者进行心理支持。

（3）协助患者取去枕仰卧位，注意保暖。

4. 护士

（1）佩戴胸牌，服装整洁。

（2）洗手、戴口罩。

（3）向患者解释颌枕带牵引操作的目的、部位方法、注意事项。

（4）接触患者前，保持双手暖和。

四、操作步骤

（1）核对医嘱，保证患者姓名、住院号等各项信息无误。评估患者病情，评估下颌及枕部皮肤情况，向患者及家属解释操作目的。

（2）洗手，戴口罩。备齐用物，携用物至患者床旁，再次核对，向患者做好解释，取得配合。

（3）床头抬高 15～30 cm；协助患者取去枕仰卧位。保持头高脚低位，颈椎无过屈、过伸、侧屈。

（4）护士站立于患者床头，轻轻托起患者头部 10°～15°，注意角度不能过高，以免造成脊髓的再次损伤，动作轻柔，避免拉、拽患者（如有颈椎损伤，注意保护颈椎）。

（5）将颌枕带由下至上绕过患者头部，颌枕带中线对头部正中，置于下颌及枕部，两侧长度相等，注意保护耳郭，充分暴露两侧耳朵，必要时下颌部垫小毛巾，注意保护皮肤。

（6）牵引绳正确打结，牵引重量选择正确。下颌部垫毛巾，颈椎枕放置于枕后。

（7）观察患者的面色、呼吸、颈部疼痛及全身反应等情况；注意听取患者的主诉；如有不适，及时报告医生处理。观察患者的体位，保持有效牵引。再次检查牵引装置的稳固、安全和有效性，即牵引线、鼻尖、颈椎保持在一条直线上

（8）做好患者的健康指导：颌枕带牵引时头部要制动，防止颌枕带突然松脱压迫气管引起窒息。不能随便增减牵引重量或放松牵引绳。不能在牵引装置上盖物（随意放置衣物或其他物品），保持牵引砝码悬空或不靠床沿。如需改变体位，要寻求护士帮助。

（9）操作中注意保护患者隐私，密切观察患者病情，与患者交谈以转移患者注意力，减轻患者心理压力。

（10）再次核对患者信息。询问患者感受，确认患者的舒适度。如有不适暂停牵引，及时通知医生

（11）整理床单位，分类处理用物。

（12）询问患者有无其他需求，并给予相应的护理。将床头铃放在合适位置，如有需要随时按呼叫器呼叫。

（13）酌情开帘，轻轻关门。洗手，完善护理记录。

五、注意事项

（1）颌枕带牵引时注意牵引绳绝对不能脱离滑轮的滑槽，牵引重量不能触地或中途受阻，牵引

肢体远端亦不能抵住床栏而失去身体的反牵引力作用。

（2）牵引时帮助患者改变体位时，应保持牵引方向正确，不得扭曲头部，翻身时头部与躯体保持一致。

（3）牵引过程中应随时观察患者是否有不良反应，如头晕、恶心、心悸、疼痛加重、肢体麻木等，发现问题应及时检查牵引装置，针对性解决问题，否则去除牵引，报告医生。

（4）牵引过程中应随时观察牵引的姿势、位置及牵引重量是否有改变，观察下颌带是否移位；观察下颌部皮肤情况，异常给予减压贴保护；尤其是老年患者、反应迟钝、全身状态虚弱及牵引时入睡者，避免下颌带下移压迫气管引起呼吸梗阻。牵引操作结束后应注意询问患者是否出现因佩戴颌枕带引起的呼吸困难，吞咽困难，耳郭或下颌压迫感。

（辜丽江）

第十一节　皮牵引护理技术

一、目的

（1）骨折、关节脱位的复位及维持复位后的稳定。

（2）挛缩畸形的矫正治疗和预防。

（3）骨、关节疾病治疗术前准备。

（4）炎症肢体的制动和抬高，以减轻患者痛苦。

（5）防止因骨骼病变引起的病理性骨折。

（6）增进患者对相关知识的了解及自我效能感。

（7）服务对象对护理有良好的体验。

二、评估

（1）礼貌称呼并真诚问候患者；如有家属在旁，主动与家属打招呼问好。向患者及家属进行自我介绍。

（2）告知患者皮牵引的操作技术目的，患者理解并同意。如患者对该项技术及相关事项有疑问，给予解释；如患者或家属拒绝治疗，应与医生沟通。

（3）评估患者的全身情况：病情、意识状态、心理状态、双下肢末梢血运情况；有无冠心病、高血压、糖尿病等全身疾病；评估患者皮牵引的目的、时间、有无禁忌证；评估患者双下肢肢体长度，是否对称；评估患者皮牵引肢体的皮肤完整状况、皮肤颜色、皮肤温度、有无水肿、有无伤口、伤口渗血渗液、肢体感觉及运动情况。

（4）评估患者的心理状态：自理能力和配合能力，必要时进行干预以帮助患者更好地配合皮牵引操作的顺利进行。

（5）评估患者的家庭、社会支持情况，有无家属或陪护人员陪伴。

（6）评估过程中，如发现患者有不适或特殊需求，应及时给予相应处理或帮助。

三、操作前准备

1. 环境　环境清洁、安静；光线充足或有足够的照明；温度、湿度适宜。如为多人病房，病床之间有隔帘。空间开阔，适合操作。

2. 物品　牵引架、牵引绳、皮牵引带、牵引弓、牵引钩、牵引砣（根据患者体重选择）、大毛巾、石膏棉垫等。

3. 患者

（1）必要时排大、小便。

（2）如患者有特殊心理状况影响操作实施，相关工作人员或家属对患者进行心理支持。

（3）协助清洁肢体皮肤，但不需要剃毛。协助患者取舒适平卧位体位。

4. 护士

（1）佩戴胸牌，服装整洁。

（2）洗手、戴口罩。

（3）向患者解释皮牵引操作的目的、部位、注意事项。

（4）接触患者之前，保持双手暖和。

四、操作步骤

（1）核对医嘱和患者身份，保证患者姓名、年龄、床号、住院号等各项信息正确。评估患者患肢血运及皮肤情况，向患者解释操作的目的。

（2）洗手，戴口罩。备齐用物，携用物至患者床旁，再次核对，向患者做好解释，取得配合。

（3）协助患者取平卧位，摇高床尾10°～15°，保持下肢抬高位。一名护士双手牵引固定患肢并轻轻抬离床面约10 cm，将牵引带平铺于床上，需要牵引的患肢用中单或大毛巾包裹，骨突处用棉垫保护，将肢体包好，松紧度以能够伸进1～2指为宜，连接好牵引绳，安装好牵引架，上重锤，并悬离地面。皮牵引的重量一般不超过5 kg。

（4）将牵引带平铺于床上，需要牵引的患肢用中单或大毛巾包裹，骨突处用石膏棉垫保护，将患者轻轻放进牵引带内，松紧度以能伸进1～2指为宜，连接牵引绳，安装牵引架，缓慢地悬挂牵引砣，并悬离地面30～35 cm，皮牵引的重量一般不超过5 kg。再次检查牵引情况，包括牵引架的位置、角度、高度及牵引绳有无阻力等询问患者感受和舒适度，及时给予相应调整。

（5）协助患者于合适的体位，整理床单位。洗手，分类处理用物。给予患者饮食、舒适体位、康复锻炼、病情自我观察、注意事项等各项个体化健康指导。

（6）监测患者生命体征，发现异常，及时报告医生处理。

（7）询问患者有无其他需求，并给予相应的护理。将床头铃放在合适位置，如有需要随时按呼叫器呼叫。

（8）酌情开帘，轻轻关门。洗手，完善护理记录。

五、皮牵引后的护理

1. 保持有效牵引　经常检查有无阻挡牵引力的情况并及时矫正；被服、用物不可压在牵引力绳上；牵引绳不可脱离滑轮，牵引绳要与患肢在一条轴线上；对于股骨骨折牵引的患者应告诉牵引时要保持外展中立位，翻身时患肢与身体保持一致；牵引过程中，避免头或脚抵住床头和床尾栏杆而失去身体的反牵引作用；牵引重量应保持悬空，不可随意增减；如需松开牵引查看皮肤时，应有一人在远端给予牵引力，防止患肢再次脱位。

2. 血运感觉的观察　可采用“5P”观察法：观察疼痛（pain）、苍白（pallor）、麻痹（paralysis）、无脉（pulseless）、感觉异常（paresthesias）五个方面。

3. 避免过度牵引　每天测量牵引肢体的长度，并与健侧进行对比以免牵引过度；也可通过 X 线检查了解骨折对位情况，及时调整牵引重量，对于关节挛缩者应以逐渐增加为原则。

4. 生活护理　做好患者生活护理，协助并满足患者卧床期间的生活需求。

5. 并发症的观察和护理　①压力性损伤：牵引患者由于长期仰卧，骶尾部、肩胛部、足跟等骨突部位易发生压疮，应保持床单位的整洁、干燥；定时减压并观察受压皮肤的情况。②深静脉血栓：患者表现为患肢肿胀、疼痛，患肢皮肤发红、皮温较健侧高，患肢呈凹陷性水肿、张力高，周径明显大于对策；发现后要立即报告医生处理、患肢抬高，局部禁止按摩、热敷等。预防：皮牵引患者及时行 VTE 评分，落实深静脉血栓预防各项措施。③呼吸系统、泌尿系统并发症：由于牵引患者长期仰卧，易引起坠积性肺炎和泌尿系感染。应在保持有效牵引的情况下给予定时翻身，指导深呼吸和有效咳嗽，多饮水。

六、注意事项

（1）皮牵引的重量一般不超过 5 kg。

（2）行下肢牵引时，牵引带不能压迫腓骨头部，严密观察，避免压迫腓总神经，发现异常，报告医生，采取措施。并主动检查足背伸屈功能，预防并发症的发生。导致肢体麻痹。

（3）下肢牵引时，注意床头尾抬高 15～30 cm。

（4）牵引过程中要加强观察，保持有效牵引，避免过度牵引或无效牵引。

（5）向患者及家属讲解皮牵引肢体功能锻炼的意义和方法，由被动到主动、循序渐进的原则，防止肌肉萎缩、关节僵硬、深静脉血栓的发生。

（辜丽江）

第十二节　石膏固定护理技术

一、目的

（1）骨折愈合过程中，起固定、支持和保护作用。

（2）预防和矫正畸形。

（3）肌腱及韧带扭伤后起保护作用。

（4）通过护理，满足患者石膏固定期间的生活自理需求，帮助患者提高自我护理能力。

（5）增进患者对相关知识的了解及自我效能感。

（6）服务对象对护理有良好的体验。

二、评估

（1）礼貌称呼并真诚问候患者；如有家属在旁，主动与家属打招呼问好。向患者及家属进行自我介绍。

（2）告知患者石膏固定的操作技术目的，患者理解并同意。如患者对该项技术及相关事项有疑问，给予解释；如患者或家属拒绝治疗，应与医生沟通。

（3）评估患者的全身情况：病情、意识状态、心理状态；有无冠心病、高血压、糖尿病等全身疾病；评估患者石膏固定的目的、时间、有无石膏固定的禁忌证；评估患者石膏固定处的皮肤完整状况、皮肤颜色、皮肤温度、有无水肿、有无伤口、伤口渗血渗液情况，评估患者固定肢体的清洁情况，评估患肢的血液循环、感觉、运动情况；评估患肢复位、肿胀程度、组织张力等。

(4) 评估患者是否能理解并配合石膏固定期间的生存状态和自我护理要求。评估患者的心理状态、自理能力和配合能力，必要时进行干预以帮助患者更好地配合石膏固定操作的顺利进行。

(5) 评估患者的家庭、社会支持情况，有无家属或陪护人员陪伴。

(6) 评估过程中，如发现患者有不适或特殊需求，应及时给予相应处理或帮助。

三、操作前准备

1. 环境　环境清洁、安静；光线充足或有足够的照明；温度、湿度适宜。空间开阔适合 2～3 人操作。

2. 物品　石膏、棉纸、棉垫、绷带、防水布或一次性中单、剪刀、记号笔；脸盆或水桶；温水(30～40℃)、交腿皮瓣、交臂皮瓣、先天髋复位者需加备固定用横杆。

3. 患者

(1) 必要时排大、小便。

(2) 如患者有特殊心理状况影响操作实施，相关工作人员或家属对患者进行心理支持。

(3) 协助清洁肢体皮肤，但不需要剃毛。协助患者肢体取功能位。

4. 护士

(1) 佩戴胸牌，服装整洁。

(2) 洗手、戴口罩。

(3) 向患者解释石膏固定的部位，石膏固定前后配合事项及目的，治疗后不适的预防及护理。

(4) 接触患者之前，保持双手暖和。

四、操作步骤

(1) 核对医嘱，保证患者姓名、住院号等各项信息无误。

(2) 暴露肢体，铺防水布于肢体下，确认患肢功能位。

(3) 如有伤口，先协助医生处理伤口，用消毒纱布、棉垫覆盖；协助医师进行石膏包扎，骨突部加以棉垫保护。并以浴巾覆盖保暖健侧肢体。

(4) 记录包扎日期，有伤口的将伤口位置标明或将开窗位置做好标记。

(5) 监测患者生命体征。置患者于合适的体位，整理床单位。洗手，分类处理用物。给予患者饮食、舒适体位、康复锻炼、病情自我观察、注意事项等各项个体化健康指导。

(6) 注意为患者保暖及保护患者隐私。

(7) 未干石膏的护理：①患者的搬动。须待干硬后才能搬动，搬动时只能用手掌托起石膏。②患肢抬高。下肢石膏固定后用软枕垫在小腿下，足跟部悬空；上肢石膏固定后，可用绷带悬吊将前臂抬高。③促进石膏干固。用电吹风吹干或用烤灯烘烤。意识不清、麻醉未醒或不合作的患者在使用烤灯时需有人看护。

(8) 已干石膏的护理：①抬高患肢。②观察患肢末梢血液循环及感觉情况，如皮肤颜色、温度、是否肿胀、活动度、有否麻木、疼痛等，并与健侧对比。③观察伤口或创面出血、渗液情况等。④保持有效固定，观察是否过紧、过松。⑤预防伤口感染，观察有无感染征象。⑥指导未固定关节的功能锻炼。

(9) 并发症的观察和护理。①压力性损伤。患者表现为局部持续性疼痛，溃疡形成或组织坏死后，石膏局部有异味或分泌物，应及时开窗检查并进行处理。预防：骨隆起部位必须加以棉垫保护；石膏边缘保持平整、光滑。②骨筋膜室综合征（血液循环障碍）。患者表现为固定肢体肿胀严重、剧痛、皮肤苍白、冷厥，感觉麻木，足背动脉或桡动脉搏动减弱；发现异常立即拆除石膏、根据情况进行肢体切开减压。预防：石膏固定松紧适宜，固定后密切观察肢体末端血液循环。③神经损伤。观察患者若出现肢体麻木、疼痛、手指或足趾活动障碍时要特别重视，及时开窗减压、更换石膏。预防：石膏固定时宽松适度。④变应性或化脓性皮炎。患者表现为痒、水泡、伤口异味等，应及时换药处理。预防：重视固定前的皮肤清洁和伤口处理，并在固定后及时进行开窗换药；避免石膏被大小便等污染。⑤关节僵硬、肌肉萎缩。石膏固定后应早期鼓励患者做肌肉等长收缩，病情许可时可进行患部邻近关节的功能活动；加强主动活动。⑥深静脉血栓。患者表现为患肢肿胀、疼痛，患肢皮肤发红、皮温较健侧高，患肢呈凹陷性水肿、张力高，周径明显大于对侧；发现异常立即报告医生处理、患肢抬高、局部禁止按摩、热敷等。预防：石膏固定后及时行 VTE 评分，落实深静脉血栓预防各项措施。

五、注意事项

（1）石膏固定的禁忌证：确诊或可疑伤口有厌氧菌感染者；进行性水肿者；全身情况恶劣，如休克患者；严重心、肺、肝、肾等疾病患者、孕妇、进行性腹水者禁用大型石膏；新生儿、婴幼儿不宜长期石膏固定。

（2）石膏固定要松紧适宜，在协助医生包扎过程中，不应中途改变患肢的肢体位置及伸屈度；应以手掌托持患肢，禁止抓提和挤压。包扎后要对石膏边缘进行塑形，骨突出部位加衬垫，充分暴露不包括在固定范围内的关节以及指（趾）。

（3）向患者及家属讲解石膏固定患肢功能锻炼的意义和方法，遵循从小到大、从少到多、由被动到主动、循序渐进的原则，防止肌肉萎缩、关节僵硬、深静脉血栓的发生。

（辜丽江）

第十三节　更换高负压引流瓶技术

一、目的

（1）引流切口渗出液至体外，降低局部压力，减少粘连，促进愈合。

（2）观察引流液的颜色、性状、量，观察患者病情。

（3）可作为检测、治疗的途径。

（4）增进患者对相关知识的了解及自我效能感。

（5）服务对象对护理有良好的体验。

二、评估

（1）全面评估患者病情、伤口的情况，检查敷料有无渗血、渗液。

（2）观察无菌吸引装置是否持续有效负压引流通畅。

（3）患者心理状态是否良好，能否配合此项操作。告知患者更换高负压引流瓶的操作技术目的，患者理解并同意。如患者对该项技术及相关事项有疑问，给予解释；如患者或家属拒绝治疗，应与医生沟通。

（4）评估过程中，如发现患者有不适或特殊需求，应及时给予相应处理或帮助。

三、操作前准备

1. 环境　病室环境安静整洁，光线充足，温度、湿度适宜，必要时屏风遮挡，注意保护隐私。

2. 物品

（1）治疗车上层：治疗盘、弯盘、0.5%活力碘、棉签、血管钳、一次性负压引流瓶、一次性治疗巾。

（2）治疗车下层：医用垃圾桶、生活垃圾桶。

3. 患者　使患者放松身心，体位舒适，方便操作。

4. 护士

（1）佩戴胸牌，服装整洁。

（2）洗手，戴口罩。

（3）接触患者之前，保持双手暖和。

四、操作步骤

（1）双人核对医嘱，保证患者姓名、住院卡号等信息无误。

（2）向患者解释操作的目的及配合要点。

（3）洗手，戴口罩。操作前检查物品是否符合要求，无菌物品在有效期内。

（4）备齐用物，携至患者床旁，酌情关门窗，注意保暖及保护患者的隐私。

（5）再次解释并核对，摆好体位。再次评估患者的肢体伤口及皮肤情况。

（6）将治疗巾垫于引流管处，从上至下挤压引流管，用血管钳夹闭引流管近心端，下端至弯盘。注意妥善固定引流管，防止脱落。

（7）戴手套，分离原高负压引流瓶，用0.5%活力碘棉签从内向外螺旋消毒引流管末端，注意无菌操作，避免污染。

（8）再次检查高负压引流瓶有无破损、裂缝、有效期等情况，连接高负压引流瓶，松止血钳，从上至下挤压，检查引流管是否通畅，并妥善固定。注意更换时保持引流瓶的高负压状态。

（9）观察引流液的颜色、性状和量，指导患者和家属注意保护引流管，防止患者翻身以及活动时引流管脱落或者引流不畅。

（10）操作过程中，保持与患者眼神交流，观察病情，对患者提出的疑问及时给予解答。

（11）整理床单位，协助患者取舒适体位。

（12）询问患者有无其他需求，并给予相应的护理。将床头铃放在合适位置，如有需要随时按呼叫器呼叫。

（13）分类处理用物，洗手，取口罩。完善护理记录。

五、注意事项

（1）操作过程需严格遵守无菌操作原则。

（2）始终保持引流瓶负压在规定范围内：−450～−125 mmHg。

（3）防止引流管受压、扭曲或折转，妥善固定引流管，避免移位、脱落，保持引流通畅。

（4）引流瓶的位置不得高于患者插管口的平面，搬动患者时，应先夹闭引流管，防止引流液逆流。

（5）随时观察引流液颜色、性状、量，如发现大量新鲜血液吸出，应及时报告医生，检查创面是否有活动性出血，遵医嘱予以相应的处理。

（鲁亚平）

第十四节　轴线翻身法

一、目的

（1）协助颅骨牵引、脊椎损伤、脊椎手术、髋关节术后的患者在床上，保持头、颈、肩、腰、腿、髋在同一水平线上，同时同向翻身。

（2）预防脊椎再损伤及关节脱位。

（3）预防压疮，增加患者舒适感。

（4）减少并发症发生，如坠积性肺炎。

（5）增进患者对相关知识的了解及自我效能感。

（6）服务对象对护理有良好的体验。

二、评估

（1）患者意识是否清楚，生命体征是否平稳，心肺功能有无异常。

（2）患者有无骨折及脱位，有无牵引，周身有无管路。

（3）周身皮肤是否完好，有无红肿及破溃，有无伤口敷料。

（4）四肢活动度是否欠佳，心理状态是否良好，告知患者轴线翻身法目的，患者理解并同意。如患者对该项技术及相关事项有疑问，给予解释；如患者或家属拒绝治疗，应与医生沟通。

（5）评估过程中，如发现患者有不适或特殊需求，应及时给予相应处理或帮助。

三、操作前准备

1. 环境　病室环境安静整洁，光线充足，温度、湿度适宜，必要时屏风遮挡，关闭门窗。

2. 物品

（1）治疗车上层：医嘱单、护理卡、记录单、手消毒液，软枕 3 个。

（2）治疗车下层：医用垃圾桶、生活垃圾桶。

3. 患者　必要时请家属协助做好患者心理支持及排清两便。

4. 护士

（1）仪表端庄整洁。

（2）洗手，戴口罩。

（3）接触患者之前，保持双手暖和。

四、操作步骤

（1）核对医嘱，确保患者姓名、住院号等信息无误。

（2）评估患者病情、意识状况及皮肤受压情况，评估有无输液、引流管、石膏或夹板固定等。向患者解释轴线翻身的目的、方法、注意事项，告知配合要点。

（3）移开床旁桌与病床距离 20 cm。3 名护士分别洗手、戴口罩。其中两名护士共同松开被尾，掀起被子，一名护士放下近侧床档，另一名护士站于患者头部，并卸去床头板。必要时双手保护患者颈椎。

（4）患者取仰卧位，将枕头立于床头，将患者两侧手臂交叉放于胸前，将患者身上的各种导管及输液安置妥当，必要时将盖被折叠至床尾或一侧。

（5）将患者托住，平移至操作者同侧床边。由 3 名护士完成（一名护士站于患者头部，另两名护士站于同侧）（保持患者脊椎平直），使患者躯体保持在水平位置上。患者有颈椎损伤时，使用三人法：先将患者的双手交叉置于胸前，一名护士负责托住患者的头颈部，纵轴稍向上牵引，使头、颈随躯干一起缓慢移动。第二名护士立即撤枕，随后将双手分别置于患者肩部、背部。第三名护士将双手置于患者腰部、臀部，使患者头、颈、肩、腰、髋保持在同一水平线上，移至近侧。

（6）三人动作一致将患者翻转至侧卧位，翻转时翻转角度不超过 60°。翻身过程中随时观察患者的病情并询问其感受，观察枕后、肩胛部、背部、骶尾部、足跟处皮肤并进行护理，必要时外涂爽身粉或减压贴，保持皮肤清洁、干燥，预防压疮发生。

（7）缓慢平移将枕头置于患者颈部，再将软枕放于背部支撑身体，另一软枕置于两膝之间，使双膝保持自然弯曲位，保持双膝处于功能位置，如有管路保持各种管路通畅。最后再置一软枕于患者前胸部。根据患者情况将小垫圈垫于患者两侧足跟部。

（8）操作过程中，密切观察患者生命体征或病情变化，如发现异常立即停止操作。

（9）注意为患者保暖，保护隐私，并防止坠床。

（10）检查记录：检查并妥善固定患者留置的各种导管，并保持引流通畅，检查肢体各关节处于功能位并安置好患者，拉好两侧床档，整理好床单元，为患者盖好被子，注意患者保暖。记录翻身日期、时间、操作项目、操作者及患者全身皮肤情况。

（11）整理用物告知患者和家属，不可自行更换卧位方式及注意事项，整理床单位。

（12）询问患者有无其他需求，并给予相应的护理。将床头铃放在合适位置，如有需要随时按呼叫器呼叫。

（13）酌情开窗通风，轻轻关门。分类处理用物，洗手（用快速手消毒液），完善护理记录。

五、注意事项

（1）移动患者时动作应轻稳，协调一致，不可拖拉，以免擦伤皮肤。应将患者身体稍抬起再行翻身。翻身时三人动作须一致，应注意保持脊椎平直，以维持脊柱的正确生理弯度，避免由于躯干扭曲，加重脊柱骨折、脊椎损伤和关节脱位。翻身后，需用软枕垫好肢体，以维持舒适而安全的体位。翻身角度不可超过 60°，避免由于脊柱负重增大而引起关节突骨折。

（2）患者有颈椎损伤时，勿扭曲或旋转患者的头部，以免加重神经损伤引起呼吸肌麻痹而死亡。

（3）注意省力原则。如尽量让患者靠近护士，使重力线通过支撑面来保持平衡，缩短重力臂而省力。

（4）根据患者病情及皮肤受压情况，确定翻身间隔的时间。如发现皮肤发红或破损应及时处理，酌情增加翻身次数，同时记录于翻身卡上，准确记录翻身时间并做好交接班。

（5）若患者留置各种导管或输液装置时，应先将导管安置妥当，翻身后仔细检查导管是否有脱落、移位、扭曲、受压，以保持导管通畅。

（6）为手术患者翻身前应先检查伤口敷料是否潮湿或脱落，如已脱落或被分泌物浸湿，应先更换敷料并固定妥当后再行翻身，翻身后注意伤口勿受压；颈椎和颅骨牵引的患者，翻身时放松牵引，并使头、颈、躯干保持在同一水平位翻身；翻身后注意牵引方向、位置以及牵引力是否正确。

（7）颅脑手术者，头部转动过剧可引起脑疝，导致患者突然死亡，故应卧于健侧或平卧。

（8）石膏固定者，应注意翻身后患处位置及局部肢体的血运情况，防止受压。

（9）翻身时注意为患者保暖并防止坠床。翻身后，应使用辅助用具支撑体位保持稳定，确保肢体和关节处于功能位。

（鲁亚平）

第十五节　关节被动活动法

一、目的

（1）预防关节萎缩、僵硬和畸形，尽可能维持关节活动度。

（2）预防肌肉萎缩。

（3）刺激血液循环、避免深部静脉栓塞。

（4）增进患者对相关知识的了解及自我效能感。

（5）护理对象对护理有良好的体验。

二、评估

（1）患者病情状况、活动受限的原因，脑卒中、脑损伤、脊髓损伤引起的肢体瘫痪或无力等。

（2）患者机体关节活动能力、骨骼肌肉状态、关节功能状况。

（3）患者心理状态是否良好，告知患者关节被动活动的目的，患者理解并同意。如患者对该项技术及相关事项有疑问，给予解释；如患者或家属拒绝治疗，应与医生沟通。

（4）评估过程中，如发现患者有不适或特殊需求，应及时给予相应处理或帮助。

三、操作前准备

1. 环境　病室环境安静整洁，光线充足，温度、湿度适宜，必要时屏风遮挡，关闭门窗。

2. 物品

（1）治疗车上层：酌情准备良肢位摆放的翻身枕、大毛巾等。

（2）治疗车下层：医用垃圾桶、生活垃圾桶。

（3）有条件可用智能床旁机器人操作。

3. 患者　稳定患者情绪，放松患者身心，必要时协助患者排净大小便。

4. 护士

（1）仪表端庄整洁。

（2）洗手，戴口罩。

（3）接触患者之前，保持双手暖和。

四、操作步骤

（1）核对医嘱，确保患者姓名、住院号等信息无误。

（2）评估解释：评估患者病情、意识状况，关节活动度等。告知关节活动的目的及配合要点。

（3）操作原则：若关节松软，则每个关节必须达到完全的关节活动度；若有关节挛缩，则每个关节做到感觉紧的关节活动度即可，勿使患者感觉太过疼痛；被动关节运动每天至少操作3回，每回每个关节操作10遍。

（4）躯干被动活动：患者侧卧位，上方腿屈曲，下方腿伸直，护士一手固定上方肩关节，另一手放在同侧骨盆部位，使肩和骨盆向相反的方向旋转并停留数秒钟，以达到充分牵拉躯干的作用。

（5）上肢关节被动活动：①肩关节前屈。患者取仰卧位，护士立于患侧，一手握住患侧腕关节处，另一只手握住肘关节稍上方，然后慢慢把患者上肢沿矢状面向上高举过头。②肩关节后伸。患者取健侧卧位，护士立于患侧，一手握住肘关节稍上方，另一只手固定肩胛骨，然后慢慢将患者上肢沿矢状面向后伸展。③肩关节外展。患者取仰卧位，护士立于患侧，一手握住腕关节处，另一只手握住肘关节稍上方，然后慢慢将患侧上肢沿额状面外展，当患者上肢被移动到外展90°时，将上肢外旋后继续移动直至接近患者同侧耳部。④肩关节水平外展和内收。患者取仰卧位，肩部位于床沿，护士立于患侧身体及外展的上肢之间，一手握住患侧腕关节处，另一只手握住肘关节稍上方，然后慢慢把患侧上肢沿水平面先做外展后内收。⑤肩关节内外旋。患者取仰卧位，患侧肩关节外展90°，肘关节屈曲90°，护士立于患侧，一手固定肘关节，另一手握住腕关节，以肘关节为轴，将患者前臂沿肱骨干轴线向头、向足部方向运动，使肩关节被动外旋或内旋。⑥肘关节屈曲和伸展。患者取仰卧位，护士立于患侧，一手握住腕关节处，另一手固定肘关节稍上方，在完成肘关节屈曲的同时前臂旋后，完成肘关节伸展的同时前臂旋前。⑦前臂旋转。患者取仰卧位，护士立于患侧，患侧肩关节外展位，使肘关节屈曲90°，护士一手托住肘后部，另一手握住前臂远端，沿前臂骨干轴线完成旋前、旋后动作。⑧腕关节屈曲、伸展和尺偏、桡偏。患者取仰卧位，肘关节处于屈曲位，护士一手握住患侧前臂远端，另一只手握住患侧手指，做腕关节的屈曲、伸展、尺偏、桡偏动作。⑨掌指关节的活动。患者取仰卧位，护士一手握住患侧掌部，另一只手活动手指，分别做掌指关节的屈曲、伸展、外展、内收动作。⑩指骨间关节的活动。患者取仰卧位，护士一手握住患侧掌部，另一只手活动手指，分别做近侧和远侧指骨间关节的屈曲、伸展动作。

（6）下肢关节被动活动：①髋关节前屈。患者取仰卧位，护士立于患侧，一手托住患侧小腿近膝关节处，另一只手用手心托住患侧足跟处，双手将患侧大腿沿矢状面向上弯曲，使大腿前部尽量接近患者腹部。②髋关节后伸。患者取俯卧位，护士立于患侧，一手抓握患侧踝关节上方，另一只手从下方抓住患侧膝关节前部，并用前臂托住患侧小腿和膝关节部位，用力向上方抬，被动伸展髋部。③髋关节内收、外展。患者取仰卧位，护士立于患侧，一手托膝关节后方，前臂支撑大腿远端，另一手握足跟，在髋关节轻度屈曲的状态下，完成髋关节的外展，然后返回原来位置。④髋关节内旋、外旋。患者取仰卧位，下肢伸展位，护士一手固定患者膝关节上方，另一手固定踝关节上方，完成下肢轴位的转移，足尖向内侧为髋关节外旋，足尖向外侧为髋关节内旋。⑤膝关节屈曲、伸展。患者取仰卧位，护士一手托膝关节后方（腘窝），另一手托足跟，然后在髋关节屈曲状态下完成膝关节的屈曲、伸展。⑥踝关节背屈。患者取仰卧位，下肢伸展。护士一手固定踝关节上方，另一手握足跟，在牵拉跟腱的同时，利用护士的前臂屈侧推压足底。⑦踝关节跖屈。患者取仰卧位，下肢伸展。护士固定踝关节上方的手移到足背，在下压足背的同时，另一手将足跟上提。⑧踝关节内翻、外翻。患者仰卧位，下肢伸展。护士一手固定踝关节，另一手进行内、外翻运动。

(7) 操作过程中，密切观察患者生命体征或病情变化，倾听患者主诉，如发现异常立即停止操作，给予相应处理。

(8) 注意为患者保暖，保护隐私，并防止坠床。

(9) 酌情摆放良肢位，告知患者和家属注意事项，整理床单元。

(10) 询问患者有无其他需求，并给予相应的护理。将床头铃放在合适位置，如有需要随时按呼叫器呼叫。

(11) 酌情开窗通风，轻轻关门。分类处理用物，洗手（快速消毒手），取口罩。完善护理记录。

五、注意事项

(1) 操作前务必判断患者生命体征是否平稳，因病情不能耐受被动活动的患者，暂时不做。

(2) 对于中枢神经损伤的患者，应从近端开始向远端活动；不伴有中枢神经损伤的患者，则应从远端末梢开始向近端活动。

(3) 如果患者肌力丧失（0 级），手法一定要轻柔，循序渐进，避免损伤。

(4) 注意肢体有无局部肿胀，警惕深静脉血栓。若有此情况，应停止操作，报告医生，必要时配合溶栓治疗。

(5) 被动活动关节过程中，随时观察患者的病情变化，当氧饱和度低于 90%，心率大于 100 次/min，呼吸频率大于 35/min，血压高于 180/110 mmHg，必须立即停止操作。

（鲁亚平）

第十六节　关节腔冲洗引流护理技术

一、目的

(1) 通过实施关节腔冲洗引流，预防/控制感染发生。

(2) 保持引流通畅，有效清除关节腔内坏死组织及炎症，防止继发感染，促进伤口愈合。

(3) 减少关节内粘连，利于术后功能恢复。

(4) 保障治疗效果及患者安全。

(5) 增进患者对相关知识的了解及自我效能感。

(6) 服务对象对护理有良好的体验。

二、评估

(1) 礼貌称呼并真诚问候患者；如有家属在旁，主动与家属打招呼。向患者及家属进行自我介绍。

(2) 告知患者即将进行的操作技术目的，患者理解并同意。如患者对该项技术及相关事项有疑问，给予解释；如患者或家属拒绝治疗，应与医生沟通。

(3) 评估患者局部伤口及引流情况：伤口敷料有无渗血、渗液，伤口周围有无肿胀，引流管是否固定妥当，引流是否通畅。

(4) 观察患肢情况：有无苍白、发绀、肿胀的现象，有无感觉减退和麻木，局部邻近关节有无红、肿、热、痛等炎症现象。

（5）评估患者的心理状态，是否存在焦虑、抑郁、不配合心理，必要时进行相应干预以保证操作的顺利实施，如关节腔冲洗引流相关知识的健康教育，及时耐心地安慰、倾听与沟通，或寻求其他医护人员的支持与帮助等。

（6）了解患者有无家属或陪护人员陪伴。

（7）评估中，如发现患者有不适或特殊需求，及时给予相应处理或帮助。

三、操作前准备

1. 环境　环境清洁、安静；光线充足或有足够的照明；温度、湿度适宜。若为多人病房，病床之间有隔帘。

2. 物品　清洁干燥治疗车、洗手液、治疗盘、无菌手套、无菌冲洗液、棉签、碘附、记录单、笔、弯盘、生活/医用垃圾桶，冲洗引流牌。

3. 患者

（1）必要时排大、小便。

（2）如患者有特殊心理状况影响操作实施，相关工作人员或家属对患者进行心理支持。

4. 护士

（1）佩戴胸牌，服装整洁。

（2）洗手、戴口罩。

（3）保持良好的情绪状态。

（4）接触患者之前，保持双手暖和。

四、操作步骤

（1）核对医嘱，保证住院号或就诊卡号等信息无误。

（2）核对用物。

（3）敲门进病室，携用物至患者床旁，确认患者身份，核对患者的床号、姓名、年龄、住院号或就诊卡号等身份信息。

（4）告知患者开始操作，协助患者取舒适、安全卧位，注意保暖、注意保护患者隐私。了解患者对舒适体位的需求，结合患者病情及引流管部位，协助其采取舒适的体位。

（5）患肢体位：患肢处于功能位，用软枕抬高 20～30 cm，避免腘窝受压，减轻肿胀和疼痛。

（6）观察记录冲洗量与引流量在单位时间内是否平衡，如入量大于出量时，应怀疑引流不畅，及时报告医师处理。

（7）观察患肢肿胀情况和伤口局部情况：肢体肿胀、疼痛、苍白、发绀、感觉减退和麻木，敷料有渗血、渗液应通知医师及时处理。

（8）戴手套，检查引流管是否通畅，以防管道扭曲而影响疗效，关节腔远心端引流管连接中心负压吸引装置，调节负压吸引至 0.02～0.04 MPa，观察引流液颜色、性状、量。

（9）调节输液架的高度，使悬挂后的冲洗液距离患者伤口 60～70 cm。

（10）检查冲洗液名称、质量、有效期，核对冲洗液上瓶贴信息与患者信息是否相符。冲洗液瓶应有明显标识，悬挂“冲洗引流”标识，避免误为静脉补液。

（11）更换冲洗液时，用碘附棉签消毒冲洗液瓶口，再次核对，将冲洗器针头插入。

（12）再次核对，将冲洗液挂于输液架上，打开冲洗器开关，调节冲洗速度。观察引流液的颜色、性状、量，术后 24 h 可有较多渗血，应较快滴入冲洗液，每隔 2～3 h 宜加快滴注 30 s，也可在第 1、2 天加快滴速达 80～100 滴/min，以免渗血凝固或脱落的坏死组织堵塞管腔。

(13) 持续 24 h 冲洗，准确记录出入量，保持出入量平衡，根据医嘱及病情调节冲洗速度。

(14) 定时挤压引流管，观察引流管是否固定妥当，引流是否通畅，如出现滴入不畅或引流困难，立即检查是否有血凝块堵塞或管道受压扭曲，及时排除故障，保证冲洗、引流通畅。

(15) 向患者进行健康指导，告知患者及家属功能锻炼的方法，预防并发症。

(16) 操作中密切观察患者病情，倾听患者的主述，护士动作轻柔，如发现任何异常应立即暂停操作，给予相应的处理。

(17) 操作结束后协助患者取舒适卧位，整理好床单位，将呼叫器放在患者易取处。向患者及家属说明，如有需要随时按铃呼叫。

(18) 询问患者有无其他需求，如看电视等，并提供相应帮助和护理；对患者提出的疑问，耐心解答。口头感谢患者的配合。

(19) 按照医疗废物处理原则处理用物。

(20) 洗手、记录、签名：在记录本上记录冲洗液出入量、肢体肿胀、疼痛情况和伤口渗液情况。

五、注意事项

(1) 注意无菌操作原则。

(2) 注意患肢保暖，保护患者隐私。

(3) 严格执行无菌操作规范，定时更换冲洗液，及时倾倒引流液，按时更换引流袋，引流袋位置应低于患肢 50 cm，防止引流液逆流。

(4) 拔管指征：视病情而定，一般为 1～2 周，拔管时先拔除进水管，引流管持续吸引 1～3 d 后伤口内无渗出物可拔除引流管。

(5) 保持伤口局部清洁、干燥，如有渗出及时更换敷料。

(6) 指导患者进行患肢功能锻炼并讲解其重要性。

（李龙倜）

第十七节　骨牵引针眼消毒护理技术

一、目的

(1) 通过实施骨牵引针眼消毒护理，预防感染发生，保障治疗顺利进行。

(2) 通过检查牵引装置，判断牵引是否有效。

(3) 观察患肢感觉、运动末梢血液循环情况。

(4) 观察皮肤受压情况及有无足下垂。

(5) 保障治疗效果及患者安全。

(6) 增进患者对相关知识的了解及自我效能感。

(7) 服务对象对护理有良好的体验。

二、评估

（1）礼貌称呼并真诚问候患者；如有家属在旁，主动与家属打招呼。向患者及家属进行自我介绍。

（2）告知患者即将进行的操作技术目的，患者理解并同意。如患者对该项技术及相关事项有疑问，给予解释；如患者或家属拒绝治疗，应与医生沟通。

（3）评估患者病情，骨牵引针眼及周围皮肤情况，针眼处有无渗血、渗液，周围皮肤有无红肿。

（4）评估患者的心理状态，是否存在焦虑、抑郁、不配合心理，必要时进行相应干预以保证操作的顺利实施，如骨牵引相关知识的健康教育，及时耐心地安慰、倾听与沟通，或寻求其他医护人员的支持与帮助等。

（5）了解患者有无家属或陪护人员陪伴。

（6）评估中，如发现患者有不适或特殊需求，及时给予相应处理或帮助。

三、操作前准备

1. 环境　环境清洁、安静；光线充足或有足够的照明；温度、湿度适宜。若为多人病房，病床之间有隔帘。

2. 物品　清洁干燥治疗车、洗手液、治疗盘、治疗巾、毛巾、75%乙醇、棉签、记录单、笔、弯盘、生活/医用垃圾桶。

3. 患者

（1）了解护理技术的目的及配合要点。

（2）如患者有特殊心理状况，影响操作实施，相关工作人员或家属对患者进行心理支持。

4. 护士

（1）佩戴胸牌，服装整洁。

（2）洗手、戴口罩。

（3）保持良好的情绪状态。

（4）接触患者之前，保持双手暖和。

四、操作步骤

（1）核对医嘱，保证患者姓名、住院号或就诊卡号等信息无误。

（2）核对用物。

（3）敲门进病室，携用物至患者床旁，确认患者身份：核对患者的床号、姓名、年龄、住院号或就诊卡号等身份信息。

（4）告知患者开始操作，协助患者取舒适、安全卧位，注意保暖、注意保护患者隐私。了解患者对舒适体位的需求，结合患者病情及牵引部位，协助其采取舒适的体位。

（5）观察牵引是否有效：观察牵引架、牵引绳、牵引重量、牵引滑轮及牵引方向、患肢位置、患者的体位，以保证牵引持续有效。

（6）观察患肢足跟等受压部位的皮肤，更换足跟下软毛巾并保持悬空，防止足跟受压。

（7）观察患肢末梢血液循环情况：患肢的感觉、运动、疼痛、皮温、颜色、足背动脉搏动、肿胀程度、毛细血管充盈程度。

（8）观察有无足下垂：足尖是否向上居中，踝关节是否处于功能位。

（9）观察骨牵引针眼及周围皮肤情况，针眼处有无渗血、渗液，针眼周围皮肤有无红、肿、热、痛、流脓等异常，如有异常，及时与医生沟通。

（10）垫治疗巾于患肢，用75%乙醇消毒克氏针针眼，消毒时棉签呈螺旋状，方向由针眼近侧向远侧，范围为6～8 cm，消毒2遍待干，每日消毒2次。

（11）向患者进行健康指导，告知患者及家属功能锻炼的方法，预防并发症。

（12）操作中密切观察患者病情，倾听患者的主述，护士动作轻柔，如发现任何异常应立即暂停操作，给予相应的处理。

（13）操作结束后协助患者取舒适卧位，撤治疗巾，整理好床单位，将呼叫器放在患者易取处。向患者及家属说明，如有需要随时按铃呼叫。

（14）询问患者有无其他需求，并提供相应帮助和护理；对患者提出的疑问耐心解答。口头感谢患者的配合。

（15）按照医疗废物处理原则处理用物。

（16）洗手、记录、签名：在记录本上记录患肢的感觉、运动、疼痛、皮温、颜色、足背动脉搏动、肿胀程度、毛细血管充盈程度，骨牵引针眼及周围皮肤情况等。

五、注意事项

（1）注意无菌操作原则。

（2）注意患肢保暖，保护患者隐私。

（3）指导患肢抬高制动，减少肢体大幅度挪动，避免骨牵引针移动。

（4）指导患者注意个人卫生。

（5）针眼处结痂，若周围皮肤完好、无渗液、红肿等则予以保留；若有感染则湿润后再清除结痂。

（6）注意观察患肢情况：患肢的感觉、运动、疼痛、皮温、颜色、足背动脉搏动、肿胀程度、毛细血管充盈程度，有异常及时向医生反馈。

（7）注意观察牵引是否有效，牵引绳是否受阻，牵引重量是否合适，牵引绳应与患肢长骨纵轴方向保持一致，牵引砝码应悬空，不可着地或靠于床沿上，滑轮应灵活。

（8）指导患者进行患肢功能锻炼并讲解其重要性。

（李龙倜）

第十八节　使用肠内营养泵的护理技术

一、目的

（1）以可调节的方式为不能经口进食和肠胃功能障碍的患者进行胃肠道输注营养液。

（2）肠内营养泵可根据患者胃肠道适应能力，精确控制输液速度、输液量和输液时间，减少患者的腹胀腹泻等症状，促进营养的吸收，减少胃肠道的不良反应。

(3) 保障治疗效果及患者安全。

(4) 增进患者对有关知识的了解和自我效能感。

(5) 护理对象对护理有良好的体验。

二、评估

(1) 礼貌称呼并真诚问候患者，如有家属在旁，主动与家属打招呼，向患者及家属自我介绍。

(2) 评估患者的意识状态、合作程度、营养状况。清醒患者告知操作目的及过程，取得患者配合。如患者对该项技术及相关事项有疑问，给予解释；如患者或家属拒绝治疗，应与医生沟通。

(3) 评估患者身体情况，有无腹部不适及腹泻、胃潴留等并发症。

(4) 评估患者喂养管情况，输注方式，有无误吸风险。

(5) 评估营养泵是否正常工作。

(6) 评估中，如发现患者有不适或特殊需求，及时给予相应处理或帮助。

三、操作前准备

1. 环境　环境安静整洁，宽敞明亮，温度、湿度适宜。

2. 物品　清洁干燥治疗车、治疗车上层放置清洁治疗盘（内有肠内营养液、肠内营养泵、肠内营养泵管、肠内营养泵标识、鼻饲注射器、生理盐水或温开水、听诊器、无菌手套1副、弯盘）以上物品符合要求，均在有效期内。治疗车下层放置医疗垃圾桶，生活垃圾桶。

3. 患者

(1) 了解使用目的、做好准备、取舒适卧位。

(2) 如患者有特殊心理状况，影响操作，相关工作人员或家属对患者进行心理支持。

4. 护士

(1) 仪表整洁，符合操作要求。

(2) 洗手、戴口罩。

(3) 保持良好的情绪状态。

(4) 接触患者之前，保持双手暖和。

四、操作步骤

(1) 核对医嘱，确保患者姓名、病历号和治疗项信息无误。

(2) 携用物至病床，确认患者身份。

(3) 检查肠内营养泵功能电源线连接是否正常。如病情允许，协助患者取半坐卧位。

(4) 固定肠内营养泵，用肠内营养泵后面的固定旋紧架将肠内营养泵固定在输液架的适当高度，旋紧固定钮。

(5) 连接电源，打开电源开关键（on/off），肠内营养泵进行自检阶段。

(6) 自检结束后，安装肠内营养泵专用泵管，与肠内营养液连接，将泵管“U”形部分卡入盖内，关闭泵盖。

(7) 按排气键（fill set），滴声后开始自动排气，等待1 min自动排气结束。

(8) 按调速按钮（mL/h），设置好泵入速度。

(9) 检查鼻饲管是否在胃内。

(10) 确认完毕后向鼻饲管内注入20～30 mL温开水冲洗管路。

(11) 去除肠内营养泵专用泵管末端保护帽，用75%乙醇消毒胃管末端，将泵管与鼻饲管连接牢固。

(12) 按开始键（start/stop），泵开始工作，悬挂“肠内营养”标识。

(13) 做好必要的健康指导。

(14) 妥善安置患者，正确处理用物。

(15) 洗手、记录。

(16) 持续泵入：持续泵入营养液过程中，每4 h冲管一次，每4～6 h评估肠内营养耐受性，根据肠内营养耐受性评分调节肠内营养输注。①冲管时先暂停肠内营养泵。②抽取20～30 mL生理盐水或温开水。③断开肠内营养输液器和喂养管连接处，打开喂养管给药口帽，脉冲式推注。④重新连接肠内营养输液器和喂养管，启动肠内营养泵。

(17) 停止泵入：①核对医嘱，向患者解释。②按肠内营养泵停止键（start/stop）。③分离鼻饲管与肠内营养泵泵管，确认鼻饲管在胃内无误后向胃内注入适量温开水冲洗管路。④关闭鼻饲管末端并妥善固定。⑤妥善安置患者，进行健康指导（鼻饲30 min后可给予患者舒适体位）。⑥整理用物，正确清洁、消毒肠内营养泵、电源线等，保持良好备用状态。⑦洗手、记录。

五、注意事项

(1) 营养泵必须低于营养液容器放置。

(2) 营养泵只用于肠内营养液输注，不用于其他。

(3) 营养输注器使用时间切勿超过24 h。

(4) 营养泵运行前请仔细检查输液管路是否通畅（止液阀是否打开，管路是否打折、被压等），特别注意要保证鼻胃肠管通畅。

(5) 输液精度误差较大时，需标定精度（标定方式见说明书）。

(6) 输注器的进气阀必须在营养泵开始运行后打开。

(7) 若营养输注器进气阀堵塞，请用进气针替代。

(8) 肠内营养泵每天用75%乙醇棉球擦拭。

(9) 泵入过程中如果患者出现呛咳、呼吸困难、发绀等，应立即停止泵入并通知医生。

(10) 新鲜果汁与奶液应分别注入，防止产生凝块；药片应研碎溶解后注入，一次注入量不多于200 mL。

(11) 营养液泵入前应抬高床头20°～30°，验证胃管在胃内后，用少量温水冲管后再进行喂食，鼻饲完毕后再次注入少量温开水，防止营养液凝结。

（李龙倜）

第十九节 包扎法技术操作

一、目的

(1) 保护伤口，减少污染。

(2) 固定敷料和骨折位置。

(3) 压迫止血，减轻疼痛。

(4) 保护脏器、血管、神经、肌腱等重要解剖结构。

(5) 保障治疗效果及患者安全。

(6) 增进患者对相关知识的了解及自我效能感。

(7) 服务对象对护理有良好的体验。

二、评估

(1) 礼貌称呼并真诚问候患者，了解患者有无家属或陪护人员陪伴，如有家属在旁，主动与家属打招呼。向患者及家属进行自我介绍。沟通时，与患者和家属保持目光交流。

(2) 告知患者即将进行的操作技术目的，患者理解并同意。如患者对该项技术及相关事项有疑问，给予解释；如患者或家属拒绝治疗，应与医生沟通。

(3) 了解患者病情、沟通理解能力，心理需求。

(4) 受伤原因和场所，创面部位、面积、深度，有无骨折及血管损伤。

(5) 评估过程中，如发现患者有不适或特殊需求，及时给予相应处理或帮助。

三、操作前准备

1. 环境　环境清洁、安静；光线充足或有足够的照明；温度、湿度适宜。若为多人病房，病床之间有隔帘。

2. 物品　无菌纱布。绷带、三角巾、四头带或多头带等。

3. 患者

(1) 询问患者是否需要协助排大、小便。

(2) 如患者有特殊心理状况，影响操作实施，相关工作人员或家属对患者进行心理支持。

(3) 了解患者对舒适体位的需求，结合患者病情，协助其取舒适体位。

4. 护士

(1) 仪容仪表规范。

(2) 洗手、戴口罩。

(3) 保持良好的情绪状态。

(4) 接触患者之前，保持双手清洁、暖和。

四、操作步骤

1. 核对　核对医嘱，核对患者床号、姓名、住院号或就诊卡号等信息。核对用物是否备齐。敲门进病室，携用物至患者床旁，确认患者身份：核对患者的姓名、住院号或就诊卡号等身份信息。

2. 注意保暖及隐私保护　患者置单间时关好门窗，患者置多人间时拉好床帘或置屏风。

3. 提前告知及其体位　告知患者合作的方法及可能带来的不适。告知患者开始操作，协助患者取舒适、安全卧位。

4. 绷带包扎

(1) 环形法：将绷带做环形重叠缠绕。

（2）螺旋法：将绷带倾斜向上缠绕，后圈覆盖前圈 1/3～1/2。

（3）螺旋反折法：每圈在相同位置把绷带向下反折，后圈覆盖前圈的 1/3～1/2。

（4）“8”字包扎法：在弯曲关节的上下，将绷带呈“8”字缠绕。

5. 三角巾包扎法　三角巾的大小要符合规格。打结时应用外科结（方结），具有结牢靠且解开迅速的优点。

1）头面部的包扎法

（1）头顶部包扎法：①将三角巾底边向上反折约 3 cm；②将其正中部放于伤员的前额，与眉平齐，顶角拉向头后；③三角巾的两底部经两耳上方，拉到枕后交叉，再绕到前额，打结固定；④将顶端上翻塞入。

（2）风帽包扎法：①将三角巾顶角和底边中央各打一结，即成风帽装；②将顶角放于前额，底边结放于后脑勺下方；③包住头部，两角往面部拉紧；④两角边向外反折包绕下颌；⑤拉到枕后，打结固定。

（3）面部面具式包扎法：①将三角巾顶角打一结，放于下颌；② 将三角巾罩于面部（可在鼻孔、眼睛口腔处各剪一小口）；③将作用两角拉到枕后交叉；④再绕到前额打结。

2）眼部包扎法

（1）单眼包扎法：①将三角巾折叠成四指宽的带状；②将其斜放于眼部；③将下侧较长的一端经枕后绕到前额压住上侧较短的一端后，再环绕头部至健侧颞部；④与翻下的另一端打结。

（2）双眼包扎法：①将折叠成四指宽的带巾中央部先盖住一侧眼睛；②下端从耳下绕枕后，经对侧耳上至眉间上方压住上端，继续绕头部至对侧耳前；③将上端反折向下，盖住另一只眼；④再绕耳下与另一端在对侧耳上打结。

3）肩、胸、背部伤的包扎法

（1）燕尾巾包扎单肩：①将三角巾折叠成燕尾状，大角在上、小角在下；②把燕尾巾夹角向颈，横放在伤侧肩上大角在后，小角在前；③燕尾底边包绕上臂部打结；④大角经背部小角经胸部拉到对侧胸部打结。

（2）燕尾巾包扎双肩：①将三角巾折叠成燕尾状，两燕尾角等大；②夹角朝上对准颈部燕尾披在双肩上；③两燕尾角分别经过左、右肩，拉到腋下与燕尾底角打结。

（3）三角巾包扎胸部：①将三角巾底边横放在胸部，高度约在肘窝上 3 cm；②底角越过伤侧肩，垂向背部；③三角巾的中部盖在胸部的伤处，两端拉向背部打结；④顶角也和该角仪器打结。

（4）燕尾巾包扎胸部：①将三角巾折叠成燕尾状；②在底部反折一道边；③横放于胸部，两角向上，分放于两肩上并拉到颈后打结；④将底部顶角袋子绕到对侧腋下与另一底角打结。

4）腹、臀部包扎法

（1）三角巾包扎腹部：①三角巾底角朝下，底边横放于脐部；②拉紧底部至腰部打结；③顶角经会阴拉至臀部上方，用底角余头打结。

（2）三角巾包扎臀部：①三角巾折成燕尾状；②夹角对伤侧腰部；③底边包绕伤侧大腿打结；④两燕尾分别绕过腹腰到对侧腰部上打结。

5）四肢伤包扎法

（1）三角巾包扎上肢：①将三角巾底角打结后套在伤侧手上，结之余头留长些备用，另一底角延手臂后侧拉至对侧肩上；②顶角包裹伤肢；③前臂屈至胸前，拉紧两底角打结。

（2）三角巾包扎手部：①手指对三角巾的顶角，将手平放于三角巾中央，底边位于腕部；②将顶角提起放于手背上；③拉两底角放在手背部交叉，再绕回腕部；④于掌侧或背侧打结。注：足的包扎与手相同。

（3）三角巾包扎小腿和足部：①将脚放在三角巾近底边的一侧；②提起较长一侧的巾腰包裹小腿打结；③在另一边底角包足，绕脚腕打结于踝关节处。

6. 操作中密切观察患者病情　倾听患者的主诉，如发现任何异常应立即暂停操作，给予相应的处理。操作过程中，护士动作轻柔，注意保护患者隐私。

7. 对患者及家属进行疑问解答　操作结束后协助患者取舒适卧位，向患者及家属讲述包扎后的护理要点，整理好床单位，将呼叫器放在患者易取处。向患者及家属说明，如有需要随时按铃呼叫。询问患者有何其他需求，并提供相应护理；对患者提出的疑问耐心解答。口头感谢患者的配合。

8. 洗手及记录　洗手、记录、签名，在记录单上记录。

五、注意事项

（1）包扎伤口时，先简单清创后再包扎。手及脏物不要触及伤口，不要用水冲洗伤口（除化学伤外），突出体腔外的脏器不要回纳，伤口内异物不要随意取出。

（2）包扎时要牢靠、松紧要适宜，要使患者舒适。用胸带要注意呼吸，包扎肢体要保持功能位。皮肤皱褶处、骨隆突处应用棉垫或纱布等做衬垫，需要抬高肢体时，应给予适当的衬托物。

（3）包扎方向从远心端向近心端包扎，要将指（趾）端外露，以便观察血运情况。绷带固定时结应放在肢体的外侧面，忌在伤口上、骨隆突处或易受压的部位打结。

（4）解除绷带时，先解开固定结或取下胶布，然后以两手互相传递松解。紧急时或绷带已被伤口分泌物浸透干涸时，可用剪刀剪开。

（刘桂秀）

第二十节　清洁伤口换药技术

一、目的

（1）观察了解伤口情况。

（2）对伤口实施检查和消毒，促进伤口愈合。

（3）规范执行护理技术，保障治疗效果及患者安全。

（4）增进患者对相关知识的了解及自我效能感。

（5）做好与患者及家属的沟通，服务对象感觉良好。

二、评估

（1）礼貌称呼并真诚问候患者；如有家属在旁，主动与家属打招呼。向患者及家属进行自我介绍。沟通时，与患者和家属保持目光交流。

（2）告知患者即将进行的操作技术目的，患者理解并同意。如患者对该项技术及相关事项有疑问，给予解释；如患者或家属拒绝治疗，应与医生沟通。

（3）评估患者病情及配合程度；评估患者的心理状态，是否存在焦虑、抑郁等负性心理，必要时进行相应干预以保证清洁伤口换药操作的顺利实施，如清洁伤口换药相关知识的健康教育，及时耐心地安慰、倾听与沟通，或寻求其他医护人员的支持与帮助等。

(4) 评估中，如发现患者有不适或特殊需求，及时给予相应处理或帮助。

三、操作前准备

1. 环境　环境安静，整洁，温度、湿度适宜，有专用换药室或有屏风遮挡，符合无菌操作要求，注意保护患者隐私。

2. 物品　治疗盘、换药碗套件或一次性换药包、无菌纱布数块、清洗消毒溶液、伤口敷贴、胶布、橡胶手套、一次性治疗巾、弯盘等。

3. 患者

(1) 拉下床栏，取合适体位。

(2) 如患者有特殊心理状况，影响操作实施，相关工作人员或家属对患者进行心理支持。

4. 护士

(1) 佩戴胸牌，服装整洁。

(2) 洗手及修剪指甲、戴口罩。

(3) 保持良好的情绪状态。

(4) 遵守医院感染控制要求。

四、操作步骤

(1) 核对医嘱：经双人核对无误。

(2) 核对患者信息（至少同时使用两种患者身份识别方法，如姓名、出生年月、年龄、病历号或就诊卡号、床号等）；评估患者病情、伤口情况；向患者解释操作目的。

(3) 七步洗手法洗手，戴口罩。

(4) 携用物至患者床旁，再次核对患者信息，向患者解释操作目的，与患者进行有效沟通，以取得配合。

(5) 协助患者取合适体位，适当暴露伤口。

(6) 铺一次性治疗巾，弯盘置于伤口下，注意保暖及保护隐私。

(7) 检查并打开一次性换药包，检查换药包的包装及有效期。

(8) 戴手套，揭去胶布和伤口外层敷料，敷料反置于弯盘内或直接入医疗垃圾桶。

(9) 用镊子揭去伤口内层敷料，若敷料贴在伤口上，可用生理盐水浸润后再取下，避免强行取下；此镊子不得再放入无菌换药碗中。

(10) 评估伤口情况：①测量伤口大小。②观察伤口分泌物情况。③观察伤口愈合情况。④观察伤口周围皮肤情况。

(11) 根据伤口情况取用合适的皮肤消毒剂，一般用0.5%的活力碘以浸润换药包内棉球为宜。

(12) 左手持无菌镊夹取0.5%活力碘棉球，右手持污染镊挤去多余活力碘，以伤口为中心，由内向外环状清洗伤口，直至清洗干净。消毒范围距伤口边缘10～15 cm。无菌镊和污染镊之间不得发生碰撞，镊子不可倒举，一个消毒棉球只能擦拭一次，保持换药包内物品无菌状态，动作轻柔。

(13) 消毒待干后，根据伤口大小选取合适的无菌纱布覆盖于伤口上，并用胶布妥善固定或直接选用大小合适的敷贴覆盖；胶布方向应与伤口肌肉走向垂直；必要时去除伤口周围皮肤上的胶布痕迹。

(14) 撤去弯盘和治疗巾。

(15) 协助患者取舒适卧位，再次核对患者信息。

(16) 向患者行健康指导，告知患者保持伤口清洁干燥。

(17) 整理患者衣服和床单位，询问患者需要，注意人文关怀。

(18) 按照医疗废物处理原则处理用物。

(19) 洗手，取口罩，及时准确记录护理记录单，反映专科特点。

五、注意事项

(1) 严格遵守无菌操作原则，避免医源性感染或交叉感染。

(2) 换药者操作应当稳、准、轻，禁忌动作过粗过大，注意保护健康肉芽组织和上皮，冬天注意保暖。

(3) 注意观察伤口变化，正确评估伤口情况，根据伤口情况选用合适的溶液清洗消毒伤口。

(4) 合理掌握换药的间隔时间，间隔时间过长不利伤口愈合，间隔时间过短因反复刺激伤口也会影响伤口愈合，同时增加患者痛苦，并造成浪费。

(丁　芳)

第五章 现代妇产科护理技术

第一节 会阴擦洗技术

一、目的

（1）保持患者会阴及肛门部清洁，预防生殖系统、泌尿系统的逆行感染。

（2）去除分泌物及异味，促进患者舒适。

（3）促进会阴部伤口愈合。

（4）保障治疗效果及患者安全。

（5）增进患者对相关知识的了解及自我效能感。

（6）使服务对象对护理有良好的体验。

二、评估

（1）礼貌称呼并真诚问候患者，如有家属在旁，主动与家属打招呼。向患者及家属进行自我介绍。

（2）告知患者即将进行的操作技术目的，取得患者理解并同意。如患者对该项技术及相关事项有疑问，给予解释；如患者或家属拒绝治疗，应与医生沟通，记录好沟通结果。

（3）评估患者会阴部是否清洁，皮肤是否完整，有无炎症、瘢痕、硬结，会阴部伤口状况，伤口有无分泌物，若有分泌物则观察分泌物的性状，是否有尿，若有尿管则观察尿管是否清洁通畅，留置时间；评估患者的心理状态，是否存在焦虑、抑郁、不配合心理，必要时进行相应干预以保证会阴擦洗技术的顺利实施，如会阴擦洗相关知识的健康教育，及时耐心地安慰、倾听与沟通，或寻求其他医护人员的支持与帮助等。

（4）了解患者有无家属或陪护人员陪伴。

（5）评估中，如发现患者有不适或特殊需求，及时给予相应处理或帮助。

三、操作前准备

1. 环境 环境清洁、安静；光线充足或有足够的照明；温度、湿度适宜。若为多人病房，病床之间有隔帘。

2. 物品 清洁干燥治疗车、快速手消毒剂、治疗盘、无菌治疗碗（内盛0.5%活力碘棉棒或棉球数个）、干棉球1个、无菌手套、一次性治疗巾、浴巾、执行单、笔、弯盘、生活垃圾桶、医用垃圾桶。

3. 患者

（1）患者必要时排大、小便。

（2）如患者有特殊心理状况，影响操作实施，相关工作人员或家属对患者进行心理支持。必要时请家属陪护在旁，缓解患者的焦虑、紧张情绪。

4. 护士

（1）佩戴胸牌，服装整洁。

（2）洗手、戴口罩。

（3）保持良好的情绪状态。

（4）接触患者之前清洁双手，保持双手暖和。

四、操作步骤

（1）核对医嘱，保证患者姓名、住院号或就诊卡号、时间等信息无误。

（2）核对用物。

（3）敲门进病室，携用物至患者床旁，确认患者身份：核对患者的姓名、住院号或就诊卡号等身份信息。

（4）告知患者准备开始操作，保护隐私，请男家属暂离病房，拉好围帘。

（5）向患者解释操作所需体位，取得患者配合，松开床尾盖被，协助患者脱对侧裤子盖于近侧腿上，近侧盖浴巾，对侧盖被子；协助患者取屈膝仰卧位，双腿略外展，暴露外阴。

（6）铺治疗巾于患者臀下，弯盘置于会阴处，治疗碗放于两腿之间。

（7）操作中再次核对患者身份，戴手套，左手分开小阴唇，右手持活力碘棉棒依次消毒。消毒顺序：尿道口→小阴唇→大阴唇→阴阜→肛周→肛门。根据需要第二遍消毒，同法擦洗，步骤同上。用干棉球或棉棒蘸干。有尿管者按顺时针方向（左、上、右、下）由尿道口处向远端依次用0.5%活力碘棉棒擦洗3次。

（8）取出治疗巾，脱手套。

（9）协助患者穿衣，整理床单位。

（10）操作过程中，护士动作轻柔。密切观察患者病情，倾听患者的主述，如发现任何异常应立即暂停操作，给予相应的处理。

（11）操作结束后再次核对患者身份，将呼叫器放在患者易取处。向患者及家属说明，如有需要随时按铃呼叫。

（12）询问患者有何其他需求，如看电视等，并提供相应护理；对患者提出的疑问，耐心解答并感谢患者的配合。

（13）洗手、签名。做好记录。

五、注意事项

（1）消毒原则应当是由内向外，自上而下，先清洁处再污染处。

（2）操作过程中注意遮挡，保护患者隐私，给予保暖，避免受凉。

（3）操作中注意遵循无菌原则。

（4）操作过程中避免牵拉尿管及引流管。

（5）给多人进行操作时，应最后擦洗伤口有感染者，避免交叉感染。

（范湘鸿）

第二节 阴道擦洗技术

一、目的

(1) 促进阴道血液循环。

(2) 减少阴道分泌物。

(3) 缓解局部充血。

(4) 控制和治疗阴道炎症。

(5) 保障治疗效果及患者安全。

(6) 增进患者对相关知识的了解及自我效能感。

(7) 使服务对象对护理有良好的体验。

二、评估

(1) 礼貌称呼并真诚问候患者;如有家属在旁,主动与家属打招呼。向患者及家属进行自我介绍。

(2) 告知患者即将进行的操作技术目的,取得患者理解并同意。如患者对该项技术及相关事项有疑问,给予解释;如患者或家属拒绝治疗,应与医生沟通。

(3) 评估患者阴道有无出血,既往有无性生活史,阴道及宫颈分泌物情况,有无阴道、宫颈及子宫腔手术史,阴道有无脱出物;评估患者的心理状态,是否存在焦虑、抑郁、不配合心理,必要时进行相应干预以保证阴道擦洗技术的顺利实施,如阴道擦洗相关知识的健康教育,及时耐心地安慰、倾听与沟通,或寻求其他医护人员的支持与帮助等。

(4) 了解患者有无家属或陪护人员陪伴。

(5) 评估中,如发现患者有不适或特殊需求,及时给予相应处理或帮助。

三、操作前准备

1. 环境　环境清洁、安静;光线充足;温度、湿度适宜。操作时应有独立空间,必要时隔帘遮挡。

2. 物品　清洁干燥治疗车、快速手消毒剂、治疗盘、无菌治疗碗(内盛0.5%活力碘棉棒数根或棉球数个)、无菌手套1双、妇检垫1张、液状石蜡棉球1个、窥阴器1个、执行单、笔、弯盘、生活垃圾桶、医用垃圾桶。

3. 患者

(1) 必要时患者需提前排大、小便。

(2) 如患者有特殊心理状况,影响操作实施,相关工作人员或家属对患者进行心理支持。必要时请家属陪护在旁,缓解患者的焦虑、紧张情绪。

4. 护士

(1) 佩戴胸牌,服装整洁。

(2) 洗手、戴口罩。

(3) 保持良好的情绪状态。

(4) 接触患者之前清洁双手,保持双手暖和。

四、操作步骤

（1）核对医嘱，保证患者姓名、住院号或就诊卡号、时间、执行项目等信息无误。

（2）核对用物，根据患者妇检情况，选择合适大小窥阴器。

（3）敲门进病室，确认患者身份：核对患者的姓名、住院号或就诊卡号等身份信息，向患者说明阴道擦洗的目的、方法，取得患者的理解和配合，嘱患者排尿，引导患者到检查室。

（4）确认检查室私密性，拉好围帘，调节好室温。

（5）向患者解释操作所需体位，取得患者配合，垫妇检垫于妇检床上，协助患者上妇检床，脱去一侧裤腿，必要时盖浴巾保暖，取膀胱截石位，暴露外阴。

（6）操作中再次核对患者身份，戴手套，右手持活力碘棉棒先擦洗外阴。擦洗顺序：阴阜→对侧外阴→近侧外阴。

（7）使用液状石蜡润滑窥阴器，嘱患者放松，右手持窥阴器与阴道口呈45°角缓慢插入阴道，打开窥阴器，充分暴露宫颈。

（8）消毒棉棒依次擦洗宫颈→阴道前穹隆→阴道后穹隆→阴道壁两侧，将窥阴器合拢，略回撤，旋转至与阴道口呈90°方向缓慢插入，擦洗阴道壁上下面。

（9）取出窥阴器，再次擦洗会阴部，用纱布擦干外阴，撤妇检垫，脱手套。

（10）协助患者穿衣裤，拉开围帘。

（11）操作过程中，护士动作轻柔。密切观察患者病情，倾听患者的主述，如发现任何异常应立即暂停操作，给予相应的处理。

（12）操作结束后再次核对患者身份，将患者送回病房，将呼叫器放在患者易取处。向患者及家属说明，如有需要随时按铃呼叫。

（13）询问患者有何其他需求，并提供相应护理；对患者提出的疑问耐心解答，并感谢患者的配合。

（14）洗手、签名，做好记录。

五、注意事项

（1）月经期、产后或人工流产术后宫颈口未闭，或有阴道出血的患者，不宜进行阴道擦洗。

（2）操作过程中注意遮挡患者，给予保暖，避免受凉。

（3）操作中注意遵循无菌原则。

（4）无性生活史患者禁行阴道擦洗。

（范湘鸿）

第三节　阴道冲洗技术

一、目的

（1）促进阴道血液循环。

（2）减少阴道分泌物。

（3）缓解局部充血。

(4) 控制和治疗炎症。

(5) 保障治疗效果及患者安全。

(6) 增进患者对相关知识的了解及自我效能感。

(7) 使服务对象对护理有良好的体验。

二、评估

(1) 礼貌称呼并真诚问候患者；如有家属在旁，主动与家属打招呼。向患者及家属进行自我介绍。

(2) 告知患者即将进行的操作技术目的，取得患者理解并同意。如患者对该项技术及相关事项有疑问，给予解释；如患者或家属拒绝治疗，应与医生沟通。

(3) 评估患者阴道有无出血，患者既往有无性生活史，阴道及宫颈分泌物情况，有无阴道、宫颈及子宫腔手术史，阴道有无脱出物；评估患者的心理状态，是否存在焦虑、抑郁、不配合心理，必要时进行相应干预以保证阴道冲洗技术的顺利实施，如阴道冲洗相关知识的健康教育，及时、耐心地安慰、倾听与沟通，或寻求其他医护人员的支持与帮助等。

(4) 了解患者有无家属或陪护人员陪伴。

(5) 评估中，如发现患者有不适或特殊需求，及时给予相应处理或帮助。

三、操作前准备

1. 环境　环境清洁、安静；光线充足或有足够的照明；温度、湿度适宜。操作时应有独立空间，必要时隔帘遮挡。

2. 物品　清洁干燥治疗车、快速手消毒剂、治疗盘、无菌手套 1 双、妇检垫 1 张、液状石蜡、执行单、笔、弯盘、医用妇科冲洗器 1 个、冲洗头 1 个、纱布 1 块、生活垃圾桶、医用垃圾桶。冲洗溶液：常用的阴道冲洗溶液有 0.02%聚维酮碘（碘附）溶液；0.1%苯扎溴铵（新洁尔灭）溶液；生理盐水；2%～4%碳酸氢钠溶液；1%乳酸溶液；4%硼酸溶液；0.5%醋酸溶液；1∶5 000 高锰酸钾溶液等。

3. 患者

(1) 患者必要时排大、小便。

(2) 如患者有特殊心理状况，影响操作实施，相关工作人员或家属对患者进行心理支持。必要时请家属陪护在旁，缓解患者的焦虑、紧张情绪。

4. 护士

(1) 佩戴胸牌，服装整洁。

(2) 洗手、戴口罩。

(3) 保持良好的情绪状态。

(4) 接触患者之前清洁双手，保持双手暖和。

四、操作步骤

(1) 核对医嘱，保证床号、姓名、住院号或就诊卡号、时间、执行项目等信息正确。

(2) 核对用物，提前配置好冲洗液 500～1 000 mL，温度 41～43℃。

(3) 敲门进病室，确认患者身份，核对患者的姓名、住院号或就诊卡号等身份信息。向患者说明阴道冲洗的目的、方法，取得患者的理解和配合，嘱患者排空膀胱，引导患者到检查室。

(4) 确认检查室无外来人员，拉好围帘，调节好室温。

(5) 向患者解释操作所需体位，取得患者同意，垫妇检垫于妇检床上，协助患者上妇科检查床，脱去一侧裤腿，必要时对侧盖浴巾保暖，取膀胱截石位，暴露外阴。妇检床下放置好垃圾桶。

(6) 操作中再次核对患者身份，戴手套。

(7) 持冲洗头，打开开关，冲洗时不停地改变方向，使阴道及侧壁冲洗干净，调高妇检床背部角度以使阴道内的残留液体完全流出。

(8) 冲洗完毕后，冲洗外阴部，用纱布擦干外阴。

(9) 协助患者穿衣裤，下妇检床，撤妇检垫，拉开围帘。

(10) 操作过程中，护士动作轻柔。密切观察患者病情，倾听患者的主述，如发现任何异常应立即暂停操作，给予相应的处理。

(11) 操作结束后再次核对患者身份，将患者送回病房，将呼叫器放在患者易取处。向患者及家属说明，如有需要随时按铃呼叫。

(12) 询问患者有何其他需求等，并提供相应护理；对患者提出的疑问耐心解答，并感谢患者的配合。

(13) 洗手、签名，做好记录。

五、注意事项

(1) 冲洗液温度以41～43℃为宜，温度不能过高或过低。温度过低，患者不舒适，温度过高则可能烫伤患者。

(2) 冲洗液应根据不同的灌洗目的选择。滴虫性阴道炎的患者，应用酸性溶液灌洗；假丝酵母菌病患者，则用碱性溶液灌洗；而非特异性阴道炎者，用一般消毒液或生理盐水灌洗。术前患者阴道灌洗可选用聚维酮碘溶液、高锰酸钾溶液或苯扎溴铵溶液进行灌洗。

(3) 在冲洗过程中，动作要轻柔，勿损伤阴道壁和宫颈组织。

(4) 阴道冲洗适用于无性生活史女性。月经期、产后或人工流产术后子宫颈口未闭，或有阴道出血的患者，不宜进行阴道擦洗，以防引起上行性感染。

（范湘鸿）

第四节　盆底康复技术

一、目的

(1) 评估患者盆底肌肌肉受损的情况。

(2) 检测患者盆底肌纤维的肌肉力量，是否存在静态肌电的异常。

(3) 通过生物反馈治疗使患者获得对诸如尿道括约肌和/肛提肌的意志控制能力。

(4) 对盆底有高度的感觉意识，增加主动肌肉收缩能力，减少一般拮抗肌的痉挛。

(5) 发展功能性运动。

(6) 保障治疗效果及患者安全。

(7) 增进患者对相关知识的了解及自我效能感。

(8) 使服务对象对护理有良好的体验。

二、评估

（1）礼貌称呼并真诚问候患者；如有家属在旁，主动与家属打招呼。向患者及家属进行自我介绍。

（2）告知患者即将进行的操作技术目的，患者理解并同意。如患者对该项技术及相关事项有疑问，给予解释；如患者或家属拒绝治疗，应与医生沟通。

（3）评估患者阴道有无出血，了解阴道疼痛情况，是否存在阴道炎，患者既往有无性生活史；评估阴道及宫颈分泌物情况，有无阴道、宫颈及子宫腔手术史，阴道有无脱出物；评估患者的心理状态，是否存在焦虑、抑郁、不配合心理，必要时进行相应干预以保证盆底康复技术的顺利实施，如盆底康复相关知识的健康教育，及时耐心地安慰、倾听与沟通，或寻求其他医护人员的支持与帮助等。

（4）了解患者有无家属或陪护人员陪伴。

（5）评估中，如发现患者有不适或特殊需求，及时给予相应处理或帮助。

三、操作前准备

1. 环境　环境清洁、安静；光线充足；温度、湿度适宜。检查床之间应有隔帘。

2. 物品　清洁干燥治疗车、快速手消毒剂、治疗盘、无菌手套1双、妇检垫1张、一次性阴道电极、一次性表面电极、导电膏、盆底康复治疗仪、纸巾。

3. 患者

（1）患者必要时排大、小便。

（2）如患者有特殊心理状况，影响操作实施，相关工作人员或家属对患者进行心理支持。必要时请家属陪护在旁，缓解患者的焦虑、紧张情绪。

4. 护士

（1）佩戴胸牌，服装整洁。

（2）洗手、戴口罩。

（3）保持良好的情绪状态。

（4）接触患者之前清洁双手，保持双手暖和。

四、操作步骤

（1）核对医嘱，保证患者姓名、住院号或就诊卡号、执行项目等信息无误。

（2）核对用物，确认患者身份，核对患者的姓名、住院号或就诊卡号等身份信息。向患者说明盆底康复技术的目的、方法，取得患者的理解和配合，嘱患者排空膀胱，引导患者到检查室。

（3）确认检查室无外来人员，拉好围帘，调节好室温。

（4）向患者解释操作所需体位，取得患者同意，垫妇检垫于检查床上，协助患者上检查床，脱去一侧裤腿，必要时对侧盖浴巾保暖，暴露外阴，取半坐卧位120°，双腿屈膝。

（5）操作中再次核对患者身份。①压力/肌电检测技术：a. 操作者右手戴一次性手套。蘸少许润滑剂，伸入阴道1～2指（食指、中指），左手置于患者腹部，嘱患者依据操作者口令收缩盆底肌。b. 保持患者腹部放松，正确指导患者识别盆底肌肉。c. 将无油避孕套套在阴道压力电极外，并在表面均匀涂抹润滑导电膏，动作轻柔地把肌电头放进阴道，患者放平双腿并与肩同宽，双腿外展 60°，体位调整舒适后，操作者右手离开阴道电极，脱手套，电极充气、外阴盖纸巾。d. 将电极片分别置于腹直肌、腹横肌及骨性组织上，整理床单位，注意保护隐私、及时保暖。e. 连接肌电头、电极片与设备通道之间的连线，连接正确。f. 指导评估过程中不能随意改变体位、咳嗽、移动、保持安静、放松。g. 进入程序开始检测。h. 指导患者根据语音提示及生物反馈模板正确收缩，开始评估检测。i. 进行检测结果的记录和打印。j. 再次核对患者信息及评估报告。k. 整理用物：解除阴道电极、电极片和盆底康复治疗仪的连接，取下电极片和阴道电极并妥善处置。②电刺激治疗技术。a. 准确录入患者信息。b. 放置阴道探头位置到位。c. 治疗中根据患者感受随时调节电刺激强度。d. 进行 1 min 基线调节。e. 电刺激电流强度合适。f. 治疗中根据患者感受随时调节电刺激强度。g. 指导患者正确收缩会阴肌肉。h. 治疗过程中观察图形变化，及时指导。i. 治疗结束，动作轻柔撤出阴道探头。

(6) 协助患者穿衣裤，下检查床，撤妇检垫，拉开围帘。

(7) 操作过程中，护士动作轻柔。密切观察患者病情，倾听患者的主述，如发现任何异常应立即暂停操作，给予相应的处理。

(8) 操作结束后再次核对患者身份，将患者送回病房，将呼叫器放在患者易取处。向患者及家属说明，如有需要随时按铃呼叫。

(9) 询问患者有何其他需求，并提供相应护理；对患者提出的疑问耐心解答，并感谢患者的配合。

(10) 洗手、签名，做好记录。

五、注意事项

(1) 询问并评估患者是否存在治疗禁忌证。

(2) 指导患者在整个评估过程中保持安静，不要随意移动身体。

(3) 注意询问患者是否存在盆腔疼痛的相关问题，观察患者阴道是否存在出血情况。

(4) 注意保护患者隐私，应选择安静环境，拉围帘。

(5) 每次评估前后，操作人员均需洗手，注意无菌操作。

(范湘鸿)

第五节　产时会阴消毒技术

一、目的

(1) 顺产接生前为分娩做准备。

(2) 增进患者对相关知识的了解及自我效能感。

(3) 护理对象对护理有良好的体验。

二、评估

(1) 核对患者姓名、床号、住院病案号，告知患者会阴消毒的目的及配合注意事项。

（2）检查会阴清洁度及外阴皮肤情况。

（3）评估孕周、产次、宫缩等产程进展情况，有无阴道检查禁忌证等。阴道流血、流液情况。

（4）评估产妇心理状态，如发现存在焦虑等负性心理，及时进行有效心理疏导，以确保操作的进行。

（5）评估中若发现产妇有不适或特殊需求，应及时给予相应处理或帮助。

三、操作前准备

1. 环境　环境清洁、安静，自然光线充足，或有光线充足，温度、湿度适宜的检查室。用屏风或者隔帘遮挡，保护患者隐私。

2. 物品　0.5%活力碘棉球、无菌持物钳、一次性手套、一次性妇科垫巾。

3. 患者

（1）患者必要时排大、小便。

（2）如患者有特殊心理状况影响操作实施，相关工作人员应做好心理护理，必要时请家属陪护在旁，缓解患者的焦虑、紧张情绪。

4. 护士

（1）佩戴胸牌，服装整洁。

（2）洗手、戴口罩。

（3）保持良好的情绪状态。

（4）接触患者之前，保持双手暖和。

四、操作步骤

（1）患者取外展屈膝位或者膀胱截石位。

（2）清洁：消毒前用清水或者肥皂水依顺序冲洗/擦洗会阴。

（3）消毒：第一遍消毒，用持物钳夹0.5%活力碘棉球擦洗小阴唇、大阴唇→阴阜→左右大腿内侧上1/3处→肛周→肛门，每个部位更换一个棉球。根据需要可第二遍消毒，更换持物钳，同法擦洗，步骤同上。

（4）消毒后，根据需要以生理盐水冲洗会阴，将无菌治疗巾置于臀下。

五、注意事项

（1）消毒顺序：由内向外，自上而下。

（2）操作过程中注意保护患者隐私，给予保暖，避免受凉。

（3）进行第二遍外阴消毒时，消毒范围不能超过第一遍范围。

（4）操作中注意无菌原则。

（5）告知患者操作过程中臀部不要抬起，以免冲洗水流入后背。

（6）告知患者双手不能触碰消毒区域。

（范湘鸿）

第六节　剖宫产接产技术

一、目的

（1）维持新生儿的氧合，维持有效循环，保证婴儿的生命体征平稳。

（2）增进患者对相关知识的了解及自我效能感。

（3）护理对象对护理有良好的体验。

二、评估

（1）孕妇情况：了解孕妇孕周及胎儿情况，孕妇是否有妊娠合并症及并发症。

（2）婴儿：评估婴儿的呼吸、心率、面色、肌张力、喉反应等情况，是否需要抢救。

（3）评估患者的心理状态，如发现产妇有焦虑等负性心理，及时进行有效心理疏导，以确保操作顺利进行。

（4）评估中，若发现产妇有不适或特殊需求，应及时给予相应处理或帮助。

三、操作前准备

1. 环境　操作环境符合无菌操作原则，温度 26～28℃。

2. 物品

（1）入手术室之前。接到手术室通知，备齐用物如下：宝宝衣服、包被、脐带结扎包（或护脐包）、新生儿腕带、印泥、新生儿病历（内含新生儿记录单、剖宫产婴儿交接单等护理文件），必要时携带药品。

（2）入手术室后。备好新生儿复苏台，吸痰吸氧装置，取无菌手套 1 副，铺好无菌操作台。

3. 医务人员

（1）穿戴整齐，戴无菌手套。

（2）保持良好的情绪状态。

（3）接触产妇前，保持双手温暖。

四、操作步骤

（1）新生儿娩出后，处理脐带后，大声报出婴儿娩出时间及性别，手术医生、手术护士、麻醉医生三方核对确认。若产妇意识清楚，产妇核对新生儿性别，并请产妇口述新生儿性别，实行早接触。

（2）新生儿体格检查：量身长、体重，从上到下、由前到后查看新生儿有无畸形（头、面、颈、胸、腹、背、臀、四肢），打印腕带，再次与产妇确认相关信息无误后，佩戴腕带。完善相关记录。

（3）核对家属身份，告知家属新生儿娩出时间、身长、体重，打开包被与家属再次核对新生儿及腕带信息，无误后签字确认。

（4）助产士抱着婴儿与家属一同由患者通道回病房，与病房护士进行交接且三方同时在场，再次对新生儿进行全身检查（性别、时间、外观）及新生儿特殊治疗和护理。

（5）双方签字确认无误后，助产士与病房护士在新生儿交接本上签字确认。

五、注意事项

（1）注意核对婴儿身份与性别、出生时间等重要信息，检查外观是否有畸形等异常情况，及时告知手术医生、产妇及家属，共同确认。

（2）接产前评估婴儿可能存在的风险，做好窒息复苏人力和物品准备对新生儿进行复苏，确保新生儿的安全。

（徐兰萍）

第七节　人工破膜技术

一、目的

（1）可在产程进展不佳时加强宫缩，加速产程。

（2）用来观察羊水性状。

（3）增进患者对相关知识的了解及自我效能感。

（4）护理对象对护理有良好的体验。

二、评估

（1）礼貌称呼并真诚问候患者；向患者进行自我介绍。沟通时，与患者保持目光交流。

（2）告知患者即将进行的操作技术目的，患者理解并同意。如患者对该项技术及相关事项有疑问，给予解释；如患者或家属拒绝，应与医生沟通。

（3）评估孕妇孕周、宫缩、胎方位、胎心音、自理能力、合作程度及膀胱充盈，确定无明显头盆不称及胎位异常等情况。

（4）评估患者心理状态，如发现患者存在焦虑等负性心理，及时进行有效的心理疏导，以确保操作的顺利进行。

（5）评估中，如发现产妇有任何不适和需求，及时给予相应处理或帮助。

三、操作前准备

1. 环境　环境清洁、安静；光线充足或有足够的照明；温度、湿度适宜。若为多人待产室，病床之间有隔帘。

2. 物品　无菌消毒棉球、无菌手套、帽子、口罩、组织钳、护理垫、记录单、笔、弯盘、生活/医用垃圾桶。

3. 患者　排空膀胱。

4. 医务人员

（1）着装规范，服装整洁。

（2）洗手、戴口罩。

（3）保持良好的情绪状态。

（4）接触患者之前，保持双手暖和。

四、操作步骤

（1）孕妇取膀胱截石位，常规消毒外阴。

（2）戴无菌手套、铺好无菌孔巾。左手食指、中指伸入阴道，在阴道内手指的指引下进入宫口触及水囊；右手持鼠齿钳，并在宫缩间歇期（以免发生羊水栓塞）钳破胎膜。

（3）破膜后应注意羊水的流出量、颜色和性状、胎心有否改变，以防脐带脱垂和受压引起胎儿窘迫，同时记录破膜的时间。

（4）消毒外阴，垫好会阴垫，协助产妇穿好衣物。根据产程进展情况指导产妇活动事宜。

（5）观察记录破水后的宫缩、胎心音、胎动及羊水情况。

（6）保护产妇隐私。

（7）操作过程中注意观察产妇的变化并与产妇沟通。

（8）操作后，告知产妇破膜后的情况和胎心。

（9）洗手、记录、签名：在产程记录单上记录破膜时间、羊水性状、胎心音、宫缩情况。

五、注意事项

（1）破膜前后应听取胎心音，测血压。

（2）破膜前应检查有无脐带前置，破膜后羊水未流出前，手不要从阴道取出，使羊水缓慢流出，了解有无脐带脱垂等情况。

（3）部分前置胎盘破膜时，应触及有囊样感部分，证实为胎膜再行破膜，避免伤及胎盘而引起出血。

（徐兰萍）

第八节　正常分娩接产技术

一、目的

（1）帮助产妇选择合适的分娩体位，增加舒适感。

（2）适度保护会阴，避免产妇会阴发生严重撕裂伤，并使胎儿按照分娩机制安全娩出。

（3）增进产妇对相关知识的了解及自我效能感。

（4）护理对象对护理有良好的体验。

二、评估

（1）孕妇情况：了解第一产程进展情况及孕妇和胎儿的安危情况。

（2）身心情况：了解产妇精神状况及体力情况，如发现产妇存在焦虑等负性心理，及时进行有效的心理疏导。在宫缩情况下观察产妇的屏气用力及胎先露下降情况。观察胎头拔露和着冠。

（3）会阴部情况及胎儿大小：判断是否需要行会阴切开术。

（4）辅助检查：用胎心监护仪严密观察宫缩与胎心变化。

（5）评估中发现产妇有不适或特殊需求，应及时给予相应处理或帮助。

三、操作前准备

1. 环境　符合无菌操作的原则，温度 26～28℃。

2. 物品　灭菌产包 1 个（手术衣 1 件、产单 1 件、大浴巾 1 件、小治疗巾若干、脚套 1 双、聚血器或弯盘 1 个、直血管钳 2 把、弯血管钳 2 把、持针器 1 把、侧切剪 1 把、线剪 1 把、吸痰管 1 根、镊子 1 把、纱布棉球若干）。灭菌手套 1 双、新生儿辐射抢救台，新生儿复苏抢救物品。

3. 孕妇　上产床，仰卧或侧卧位，指导配合用力，消毒外阴，必要时进食补充能量。

4. 助产士

（1）着装整洁规范。

（2）卫生洗手。

（3）保持良好的情绪状态。

（4）接触患者前，保持双手温暖。

四、操作步骤

（1）换洗手衣，戴帽子，口罩，按外科手洗手消毒。

（2）倒消毒液 5 mL 于掌心，涂抹双手及前臂、待干。

（3）戴无菌手套、穿手术衣：使用无菌技术操作。

（4）消毒从近到远、由内向外：大小阴唇→阴阜→两大腿内侧上 1/3→会阴及肛周。

（5）协助胎头娩出：①胎头拨露使阴唇后联合紧张时，右手大鱼际肌顶住会阴部，宫缩时向上托压，同时左手轻压胎头枕部，协助俯屈和下降，宫缩间歇时放松（防水肿）。②胎头枕部到达耻骨弓下时，协助胎头仰伸。③宫缩间歇时帮助娩出胎头。

（6）协助娩出胎体：①胎头娩出后不要急于娩出胎肩，右手仍保护会阴，左手自婴儿鼻根向下颏挤压，挤出口鼻内黏液和羊水。②协助胎头复位和外旋转。③协助前肩娩出（左手将胎儿颈部向下轻压、右手保护会阴）。④协助后肩娩出（左手将胎儿颈部向上、右手保护会阴）。⑤双肩娩出后，保护会阴的右手方可放松。⑥双手协助胎体及下肢相继以侧位娩出，大声报出婴儿出生时间，做好记录。

（7）在产妇臀下放置聚血器或弯盘接血，以计测出血量。

（8）新生儿处理。①断脐：胎儿娩出后 1～2 min，待脐动脉搏动消失后，距脐带根部 15～20 cm 处用 2 把血管钳钳住，在两钳之间剪断脐带。②断脐后，立即以大浴巾擦干新生儿身上羊水，同时摆正体位，必要时继续清理呼吸道（30 s）。③确定呼吸道清理干净而未啼哭时，用手轻拍足底，使其啼哭。④阿普加评分。⑤处理脐带：气门芯结扎法。将无菌气门芯两个套于摁管钳上，用套有气门芯的血管钳在距脐根部 1 cm 处钳夹脐带，紧靠钳外端剪断脐带，沿钳端将两个气门芯依次套在脐轮稍上方处，松钳，挤出残余血液；用 10％碘酊消毒断面，待干。

（9）双手托抱新生儿，给产妇看婴儿性别并双方进行确认。

（10）将婴儿交给巡回护士进行新生儿体检：量身长、体重，从上到下，由前到后查看新生儿有无畸形（头、面、颈、胸、腹、背、臀、四肢）；盖脚印；协助进行早吸吮。

（11）协助胎盘娩出：①观察胎盘是否剥离。②子宫收缩时，左手握住宫底并按压，同时右手轻拉脐带，协助娩出胎盘。③胎盘娩至阴道口时，双手捧住胎盘，向一个方向旋转并缓慢向外牵拉，协助胎膜完整排出。④检查胎盘、胎膜。

（12）检查软产道。

五、注意事项

（1）分娩过程中应密切监测胎心音，持续胎心监护，每 10～15 min 记录一次，如出现异常情况，及时通知医生并尽快结束分娩。

（2）胎头娩出后，不要急于娩肩。应在宫缩时或产妇用力下复位，协助外旋转。

（3）正确估计出血量。

（徐兰萍）

第九节　会阴切开及缝合技术

一、目的

（1）减少胎儿娩出的阻力，缩短第二产程。

（2）减少因会阴水肿、瘢痕、炎症等因素造成的会阴严重撕裂。

（3）阴道助产术前的准备。

（4）增进产妇对相关知识的了解及自我效能感。

（5）护理对象对护理有良好的体验。

二、评估

（1）告知患者即将进行的操作技术目的及配合注意事项，患者理解并同意。如患者对该项技术及相关事项有疑问，给予解释。

（2）患者评估产妇年龄、病情、意识、合作程度、心理反应，如发现产妇存在焦虑等负性情绪，及时进行有效的心理疏导，以确保操作的顺利进行。

（3）相关因素：胎儿大小，会阴部条件（会阴体长度、会阴扩充情况、有无炎症等）、黏膜及伤口情况，阴道出血或羊水（胎膜早破孕妇）的量、色、气味，如有伤口，伤口疼痛情况及有无感染。

（4）评估中，如发现产妇有不适或特殊需求，应及时给予相应处理或帮助。

三、操作前准备

1. 环境　环境安静、整洁，产妇感觉室温舒适，注意屏风遮挡。

2. 物品　弯盘一个、持针器、侧切剪、齿镊、尾纱、9 号长针头、缝合线、无菌纱布、0.5%利多卡因 10 mL、0.9%生理盐水 20 mL。

3. 产妇　指导产妇配合，嘱产妇取膀胱截石位。

4. 助产士

（1）仪表端庄，服装整洁。

（2）正确穿无菌手术衣，戴无菌手套。

（3）保持良好的情绪状态。

（4）接触患者前，保持双手温暖。

四、操作步骤

（1）会阴消毒铺巾。

（2）会阴阻滞局麻：用9号长针头在左侧坐骨结节内侧2 cm处皮肤进针先注射一皮丘，将左手两指放在阴道，触及坐骨棘做引导，将穿刺针水平位进针，直达左侧坐骨棘的尖端，在后退少许，转向坐骨棘尖端的内侧，约1 cm处，再进1.5～2 cm，回抽注射器确认未穿入血管，即可推入利多卡因20 mL，再向切口周围皮肤、皮下组织及肌层作扇形浸润麻醉，推入利多卡因10 mL，可维持麻醉1～2 h，若为椎管麻醉镇痛孕妇，则不需要。

（3）再次评估会阴情况，是否需要侧切。

（4）选择合适时机进行侧切：麻醉起效后，估计胎头能在1～2次宫缩后娩出或手术产助产已做好会阴麻醉，左手食指、中指伸入阴道内，放在胎头和会阴之间撑起一侧阴道壁，用会阴切开剪刀置于后联合中线，向左侧45°处，与皮肤垂直切开4～5 cm，会阴切开后用生理盐水纱布压迫止血。

（5）胎盘娩出后更换手套，检查伤口有无延裂，阴道有无裂伤及血肿。

（6）生理盐水冲洗伤口。

（7）分娩结束后，仔细检查阴道内切口处有无延裂和其他损伤，将尾纱塞入阴道内，尾纱的带子用钳子夹住，暴露手术视野。

（8）用2-0可吸收缝合线间断或连续缝合阴道黏膜，自切口顶端上方0.5～1 cm处开始至处女膜，对合整齐不留死腔，不宜过密，针距0.5～0.8 cm，间断缝合会阴肌层，最后皮内缝合或间断缝合皮肤。

（9）缝合完毕取出尾纱，检查切口有无血肿或出血，然后肛查缝合线有无穿透直肠黏膜，擦净周围及外阴部血渍。

（10）清点并处理用物。

（11）向产妇宣教伤口护理要点。

（12）定期观察伤口情况及产妇主诉。

五、注意事项

（1）把握住会阴侧切的标准指征，要进行综合的评估，包括会阴局部条件的评估、胎儿大小等，综合有侧切的指征才可以进行侧切。

（2）侧切时一定要注意进行麻醉，可以选择会阴局部的浸润麻醉，也可以选择会阴部神经阻滞麻醉。

（3）会阴切开的方法可以选择正中切开，也可以选择斜侧切开，切开的时机一般选择胎头拨露之后，着冠之前会阴高度扩张，变薄的时候，待宫缩开始，会阴局部的张力增加时来进行切开。切开之后要保证1～2次宫缩，胎儿就可以娩出。

（徐兰萍）

第十节　人工剥离胎盘技术

一、目的

（1）用手剥离，取出滞留于宫腔内的胎盘。

（2）增进患者对相关知识的了解及自我效能感。

（3）护理对象对护理有良好的体验。

二、评估

（1）产妇的生命体征、有无失血性休克，既往孕产史，有无保胎。

（2）胎儿娩出时间及子宫收缩情况、阴道出血量。

（3）胎盘是否已部分剥离或存在胎盘植入可能。

（4）产妇对徒手剥离胎盘术的了解、接受程度。

（5）评估产妇的心理状态，如发现存在焦虑等负性心理，应及时进行有效的心理疏导，以确保操作的顺利进行。

（6）评估中，若发现产妇有不适或特殊需求，应及时给予相应处理或帮助。

三、操作前准备

1. 环境　环境安静，温度、光线适宜，注意保护产妇隐私。

2. 物品　无菌消毒棉球、无菌手套、无菌衣。

3. 产妇　取屈膝仰卧位，排空膀胱，放松，取得合作，必要时给予麻醉。

4. 医务人员

（1）更换手术衣及无菌手套。

（2）保持良好的情绪状态。

（3）接触产妇身体前，保持双手温暖。

四、操作步骤

（1）消毒外阴及外露脐带。

（2）铺无菌巾。

（3）术者将一手紧握腹部子宫底部（可由助手协助）。

（4）另一手指并拢成圆锥形沿脐带进入子宫腔，找到胎盘边缘。

（5）手背紧贴子宫壁，四指并拢，以手掌的尺侧缘完整地将胎盘剥离。

（6）将胎盘握在手掌中，边旋转边向下缓慢牵引取出。

（7）仔细检查剥离的胎盘胎膜是否完整。若有缺损应再次徒手伸入宫腔清除残留胎盘及胎膜。

（8）取出胎盘后，立即测出血量，必要时遵医嘱给予止血。

五、注意事项

（1）注意产妇一般情况，术前备血，如失血多，应迅速输血。

（2）操作要轻柔；切忌强行剥离或用手抓挖宫腔，以免损伤子宫；剥离时发现胎盘与子宫壁之间界限不清，找不到疏松的剥离面不能分离者，应疑为植入性胎盘，不可强行剥离。

（3）应尽量减少宫腔内操作次数，术后用抗生素预防感染。

（徐兰萍）

第十一节　阴道、宫颈上药技术

一、目的

（1）用于阴道炎、宫颈炎及术后阴道残端炎的治疗，部分盆底手术前局部阴道组织修复准备。

（2）增进患者对相关知识的了解及自我效能感。

（3）护理对象对护理有良好的体验。

二、评估

（1）礼貌称呼并真诚问候患者；如有家属在旁，主动与家属打招呼。向患者及家属进行自我介绍。

（2）告知患者即将进行的操作技术目的、方法、注意事项及配合要点，取得患者理解并配合。如患者对该项技术及相关事项有疑问，给予解释；如患者或家属拒绝治疗，应暂停操作，并及时与医生沟通。

（3）评估患者：外阴情况，阴道情况，脱垂情况，有无性生活史，是否处于经期及有无阴道出血。

（4）了解患者有无家属或陪护人员陪伴。

（5）评估中，如发现患者有不适或特殊需求，及时给予相应处理或帮助。

（6）评估患者心理认识，若有焦虑等负性心理，及时进行有效心理疏导，以确保操作的顺利进行。

三、操作前准备

1. 环境　环境清洁、安静，自然光线充足或有照明足够，温度、湿度适宜的检查室。

2. 物品　阴道灌洗用物、窥阴器、消毒干棉球、有尾棉球、纱布若干、长镊子、一次性手套、一次性妇科垫巾，根据药物性质和上药方法可另备长棉签、药品等。

3. 患者

（1）必要时排大、小便。

（2）如患者有特殊心理状况影响操作实施，相关工作人员应做好心理护理，鼓励家属参与患者的心理支持。

4. 护士

（1）佩戴胸牌，服装整洁。

（2）洗手、戴口罩。

（3）保持良好的情绪状态。

（4）接触患者之前，保持双手暖和。

四、操作步骤

（1）核对患者姓名、住院号等信息，评估患者会阴部情况，并解释阴道或宫颈上药的目的、方法、效果及预后，以取得患者的理解和配合（采取开放式方式询问患者姓名，语言亲切、和善）。

（2）协助患者排空膀胱，并协助其上妇科检查床。

（3）备齐用物，洗手，戴口罩。

（4）臀下垫一次性妇检垫，并协助患者取膀胱结石位（注意保暖，保护患者隐私）。

（5）戴手套，上药前应先行阴道擦洗或冲洗。

（6）用窥阴器暴露患者的阴道及宫颈，用消毒干棉球拭去宫颈、阴道壁及后穹隆处的分泌物（宫颈暴露需充分，分泌物需清理干净）。

（7）根据病情和药物的不同性状可采用以下方法：①阴道后穹隆塞药。充分暴露宫颈，护士将药片用长镊直接放于阴道后穹隆处，缓慢取出窥阴器，避免药片随窥阴器一同掉出。若由患者自行用药，则护士应指导患者于临睡前洗净双手或戴指套，用一手示、中指夹持药品并用食指将药片或栓剂沿阴道后壁推进至食指完全伸入为止。为保证药物局部作用的时间，宜睡前用药。②局部用药。a. 非腐蚀性药物：用棉球或长棉签蘸药液直接涂擦阴道壁或宫颈。b. 腐蚀性药物：将长棉签蘸取少量药液涂于宫颈的糜烂面，并插入宫颈管内约 0.5 cm，稍后用生理盐水棉球擦去表面残余的药液，最后用干棉球吸干。c. 宫颈棉球上药：用窥阴器充分暴露宫颈，用长镊子夹持带有尾线的宫颈棉球蘸取药液后塞压至宫颈处，同时将窥阴器轻轻退出阴道，然后取出镊子，以防退出窥阴器时将棉球带出或移位。将棉球尾线露于阴道口外，并用胶布固定于阴阜侧上方。放置 12～24 h 后轻拉棉球尾线可自行取出。d. 喷雾上药：将所需药物的粉剂装入喷雾器内，均匀地喷散于炎性组织表面。

（8）缓慢退出窥阴器（动作轻柔，避免损伤阴道口）。

（9）脱手套，处理用物，洗手，脱口罩。

五、注意事项

（1）上非腐蚀性药物时，应转动窥阴器，使阴道四壁炎性组织均能涂上药物。

（2）应用腐蚀性药物时，要注意保护阴道壁及正常宫颈组织。上药前应将纱布或干棉球垫于阴道后壁及后穹隆部，以免药液下流灼伤正常组织。药液涂好后用干棉球吸干，立即如数取出所垫的纱布或棉球。宫颈上如有腺体囊肿，应先刺破，并挤出黏液后再上药。

（3）棉棍上的棉花必须捻紧，涂药时应向同一方向转动，防止棉花落入阴道难以取出。

（4）阴道栓剂最好于晚上或休息时上药，避免起床后脱出，影响治疗效果。

（5）给未婚妇女上药时，不用窥阴器，可用长棉签涂抹，或用手指将药片推入阴道。

（6）经期或子宫出血者不宜阴道给药。

（7）用药期间应禁止性生活。

（8）棉球或纱布当次操作未取出者应做好交接班。

（耿　力）

第十二节　会阴湿热敷技术

一、目的

（1）促进局部血液循环，改善组织营养，增强局部白细胞的吞噬作用，加速组织再生和消炎、止痛。

（2）促进水肿吸收，使陈旧性血肿局限。

（3）促进外阴伤口的愈合。

（4）增进患者对相关知识的了解及自我效能感。

（5）服务对象对护理有良好体验。

二、评估

（1）礼貌称呼并真诚问候患者；如有家属在旁，主动与家属打招呼。向患者及家属进行自我介绍。

（2）告知患者即将进行的操作技术目的、方法、注意事项及配合要点，取得患者理解并配合。如患者对该项技术及相关事项有疑问，给予解释；如患者或家属拒绝治疗，应暂停操作并与医生沟通。

（3）评估患者：评估患者的治疗情况、会阴部清洁程度、湿热敷局部会阴情况（有无水肿、红肿、硬结、感染等）、活动能力、合作程度等。

（4）了解患者有无家属或陪护人员陪伴。

（5）评估中，如发现患者有不适或特殊需求，及时给予相应处理或帮助。

三、操作前准备

1. 环境　环境整洁、安静；自然光线充足或有足够的照明；温度、湿度适宜。若为多人病房，病床之间有隔帘；酌情关闭门窗。

2. 物品　一次性妇科垫巾 1 块、会阴擦洗盘 1 个、棉垫 1 块、无菌干纱布数块、一次性手套、医用凡士林、棉签、热水、50％硫酸镁、95％乙醇，必要时备热源袋如热水袋、电热宝等，红外线灯。

3. 患者

（1）患者取舒适体位，愿意合作，必要时排大、小便。

（2）如患者有特殊心理状况，影响操作实施，相关工作人员应做好心理护理，鼓励家属参与患者的心理支持。

4. 护士

(1) 佩戴胸牌，服装整洁。

(2) 洗手、戴口罩。

(3) 保持良好的情绪状态。

(4) 接触患者之前，保持双手暖和。

四、操作步骤

(1) 核对患者姓名、住院号等信息无误（开放式询问患者姓名），并评估患者会阴情况。

(2) 向患者介绍操作目的、方法、效果及预后，以取得患者的理解和配合（解释语言亲切、和善）。

(3) 洗手，戴口罩。

(4) 协助患者排空膀胱，必要时清洗会阴部。

(5) 协助患者松解衣裤，取平卧位、双腿屈膝外展，身体放松，暴露热敷部位（注意保暖，保护患者隐私）。

(6) 在患者臀下垫一次性妇科垫巾（一次性妇科垫巾应铺平整，垫于患者臀下，避免污染床单）。

(7) 戴手套，在热敷部位均匀涂一薄层凡士林，并盖上无菌干纱布。

(8) 轻轻敷上浸有热敷溶液的温纱布，并盖上棉垫保温（溶液温度应在 41～46℃，避免烫伤；温纱布拧至不滴水为宜）。

(9) 一般每 3～5 min 更换热敷垫 1 次，热敷时间 15～30 min。亦可将热源袋放在棉垫外或用红外线灯照射，以延长更换热敷垫的时间（每次更换敷料时，应观察局部情况，热敷时应注意询问患者的感受和注意观察患者的精神状况）。

(10) 热敷完毕，移去纱布和棉垫，观察局部皮肤（动作轻柔，避免移去纱布时伤口撕裂）。

(11) 用纱布擦净皮肤上的凡士林（动作轻柔）。

(12) 脱手套，协助患者穿好衣裤，撤去一次性妇科垫巾，整理好床单位。(注意保暖)

(13) 处理用物，洗手，取口罩，记录。

五、注意事项

(1) 会阴湿热敷应该在会阴擦洗、清洁外阴局部伤口污垢后进行。

(2) 湿热敷的温度为 41～46℃，注意防止烫伤，对休克、虚脱、昏迷及术后感觉不灵敏的患者尤其要警惕。

(3) 湿热敷的面积应是病损面积的 2 倍。

(4) 在热敷的过程中，护士应随时观察评价热敷的效果，并为患者提供必要的生活护理。

(5) 操作中注意保暖和保护患者隐私。

(6) 热敷过程中减少身体移动，避免纱布脱落，照射部位异位，烫伤等。

（耿　力）

第十三节　胎心音听诊技术

一、目的

（1）了解胎心音及胎儿在子宫内的情况。

（2）增进孕妇对相关知识的了解及自我效能感。

（3）服务对象对护理有良好的体验。

二、评估

（1）礼貌称呼并真诚问候孕妇；如有家属在旁，主动与家属打招呼。向孕妇及家属进行自我介绍。沟通时，与孕妇和家属保持目光交流。

（2）告知孕妇即将进行的操作技术目的、方法、注意事项及配合要点，取得孕妇理解并配合。如孕妇对该项技术及相关事项有疑问，给予解释；如孕妇或家属拒绝治疗，应与医生沟通。

（3）评估孕妇：评估孕妇孕周大小、胎方位、胎动及孕妇腹部皮肤情况，对耦合剂是否过敏。评估孕妇的自理能力、合作程度及耐受能力。

（4）了解孕妇有无家属或陪护人员陪伴。

（5）评估中，如发现孕妇有不适或特殊需求，及时给予相应处理或帮助。

三、操作前准备

1. 环境　环境整洁、安静；自然光线充足或有足够的照明；温度、湿度适宜。保护隐私；酌情关闭门窗。

2. 物品　清洁治疗盘1个、便携式胎心听诊仪1台、耦合剂、纸巾、弯盘。

3. 孕妇

（1）孕妇体位舒适、愿意合作，必要时排大、小便。

（2）如孕妇有特殊心理状况者影响操作实施，相关工作人员应做好心理护理，鼓励家属参与孕妇的心理支持。

4. 护士

（1）佩戴胸牌，服装整洁。

（2）洗手、戴口罩。

（3）保持良好的情绪状态。

（4）接触孕妇之前，保持双手暖和。

四、操作步骤

（1）核对孕妇姓名、住院号（开放式询问孕妇姓名），向孕妇及家属做好解释和准备工作（必要时备屏风）。

（2）评估孕妇孕周大小、胎方位、胎动及孕妇腹部皮肤情况（评估过程中动作宜轻柔）。

（3）评估孕妇的自理能力、合作程度及耐受力（必要时协助孕妇排空膀胱）。

（4）洗手，戴口罩，备齐用物至孕妇床边。

(5) 再次核对床号、姓名、住院号等信息。

(6) 协助孕妇取平卧位，身体放松，暴露腹部（注意保暖，避免着凉）。

(7) 判断胎背的位置，选择宫缩后间歇期听诊，并在其相应位置涂抹耦合剂，用胎心多普勒仪探头在其上方听诊，听到如钟表“滴答”双音后，计数 1 min（判断胎背部位，放置探头时动作宜轻柔，密切观察胎心计数，遇异常及时通知医生）。

(8) 操作过程中注意观察孕妇有无异常情况，出现异常，立即通知医生，并配合进行处理。

(9) 告知孕妇正常胎心音的范围（110～160 次/min）及听诊结果。

(10) 用纸巾擦去孕妇腹部残留的耦合剂。

(11) 为孕妇进行相关健康宣教。

(12) 整理床单位，询问孕妇需要。

(13) 整理用物、洗手，取口罩，做好相应记录。

五、注意事项

(1) 听诊时应保持环境安静，保护孕妇隐私，必要时备屏风。

(2) 听诊胎心音需与子宫杂音、腹主动脉杂音、胎动音及脐带杂音相鉴别。

(3) 若胎心音小于 110 次/min，或者大于 160 次/min，需立即触诊孕妇脉搏做对比鉴别，必要时给予低流量吸氧，改变孕妇体位，进行胎心监护，及时向医生汇报病情。

(4) 选择宫缩间歇期听诊胎心。

（耿　力）

第十四节　宫高腹围测量技术

一、目的

(1) 评估胎儿数量、大小、羊水量，是否与孕周相符。

(2) 增进产妇对相关知识的了解及自我效能感。

(3) 护理对象对护理有良好的体验。

二、评估

(1) 礼貌称呼并真诚问候孕妇；如有家属在旁，主动与家属打招呼。向孕妇及家属进行自我介绍。沟通时，与孕妇和家属保持目光交流。

(2) 告知孕妇即将进行的操作技术目的、方法、注意事项及配合要点，取得孕妇理解并配合。如孕妇对该项技术及相关事项有疑问，给予解释；如孕妇或家属拒绝治疗，应暂停操作并与医生沟通。

(3) 评估孕妇：评估孕妇的自理能力、合作程度及耐受力。

(4) 了解孕妇有无家属或陪护人员陪伴。

(5) 评估中，如发现孕妇有不适或特殊需求，及时给予相应处理或帮助。

三、操作前准备

1. 环境　环境整洁、安静；自然光线充足或有足够的照明；温度、湿度适宜。若为多人病房，病床之间有隔帘；酌情关闭门窗。

2. 物品　软尺1根。

3. 孕妇和家属

(1) 孕妇着宽松舒适衣物，必要时排大、小便。

(2) 如孕妇有特殊心理状况者影响操作实施，相关工作人员应做好心理护理并鼓励家属参与孕妇的心理支持。

4. 护士

(1) 佩戴胸牌，服装整洁。

(2) 洗手、戴口罩。

(3) 保持良好的情绪状态。

(4) 接触孕妇之前，保持双手暖和。

四、操作步骤

(1) 核对孕妇姓名、住院号等信息无误（开放式询问孕妇姓名），向孕妇及家属做好解释和准备工作（必要时备屏风）。

(2) 评估孕妇的自理能力、合作程度及耐受力，协助孕妇排空膀胱（评估过程中注意观察孕妇的反应）。

(3) 洗手，戴口罩，备齐用物至孕妇床边。

(4) 再次核对床号、姓名、住院号等信息。

(5) 协助孕妇取平卧位，头部稍垫高，暴露腹部，双腿略屈曲分开，放松腹肌（注意保暖）。

(6) 检查者站在孕妇右侧进行测量。

(7) 观察腹形、妊娠纹、手术瘢痕、紧张度以及水肿情况。

(8) 测宫高：使用软尺量取子宫底到耻骨联合上缘的距离。

(9) 测腹围：使用软尺平脐绕腹一周测量腹围。

(10) 操作过程中注意观察孕妇有无异常情况，出现异常，立即通知医生，并配合进行处理。

(11) 告知孕妇宫高腹围的测量结果，是否与孕周相符（结合停经周数、孕妇营养状况及胎儿数目进行评估）。

(12) 整理用物，洗手，取口罩，做好相应记录。

五、注意事项

(1) 操作过程中动作应轻柔，忌粗暴。

(2) 操作过程中应与孕妇进行有效沟通及交流。

(3) 操作过程中孕妇若出现子宫收缩或阴道出血等不适应停止操作，及时通知医生进行处理。

（耿　力）

第十五节　阴道检查技术

一、目的

（1）了解宫口扩张和（胎方位及）胎先露下降情况，评估产程进展。

（2）增进患者对相关知识的了解及自我效能感。

（3）护理对象对护理有良好的体验。

二、评估

（1）礼貌称呼并真诚问候孕妇；如有家属在旁，主动与家属打招呼。向孕妇及家属进行自我介绍。沟通时，与孕妇和家属保持目光交流。

（2）告知孕妇即将进行的操作技术目的、方法、注意事项及配合要点，取得孕妇理解并配合。如孕妇对该项技术及相关事项有疑问，给予解释；如孕妇或家属拒绝治疗，应与医生沟通。

（3）评估孕妇：孕妇身着宽松舒适衣物，会阴部有无伤口破溃是否适合进行操作，评估孕妇孕周大小、宫缩强度及间歇时间，有无阴道出血。

（4）了解孕妇有无家属或陪护人员陪伴。

（5）评估中，如发现孕妇有不适或特殊需求，及时给予相应处理或帮助。

三、操作前准备

1. 环境　环境整洁、安静；自然光线充足或有足够的照明；温度、湿度适宜。除单间病房外，床边应有隔帘，以保护患者隐私。

2. 物品　无菌手套1副、阴道检查包1个、一次性妇科垫巾、无菌液状石蜡棉球数个。

3. 孕妇

（1）孕妇体位舒适、愿意合作。

（2）如孕妇有特殊心理状况，影响操作实施，相关工作人员应做好心理护理并鼓励家属对孕妇进行心理支持。

4. 护士

（1）佩戴胸牌，服装整洁。

（2）洗手、戴口罩。

（3）保持良好的情绪状态。

（4）接触患者之前，保持双手暖和。

四、操作步骤

（1）核对孕妇姓名、住院号等信息无误（开放式询问孕妇姓名），向孕妇及家属做好解释和准备工作（必要时备屏风）。

（2）评估孕妇孕周大小、宫缩强度及间隔时间，有无阴道出血（评估过程中注意观察孕妇的反应及配合程度）。

（3）洗手，戴口罩，备齐用物至孕妇床边。

(4) 再次核对床号、姓名、住院号等信息。

(5) 协助孕妇取平卧位，身体放松，协助脱对侧裤腿搭在近侧腿上，暴露会阴部，垫一次性妇科垫巾于孕妇臀部（保护隐私，注意保暖）。

(6) 戴无菌手套，常规消毒外阴，铺孔巾，必要时行无菌导尿术（严格无菌操作）。

(7) 右手食指和中指并拢，以液状石蜡润滑后缓慢伸入阴道内，检查宫颈管、胎方位及胎儿先露部下降等情况，检查宫口是否有胎盘组织等（动作宜轻柔，取得孕妇配合，怀疑边缘性前置胎盘者，应注意宫口有无胎盘组织）。

(8) 操作过程中注意观察孕妇有无异常情况，出现异常及时处理（遇孕妇宫缩期或阴道出血增多时应停止操作，通知医生积极处理）。

(9) 根据检查结果继续观察产程进展或送产房生产（根据宫颈管消失情况及时对症处理，避免胎儿娩出损伤软产道）。

(10) 脱手套，协助孕妇穿好衣裤，整理床单位，询问孕妇需要。

(11) 整理用物，洗手，取口罩，做好相应记录。

五、注意事项

(1) 严格执行无菌操作。

(2) 如遇宫缩，应选择宫缩间歇期进行检查。

(3) 操作过程中动作宜轻柔。

(4) 产前阴道出血原因不明者应慎做检查，必要时先开放静脉通道，备血及手术准备后方可进行。

（耿　力）

第十六节　新生儿疫苗接种

一、目的

(1) 通过人工自动免疫产生抗体，使个体获得免疫力，防止结核菌感染。

(2) 增进患儿家长对相关知识的了解及自我效能感。

二、评估

(1) 礼貌称呼并真诚问候新生儿家长，沟通时，与家长保持目光交流。

(2) 新生儿：出生孕周≥37 周，体重≥2 500 g，身体状况良好无接种禁忌证在出生 24 h 内接种。核对产妇的床号、姓名、住院号，新生儿出生日期、胎龄、体重等信息。

(3) 产妇和家属：产妇和家属知晓新生儿卡介苗接种的目的、重要性以及不良反应，并自愿签字同意接种。

(4) 评估新生儿接触部位有无损伤、皮疹。

(5) 评估新生儿家长心理状态，若有焦虑等负性心理，应及时给予有效的心理疏导，确保操作顺利进行。

(6) 评估中，若发现新生儿有不适或有特殊需求，及时给予相应处理或帮助。

三、操作前准备

1. 环境　预防接种室要清洁、温暖，避免阳光直射，温度 26～28℃，关门窗。

2. 物品　治疗盘 1 个、乙肝疫苗专用注射器、乙肝疫苗接种卡片、乙肝疫苗。

3. 新生儿　观察新生儿全身状态、无发热。

4. 护士

（1）衣帽整齐、佩戴胸牌。

（2）戴口罩、洗手。

（3）接触新生儿前，保持双手暖和。

四、操作步骤

（1）严格掌握接种指征。

（2）核对医嘱，确保新生儿出生时间、姓名等信息无误。

（3）自冰箱取出乙肝疫苗，检查有效期；充分摇匀；无菌开启安瓿；使用乙肝疫苗专用注射器；抽吸疫苗。

（4）核对身份信息。核对新生儿腕带、床头卡。

（5）向家属解释操作目的，以取得配合。

（6）取左侧卧位，显露新生儿右上臂三角肌。

（7）皮肤常规消毒待干。

（8）左手绷紧皮肤，右手持注射器与皮肤呈＞45°，快速刺入针头的 2/3，固定针管放松皮肤，回抽无血，注入疫苗。

（9）快速拔出针头，用消毒干棉球按压针眼部位。

（10）其中卡介苗接种方法：取右侧卧位，显露左上臂三角肌中部略下。

（11）皮肤常规消毒待干。

（12）左手绷紧皮肤，右手持注射器与皮肤呈 5°，快速刺入，皮内注射。

（13）顺时针方向旋转针头 45°拔针。

（14）再次核对药液。

（15）整理新生儿衣物。

（16）再次核对腕带及床头卡。

（17）填写乙肝疫苗接种登记卡（三联单）。

（18）向家属交代注意事项及可能出现的反应；嘱现场留观 30 min，不适及时告知。

五、注意事项

（1）卡介苗接种注意事项。

（2）严禁皮下及肌内注射。

（程秀华）

第十七节　新生儿足跟采血技术

一、目的

（1）进行新生儿疾病筛查检查。

（2）增进新生儿家属及相关知识的了解及自我效能感。

（3）护理对象对护理有良好的体验。

二、评估

（1）查对、评估患者病情、穿刺部位的皮肤情况。

（2）新生儿出生满 72 h，充分喂养及保暖，体温正常。

（3）告知患者或家属采血的目的、方法。

（4）评估新生儿家长心理状态，若有焦虑等负性心理，及时给予心理疏导，确保操作有效进行。

（5）评估中若发现新生儿家长有特殊需求，应及时给予帮助。

三、操作前准备

1. 环境　室内温度 24～26℃，清洁整齐，光线明亮。

2. 物品　采血卡片，无菌采血针，75％乙醇棉球或棉签，无菌无滑石粉手套。

3. 新生儿　新生儿沐浴后，感到清洁、舒适。

4. 护士

（1）佩戴胸牌，着装整洁。

（2）洗手、戴口罩、帽子、手套。

（3）接触新生儿前，保持双手暖和。

（4）保持良好的情绪状态。

四、操作步骤

（1）查对医嘱、检验单、床号、姓名等信息，确保信息正确。

（2）新生儿仰卧于操作台，抬高新生儿头部，使其足底低于心脏的水平位置，注意保暖。

（3）核对新生儿及检验项目。

（4）75％乙醇消毒足跟内外侧缘，消毒范围直径大于 3 cm。

（5）用无菌干棉签擦掉残余乙醇后开始操作。

（6）左手轻轻握住新生儿的脚，将采血部位皮肤绷紧，右手持采血针在足跟采血部位穿刺，刺入深度小于 3 mm。

（7）穿刺后使血液自然流出，然后轻轻用无菌棉签擦去第一滴血，以避免血液和组织液混合而造成血样不合格。

（8）再在穿刺部位周围轻微挤压、放松、再挤压、放松，待血滴足够大时，用采血卡片正面轻微接触血滴，使血液自然吸入并渗透至滤纸的反面，确保滤纸正反两面渗透均匀。

(9) 连续采集3个血斑，每个血斑直径大于8 mm。

(10) 采血后局部按压将新生儿足部抬高，平放于操作台上，用无菌棉签轻压针眼直到流血停止，不要使用胶布。

(11) 请按压穿刺部位5～10 min，勿揉，交代新生儿家属24 h避免给新生儿洗澡。

(12) 查对床号，姓名，签名记录。

(13) 帮新生儿取舒适体位。

(14) 处理用物正确，洗手。

五、注意事项

(1) 选用新生儿疾病筛查的专用滤纸。

(2) 在采集时，为了尽量降低如皮肤碎屑、消毒剂等的影响，一般弃去采集的第一滴血，保证采集的3个采血点相互独立。

(3) 采血针及进针深度，采用筛查中心配备的一次性专用采血针，在采血点也就是穿刺点快速进针出针，穿刺深度小于3 mm。

(4) 新生儿沐浴前，一般在8：00—10：00，为最佳采血时机，此时小儿四肢温暖，血管扩张，采集血样容易，且此时处于基础状态，干扰因素少，检验结果更准确。

（程秀华）

第十八节　母乳喂养指导技术

一、目的

(1) 产妇掌握母乳喂养的方法及相关知识。

(2) 新生儿的生理需要得到满足，并且能促进母婴之间的情感交流。

(3) 护理对象对护理有良好的体验。

二、评估

(1) 产妇评估：①全身评估。②乳房情况。乳房的类型，乳汁的质和量，乳房有无红肿、硬块、肿胀，乳头有无皲裂等。③对用手挤奶的知识和技能的认知情况。

(2) 新生儿评估：喂养情况，是否母婴分离。

(3) 评估产妇心理状况，若有焦虑等负性心理，及时给予有效的心理疏导，确保操作顺利进行。

(4) 评估中，若产妇有不适或特殊需求，及时给予相应处理及帮助。

三、操作前准备

1. 环境

(1) 环境室温适宜（24～26℃），清洁、整齐，光线充足。

（2）隔帘遮挡，注意保护隐私。

2. 物品　清洁毛巾，温开水。

3. 产妇和新生儿　产妇清洗双手，新生儿更换干净的尿片。

4. 助产士

（1）洗手，戴口罩。

（2）服装整洁。

（3）保持良好的情绪状态。

（4）接触产妇前，保持双手温暖。

四、操作步骤

（1）核对母婴信息，用温毛巾清洁乳房和乳头，向产妇解释并观察乳汁分泌情况。

（2）协助选择产妇和新生儿取舒适体位，常见正确的喂哺姿势有斜抱式、卧式、抱球式。

（3）指导产妇手托乳房的正确方法：①将大拇指与其他四指分开。②食指至小指四指并拢并紧贴在乳房的胸壁下；用食指支撑乳房基底部。③用大拇指轻压乳房的上部；可以改善乳房形态，易于新生儿含接。④托乳房的手不要离乳头太近。

（4）指导产妇哺乳的正确姿势：①新生儿的头和身体呈一直线；②新生儿身体面对并贴近产妇身体；③产妇抱紧新生儿，使新生儿头和颈得到支撑；④新生儿的脸朝向乳房，鼻子对着乳头。

（5）新生儿正确含接乳头的方法：①产妇用乳头触碰新生儿的嘴唇，诱发觅食反射，待新生儿把嘴张大后，把乳头及大部分乳晕放入新生儿口中；②产妇一手扶住乳房，防止乳房堵塞新生儿鼻孔，影响呼吸；③防止新生儿的头因过度后仰而影响吞咽。

（6）哺乳结束时，用食指轻轻向下按压新生儿下颌，避免在口腔负压的情况下拉出乳头而引起局部疼痛或皮肤损伤（口述）。

（7）哺乳后，挤出少量乳汁，均匀地涂在乳头和乳晕上，可预防乳头皲裂和感染。

（8）哺乳结束后，将新生儿竖着抱起，轻拍背部 1～2 min，排除胃内空气，以防吐奶。

（9）再次核对母婴信息，协助产妇采取舒适的姿势，询问产妇感受。

（10）整理物品。

（11）清洗双手，做好记录。

五、注意事项

（1）做到早接触、早吮吸，母婴同室。

（2）哺乳时间原则是按需哺乳。哺乳的时间及频率取决于新生儿的需要和产妇奶胀的情况。

（3）每次哺乳，应两侧乳房交替，一侧乳房吸空后再吸吮另一侧。

（4）患乳腺炎者，可酌情进行母乳喂养；若有乳房肿胀时，应用吸乳器吸出乳汁。

（5）切忌用肥皂、乙醇等刺激性物品清洗乳房，以免引起局部皮肤干燥、皲裂。

（6）睡觉注意不要让乳房受压，要坚持夜间哺乳。

（7）哺乳期间产妇应佩戴合适的棉质胸罩，起支托乳房和改善乳房血液循环的作用。

（8）不可随便给新生儿添加水及其他饮料。

（9）乳汁确实不足时，应及时补充按比例稀释的婴儿配方奶粉。

（10）哺乳期间慎用药物。

（程秀华）

第十九节　挤奶技术

一、目的

（1）产妇掌握用手挤奶的方法及相关知识。

（2）产妇没有出现奶胀、发热、乳腺炎等并发症。

（3）增进产妇对相关知识了解及自我效能感。

（4）护理对象对护理有良好的体验。

二、评估

（1）产妇评估：①全身评估。②乳房情况。乳房的类型，乳汁的质和量，乳房有无红肿、硬块、肿胀，乳头有无皲裂等。③对用手挤奶的知识和技能的认知情况。

（2）新生儿评估：喂养情况，是否母婴分离。

（3）评估产妇心理状态，若有焦虑等负性心理，及时给予有效的心理疏导，利于操作顺利进行。

（4）评估中，若产妇有不适或特殊需求，及时给予相应处理或帮助。

三、操作前准备

1. 环境

（1）环境安全、安静，温度、湿度适宜。

（2）有隔帘，保护产妇隐私。

2. 物品　大口清洁容器 1 个，清洁毛巾 1 条，温开水。

3. 产妇　产妇清洁乳头，取舒适体位。

4. 护士

（1）洗手、戴口罩。

（2）佩戴胸牌，服装整洁。

（3）接触产妇前，保持双手暖和。

（4）保持良好的情绪状态。

四、操作步骤

（1）逆向核对产妇信息，向产妇解释，取得合作，注意保护患者隐私。

（2）协助产妇取舒适的体位，坐位或站位均可。

（3）指导产妇彻底清洗双手，先用温热水清洁乳房，再用热毛巾温热敷双侧乳房 5 min。

（4）指导按摩乳房：①螺旋式按摩。一手拇指与其余四指分开，于乳房下端“C”形托住乳房，另一手小鱼际顺时针方向螺旋式按摩乳房，在每一个按摩点按摩数秒再移至另一按摩点。②用整个手掌从底部向乳头尖轻轻拍打乳房。

（5）指导挤奶：①身体微向前倾，用手轻轻晃动乳房。②将大口径、干净的盛奶容器靠近乳房，用手将乳房托起，乳头对着容器开口。③操作者一手托住乳房，另一手拇指放在上方乳晕处，食指跟中指放在下方乳晕处，距离乳头根部 2～3 cm 的位置，手指相对，围成“C”形，注意不要以虎口整个抓住乳房。拇指和食指在乳晕周边不断变换位置，将所有乳汁彻底排空。④手指向胸壁方向下压，不可压得太深，若乳房较大，用手指将乳房先提挺一下，再重复上述步骤。⑤下压后，手指向乳头方向推动，用手指的指腹在乳房上滚动，印一个指纹的感觉，将乳汁挤出来。

（6）询问产妇感受，进行健康指导，再次核对患者信息，整理用物，感谢合作。

（7）清洗双手，做好记录并签名。

五、注意事项

（1）做到早接触、早吮吸，母婴同室。

（2）与产妇讲清乳房护理的重要性，以取得产妇的配合。

（3）注意室内温度，不要过于暴露。

（4）按摩时力量要适度，切忌用力过度，使产妇产生恐惧感。

（5）选择大口的容器，每次尽量将乳汁挤干净。

（6）不要挤压或牵拉乳头及乳房，不要双手在整个乳房上滑动推挤。

（程秀华）

第六章　现代儿科护理技术

第一节　新生儿沐浴技术

一、目的

（1）使患儿皮肤清洁，预防皮肤感染。

（2）协助皮肤排泄和散热，促进血液循环及新陈代谢，增加舒适感。

（3）具有按摩和活动全身作用，同时可做全面的体表检查以及时发现问题。

（4）护理对象对护理有良好的体验。

二、评估

（1）耐心仔细对待患儿，如有家属在旁，主动向患儿家属进行自我介绍，沟通时与患儿和家属保持目光交流。

（2）告知患儿家属即将进行的操作技术目的，取得患儿家属理解并同意。如患儿家属对该项技术及相关事项有疑问，给予解释；如患儿家属拒绝，应及时与医生反馈及沟通。

（3）评估患儿疾病诊断、病情、体温及全身皮肤情况。与患儿温柔交流，轻柔操作，体现爱心，安抚患儿情绪，细心清除皮肤上的污渍，仔细做好体表检查。评估中，如发现患儿有不适或特殊需求，及时给予相应处理或帮助。

三、操作前准备

1. 环境　在打包台或开放式暖床，保持适宜的温度 26～28℃，湿度控制在 50%～60%，关闭门窗，清洁、安静，光线充足或有足够的照明，以便观察皮肤情况。

2. 物品　浴盆、隔离袋、浴巾、小毛巾、湿纸巾、水温计、冷或热水、婴儿沐浴露或婴儿皂、干净衣服、纸尿裤、基础护理盘（内置棉签、液状石蜡）。

3. 护士

（1）服装整洁，取下所有硬质物品（胸牌、笔等）以免划伤患儿。

（2）保持良好的情绪状态。

（3）接触患儿时动作轻柔。

四、操作步骤

（1）操作者洗手，准备物品，将浴巾铺在患儿打包台或开放式暖床上；浴盆套隔离袋备温热水，放洗澡水的时候，遵循“先凉水后热水”的原则，让水的温度逐渐升上来。

（2）取水温计测试水温，38～40℃，或手肘内侧感到微温即可。

（3）核对患儿识别腕带，将盖被折至床尾，护士脱去患儿衣物及尿裤，用湿纸巾轻擦会阴及臀部，将患儿抱起。

(4) 入水前：用手掌托住患儿头颈部，拇指和中指分别将患儿的耳郭轻轻按住，堵住外耳道口，以手臂托住身体，夹于腋下，取小毛巾先洗面部，再洗头部、耳后。洗毕将患儿托起轻轻放入浴盆中，使颈部枕在操作者一手掌上。

(5) 入水后：按顺序洗颈下、臂、手、胸、背、腿、脚、会阴、臀部，洗后冲净。

(6) 洗毕将患儿放在干燥的大毛巾上，轻轻擦干。

(7) 皮肤上如有胶布痕迹，可用液状石蜡擦净。

(8) 为患儿穿好衣服和尿裤。

(9) 再次核对患儿识别腕带，抱回病床，整理床单位。

(10) 整理用物及环境。

五、注意事项

(1) 评估患儿生命体征稳定，操作时间在进食前或进食后 1 h 进行，防止呕吐或溢奶。

(2) 准确测量沐浴水温，防止烫伤。

(3) 沐浴时尽量减少患儿身体暴露，注意保暖，动作轻快柔和。

(4) 充分洗净皮肤皱褶处、会阴部，同时仔细观察皮肤完好情况。

(5) 在清洗过程中，耳、眼内不得有水或沐浴液进入。

(6) 患儿头部前囟处易形成鳞状污垢或痂皮，不可强行剥落以免引起皮肤破损和出血。

（花　芸）

第二节　新生儿抚触技术

一、目的

(1) 稳定患儿的情绪，促进患儿的智力发育；皮肤刺激可增加迷走神经活动，刺激体内激素分泌，增加患儿食欲，促进生长发育。

(2) 缓解患儿的紧张和不安的情绪，减轻患儿对疼痛刺激的反应，增加睡眠，改善睡眠质量。

(3) 增加机体免疫力，提高患儿的治疗效果，促进患儿机体的恢复。

(4) 刺激消化功能，缓解肠胀气。

(5) 服务对象对护理有良好的体验。

二、评估

(1) 耐心仔细地对待患儿；如有家属在旁，主动与家属打招呼。向患儿家属进行自我介绍。沟通时，与患儿和家属保持目光交流。

(2) 向患儿家属解释抚触的目的及过程，患儿家属理解并同意。如患儿家属对该项技术及相关事项有疑问，给予解释；如患儿家属拒绝，应与医生沟通。

(3) 评估患儿全身皮肤完整性、脐部情况、健康状况和行为反应。与患儿温柔交流，轻柔操作，体现爱心，安抚患儿紧张情绪。评估中，如发现患儿有不适或特殊需求，及时给予相应处理或帮助。

三、操作前准备

1. 环境　选择安静、清洁的房间，保持适宜的房间温度（26～28℃），光线柔和，放一些轻柔有节奏的音乐。

2. 物品　尿片、替换的衣物、抚触油。备好所需用品并有序放置在抚触台上。

3. 护士

（1）服装整洁、取下所有硬质物品（胸牌、笔等）以免划伤患儿。

（2）保持良好的情绪状态。

（3）接触患儿时双手温暖，动作轻柔，同时要有眼神和语言的交流。

四、操作步骤

（1）核对患儿身份，确保姓名、住院号等信息无误。

（2）抱患儿至抚触台。

（3）抚触的步骤：头面部→胸部→腹部→上肢→下肢→背部。

（4）脸部（舒缓脸部紧绷）：取适量抚触油，从前额中心处用双手拇指往外推压，划出一个微笑状。眉头、眼窝、人中、下巴，同样用双手拇指往外推压，划出一个微笑状。

（5）胸部（顺畅呼吸循环）：双手放在两侧肋缘，右手向上滑向患儿右肩，复原；左手以同样方法进行。

（6）腹部（有助于肠胃活动）：按顺时针方向按摩腹部，用手指尖在患儿腹部从操作者的左方向右按摩，操作者可能会感觉气泡在指下移动。可做“I LOVE YOU”亲情体验，用右手在患儿的左腹由上往下画一个英文字母“I”，再依操作者的方向由左至右画一个倒写的“L”，最后由左至右画一个倒写的“U”。在做上述动作时要用关爱的语调说“我爱你”，传递爱和关怀。

（7）手部（增加灵活反应）：两手交替，从上臂至腕部轻轻地挤捏新生儿的手臂；双手挟着手臂，上下轻轻搓滚肌肉群至手腕；从近端至远端抚触手掌，逐指抚触，捏拿患儿手指；同样方法抚触另一上肢。

（8）腿部（增加运动协调功能）：双手交替握住新生儿一侧下肢，从近端到远端轻轻挤捏；双手挟着下肢，上下轻轻搓滚肌肉群至脚踝；从近端到远端抚触脚掌，逐指抚触、捏拿患儿脚趾；同样方法抚触另一下肢。

（9）背部（舒缓背部肌肉）：双手与脊椎成直角，往相反方向移动双手，从背部上端开始移向臀部；用食指和中指从尾骨部位沿脊椎向上抚触到颈椎部位；双手在两侧臀部做环形抚触；自如地转动患儿的手腕、肘部和肩部的关节，不要在关节部位施加压力。

（10）穿衣，安置患儿于舒适体位并保持整齐、清洁。

（11）再次核对患儿识别腕带，抱回病床，整理床单位。

（12）整理用物，分类处理，洗手。

（13）观察及记录患儿体温、心率、呼吸、肤色。

五、注意事项

（1）抚触选择两餐进食之间，最好在患儿沐浴后、患儿清醒时进行。

（2）双手捧起头部时，要注意脊柱和颈部的安全。

（3）保护患儿眼睛，勿将润肤油带入。

(4) 腹部按照顺时针的方向按摩，利于胃肠消化；脐带还未脱落时，尽量不要碰到脐部。

(5) 抚触过程中需观察患儿体温、心率、呼吸、肤色；患儿哭闹时，应暂停抚触，查找原因。

（花　芸）

第三节　新生儿人工喂奶技术

一、目的

(1) 当母亲因各种原因不能喂哺患儿时，为新生儿冲牛奶。

(2) 服务对象对护理有良好的体验。

二、评估

(1) 耐心仔细地对待患儿；如有家属在旁，主动与家属打招呼。向患儿家属进行自我介绍，同时评估患儿家属对人工喂奶的知识水平和心理反应。沟通时，与患儿和家属保持目光交流。

(2) 向患儿家属解释人工喂奶的目的及过程，患儿家属理解并同意。如患儿家属对该项技术及相关事项有疑问，给予解释；如患儿家属拒绝，应与医生沟通。沟通时，与患儿和家属保持目光交流。

(3) 评估患儿的口腔黏膜情况，轻柔操作，体现爱心，安抚患儿紧张情绪。

(4) 评估患儿的生命体征，病情变化。评估中，如发现患儿有不适或病情变化，及时给予相应处理或帮助。

三、操作前准备

1. 环境　环境清洁、安静；光线充足；温度、湿度适宜。

2. 物品　温配方乳、小毛巾。

3. 护士

(1) 佩戴胸牌，服装整洁。

(2) 洗手、戴口罩。

(3) 保持良好的情绪状态，体现关爱。

(4) 喂奶时要与患儿有眼神和语言的交流。

四、操作步骤

(1) 遵医嘱准备合适的配方乳及喂奶工具。

(2) 洗手，戴口罩，携用物至患儿床边。

(3) 核对患儿识别腕带。

(4) 协助患儿取舒适体位，将小毛巾围于患儿的颌下。

(5) 检查奶嘴孔的大小。

(6) 测试乳汁的温度。

(7) 进行喂奶。

(8) 喂奶过程中注意观察喂奶情况。
(9) 人工喂奶结束后，取下毛巾擦净嘴巴。
(10) 协助患儿取舒适卧位。
(11) 再次核对患儿识别腕带，抱回病床，整理床单位。
(12) 洗手，做好记录。
(13) 正确处理用物。

五、注意事项

(1) 喂奶过程中注意观察患儿吸吮、吞咽及呼吸情况。观察患儿的面色，如有发绀应暂停喂奶，缓解后再继续。

(2) 人工喂奶时，乳液配制的量和浓度要适宜，以免引起营养不良或消化功能紊乱。

(3) 配乳及喂乳时均须洗净双手，要特别重视消毒奶瓶、奶嘴等奶具，每次用后必须清洗消毒。

(4) 人工喂奶时要注意奶液温度，方法是喂养前将奶滴在手臂内侧，不烫为宜。

(5) 喂奶前检查奶嘴，流速宜一滴接一滴，不宜流成直线。

(6) 吃奶时奶液要充盈奶嘴。

(7) 喂奶后竖直抱起患儿并轻拍其背部，呃出气体，防止溢乳。

(8) 人工喂奶结束后协助患儿取舒适卧位，头高脚低位，头偏向一侧，防止吐奶后引起窒息。

(9) 夏季两顿之间可加喂白开水。

(10) 人工喂奶的患儿需注意观察大便是否正常，以便调节。

（花　芸）

第四节　新生儿纸尿裤更换技术

一、目的

(1) 保护患儿的肛门周围及臀部皮肤。
(2) 预防皮肤感染，预防尿布皮炎的发生。
(3) 增加患儿的舒适感。
(4) 预防臀红的发生。
(5) 服务对象对护理有良好的体验。

二、评估

(1) 耐心仔细地对待患儿；如有家属在旁，主动与家属打招呼。向患儿家属进行自我介绍。沟通时，与患儿和家属保持目光交流。

(2) 向患儿家属解释更换纸尿裤的目的及过程，患儿家属理解并同意。如患儿家属对该项技术及相关事项有疑问，给予解释；如患儿家属拒绝，应与医生沟通。

(3) 评估患儿的生命体征，病情变化。轻柔操作，体现爱心，安抚患儿紧张情绪；评估中，如发现患儿有不适或病情变化，及时给予相应处理或帮助。

三、操作前准备

1. 环境 保持适宜的温度 26～28℃，湿度控制在 50%～60%，关闭门窗，清洁、安静，光线充足或有足够的照明以便观察皮肤情况。

2. 物品 一次性纸尿裤、湿纸巾、棉签、护臀霜。

3. 护士

(1) 佩戴胸牌，服装整洁。

(2) 洗手、戴口罩。

(3) 保持良好的情绪状态，体现关爱。

(4) 更换尿裤时与患儿有眼神和语言的交流。

四、操作步骤

(1) 携用物至床旁，打开温箱或放下一侧床档。

(2) 打开纸尿裤，评估臀部及会阴部皮肤，观察有无异常情况。

(3) 用湿纸巾清洁臀部及会阴部皮肤，擦拭动作轻柔。

(4) 用棉签将护臀霜涂抹在患儿肛门周围及臀部。

(5) 换上新的纸尿裤。

(6) 整理用物，盖好被子，拉好床档或关闭温箱。

(7) 洗手，做记录。

五、注意事项

(1) 及时更换。纸尿裤均带有液体色显的设计，如果发现有大小便，需及时更换纸尿裤，让患儿的皮肤处于干爽状态。

(2) 保持局部皮肤清洁、舒适。换下纸尿裤时，一定要及时将生殖器、肛周等处擦洗干净，待干爽舒适后，涂抹护臀霜，保持臀部皮肤的滋润，再更换新的纸尿裤。

(3) 纸尿裤腰围束缚需松紧适当，并注意避开患儿的肚脐。

（花 芸）

第五节 新生儿脐部护理技术

一、目的

(1) 保持脐部清洁，预防脐部感染。

(2) 观察脐部异常情况，酌情处理。

(3) 服务对象对护理有良好的体验。

二、评估

评估脐轮是否红肿，脐部是否干燥，有无渗血、渗液、感染等异常情况。

三、操作前准备

1. 环境　环境清洁、安静；光线充足；温度、湿度适宜。

2. 物品　治疗盘、弯盘、2%碘酊、75%乙醇、过氧化氢溶液、液状石蜡、棉签、脐部带、拆线盘，酌情准备纸尿裤或湿纸巾。

3. 患儿和家属

(1) 可在患儿沐浴后进行操作。

(2) 如患儿哭闹频繁影响操作实施，可指导家属给予患儿安抚，使其安静后再进行操作。

(3) 必要时协助家属为患儿及时更换纸尿裤。

4. 护士

(1) 佩戴胸牌，服装整洁。

(2) 洗手、戴口罩。

(3) 保持良好的情绪状态。

(4) 接触患者之前，保持双手暖和。

四、操作步骤

(1) 核对患儿身份信息，告诉家属操作目的。

(2) 准备用物，关闭门窗，调节室温，洗手。

(3) 再次核对患儿身份信息，将患儿抱入操作间，竖放于操作台上。暴露脐部，评估脐部情况。

(4) 清洁脐部：新生儿用棉签蘸取75%乙醇。

(5) 脐部用药。

(6) 整理患儿衣服，将患儿抱回母亲身边，指导注意事项。

(7) 清理用物，洗手。

(8) 记录。

五、注意事项

(1) 脐部护理时，注意保暖，手法轻柔，切勿擦破皮肤，同时观察脐带有无红肿、特殊气味及脓性分泌物，发现异常及时报告医生。

(2) 脐带未脱落前，勿强行剥落，结扎线如有脱落应重新结扎。

(3) 指导家属患儿脐部一般情况下无须包裹，保持脐部清洁、干燥，每日护理1～2次，直至脱落。

（余立平）

第六节　新生儿暖箱使用技术

一、目的

(1) 为患儿提供适宜的环境，保持体温恒定。

（2）提高早产儿的成活率。
（3）服务对象对护理有良好的体验。

二、评估

（1）了解患儿孕周、出生体重、日龄、生命体征、有无并发症等。
（2）告知患儿家长实施暖箱疗法的目的及必要性。

三、操作前准备

1. 环境　环境清洁、安静；温度、湿度适宜。
2. 物品　暖箱、无菌蒸馏水。
3. 护士
（1）佩戴胸牌，服装整洁。
（2）洗手、戴口罩。
（3）保持良好的情绪状态。
（4）接触患者之前，保持双手暖和。

四、操作步骤

（1）核对患儿身份信息，评估患儿。

（2）准备暖箱：清洁暖箱，将蒸馏水倒入暖箱水槽，接通电源，打开总开关，检查暖箱各项显示指标，选择箱温模式预热温箱。

（3）洗手。

（4）再次核对患儿身份信息，患儿着单衣，裹尿片，置患儿于暖箱，放置合适体位。

（5）定时测量体温，根据体温调节箱温，并在体温单及重症护理记录单上记录，使体温保持在36～37℃，并维持相对湿度。

（6）一切护理操作应尽量在箱内进行，如喂奶、换尿片、清洁皮肤、观察病情及检查等，可从边门或袖孔伸入进行，以免箱内温度波动。

（7）出箱：患儿穿好预热衣服，包好包被，抱出暖箱，并记录。

（8）暖箱的终末消毒，洗手。

五、注意事项

（1）掌握温箱性能，严格执行操作规程，定期检查有无故障，保证绝对安全。

（2）观察使用效果，如温箱发出报警信号，应及时查找原因，妥善处理。

（3）严禁骤然提高温箱温度，以免患儿体温上升造成不良后果。

（4）工作人员入箱操作、检查、接触患儿前，必须洗手，防止交叉感染，护理患儿需在箱内进行。

（5）尽量减少开箱次数，以保持箱温恒定。

（6）每周更换温箱1次，以便清洁、消毒，定期做细菌培养；机箱下面的空气净化器每月清洗1次，如有破损，及时更换。

（余立平）

第七节　新生儿光照疗法

一、目的

（1）应用蓝光疗法，治疗新生儿高胆红素血症，降低血清胆红素浓度。

（2）服务对象对护理有良好的体验。

二、评估

（1）评估患儿黄疸的范围及程度、黄疸消退情况。

（2）生命体征及胆红素检查结果。

三、操作前准备

1. 环境　环境清洁、安静；温度、湿度适宜。

2. 物品　蓝光箱、蒸馏水、黑眼罩、尿布、胶布、治疗盘、弯盘。

3. 护士

（1）佩戴胸牌，服装整洁。

（2）洗手、戴口罩。

（3）保持良好的情绪状态。

（4）接触患者之前，保持双手暖和。

四、操作步骤

（1）核对医嘱，核对患儿身份信息。

（2）准备光疗箱：清洁光疗箱，将蒸馏水倒入蓝光箱水槽，接通电源，打开总开关，检查线路及灯管亮度，调节箱温预热。

（3）洗手。

（4）再次核对患儿身份信息。患儿全身裸露，清洁皮肤，修剪指甲，戴眼罩，更换尿片遮盖会阴，测量体温并记录。

（5）将患儿置于蓝光箱中央，入箱后记录入箱时间及灯管开启时间。

（6）患儿入箱后，单面光疗每 2 h 翻身一次，每小时测量体温一次。观察患儿精神反应、呼吸、脉搏、皮肤完整性，四肢肌张力有无变化及黄疸进展程度并记录。

（7）光疗结束后给患儿穿好已预热衣服、除去眼罩，抱出蓝光箱并关机，断开电源。

（8）记录患儿出箱时间、黄疸情况及灯管使用时间。

（9）蓝光箱的终末消毒，洗手。

五、注意事项

（1）光疗过程中，应按照医嘱静脉输液，按需喂奶，保持水分及营养供给，记录出入量。

（2）监测血清胆红素变化，以判断疗效；观察患儿精神反应、呼吸、脉搏、大小便情况、皮肤完整性，四肢张力有无变化及黄疸进展程度。

(3) 光疗过程中患儿若出现烦躁、嗜睡、高热、皮疹、呕吐、拒奶、腹泻及脱水等症状时，及时与医生联系，妥善处理。

(4) 每天清洁灯管及反射板，蓝光灯管使用300 h后其能量输出减弱20%，900 h后减弱35%，因此灯管使用1000 h必须更换。

(余立平)

第八节 头皮静脉输液技术

一、目的

(1) 补充液体、营养，维持体内电解质平衡。

(2) 为患儿建立静脉通路，使药物快速进入体内。

(3) 服务对象对护理有良好的体验。

二、评估

(1) 评估患儿的病情、意识、合作程度、进食时间与量、有无溢奶习惯、药物性质、过敏史等。

(2) 评估头皮完整性以及清洁度，头皮静脉解剖位置，血管充盈情况。

三、操作前准备

1. 环境　环境清洁、安静；温度、湿度适宜。光线充足，便于操作。

2. 物品

(1) 评估盘：止血带、巡回卡、弯盘。

(2) 基础盘：一次性输液器、0.5%碘附、干棉签、弯盘、医嘱单、巡回卡、不干胶药品瓶签输液卡，必要时备启瓶器、网套。

(3) 输液盘：0.5%碘附、干棉签、止血带、胶布、剪刀、一次性手套、静脉留置针两副、透明贴膜、一次性输液器、一次性头皮针、一次性治疗巾、弯盘、剃头刀。

(4) 遵医嘱准备药液。

(5) 输液挂钩或输液架、抹布、利器盒。

3. 患儿

(1) 卧位舒适，便于操作。

(2) 如患儿哭吵频繁影响操作实施，相关工作人员或家属给予患儿安抚，待安静后再进行操作。

(3) 必要时协助家属给予患儿及时更换纸尿裤。

4. 护士

(1) 佩戴胸牌，服装整洁。

(2) 洗手、戴口罩。

(3) 保持良好的情绪状态。

(4) 接触患者之前，保持双手暖和。

四、操作步骤

(1）核对医嘱，经双人核对后携输液卡至患儿床边核对。

(2）向患儿家属解释操作的目的以及配合要点，介绍静脉留置针的优点以及穿刺后的注意事项。检查输液架是否处于功能状态。

(3）在治疗室备齐用物。

(4）核对药名、浓度、剂量及有效期；检查外包装是否完整。

(5）打开药品外包装。

(6）检查瓶口、瓶体、瓶内药液及药液质量。

(7）洗手。

(8）拉开药液瓶口拉环，常规消毒瓶塞。按医嘱查对后加入药物。将已注明床号、姓名、药名、剂量、加药时间并签名的瓶签贴在药液瓶体上。注意瓶签勿覆盖输液瓶原有的标签。

(9）检查输液器是否符合无菌要求后，关闭调节器，打开外包装袋，并按无菌要求取出输液管，将针头插入瓶塞至针头根部。

(10）根据病情选择型号相符的留置针，检查一次性留置针及透明贴膜是否符合无菌要求。

(11）整理治疗台，洗手。

(12）携用物至患儿床旁，核对患儿床号、姓名及药物，告知家属所输药物。

(13）挂输液瓶于输液架上，排尽空气，并关闭调节器，对光检查输液管内有无空气。

(14）铺一次性治疗巾，选择头皮静脉方法正确，并尊重家属意愿，顺头发方向剃去血管周围毛发，剃毛范围直径>5 cm，以纱布擦净局部皮肤。更换治疗巾，常规消毒皮肤，皮肤消毒范围直径 5 cm 以上，待干。再次核对。

(15）打开透明贴膜外包装。备胶布。

(16）戴手套，取出静脉留置针，将输液器上的针头插入留置针的肝素帽内，排尽套管针内的空气。

(17）检查确无气泡，去除针套，旋转松动留置针外套管，调整针尖斜面。

(18）左手拇指、食指分别固定绷紧静脉两端皮肤，右手持留置针针翼，在血管上方使针头与皮肤成 15°～30°进针，见回血后，压低角度（5°～10°）再进针 0.5～1 cm，后撤针芯 0.2～0.3 cm，将导管与针芯全部送入血管。

(19）打开调节器，观察液体滴入通畅后撤去针芯，用无菌透明贴膜作封闭式固定。在无菌透明贴膜上注明穿刺日期、时间、责任人。

(20）撤去治疗巾，脱下手套。根据病情、年龄和药物性质调节输液滴数。

(21）再次核对，在输液卡上注明时间、滴数并签名，挂于输液架上。

(22）协助患儿取安全、相对舒适卧位，向家属交代输液中的注意事项，将呼叫器置于易取处，整理床单位。

(23）回治疗室处理用物。

(24）洗手，并在医嘱单上签字，护理记录单上记录。

(25）输液期间巡视病房，询问患儿有无不适，依次查看输液滴数、输液管道内有无空气、穿刺处有无渗漏等情况。

(26）输液完毕，给予封管。

五、注意事项

（1）选择粗直、弹性好、易于固定的静脉。

（2）输注2种以上药液时，注意药物间的配伍禁忌。

（3）如果患儿出汗多，或局部有出血或渗血，及时更换透明贴膜，更换贴膜后，也要记录当时穿刺日期。

（4）每次输液前后应当检查患儿穿刺部位及静脉走向有无红、肿等，询问患儿留置针相关并发症，发现异常时及时拔除导管，给予处理。

（5）静脉留置针保留时间可参照使用说明。

（6）指导患儿及家属不可随意调节滴数。

（7）告知患儿家属出现异常及时告知医护人员。

（余立平）

第九节　颈外静脉穿刺技术

一、目的

（1）经颈外静脉的血标本的采集。

（2）通过观察血标本的结果，为诊断、治疗、护理提供依据。

（3）保障治疗效果及患儿安全。

（4）增进患儿对相关知识的了解及自我效能感。

（5）服务对象对护理有良好的体验。

二、评估

（1）礼貌称呼并真诚问候患儿，主动与家属打招呼。向患儿及家属进行自我介绍。沟通时，与患儿和家属保持目光交流。

（2）告知患儿及家属即将进行的操作技术目的，患儿及家属理解并同意。如对该项技术及相关事项有疑问，给予解释；如患儿或家属拒绝治疗，应与医生沟通。

（3）评估患儿身体情况：心肺功能、年龄、合作程度、凝血情况；颈外静脉充盈情况；穿刺处周围皮肤有无创伤、手术、炎症；评估患儿及家属的心理状态，是否存在焦虑、抑郁、不配合心理，必要时进行相应干预以保证颈外静脉穿刺操作的顺利实施，如颈外静脉穿刺相关知识的健康教育，及时耐心地安慰、倾听与沟通，或寻求其他医护人员的支持与帮助等。

（4）评估中，如发现患儿有不适或特殊需求，及时给予相应处理或帮助。

三、操作前准备

1. 环境　环境清洁、安静；光线充足；温度、湿度适宜。若为多人病房，病床之间有隔帘。

2. 物品　清洁治疗车、洗手液、治疗盘（内盛0.5%碘附、无菌棉签、弯盘、采血试管、试管架、采血针头1～2具、5 mL注射器1～2支）、标本采集登记本、生活/医疗废物垃圾桶、锐器盒、棉垫或枕头患儿自备。

3. 患儿和家属

(1) 患儿必要时排大、小便。

(2) 如患儿有特殊心理状况，影响操作实施，相关工作人员或家属对患儿进行心理支持。

4. 护士

(1) 佩戴胸牌，服装整洁。

(2) 洗手、戴口罩。

(3) 保持良好的情绪状态。

(4) 接触患儿之前，保持双手暖和。

四、操作步骤

(1) 核对医嘱，在标本采集登记本上登记，双人核对。保证患儿姓名、住院号或就诊卡号、时间等信息无误。

(2) 核对用物。

(3) 敲门进病室，携用物至患儿床旁，确认患儿身份：核对患儿的姓名、住院号或就诊卡号等身份信息。

(4) 告知患儿及家属开始操作，助手面向患儿，协助患儿取仰卧位，使患儿肩平于操作台边缘，肩下垫棉枕，头偏向一侧下垂，露出颈静脉。即用双臂按住患儿躯干及上肢，一手扶头（患儿头部低于枕下，将脸扶向一侧）一手扶肩，充分暴露颈外静脉。

(5) 操作者站于患儿头端，常规消毒穿刺部位，皮肤消毒范围为 8 cm×8 cm，待干。

(6) 再次核对床号、姓名、检验项目、所需血量及采血试管。

(7) 操作者检查采血针包装是否完好，有无漏气，有效期，符合要求取出采血针。左手食指压住静脉近心端，拇指压住患儿穿刺侧下颌处，右手持针紧贴皮肤沿静脉走向呈 30°角向心性斜刺入静脉，见回血后松开左手，固定针头，连接采血试管，抽取所需血量（若使用注射器采集，进针应缓慢带有一定负压，有血抽出适量后应立即拔针，若无回血，可将针头缓慢退出，边退边抽，见回血后固定针头，抽足血量）。

(8) 拔出针头，助手按压穿刺部位 5～10 min 或直至不出血为止并观察局部有无出血。

(9) 操作过程中，护士动作轻柔。

(10) 再次核对床号、姓名、检验项目、所需血量及采血试管。

(11) 操作中密切观察患儿病情，如发现任何异常应立即暂停操作，给予相应的处理。

(12) 操作结束后整理患儿衣服，协助取舒适体位，整理床单位，询问家长有无需要，对患儿或家属提出的疑问，耐心解答。将呼叫器放在患儿易取处。向患儿及家属说明，如有需要随时按铃呼叫。口头感谢患儿的配合。

(13) 清理用物，洗手，取口罩，登记，标本送检。

五、注意事项

(1) 严格执行查对制度及无菌技术操作规程。

(2) 在操作中注意观察患儿面色、呼吸情况，发现不适立即停止操作。

(3) 穿刺颈静脉时，不可过分压迫及弯曲颈部。

(4) 婴幼儿抽取血液应慢慢抽吸，抽吸过快则静脉塌陷，更难抽出血液。

(5) 严重的心肺疾患、垂危患儿、颅内出血患儿以及新生儿不宜用此法。

(6) 抗凝血标本应水平位摇匀，以免凝血。

(杨　春)

第十节　股静脉穿刺技术

一、目的

经股静脉穿刺采血。

二、评估

(1) 向家属询问患儿的身体情况。①病情、年龄、合作程度、凝血情况。②穿刺处周围皮肤有无创伤、手术、炎症；会阴部清洁准备。

(2) 向家属解释采血的目的、体位，并做好会阴部清洁准备。

三、操作前准备

1. 环境　环境清洁、安静；光线充足；温度、湿度适宜。若为多人病房，病床之间有隔帘保护患儿隐私。

2. 物品　清洁干燥治疗车、洗手液、治疗盘（内备：0.5%碘附、无菌棉签、弯盘、采血试管、试管架、5 mL 注射器 1～2 支）、标本采集登记本、生活/医疗废物垃圾桶、锐器盒，棉垫患儿自备。

3. 患儿和家属

(1) 患儿必要时排大、小便。

(2) 更换尿布，洗净小儿臀部及会阴部。

4. 护士

(1) 佩戴胸牌，服装整洁。

(2) 洗手、戴口罩、手套。

(3) 保持良好的情绪状态。

(4) 接触患儿之前，保持双手暖和。

四、操作步骤

(1) 核对医嘱，检验条码、标本采集登记本，准备用物。

(2) 核对患儿的姓名、住院号或就诊卡号等身份信息。评估患儿，检查患儿是否更换尿布，洗净臀部及会阴部。

(3) 根据化验项目准备采血试管。检查试管是否完好并粘贴检验条码，洗手、戴口罩、手套。

(4) 备齐用物携至床旁。再次核对姓名、住院号、检验项目、所需血量、合适的试管。再次向患儿家长解释。

(5) 协助患儿取仰卧位，脱去一侧裤腿，用尿布覆盖外阴部位，穿刺侧大腿外展、外旋，用棉垫垫高穿刺侧臀部，充分暴露腹股沟区域。

(6) 助手站于小儿穿刺对侧，用两前臂约束小儿躯干及上肢，使穿刺侧髋部外展 45°，并屈膝约 90°，助手左手及前臂压住小儿左下肢，右手固定小儿的右膝关节处。

(7) 操作者站于小儿足端，面对患儿，消毒操作者左手食指。

(8) 穿刺部位定位方法：①取患儿髂前上棘与耻骨结节连线的中、内 1/3 交界处，碘附消毒穿刺部位皮肤，待干；②在患儿腹股沟中、内 1/3 交界处，用左手食指触摸股动脉搏动内侧 0.5 cm 处。

(9) 消毒穿刺部位：以穿刺点为中心，皮肤消毒范围为 8 cm×8 cm，待干。

(10) 检查注射器有效期，包装是否完好，有无漏气，符合要求取出注射器。

(11) 再次核对床号、姓名、检验项目、所需血量及试管。

(12) 再次消毒穿刺部位皮肤，待干（摸搏动定位时再次消毒操作者食指），右手持注射器成 45°刺入穿刺部位，一般刺入 2～5 cm 后逐渐向上提针并同时抽吸，见有回血后固定针头，并抽取所需血量。

(13) 拔出针头，助手按压穿刺部位 5～10 min 或直至不出血为止并观察局部有无出血。

(14) 操作者立即将血液注入试管中，再次核对。

(15) 整理患儿衣裤，注意保暖，整理床单位，询问家长有无需要。

(16) 清理用物、洗手，取口罩。

(17) 做好记录、签名，标本及时送检。

五、注意事项

(1) 严格执行查对制度及无菌技术操作规程。

(2) 病情危重、虚弱患儿慎用，在操作中注意观察患儿面色、意识、呼吸。

(3) 有出血或凝血功能障碍者，拔针后延长加压时间，以免引起血肿。

(4) 穿刺处严格消毒皮肤，并遮盖尿道口，防止尿液污染。

(5) 垂直进针时，在搏动最明显处进针；斜刺时在搏动点下方约 1.5 cm 处进针，针头方向与腿轴平行刺入血管。

(6) 进针部位准确，避免误伤动脉，如误入动脉，应立即拔出针头，按压穿刺处至出血停止。抗凝血标本应水平摇匀，以免凝血。

（杨　春）

第十一节　桡动脉穿刺技术

一、目的

(1) 抽取动脉血液标本监测血气分析或其他化验检查。

(2) 同步换血：换血疗法。

(3) 持续动脉血压监测。

(4) 服务对象对护理有良好的体验。

二、评估

(1) 评估患儿病情：评估患儿意识、生命体征、正在进行的治疗（氧疗）、肢体活动、动脉搏动等情况，了解患儿血液生化结果，有无出血倾向等。

(2) 评估患儿穿刺部位皮肤有无水肿、破损、结节、疤痕、伤口、炎症等。

(3) 若需进行留置套管针穿刺，应行 Allen 实验，阴性者方可操作。

(4) 评估家长及患儿心理状态、配合能力，了解其需求。若家长有焦虑等负性心理，及时进行心理疏导。

(5) 评估中，若发现患儿及家长有不适或特殊需求，及时给予相应处理或帮助。

三、操作前准备

1. 环境

(1) 宽敞、安静、安全；光线充足；温度、湿度适宜。避免患儿着凉。

(2) 采用隔帘，保护隐私。

2. 物品

(1) 治疗盘内盛：0.5%碘附/75%乙醇、棉签、棉球、橡皮塞、弯盘，一次性手套、一次性治疗巾，1 具 3 mL 动脉采血器 22G。

(2) 其他：采血标签、标本采集登记本、快速手消毒剂、生活/医疗废物垃圾桶、锐器盒，必要时备弹力绷带或小沙袋。

3. 患儿或家长

①告知操作技术目的，患儿或家长理解并同意。如患儿或家长对该项技术及相关事项有疑问，给予解释。②穿刺后注意事项。③如患儿或家属拒绝治疗，应与医生沟通。

4. 护士

(1) 佩戴胸牌，服装整洁。

(2) 洗手、戴口罩、戴手套。

(3) 保持良好的情绪状态。

(4) 接触患儿之前，保持双手暖和。

四、操作步骤

(1) 核对医嘱，保证姓名、住院号或就诊卡号、时间等信息无误。

(2) 洗手，核对用物。

(3) 敲门进病室，携用物至患儿床旁，确认患儿身份：核对患儿的姓名、住院号或就诊卡号等身份信息。

(4) 告知患儿或家属开始操作，协助患儿取舒适、安全体位，注意保暖。

(5) 洗手，戴口罩，戴手套。

(6) 暴露患儿前臂皮肤，选取桡动脉，配合者协助固定患儿前臂与手，使手腕伸展，在穿刺部位下垫一次性治疗巾。

(7) 用触诊法或根据小儿解剖定位确定桡动脉搏动最明显处。定位方法如下。①触摸法：操作者左手握住患儿手掌，使其掌面朝上，稍往下压使手腕伸仰约 45°，绷紧皮肤，充分暴露桡动脉，右手食指扪及桡动脉搏动点最强处并定位，即为穿刺点。②“十字”法：从桡骨茎突前臂内侧中线作水平线，再以此水平线中点作垂直平分线，即成“十字”，十字交叉点往掌根部0.5～1 cm，于第一腕横纹至第二腕横纹之间为进针点。小儿进针角度为30°～40°，新生儿为20°～30°。③目测法：目测定位穿刺点为掌侧第二腕横纹外侧1/4处，进针角度15°～35°。④食指解剖定位法：将患儿左/右手指手伸于掌心，在患儿的食指外侧与掌横纹相交处作为穿刺点，操作者的左手食指垫在患儿右手腕下方，使手指仰伸约45°，拇指按住患儿的掌心，绷紧皮肤。

(8) 严格消毒穿刺处皮肤5 cm以上的范围，待干。同时消毒操作者一手食指前端。

(9) 按上述定位法再次确定穿刺点，右手持动脉采血器22G，在穿刺点进针，方向为向心方向，进针角度为小儿30°～40°，新生儿20°～30°，缓慢进针，遇到一股冲力感，鲜血即流出，穿刺成功。如不见回血，可稍移动针头的方向和深度，再缓慢后退，注意退针速度一定要缓慢，否则易造成穿刺失败。

(10) 拔针后立即将针头插入橡皮塞，同时用无菌棉签按压穿刺点5～10 min，安抚患儿。

(11) 整理床单位，帮助患儿取舒适卧位，必要时协助更换婴幼儿尿裤。

(12) 按《医疗废物处理条例》处置用物，脱手套，洗手。

(13) 再次两人核对患儿标本信息，并在采集登记本上登记，送检。

五、注意事项

(1) 有明显出血倾向者，不宜做桡动脉穿刺。

(2) 严格执行无菌技术，以防感染。

(3) 切忌反复穿刺，以防损伤血管。

(4) 穿刺结束后用无菌棉签与血管平行方向按压，按压穿刺点5～10 min。

(5) 采血完毕立即将针头斜面刺入橡皮塞内，用手掌来回搓动标本，使之与抗凝剂充分混匀，再取下针头盖上密封针帽，以免空气进入针管内而影响检验结果，标本立即送检（注明采集时间及是否用氧）。

（杨　春）

第十二节　小儿心肺复苏技术

一、目的

(1) 迅速判断心肺功能衰竭或消失。

(2) 通过实施基础生命支持技术，建立患儿的循环、呼吸功能。

(3) 保证人体重要脏器的基本血液供应，恢复患儿自主循环、呼吸活动，抢救患儿生命，提高生存质量。

二、评估

(1) 环境评估：查看现场环境是否安全。

(2) 患儿评估：评估患儿意识、大动脉搏动、呼吸状况，确定患儿心跳呼吸是否停止。患儿年龄、体型、胸壁有无损伤，有无肋骨骨折，是否卧于硬板床等。

(3) 家属评估：评估随行人员的身份、情绪状况，指导随行人员通知家属或报警。如果家属过多、情绪激动，酌情通知保卫部门。

三、操作前准备

1. 环境　评估抢救现场环境是否安全，如现场有危险因素存在，应迅速将患儿转移至安全地带，在安全的环境下进行心肺复苏。

2. 物品　治疗盘、小儿用呼吸气囊、吸氧装置、电筒、纱布、弯盘。

3. 护士　仪表端庄，服装整洁（衣帽鞋），修剪指甲。

四、操作步骤

1. 判断意识　轻拍患儿双肩（婴儿轻拍足底），同时在两侧耳边大声呼叫患儿，确认患儿意识丧失。

2. 呼救　立即记录时间，呼救，备除颤仪和急救车。

3. 判断大动脉搏动及呼吸　时间 5～10 s。<1 岁时，肱动脉，上臂内侧，自患儿肘窝处向上内侧移动触摸；>1 岁，颈动脉，食指和中指并拢，触摸颈部前正中线上 1/3 处，向己侧下滑 2～3 cm，至颈动脉沟。同时观察胸廓有无起伏，判断患儿呼吸状态。

4. 体位摆放　患儿去枕、平卧（外伤者保护颈椎），上臂伸展放在身体两侧，双下肢伸展放平。判断患儿是否卧于硬板床，如为软床，胸下需垫胸外按压板，解开患儿衣扣、腰带，暴露胸部。

5. 胸外心脏按压

（1）按压部位：胸骨体中下 1/3 处（两乳头与胸骨交界处）。

（2）按压方法：①双手环抱按压法。适用于婴儿和新生儿。双拇指重叠或平放于两乳头连线正下方，其余四指环绕婴儿胸部置于后背，双拇指向背部按压胸骨的同时用其他手指挤压胸背部，下压胸廓前后径的 1/3 约 4 cm。②双指按压法。适用于婴儿。一手放于患儿后背部起支撑作用，另一手食指和中指置于两乳头连线正下方之胸骨上，向患儿脊柱方向按压至少 4 cm。③单掌按压法。适用于幼儿。胸骨平乳水平，单手下压 1/3 胸廓深度，至少 5 cm。④双手按压方法。适用于 8 岁以上年长儿。一手掌根部放于按压部位，另一手平行重叠于此手背上，十指交扣手指上翘、并拢，只以掌根接触按压部位，双臂位于患者胸骨的正上方，按压时，保持肘关节伸直，使肩、肘、腕在同一条直线上，并与患儿身体垂直，利用上身重量垂直下压，手掌根不离开患儿胸部，不可倚靠在患儿胸壁上，抬起时胸壁充分回弹。

（3）按压幅度：按压力度适中，按压幅度至少为胸部前后径的 1/3（婴儿约为4 cm，儿童约为 5 cm，青少年不超过 6 cm），防止肋骨骨折。①按压时间与放松时间比例为 1∶1。②按压频率：100～120 次/min。③每次按压应让胸廓充分回弹，以保证心脏得到充分的血液回流。④尽可能不中断胸外按压。⑤按压通气比：1 人进行心肺复苏为 30∶2，2 人进行小婴儿或儿童心肺复苏为 15∶2，新生儿复苏为 3∶1。

6. 开放气道

（1）如有明确的呼吸道分泌物，清理呼吸道、口鼻腔。

（2）开放气道，使耳垂与下颌角连线与地面垂直。动作轻柔，注意保护颈椎。①上提下颌法：怀疑有头颈部损伤采用。两手置于下颌两侧，以 2 个或 3 个手指固定在下颌角处将下颌向上向前抬起。使用该方法开放气道时不宜抬起头部。②压额一抬颌法：一手置前额，将头部置于向后倾斜的枕中位，颈部仰伸，用其余四指将下颌向上前轻轻抬起。保持张嘴且勿将下巴周围松软的组织向上推。

7. 人工呼吸

（1）口对口人工呼吸：左手捏住患儿鼻子，右手抬起患儿下颌进行口对口人工送气，送气时捏住患儿鼻子，完全覆盖患儿口唇。呼气时松开，送气时间为 1 s，见胸廓抬起即可。

（2）简易呼吸器面罩通气：简易呼吸器连接墙壁氧源，氧流量 8～10 mL/min。抢救者站于患儿头颈处，患儿头后仰，托起下颌，面罩紧贴口、鼻部，一手以“EC”手法固定面罩，另一手挤压呼吸器，挤压时间不少于 1 s，给予人工通气 2 次，同时观察胸廓有无起伏。

8. 进一步生命支持　按压与通气比例为 30∶2，操作 2 min（约 5 个循环）后，再次判断颈动脉搏动，如已恢复，进行进一步生命支持；如未恢复，继续上述操作，直至有条件进行高级生命支持。判断有效指征：呼吸恢复；能触摸大动脉搏动；瞳孔由大变小，光反射存在；面色、口唇由发绀转为红润；有眼球活动或睫毛反射。复苏有效，操作完成后整理患儿衣物、床单位，将患儿头偏向一侧，进入下一步的生命支持。

9. 其他　清理用物，按医疗废物处理原则分类放置。洗手记录复苏过程、时间。

五、注意事项

（1）胸外按压时要确保足够的频率及深度，尽可能不中断胸外按压，每次胸外按压后，要让胸廓充分回弹，以保证心脏得到充分的血液回流。

（2）胸外按压时，肩、肘、腕在一条直线上，并与患儿身体长轴垂直。按压时，手掌掌根部不能离开胸壁。

（3）人工呼吸时送气量不宜过大，避免过度通气。

（4）胸外按压禁忌证：严重胸廓畸形，广泛性肋骨骨折，血气胸，心包填塞，心脏外伤等。

（彭淑华）

第七章　现代五官科护理技术

第一节　滴眼药水技术

一、目的

（1）预防或治疗眼病。

（2）眼部检查前的散瞳，如验光、检查眼底等。

（3）眼部表面麻醉。

（4）保障治疗效果及患者安全。

（5）增进患者对相关知识的了解及自我效能感。

（6）服务对象对护理有良好的体验。

二、评估

（1）礼貌称呼并真诚问候患者；如有家属在旁，主动与家属打招呼。向患者及家属进行自我介绍。

（2）告知患者即将进行的操作技术目的，患者理解并同意。如患者对该项技术及相关事项有疑问，给予解释；如患者或家属拒绝治疗，应与医生沟通。

（3）评估患者眼部情况，如眼部有无分泌物、有无眼痛及眼胀、眼睑红肿、结膜有无充血、水肿；评估患者的心理状态，是否存在焦虑、不配合心理，必要时进行相应干预以保证滴眼药水操作的顺利实施，如滴眼药水相关知识的健康教育，及时耐心地安慰、倾听与沟通，或寻求其他医护人员的支持与帮助等。

（4）患者药物过敏史以及用药既往史。

（5）了解患者有无家属或陪护人员陪伴。

（6）评估中，如发现患者有不适或特殊需要，及时给予相应处理或帮助。

三、操作前准备

1. 环境　环境宽敞、明亮、整齐、清洁、安全。

2. 物品　清洁干燥治疗车、滴眼盘、滴眼液（检查滴眼液质量、有效期）、消毒棉签、弯盘、滴眼执行单、速干手消毒剂、生活/医用垃圾桶。

3. 患者及家属

（1）尊重患者知情权，落实告知制度。详细向患者及家属解释操作目的、药物作用及副作用，取得配合。

（2）如患者有特殊心理状况，影响操作实施，相关工作人员或家属对患者进行心理支持。

4. 护士

(1) 佩戴胸牌，服装整洁。

(2) 洗手、戴口罩。

(3) 保持良好的情绪状态。

(4) 严格执行无菌技术及消毒隔离原则。

四、操作步骤

(1) 核对医嘱，双人核对患者姓名、住院号或就诊卡号、药名、眼别、手腕带等信息，确认患者及眼别。

(2) 协助患者取仰卧或坐位，头稍后仰，向患侧倾斜。棉签擦净眼部分泌物。

(3) 再次查对患者信息，操作者左手用棉签轻轻拉开下眼睑，嘱患者眼向上看，暴露下结膜囊，弃去第1滴眼药水，右手持眼药瓶距眼2～3 cm处将药液滴入下穹隆部结膜囊内。药液量：1滴或2滴。操作过程中，护士动作轻柔。

(4) 嘱患者轻闭眼1～2 min。

(5) 用干棉签抹去流出的药液、泪液。

(6) 操作中密切观察患者病情，倾听患者的主述，如发现任何异常应立即暂停操作，给予相应的处理。

(7) 操作结束后再次查对，协助患者取舒适卧位，整理好床单位，将呼叫铃放在患者易取处。向患者及家属说明，如有需要随时按铃呼叫。

(8) 询问患者有何其他需求，如看电视等，并提供相应护理；对患者提出的疑问，耐心解答。口头感谢患者的配合。

(9) 洗手，整理用物，在医嘱上签名。观察用药后反应及效果。

五、注意事项

(1) 严格遵守“三查七对”制度及无菌操作原则。

(2) 药液不可直接滴于角膜上，应滴在结膜囊内，尤其有角膜伤口及角膜溃疡的患者。嘱患者滴药后不可用力闭眼，防止药液外溢。

(3) 同时滴用数种眼药时，不可同时滴入，应间隔时间3～5 min。双眼滴药时，先滴健眼，再滴患眼。

(4) 滴用散瞳药、缩瞳药、毒性药物后立即压迫泪囊区2～3 min，以免药液流入鼻腔被鼻腔黏膜吸收，产生全身毒性反应。

(5) 滴混悬药液前需摇匀使用。

(6) 滴药时，药瓶口一般距眼睑2～3 cm，勿使滴瓶口触及眼睑及睫毛，防止眼药瓶内药液被污染。

(7) 角膜溃疡、手术后患者滴眼时，动作要轻柔，勿压迫眼球。

（付阿丹）

第二节　涂眼药膏技术

一、目的

（1）治疗眼部疾病，涂眼药膏可使药物在眼内的停留时间较长，药物效果相对较持久。一般用于眼部炎症、眼外伤、眼球突出、眼睑闭合不全及手术后患者。

（2）眼部检查前散瞳验光。

（3）保障治疗效果及患者安全。

（4）增进患者对相关知识的了解及自我效能感。

（5）服务对象对护理有良好的体验。

二、评估

（1）礼貌称呼并真诚问候患者；如有家属在旁，主动与家属打招呼。向患者及家属进行自我介绍。

（2）告知患者即将进行的操作技术目的，患者理解并同意。如患者对该项技术及相关事项有疑问，给予解释；如患者或家属拒绝治疗，应与医生沟通。

（3）评估患者眼部情况，如眼部是否清洁、有无分泌物、有无眼痛及眼胀、眼睑红肿，结膜有无充血、水肿；评估患者的心理状态，对治疗合作程度以及眼部用药知识的了解情况。

（4）患者药物过敏史以及用药既往史。

（5）了解患者有无家属或陪护人员陪伴。

（6）评估中，如发现患者有不适或特殊需求，及时给予相应处理或帮助。

三、操作前准备

1. 环境　环境宽敞、明亮、整齐、清洁、安全。

2. 物品　清洁干燥治疗车、滴眼盘、眼药膏（检查药物质量、有效期）、消毒棉签、弯盘、执行单、洗手消毒液、生活/医用垃圾桶。

3. 患者

（1）了解护理技术目的的配合要点。

（2）如患者有特殊心理状况，影响操作实施，相关工作人员或家属对患者进行心理支持。

4. 护士

（1）佩戴胸牌，服装整洁。

（2）洗手、戴口罩。

（3）保持良好的情绪状态。

（4）严格执行无菌技术及遵守消毒隔离原则。

四、操作步骤

（1）核对医嘱，双人核对患者姓名、住院号或就诊卡号、药名、眼别、手腕带等信息，确认患者及眼别。

(2) 协助患者取仰卧或坐位，头稍后仰，用棉签擦净眼部分泌物。

(3) 再次查对患者信息，操作者左手用棉签轻轻拉开下眼睑，嘱患者眼向上看，暴露下结膜囊，右手持眼药膏先弃去一小段，将眼药膏均匀挤入下穹隆部结膜囊内。

(4) 轻提上睑，嘱患者闭眼，轻轻按摩眼睑或嘱患者轻轻转动眼球，使眼膏均匀地分布在结膜囊内。

(5) 用棉签擦拭睑缘及睫毛上眼药膏。

(6) 操作中密切观察患者病情，倾听患者的主述，如发现任何异常应立即暂停操作，给予相应的处理。

(7) 操作结束后再次查对，协助患者取舒适卧位，整理好床单位，将呼叫铃放在患者易取处。向患者及家属说明，如有需要随时按铃呼叫。

(8) 询问患者有何其他需求，如看电视等，并提供相应护理；对患者提出的疑问，耐心解答。口头感谢患者的配合。

(9) 洗手，整理用物，在医嘱上签名。观察用药后反应及效果。

五、注意事项

(1) 严格遵守“三查七对”制度及无菌操作原则。

(2) 涂管状眼膏时，管口勿接触睑缘及睫毛，以免污染。

(3) 眼药水和眼药膏同时使用时，应先滴眼药水后涂眼药膏。

(4) 眼睑闭合不全患者，眼药膏应均匀涂满眼角膜。

(5) 角膜溃疡、眼球穿通伤、手术后患者操作时，动作要轻，勿压迫眼球。

(6) 用药后观察药物不良反应，儿童涂阿托品眼药膏时要特别注意阿托品的毒性反应。

（付阿丹）

第三节　剪眼睫毛技术

一、目的

(1) 内眼手术前准备工作，剪睫毛使术野清洁，便于手术中操作。

(2) 预防术后感染。

(3) 保障治疗效果及患者安全。

(4) 增进患者对相关知识的了解。

(5) 护理对象对护理有良好的体验。

二、评估

(1) 礼貌称呼并真诚问候患者；如有家属在旁，主动与家属打招呼。向患者及家属进行自我介绍。

（2）告知患者即将进行的操作技术目的，患者理解并同意。如患者对该项技术及相关事项有疑问，给予解释；如患者或家属拒绝治疗，应与医生沟通。

（3）评估患者眼部情况，眼睑皮肤有无松弛，睫毛位置及方向。

（4）了解患者有无家属或陪护人员陪伴。

（5）评估中，如发现患者有不适或特殊需要，及时给予相应处理或帮助。

三、操作前准备

1. 环境　环境宽敞、明亮、整齐、清洁、安全。

2. 物品　清洁干燥治疗车、治疗盘、眼科弯剪、消毒棉签、眼药膏（检查滴眼液质量、有效期）、弯盘、执行单、速干手消毒剂、生活/医用垃圾桶。

3. 患者

（1）了解护理技术目的及配合要点。

（2）如患者有特殊心理状况，影响操作实施，相关工作人员或家属对患者进行心理支持。

4. 护士

（1）佩戴胸牌，服装整洁。

（2）洗手、戴口罩。

（3）保持良好的情绪状态。

（4）严格执行无菌技术及遵守消毒隔离原则。

四、操作步骤

（1）核对医嘱，双人核对患者姓名、住院号或就诊卡号、眼别、手腕带等信息，确认患者及眼别。

（2）协助患者取仰坐位或仰卧位。

（3）再次查对患者信息，操作者将眼药膏涂在眼科弯剪两片刀刃上，便于黏附剪断的睫毛，左手持棉签辅助操作，便于睫毛根部位置暴露。

（4）嘱患者轻闭眼，剪上睑睫毛时，指导患者向下注视，左手用棉签拉紧固定上睑皮肤，使上缘轻度外翻，右手持眼科弯剪剪去2/3睫毛长度。剪下睑睫毛时，指导患者向上注视，左手用棉签拉紧固定下睑皮肤，使下缘轻度外翻，右手持眼科弯剪剪去2/3睫毛长度。

（5）操作中倾听患者的主述，如发现任何异常应立即暂停操作，给予相应的处理。

（6）操作结束后再次查对，协助患者取舒适卧位，整理好床单位，将呼叫铃放在患者易取处。向患者及家属说明，如有需要随时按铃呼叫。

（7）询问患者有何其他需求，如看电视等，并提供相应护理；对患者提出的疑问，耐心解答。口头感谢患者的配合。

（8）洗手，整理用物，在医嘱上签名。

五、注意事项

（1）严格遵守“三查七对”制度及操作原则。

（2）剪睫毛时嘱患者勿咳嗽或打喷嚏，以免损伤眼睑及皮肤。

(3) 剪睫毛时，动作要轻稳准，不可剪伤皮肤。

(4) 剪后应仔细检查结膜囊内有无睫毛残留，避免引起患者不适。

(5) 剪睫毛应剪去2/3长度，勿剪短至睫毛根部。因手术后部分患者眼睑水肿，眨眼时又短又硬的睫毛残端扎到对侧眼缘，使患者感觉疼痛或不适。

(付阿丹)

第四节　泪道冲洗技术

一、目的

(1) 检查泪道是否通畅，有无炎症、堵塞或狭窄，为泪道疾病的诊断提供依据。

(2) 眼部手术前常规冲洗，为手术做准备，了解泪道有无炎症及堵塞，清洁泪道，防止术后感染。

(3) 伴有角膜溃疡或全身病不适宜手术的慢性泪囊炎患者，可作为暂时的治疗方法。一般使用抗生素溶液冲洗泪道，以清除泪囊内分泌物，待眼部或全身情况好转再做泪道手术。

(4) 保障治疗效果及患者安全。

(5) 增进患者对相关知识的了解及自我效能感。

(6) 服务对象对护理有良好的体验。

二、评估

(1) 礼貌称呼并真诚问候患者；如有家属在旁，主动与家属打招呼。向患者及家属进行自我介绍。

(2) 告知患者即将进行的操作技术目的，患者理解并同意。如患者对该项技术及相关事项有疑问，给予解释；如患者或家属拒绝治疗，应与医生沟通。

(3) 评估患者眼部及泪道情况，如眼部有无分泌物、有无眼痛及眼胀、眼结膜有无充血及水肿；泪囊区有无红肿，按压泪囊区有无脓液从泪点反流，泪点是否完整，患者有无不适。

(4) 患者药物过敏史以及用药既往史。

(5) 了解患者有无家属或陪护人员陪伴。

(6) 评估患者的心理状态，对治疗合作程度以及泪道冲洗操作知识的了解情况。

(7) 评估中，如发现患者有不适或特殊需求，及时给予相应处理或帮助。

三、操作前准备

1. 环境　环境宽敞、明亮、整齐、清洁、安全。

2. 物品　清洁干燥治疗车、速干手消毒剂、治疗盘、泪道冲洗针头、5 mL注射器、消毒泪点扩张器、消毒棉签、表面麻醉药、抗生素滴眼液、冲洗液（常用0.9%生理盐水，治疗时可选用抗生素溶液）、弯盘、锐器盒、生活/医用垃圾桶。

3. 患者及家属

(1) 向患者及家属讲解泪道疾病的相关知识，泪道冲洗的目的、过程、配合方法、药物作用及不良反应。

(2) 如患者有特殊心理状况，影响操作实施，相关工作人员或家属对患者进行心理支持。

4. 护士

(1) 佩戴胸牌，服装整洁。

(2) 洗手、戴口罩。

(3) 保持良好的情绪状态。

(4) 严格执行无菌技术及遵守消毒隔离原则。

四、操作步骤

(1) 核对医嘱，双人核对患者姓名、住院号或就诊卡号、眼别、手腕带等信息，确认患者及眼别。

(2) 协助患者取仰卧位，头略后仰。

(3) 再次核对患者信息，操作者以棉签挤压泪囊区，排除泪囊内的脓液或积液。

(4) 滴表面麻醉药于泪点处，使泪道黏膜表面麻醉。

(5) 根据医嘱抽吸冲洗液。

(6) 患者头部固定，嘱患者向上注视，操作者右手持泪道冲洗器，左手持消毒棉签拉开下睑，暴露下泪点针头垂直插入下泪点 1～2 mm，再转为水平方向向鼻侧进入泪小管内 3～5 mm，将冲洗液缓慢推入泪道，并询问患者有无液体流入鼻咽部，同时观察泪点处有无液体或分泌物反流，推注冲洗液时有无阻力，以判断泪道是否通畅。

(7) 冲洗完毕，退出针头，滴抗生素眼液，用干棉签抹去流出的液体及分泌物。

(8) 操作中密切观察患者病情，倾听患者的主述，如发现任何异常应立即暂停操作，给予相应的处理。

(9) 操作结束后再次查对。协助患者取舒适卧位，整理好床单位，将呼叫器放在患者易取处。向患者及家属说明，如有需要随时按铃呼叫。

(10) 询问患者有何其他需求，如看电视等，并提供相应护理；对患者提出的疑问，耐心解答。口头感谢患者的配合。

(11) 洗手，整理用物，在病历上记录。

五、注意事项

(1) 操作要轻柔，以免损伤角膜、泪点和泪小管。进针遇到阻力时，勿暴力推进，防止损伤泪道。

(2) 泪点狭小先用泪点扩张器扩大泪点，再行冲洗。

(3) 有慢性泪囊炎者，冲洗前应先挤压泪囊部，排出分泌物再冲洗。

(4) 急性泪囊炎、急性泪囊周围炎患者禁止泪道冲洗、挤压泪囊部。

(5) 注入冲洗液时，如出现下眼睑肿胀明显，怀疑是否有假道形成，立即停止冲洗，并给予抗感染治疗，以防发生蜂窝织炎。

(6) 婴幼儿冲洗时必须将头部妥善固定，确保安全。

（7）不可在短时间内反复冲洗泪道，以免引起泪道黏膜损伤或粘连，导致或加重泪小管阻塞。

（8）术前常规冲洗泪道，患者无溢泪病史，冲洗通畅，不必探到骨壁，以免损伤泪道黏膜。如泪道冲洗目的是为了检查泪道是否通畅、治疗泪道疾病及判断泪道阻塞部位，进针时针头需碰到骨壁，如针头未触碰不到骨壁，则提示泪小管或泪总管阻塞。

（付阿丹）

第五节　结膜囊冲洗技术

一、目的

（1）清除结膜囊内异物、化学物质及脓性分泌物。

（2）手术前清洁结膜囊。

（3）保障治疗效果及患者安全。

（4）增进患者对相关知识的了解及自我效能感。

（5）服务对象对护理有良好的体验。

二、评估

（1）礼貌称呼并真诚问候患者；如有家属在旁，主动与家属打招呼。向患者及家属进行自我介绍。

（2）告知患者即将进行的操作技术目的，患者理解并同意。如患者对该项技术及相关事项有疑问，给予解释；如患者或家属拒绝治疗，应与医生沟通。

（3）评估患者的身体状况及需要。

（4）评估患者眼部情况，如眼睑及结膜有无创口、充血、水肿、疼痛、异物留存、手术史及眼化学伤的性质等。

（5）评估患者对疾病及治疗的了解程度、合作程度。

（6）评估中，如发现患者有不适或特殊需求，及时给予相应处理或帮助。

三、操作前准备

1. 环境　环境宽敞、明亮、整齐、清洁、安全。

2. 物品　清洁干燥治疗车、速干手消毒剂、治疗盘、洗眼壶或吊瓶、一次性无针输液器、一次性受水器、一次性治疗巾、消毒棉签、表面麻醉药、冲洗液（视病情选用生理盐水、3%硼酸、2%碳酸氢钠液等）、弯盘、生活/医用垃圾桶。

3. 患者

（1）了解护理技术目的及配合要点。

（2）如患者有特殊心理状况，影响操作实施，相关工作人员或家属对患者进行心理支持。

4. 护士

（1）佩戴胸牌，服装整洁。

（2）洗手、戴口罩。

（3）保持良好的情绪状态。

（4）严格执行无菌技术及消毒隔离原则。

四、操作步骤

（1）核对医嘱，双人核对患者姓名、住院号或就诊卡号、药名、眼别、手腕带等信息，确认患者及眼别。

（2）协助患者取舒适坐位或仰卧位，头稍后仰，向患侧倾斜，操作者站在患者的头后或头侧边。必要时表面麻醉药滴眼2～3次。

（3）在患眼同侧头颈部铺治疗巾，取坐位的患者，患者持一次性受水器紧贴患眼侧颊部皮肤；取仰卧位的患者，受水器紧贴患眼颞侧皮肤，以接收流下的液体。

（4）左手持棉签擦去患眼分泌物，换新棉签拉开患眼下睑，暴露结膜囊。

（5）再次核对患者信息，右手持洗眼壶或吊瓶皮管端，冲洗眼周皮肤使患者适应，再冲洗患眼结膜囊。

（6）嘱患者眼球上下左右转动，冲洗下结膜囊时向上方注视；冲洗上方结膜囊时向下方注视，并翻转眼睑，充分冲洗结膜囊。

（7）冲洗完毕，用消毒棉签擦拭眼睑、颊部水滴，取下一次性受水器和治疗巾。

（8）操作中密切观察患者病情，倾听患者的主述，如发现任何异常应立即暂停操作，给予相应的处理。

（9）操作结束后再次查对患者信息，协助患者取舒适卧位，整理好床单位，将呼叫器放在患者易取处。向患者及家属说明，如有需要随时按铃呼叫。

（10）询问患者有何其他需求并提供相应护理；对患者提出的疑问，耐心解答。口头感谢患者的配合。

（11）洗手、整理用物，在病历上记录。

五、注意事项

（1）冲洗液温度应适宜，天气寒冷时，一般为32～37℃。

（2）冲洗时，洗眼壶或吊瓶皮管端距眼3～5 cm，不可接触眼睑、睫毛及眼球。

（3）操作时应动作轻柔，冲洗力不宜过大，冲洗液勿对着角膜冲洗。

（4）冲洗时头应向患侧偏斜，避免流入健眼。

（5）边冲洗边嘱患者眼球上下左右转动，冲洗下结膜囊时向上方注视，冲洗上方结膜囊时向下方注视，并翻转眼睑，充分冲洗结膜囊。

（6）化学伤急救需分秒必争，尽早冲洗，充分暴露上下穹隆部，彻底冲洗，不少于30 min。如有异物，应先用镊子取出后再冲洗，冲洗后检查有无异物残留在结膜囊内。

（7）眼球穿通伤、角膜溃疡患者禁忌冲洗结膜囊。

（付阿丹）

第六节　鼻腔冲洗技术

一、目的

（1）彻底清洗鼻黏膜和鼻纤毛上的各类变应原、真菌和炎性介质。

（2）手术前清洁鼻腔。

（3）规范执行护理技术，保障治疗效果及患者安全。

（4）增进患者对相关知识的了解及自我效能感。

（5）服务对象对护理有良好的体验。

二、评估

（1）礼貌称呼并真诚问候患者；如有家属在旁，主动与家属打招呼。向患者及家属进行自我介绍。

（2）告知患者即将进行的操作技术目的，患者理解并同意。如患者对该项技术及相关事项有疑问，给予解释；如患者或家属拒绝治疗，应及时与医生沟通。

（3）评估患者有无吞咽功能障碍，有无急性炎症、鼻出血、颅内手术、脑脊液鼻漏；评估患者的心理状态，是否存在焦虑、抑郁、不配合心理，必要时进行相应干预以保证鼻腔冲洗技术的顺利实施，如鼻腔冲洗技术相关知识的健康教育，及时耐心地安慰、倾听与沟通，或寻求其他医护人员的支持与帮助等。

（4）了解患者有无家属或陪护人员陪伴。

（5）评估中，如发现患者有不适或特殊需求，及时给予相应处理或帮助。

三、操作前准备

1. 环境　环境清洁、安静；光线充足；温度、湿度适宜。若为多人病房，病床之间应有隔帘。

2. 物品　温度适宜的生理盐水 1 000 mL（或遵医嘱）、灌洗桶 1 个、橡皮管 1 根、橄榄形接头 1 个（或鼻腔冲洗器）、温度计、量杯、纱布、手电筒、治疗盘、输液架、脸盆或水斗、纱布。

3. 患者

（1）了解护理技术目的及配合要点。

（2）如患者有特殊心理状况，影响操作实施，相关工作人员或家属参与患者的心理支持。

4. 护士

（1）佩戴胸牌，服装整洁。

（2）洗手、戴口罩。

（3）保持良好的情绪状态。

四、操作步骤

（1）核对医嘱，保证姓名、住院号或就诊卡号、时间等信息无误。

（2）核对用物。

（3）敲门进病室，携用物至患者床旁，确认患者身份：核对患者的姓名、住院号或就诊卡号等身份信息。

（4）告知患者开始操作，协助患者取坐位，头向前倾，保持舒适，注意保暖。脸盆放于下方位置，检查患者鼻腔有无异物及填塞物。

（5）将装有温生理盐水的灌洗桶挂在距离患者头部 50 cm 高处，关闭输液夹。

（6）将橄榄头与橡皮管连接，嘱患者一手将橄榄头固定一侧前鼻孔，橄榄头前端背向鼻中隔，张口呼吸、头偏向冲洗一侧。打开输液夹，使生理盐水缓慢从一侧鼻腔由前鼻孔流至后鼻孔，再经另一侧鼻腔和口腔流出。

（7）一侧鼻腔冲洗后，再用同法冲洗对侧鼻腔。冲洗过程中注意观察流出液体的色、质、量。冲洗完毕用纱布或纸巾擦净脸部。

（8）若为手动洗鼻器，取出鼻腔冲洗器，加入温生理盐水，鼻腔对准出入孔，手握气囊或瓶身慢慢增加压力即可。

（9）操作过程中，护士动作应轻柔，注意不要损伤鼻腔黏膜。

（10）操作中密切观察患者病情，多询问患者感受，倾听患者的主述，如发现任何异常应立即暂停操作，给予相应的处理。

（11）操作结束后协助患者取舒适卧位，整理好床单位，将呼叫器放在患者易取处。向患者及家属告知，如有需要可随时按铃呼叫。

（12）询问患者有无其他需求，并提供相应协助；对患者提出的疑问，耐心解答。口头感谢患者的配合。

（13）洗手、记录、签名。

五、注意事项

（1）通常情况下，使用 0.9%氯化钠溶液冲洗鼻腔或遵医嘱添加药物。

（2）水温以 37～39℃为宜，不宜过冷或过热。

（3）灌洗桶高度适宜，挂在距离患者头部 50 cm 高处。冲洗压力不宜过大，以免引起鼻腔出血。

（4）冲洗时张口呼吸，勿与患者交谈，以免发生呛咳。

（5）如冲洗过程中有鲜血流出，应立即停止冲洗，先进行止血处理。

（陈　庆）

第七节　鼻腔手术备皮技术

一、目的

（1）剪掉鼻前庭部位的鼻毛，清晰手术野，便于观察及手术操作。

（2）手术前清洁鼻腔。

（3）规范执行护理技术，保障治疗效果及患者安全。

（4）增进患者对相关知识的了解及自我效能感。

（5）服务对象对护理有良好的体验。

二、评估

（1）礼貌称呼并真诚问候患者；如有家属在旁，主动与家属打招呼。向患者及家属进行自我介绍。

（2）告知患者即将进行的操作技术目的，患者理解并同意。如患者对该项技术及相关事项有疑问，给予耐心解释；如患者或家属拒绝治疗，应及时与医生沟通。

（3）评估患者有无急性炎症、鼻出血、颅内手术、脑脊液鼻漏；评估患者的心理状态，是否存在焦虑、抑郁、不配合心理，必要时进行相应干预，以保证鼻腔手术备皮技术操作的顺利实施，如鼻腔备皮相关知识的健康教育，及时耐心地安慰、倾听与沟通，或寻求其他医护人员的支持与帮助等。

（4）了解患者有无家属或陪护人员陪伴。

（5）评估中，如发现患者有不适或特殊需求，及时给予相应处理或帮助。

三、操作前准备

1. 环境　环境清洁、安静；光线充足；温度、湿度适宜。若为多人病房，病床之间应有隔帘。

2. 物品　消毒弯盘、弯头小剪刀、棉签、一次性药碗、纱布、额镜，遵医嘱准备软膏。

3. 患者

（1）必要时排大、小便。

（2）如患者有特殊心理状况，影响操作实施，相关工作人员或家属对患者进行心理支持。

4. 护士

（1）佩戴胸牌，服装整洁。

（2）洗手、戴口罩。

（3）保持良好的情绪状态。

（4）接触患者前，保持双手暖和。

四、操作步骤

（1）核对医嘱，保证患者姓名、住院号、时间等信息无误。

（2）核对用物。

（3）敲门进病室，携用物至患者床旁，确认患者身份：核对患者的姓名、住院号等身份信息。

（4）告知患者开始操作，协助患者取坐位，告知其正确擤鼻方法，并清洁鼻腔，患者头向后仰，固定好。

（5）戴额镜，调节光源，使灯光聚焦点在鼻孔处；检查鼻前庭及鼻腔情况，进一步清洁鼻腔。

（6）将软膏用棉签均匀涂抹在剪刀两叶。

（7）右手持剪刀，左手持纱布固定鼻部，告知患者操作无痛感，患者可放松，勿紧张。

（8）剪刀弯头朝向鼻腔，剪刀贴住鼻毛根部，将鼻前庭四周的鼻毛剪刀。操作中灯光始终聚焦在操作部位。

（9）操作过程中，护士动作轻柔。

（10）用蘸有金霉素或红霉素软膏的棉签擦净鼻前庭皮肤，检查鼻毛有无残留。

（11）操作中密切观察患者病情，询问患者感受，倾听患者的主诉，如发现任何异常应立即暂停操作，给予相应的处理。

（12）操作结束后协助患者取舒适卧位，整理好床单位，将呼叫器放在患者易取处。向患者及家属说明，如有需要随时按铃呼叫。

（13）询问患者有何其他需求，如看电视等，并提供相应协助；对患者提出的疑问，耐心解答。口头感谢患者的配合。

（14）洗手、记录、签名。

五、注意事项

（1）操作前向患者解释可能引起的不适感，如轻度瘙痒。

（2）鼻腔备皮时动作轻柔，勿伤及鼻黏膜导致出血。

（3）操作时，忌用力借助剪刀前端拨开皱襞剃除鼻毛，以防损伤鼻腔黏膜。

（4）操作完毕，剪刀由消毒供应中心集中处理，备用。

（陈　庆）

第八节　咽鼓管吹张技术

一、目的

（1）可粗略评估咽鼓管的通畅情况。

（2）对咽鼓管功能有着积极的治疗作用。

（3）规范执行护理技术，保障治疗效果及患者安全。

（4）增进患者对相关知识的了解及自我效能感。

（5）服务对象对护理有良好的体验。

二、评估

（1）礼貌称呼并真诚问候患者；如有家属在旁，主动与家属打招呼。向患者及家属进行自我介绍。

（2）告知患者即将进行的操作技术目的，取得患者理解并同意。如患者对该项技术及相关事项有疑问，给予解释；如患者或家属拒绝治疗，应及时与医生沟通。

（3）评估患者有无鼻咽部肿瘤占位；是否处于上呼吸道急性炎症期；评估患者的心理状态，是否存在焦虑、抑郁、不配合心理，必要时进行相应干预以保证咽鼓管吹张技术操作的顺利实施，如咽鼓管吹张技术相关知识的健康教育，及时耐心地安慰、倾听与沟通，或寻求其他医护人员的支持与帮助等。

（4）了解患者有无家属或陪护人员陪伴。

（5）评估中，如发现患者有不适或特殊需求，及时给予相应处理或帮助。

三、操作前准备

1. 环境　环境清洁、安静；光线充足或有足够的照明；温度、湿度适宜。若为多人病房，病床之间应有隔帘。

2. 物品　咽鼓管导管吹张管、吹张球、听管，耳镜，额镜，1%麻黄碱滴鼻液，地卡因棉片。

3. 患者

(1) 必要时排大、小便。

(2) 如患者有特殊心理状况者影响操作实施，相关工作人员或家属对患者进行心理支持。

4. 护士

(1) 佩戴胸牌，服装整洁。

(2) 洗手、戴口罩。

(3) 保持良好的情绪状态。

(4) 接触患者前，保持双手暖和。

四、操作步骤

(1) 核对医嘱，保证患者姓名、住院号或就诊卡号、时间等信息无误。

(2) 核对用物。

(3) 敲门进病室，携用物至患者床旁，确认患者身份：核对患者的姓名、住院号或就诊卡号等身份信息。

(4) 告知患者开始操作，协助患者取坐位，清洁鼻腔分泌物后，以1%的麻黄碱和地卡因棉片分别收缩及麻醉下鼻甲黏膜。

(5) 将听诊橡皮管一头塞入患者患侧外耳道，另一头塞入检查者的外耳道。

(6) 将咽鼓管导管弯头向下沿鼻底缓缓插入，到达鼻咽后壁时，将弯端向外转90°，然后稍稍退出，使弯端越过咽鼓管圆枕，滑入咽鼓管口。操作过程中患者会有些不适，根据患者情况，可适当休息片刻，再继续进行操作。

(7) 再将导管向外上方旋转45°，一手固定导管位置，另一手用鼓气球将空气自导管后端经咽鼓管吹入中耳，此时可听到“嘘、嘘”声及鼓膜震动声，如吹不通，可以将导管的位置、角度略加调整，吹张时可加入药物治疗。

(8) 操作过程中，护士动作轻柔。

(9) 操作中密切观察患者病情，询问患者感受，倾听患者的主述，如发现任何异常应立即暂停操作，给予相应的处理。

(10) 操作结束后协助患者取舒适卧位，整理好床单位，将呼叫器放在患者易取处。向患者及家属说明，如有需要随时按铃呼叫。

(11) 询问患者有何其他需求，如看电视等，并提供相应协助；对患者提出的疑问，耐心解答。口头感谢患者的配合。

(12) 洗手、记录、签名。

五、注意事项

(1) 上呼吸道有急性炎症时应暂缓咽鼓管吹张。

（2）插入导管和吹张时均应耐心、细致、动作轻柔，以免操作鼻咽部及咽鼓管开口处黏膜。

（3）吹张时不可用力过猛，以免引起鼓膜穿孔。鼓膜穿孔者一般不行此操作。

（4）可选择粗、细适中的导管。

（5）鼻腔、鼻咽部有分泌物或痂皮时，咽鼓管吹张前一定要清除干净。

（陈　庆）

第九节　更换气管内套管技术

一、目的

（1）维持气管切开患者气道通畅。

（2）预防局部及肺部感染并发症。

（3）规范执行护理技术，保障治疗效果及患者安全。

（4）增进患者对相关知识的了解及自我效能感。

（5）服务对象对护理有良好的体验。

二、评估

（1）礼貌称呼并真诚问候患者；如有家属在旁，主动与家属打招呼。向患者及家属进行自我介绍。

（2）告知患者即将进行的操作技术目的，取得患者理解并同意。如患者对该项技术及相关事项有疑问，给予解释；如患者或家属拒绝治疗，应及时与医生沟通。

（3）评估患者年龄、病情、自理合作程度；评估患者套管固定情况及套管内痰液的颜色、性质和量；评估患者的心理状态，是否存在焦虑、抑郁、不配合心理，必要时进行相应干预以保证更换气管内套管操作的顺利实施，如更换气管内套管相关知识的健康教育，及时耐心地安慰、倾听与沟通，或寻求其他医护人员的支持与帮助等。

（4）了解患者有无家属或陪护人员陪伴。

（5）评估中，如发现患者有不适或特殊需求，及时给予相应处理或帮助。

三、操作前准备

1. 环境　环境清洁、安静；光线充足；温度、湿度适宜。若为多人病房，病床之间应有隔帘。

2. 物品　清洁干燥治疗车、洗手液、快速手消毒剂、治疗盘、一次性橡胶手套两双、血管钳两把、生理盐水、纱布、带盖容器、酶洗液、弯盘、棉条、医用垃圾桶。

3. 患者

（1）了解护理技术的目的及配合要点。

（2）如患者有特殊心理状况，影响操作实施，相关工作人员或家属对患者进行心理支持。

4. 护士

（1）佩戴胸牌，服装整洁。

（2）洗手、戴口罩。

（3）保持良好的情绪状态。

（4）接触患者之前，保持双手暖和。

四、操作步骤

（1）核对医嘱，保证患者姓名、住院号、时间等信息无误。

（2）核对用物。

（3）敲门进病室，携用物至患者床旁，确认患者身份：核对患者的姓名、住院号等身份信息。

（4）告知患者开始操作，做好解释工作，以取得患者的配合。

（5）协助患者取坐位或卧位，使患者舒适，注意保暖。

（6）左手戴手套固定外套管，右手持血管钳转动内套管，使内套管的凹槽对准外套管卡口，顺套管弧度向外拉出，注意朝前下方向，固定好，不可晃动内套管，以免刺激患者引起咳嗽。

（7）取出的内套管、止血钳放于弯盘内，必要时为患者吸痰，擦净外套管周围，取手套。观察并询问患者的感受。

（8）检查并打开无菌包，核对消毒内套管，左手戴手套固定外套管，右手持血管钳夹取内套管，将内套管对准外套管，并顺弧度推进，并转动凹槽卡住内套管，检查固定妥当，取手套。

（9）取出的内套管进行预处理，置于带盖容器内进行湿式存放，由消毒供应中心集中处理。

（10）检查并调节套管系带松紧度，以伸进一手指为宜。

（11）操作过程中，护士动作轻柔。

（12）操作中密切观察患者病情，询问患者感受，倾听患者的主诉，如发现任何异常应立即暂停操作，给予相应的处理。

（13）操作结束后协助患者取舒适卧位，整理好床单位，将呼叫器放在患者易取处。向患者及家属说明，如有需要随时按铃呼叫。

（14）询问患者有何其他需求，如看电视等，并提供相应护理；对患者提出的疑问，耐心解答。口头感谢患者的配合。

（15）洗手、记录、签名。

五、注意事项

（1）重视清洗前的预处理，避免血液、体液等有机物在套管上沉积影响清洗质量。

（2）为患者佩戴套管前应检查套管型号，核对无误后给予更换。

（3）取出和放入内套管时动作轻柔，一手固定外套管，放入套管后要将内套管缺口与外套管上的固定栓错位，以免脱出。

（4）内套管每日更换消毒2～3次；堵管的患者隔日消毒内套管1次，若痰液较多时可根据患者情况增加清洗、消毒的次数。

（5）随时检查固定外套管的系带，并根据情况进行松紧的调节。如系带污染应及时给予更换。

（6）对于特殊感染的患者，应特殊对待，并及时与消毒供应中心做好交接。

（余利娜）

第十节　口腔冲洗技术

一、目的

（1）保持口腔清洁、舒适，预防感染。

（2）观察口腔内的状况，提供病情变化的信息；观察患者口腔情况，如黏膜、舌苔及牙龈、口内伤口及皮瓣情况，有无特殊气味，提供患者病情动态变化的参考信息。

（3）去除患者口腔异味、牙垢，增进食欲，保证患者舒适。

（4）增进患者对相关知识的了解及自我效能感。

（5）服务对象对护理有良好的体验。

二、评估

（1）真诚、主动问候患者，礼貌称呼患者；如有家属在旁，主动与家属打招呼，清晰地向患者及家属进行自我介绍。

（2）询问患者目前病情，了解患者对口腔冲洗的作用及重要性是否清楚。

（3）耐心倾听患者的讲述，了解患者的病情、需求、配合能力及心理状态，给予适当的安慰及鼓励。

（4）征得患者同意后查看患者口腔情况，注意用手遮住患者眼睛，并且用关怀性的语言请患者闭上眼睛，防止手电筒光线刺激患者眼睛。查看患者的张口度、意识状态及配合情况。

（5）对于昏迷的患者，必须经过家属的同意后用开口器撑开患者口腔进行口腔冲洗。

（6）评估患者口腔卫生习惯及口腔情况。对于口周有敷料的包扎者，耐心跟患者及家属解释：为了防止唾液或冲洗液污染敷料，要用厚的凡士林纱布或薄橡皮片覆盖于纱布上。以征得患者及家属的理解与配合（患者自身配合及理解能力不足时，可邀请患者家属陪同参与）。

三、操作前准备

1. 环境　环境清洁、安静；光线充足；温度、湿度适宜。若为多人病房，病床之间有隔帘。保护患者隐私。

2. 物品　①无菌罐 2 个（内盛无菌生理盐水，分别用于吸引前预吸以及吸引后冲洗导管）、治疗碗（内盛冲洗液）、无菌镊及缸、一次性治疗巾、弯盘、一次性吸痰管、一次性灭菌注射器（50 mL）、一次性清洁手套、钢丝剪、中心/电动吸引装置，必要时备温水、液状石蜡等。②其他：医嘱单、治疗单、快速手消毒剂、医疗垃圾桶、生活垃圾桶。

3. 患者及家属

（1）选择在患者方便的时候进行口腔冲洗，避开患者进食及休息的时间，用关怀性的语言再次向患者及家属讲解口腔冲洗的目的及重要性，取得患者及家属的配合。

（2）如患者有特殊心理状况，影响操作实施，相关工作人员或家属对患者进行心理支持。

4. 护士

（1）佩戴胸牌，服装整洁。

(2) 洗手、戴口罩。

(3) 保持良好的情绪状态。

(4) 接触患者之前，保持双手暖和。

四、操作步骤

(1) 核对医嘱，洗手，戴口罩。备齐用物至患者床边，将用物轻放于床旁桌上，动作轻柔，以免惊扰到患者。

(2) 使用适当的方式（患者喜欢的称呼）称呼患者，用温柔并且清晰的语言告知患者该项操作的目的，再次取得患者的配合，语调轻柔，不可影响其他患者。

(3) 携执行单轻声询问患者的姓名，不可直呼患者姓名，核对医嘱执行单是否与患者腕带上的信息一致，核对无误后进行下一步操作。

(4) 用关怀性的语言询问患者有无不适，再次查看患者的张口度及口腔情况，保护患者的隐私（多人间拉上隔帘）。

(5) 检查吸引器装置是否完好、通畅。连接吸引管，接通电源，打开开关，调节合适的负压（一般为 0.04～0.06 MPa)，将吸引器放于床边适当处。

(6) 再次核对。

(7) 检查患者口、鼻腔，取下活动义齿。

(8) 抬高床头 45°，协助患者取仰卧位，头偏向一侧。戴手套，铺治疗巾于颌下，头偏向一侧 30°，口角旁置弯盘。

(9) 一名护士将注射器针头取下，连接软管，抽吸冲洗液，对口腔各部位进行冲洗（顺序：从左侧颊部沿上龈颊沟冲至右侧颊部，再从左侧颊部沿下龈颊沟、下牙间隙冲至右侧颊部，然后冲洗上腭、舌、口底等部位)；另一名护士戴手套，连接吸痰管，打开吸引器开关，试吸少量生理盐水，检查吸引器是否通畅，润滑导管前端，用吸痰管在低处（避开伤口）吸引，直至冲洗干净。操作中密切观察患者病情，倾听患者主诉，如发现任何异常应立即暂停操作，给予相应的处理。

(10) 对于口内有伤口者，进行每一步操作时都应该用关怀性的语言询问患者有无疼痛。如果患者疼痛时，应该动作更加轻柔，并用关怀性的语言耐心解释操作的必要性和重要性，以取得患者的配合；如果疼痛难忍时，护士应该立即与医生沟通，配合医生进行相应的处理，以缓解并解除患者的疼痛，并且保持与患者的眼神交流。

(11) 冲洗完毕后，观察口腔状况，为患者擦净面部、口周。冲洗吸痰管和吸引器管，脱手套。嘱患者轻轻张口或辅以口镜、手电筒检查口腔是否清洁彻底，同时检查口内有无炎症，溃疡、糜烂等。口内有植皮或皮瓣者，应观察其存活情况：皮瓣的颜色，有无皮纹，是否肿胀等，并告知患者，增加患者对治疗和护理的配合及信心。

(12) 再次核对，协助患者取舒适卧位，整理床单位，将呼叫器放在患者易取处。向患者及家属说明，如有需要随时按铃呼叫。

(13) 询问患者有何其他需求并提供相应护理；对患者提出的疑问，耐心解答。口头感谢患者的配合。

(14) 处理用物，洗手，记录。

五、注意事项

（1）操作时动作要轻柔，根据冲洗部位调整冲洗力量。

（2）口腔内的冲洗液应及时吸尽，同时应保持口外敷料不被浸湿。

（毛 靖）

第十一节 更换颌面部负压引流盒技术

一、目的

（1）保持引流通畅。

（2）防止逆行感染。

（3）观察颌面部引流液的性质、颜色、量，为临床诊疗提供依据。

（4）增进患者对相关知识的了解及自我效能感。

（5）服务对象对护理有良好的体验。

二、评估

（1）礼貌称呼并真诚问候患者；如有家属在旁，主动与家属打招呼。向患者及家属进行自我介绍。

（2）告知患者即将进行的操作技术目的，取得患者理解并同意。如患者对该项技术及相关事项有疑问，给予解释；如患者或家属拒绝操作，应与医生沟通。

（3）评估患者病情以及患者的自理、合作程度。

（4）评估创口情况及负压引流管是否通畅。引流管是否扭曲打折、引流瓶是否完好并处于负压状态、引流瓶是否妥善固定、伤口敷料有无渗血、局部是否肿胀及疼痛、引流液的颜色性状及量是否正常。

（5）评估中，如发现患者有不适或特殊需求，及时给予相应处理或帮助。

三、操作前准备

1. 环境 环境清洁、安静；光线充足；温度、湿度适宜。若为多人病房，病床之间有隔帘。

2. 物品

（1）治疗盘内盛：复合碘消毒液、棉签、弯盘、胶布、一次性无菌负压引流盒、无菌纱布 2 包（4 片）、卵圆钳、一次性无菌治疗巾、手套。

（2）其他：医嘱单、治疗单、记录单、快速手消毒剂、医疗垃圾桶、生活垃圾桶。

3. 患者

（1）了解护理技术的目的及配合要点。

（2）如患者有特殊心理状况，影响操作实施，相关工作人员或家属对患者进行心理支持。

4. 护士

（1）佩戴胸牌，服装整洁。

（2）洗手、戴口罩。

（3）保持良好的情绪状态。

（4）接触患者之前，保持双手暖和。

四、操作步骤

（1）核对医嘱，准备用物。

（2）洗手，戴口罩。

（3）开放式提问，核对患者姓名、住院号无误。评估患者病情，解释并取得配合。

（4）备齐用物至患者床旁，再次核对、解释，以取得合作。

（5）协助患者取半坐卧位，头偏向健侧，戴手套，垫治疗巾于负压引流管与引流盒接口适宜处，取卵圆钳夹闭引流管连接口上端适当处。

（6）取一次性负压引流盒，检查有效期及有无破损、漏气等，挤压引流盒呈负压状态。

（7）取无菌纱布包裹引流盒与引流管的连接处并分离。

（8）将引流盒连接管前端向上提起，使引流液全部引流至盒内，放入医用垃圾袋。

（9）消毒负压引流管接口处，用无菌纱布包裹。用活力碘从内向外消毒引流管的末端两次。

（10）将负压引流盒前端连接管反折，去除保护帽，与引流管连接牢固。

（11）妥善固定引流盒，松卵圆钳。观察引流是否通畅，引流液的量、颜色、性状、流速等。

（12）撤治疗巾，脱手套。

（13）操作中密切观察患者病情，倾听患者主诉，如发现任何异常应立即暂停操作，给予相应的处理。

（14）再次核对，协助患者取舒适卧位，整理床单位，将呼叫器放在患者易取处。向患者及家属说明，如有需要随时按铃呼叫。

（15）询问患者有何其他需求并提供相应护理；对患者提出的疑问，耐心解答。口头感谢患者的配合。

（16）处理用物，洗手，记录。

五、注意事项

（1）遵守无菌操作原则，保持引流通畅。

（2）妥善固定好引流管，操作时防止牵拉，以防脱落。保持患者创口周围皮肤清洁干燥。

（3）保持引流装置处于负压状态。

（毛　靖）

第十二节　超声洁牙技术

一、目的

（1）有效去除牙垢、牙结石，促进牙龈血液循环，保持口腔健康。

（2）为口腔内手术做好术前准备，预防感染。

（3）增进患者对相关知识的了解和自我效能感。

（4）护理对象对护理有良好的体验。

二、评估

（1）礼貌称呼并真诚问候患者；如有家属在旁，主动与家属打招呼。向患者及家属进行自我介绍。

（2）告知患者即将进行的操作技术目的，取得患者理解并同意。如患者对该项技术及相关事项有疑问，给予解释；如患者或家属拒绝操作，应与医生沟通。

（3）评估患者有无洁牙的禁忌证。

（4）评估患者合作程度。

（5）评估中，如发现患者有不适或特殊需求，及时给予相应处理或帮助。

三、操作前准备

1. 治疗室环境　环境清洁、安静；光线充足；温度、湿度适宜。

2. 物品

（1）超声洁牙机、洁牙手柄、弯机头、洁牙手机工作尖、扳手、抛光杯、抛光膏、一次性口腔检查盘、一次性吸唾管、护目镜或面屏、一次性检查手套、3%过氧化氢溶液。

（2）其他：医嘱单、治疗单、快速手消毒剂、医疗垃圾桶、生活垃圾桶。

3. 患者

（1）了解护理技术目的及配合要点。

（2）必要时排大、小便。

（3）如患者有特殊心理状况，影响操作实施，相关工作人员或家属对患者进行心理支持。

4. 护士

（1）佩戴胸牌，服装整洁。

（2）洗手、戴口罩。

（3）保持良好的情绪状态。

（4）接触患者之前，保持双手暖和。

四、操作步骤

（1）核对医嘱，准备用物。

（2）洗手，戴口罩。

（3）开放式提问，核对患者姓名、住院号等信息无误。评估患者，解释并取得配合。

（4）戴手套，戴护目镜或面屏，穿隔离衣。指导患者至治疗室牙科椅上，调节椅位至合适位置，将一次性围兜垫于患者颌下，告知患者在洁牙过程中有任何不适，举左手示意。

（5）指导患者用3%过氧化氢溶液含漱1 min，将吸唾管放于口角旁。

（6）将手机工作尖用扳手与洁牙手柄连接牢固。

（7）启动洁牙机，将功率调到适宜处。压下脚踏开关，调节控水旋钮，如见手机工作尖呈水雾状喷射即可。

(8) 右手以握笔式握持洁牙机手柄，将手机工作尖前部侧缘轻触牙石表面，与牙面平行或<15°角接触牙石下方来回移动，利用超声振动击碎并振落牙石。按一定顺序去除全口牙石，避免遗漏。

(9) 洁牙完毕，撤去吸唾管，指导患者清水含漱。遗留在牙间隙又不易漱去的牙石用水枪冲出。

(10) 取适量抛光膏给牙面打磨抛光；再次漱口，检查有无残留牙石；检查有无牙龈损伤和继续出血，必要时出血处给予碘酚局部上药。

(11) 操作中密切观察患者病情，倾听患者主诉，如发现任何异常应立即暂停操作，给予相应的处理。

(12) 询问患者有何其他需求并提供相应护理；对患者提出的疑问，耐心解答。口头感谢患者的配合。

(13) 再次核对，处理用物，洗手，取下护目镜或面屏，脱掉隔离衣。再次洗手，脱口罩。

五、注意事项

(1) 操作中随时注意观察、询问患者有无不适感。如有不适，立即停止操作。

(2) 做好洁牙后的健康宣教。

(3) 洁牙过程中，患者通常会感觉有酸痛或轻度出血，向其做好解释工作。

(毛　靖)

第八章　现代急危重症护理技术

第一节　洗 胃 技 术

一、目的

（1）迅速清除胃内毒物或其他有害物质，用于抢救经口摄入各种有毒物质或食物中毒的患者，避免毒物吸收。

（2）减轻胃黏膜水肿，用于幽门梗阻的患者，洗胃可缓解因食物滞留而造成的恶心、呕吐、腹胀等症状，以减轻患者痛苦。

（3）为某些手术或检查做准备。

（4）保障治疗效果及患者安全。

（5）增进患者对相关知识的了解及自我效能感。

（6）服务对象对护理有良好体验。

二、评估

（1）主动迎接，妥善安置，安抚患者及家属。

（2）快速评估患者病情、意识、合作程度，检查口鼻腔黏膜、有无畸形、活动性义齿、食物或分泌物等。

（3）评估患者心理状况，是否存在烦躁、抑郁等负性心理，必要时进行相应干预。

（4）重点向患者及家属了解服药原因，服用药物名称、剂量、时间，了解既往有无消化性溃疡、食道梗阻、心脏病、高血压、心理疾病等病史。

（5）解释洗胃的目的、过程及重要性，消除患者的疑虑和恐惧感，取得合作。

（6）评估中，如发现患者有不适或特殊需求，及时给予相应处理或帮助。

三、操作前准备

1. 设备检查　开机检查洗胃机性能及管道连接是否正确。

2. 物品　电动洗胃机、洗胃管、洗胃盘（内放胃管 1～2 根，开口器，剪刀，换药碗内有压舌板、纱布、镊子）、手电筒、胶布、弯盘、50 mL 注射器、听诊器、棉签、液状石蜡、小杯盛水、标本架、试管、化验单、量杯、手套、治疗巾、接线板、水温计、按医嘱准备洗胃液（常用 35～37℃温开水、1∶5 000 高锰酸钾溶液、5%碳酸氢钠、生理盐水）、污物桶、吸引器、氧气、酌情备气管插管盘、约束带。

3. 患者　配合洗胃。患者如果有恐惧心理，可以让家属陪同给予心理支持。如有拒不接受洗胃的患者，充分征求家属的意见，给予保护性约束或寻求其他医护人员帮助。病情危重者给予心电监护、吸氧、开放气道及静脉输液等抢救措施，待病情稳定后再给予洗胃。

4. 护士　洗手，穿工作服，一次性圆帽，戴口罩、手套，必要时佩戴防护面屏/护目镜，穿隔离衣或防护服。保持良好的情绪状态。

四、操作步骤

(1) 护士做好个人防护，核对医嘱备齐用物，携至患者床边，态度和蔼，关心问候患者。核对患者身份，确保姓名、门诊卡号或住院号、操作项目、洗胃液等信息正确。

(2) 向患者说明洗胃目的、过程及注意事项并协助患者取左侧卧位，动作轻柔，以患者舒适为宜（昏迷患者仰卧位头偏向一侧。松开衣领、裤带，取下义齿）。

(3) 患者卧位舒适，病室环境安静，呼吸道保持通畅，无窒息情况。

(4) 遵医嘱备好洗胃液，测温度，连接洗胃机电源，检查机器性能良好，正确安装洗胃管，将吸、排水管放入水中，开启开关循环两次。

(5) 再次和患者沟通，告知他每一步该如何配合，如有不适可用眼神、手势表达。

(6) 铺治疗巾于下颌及胸前并固定，置弯盘于口角旁，备 2 条胶布。

(7) 检查口腔，如有活动性义齿应取下妥善安置。用开口器打开口腔，并固定。

(8) 检查胃管有效期，打开洗胃管外包装。取出胃管，测量插管长度（发际至剑突，45～55 cm）。

(9) 液状石蜡润滑胃管前端 20 cm，自口腔徐徐插入，动作轻柔，以免损伤黏膜，如患者呛咳明显，应拔出胃管。入口腔或咽喉后壁（约 15 cm），让患者大口吞咽，边吞咽边插管至所需长度。

(10) 检查胃管是否在胃内：①将胃管末端放入盛水的杯内无气泡逸出。②用注射器回抽胃内容物。③用注射器向胃管内快速注入少量空气，置听诊器于胃部听气过水声。

(11) 用胶布固定胃管于鼻翼两侧。

(12) 洗胃前先抽取少量胃内容物放入试管内做毒物鉴定。

(13) 连接洗胃管，调节参数，开始洗胃。机器自动切换，先将胃内容物抽尽，反复冲洗每次灌洗量 300～500 mL，直至出入量基本相等，水清，无异味为止。洗胃过程中经常询问患者感受，适时鼓励。密切观察患者面色、生命体征变化，洗出液的颜色、性状、气味及有无洗胃并发症的发生，如有任何异常应停止洗胃。

(14) 洗胃毕将胃管末端反折后拔出。询问患者有何不适，并进行相应处理。口头感谢患者的配合。

(15) 为患者擦去面部水渍，清醒患者协助漱口、洗脸，取舒适卧位，整理床单元及衣物，继续下一步治疗。

(16) 清理用物，按医疗废物处理原则分类放置。

(17) 洗胃机清洗消毒后备用。

(18) 洗手，脱去防护用品，记录灌洗液名称、量；洗出液体的颜色、性状、气味及出入量是否平衡。

五、注意事项

(1) 插管时动作要轻柔，切勿损伤患者食管及误入气管。

(2) 患者中毒物质不明时，及时抽取胃内容物送检，应用温开水或者生理盐水洗胃。待毒性物质明确后，再用对抗剂洗胃。

(3) 洗胃过程中要随时观察患者的生命体征。洗胃过程中出现血性液体、腹痛或休克时，立即停止洗胃，并通知医生，进行处理。

(4) 幽门梗阻患者，洗胃宜在饭后 4～6 h 或者空腹时进行，并记录胃内潴留量，以了解梗阻情况，供补液参考。

(5) 吞服强酸、强碱等腐蚀性毒物患者，禁忌洗胃，以免造成胃穿孔。

(6) 消化道溃疡、食管阻塞、食管静脉曲张、胃癌等患者不宜洗胃。

(7) 注意观察灌入液与排出液量是否相等，灌入量明显多于排出量时可引起急性胃扩张。

(8) 及时准确记录灌注液名称、液量，洗出液量及其颜色、气味等，以及洗胃过程中患者的病情变化。

(9) 保证洗胃机性能完好，始终处于备用状态。

（熊莉娟）

第二节　气道异物清除术——海姆立克手法

一、目的

抢救气道异物的一种简便有效的操作手法。

二、评估

(1) 评估环境是否安全。

(2) 判断患者意识，了解患者能否说话和咳嗽。观察有无气道异物和特殊表现“V”手势（海姆立克征象）。

(3) 此时可以询问患者“你被东西卡了吗?”，如患者点头表示“是的”，即立刻施行海姆立克手法抢救。如无法回答反应，则应观察以下 6 个征象（AHA 的 BLS 教程）：①气体交换不良或无气体交换。②微弱、无力的咳嗽或完全没有咳嗽。③吸气时出现尖锐的噪声或完全没有噪声。④呼吸困难。⑤可能发绀。⑥不能哭。

三、操作前准备

1. 物品　模拟人。治疗车上层：弯盘 2 个、纱布 2 块、手电筒 1 个、速干手消毒剂、记录卡、笔、表。治疗车下层：医疗废物桶、生活垃圾桶。

2. 护士　仪表端庄，服装整洁，卫生手消毒。

四、操作步骤

(一) 立位腹部冲击法

(1) 抢救者站在患者背后，用两手臂环绕患者的腰部。

(2) 一手握空心拳，将拇指侧顶住患者腹部正中线肚脐上方两横指处、剑突下方。

(3) 用另一手抓住拳头、快速向内、向上挤压冲击患者的腹部。

(4) 约每秒一次，直至异物排出或患者失去反应。

(5) 若患者为孕妇或肥胖，致施救者双手无法环抱腹部做挤压，则在胸骨下半段中央（CPR按压部位）垂直向内做胸部按压，直到气道阻塞解除。

(6) 检查口腔，如异物已经被冲出，迅速用手指从口腔一侧钩出。呼吸道异物取出后应及时检查呼吸心跳，如无，应立即行心肺复苏术。

(二) 仰卧位腹部冲击法

(1) 平卧，抢救者面对患者，骑跨在患者的髋部。

(2) 一手置于另一手上，将下面一手的掌跟放在胸廓下脐上的腹部用身体重量，快速冲击患者的腹部，直至异物排出。

(3) 检查口腔，如异物已经被冲出，迅速用手指从口腔一侧钩出。

(4) 呼吸道异物取出后应及时检查呼吸心跳，如无，应立即行心肺复苏术。

自救腹部冲击法：一手握拳头，另一只手抓住该手，快速冲击腹部；或用圆角或椅背快速挤压腹部。在这种情况下，任何钝角物件都可以用来挤压腹部使阻塞物排出。

(三) 儿童腹部冲击法

操作方法与成人相同，婴儿救治法：取坐位或单膝跪地，将婴儿俯卧于一侧手臂，手托住婴儿头及下颌，头部低于躯干，叩击婴儿背部肩胛之间，每秒一次，拍打5次然后翻转呈仰卧位，两指快速、冲击性按压两乳连线正下方5次，每秒一次。

五、效果评价

(1) 异物排出或患者失去反应。

(2) 急救者手法娴熟，关键位点掌握好。

(3) 患者未发生不良后果和伤害。

(4) 海姆立克急救技术并发症知晓掌握情况。

（刘群男）

第三节　心肺复苏技术

一、目的

(1) 迅速判断心肺功能衰竭。

(2) 通过实施基础生命支持技术，建立患者的循环、呼吸功能。

(3) 保证人体重要脏器的基本血液供应，恢复患者自主循环、呼吸活动，抢救患者生命。

二、评估

(1) 环境评估：查看现场环境是否安全。

(2) 患者评估：评估患者意识、大动脉搏动、呼吸状况，确定患者心跳呼吸是否停止。胸壁有无伤口，有无肋骨骨折，是否卧于硬板床等。

(3) 家属评估：评估随行人员的身份、情绪状况，如果不是家属，需让他们通知家属或报警。

如果家属过多、情绪激动，酌情通知保卫部门。

三、操作前准备

1. 环境　评估抢救现场环境安全，如现场有危险因素存在，应迅速将患者转移至安全地带，在保证安全的环境下进行心肺复苏。

2. 物品　治疗盘、呼吸气囊、吸氧装置、电筒、纱布、弯盘。

3. 操作者　接受过基础生命支持相关培训。

四、操作步骤

（1）评估现场抢救环境的安全性。

（2）轻拍患者双肩（动作幅度不可过大），同时在两侧耳边大声呼叫患者，确认患者意识丧失，立即记录时间，呼救，备除颤仪和急救车。

（3）患者去枕、平卧（外伤患者保护颈椎），摆正身体（动作干净利落，切忌粗暴）。判断患者是否卧于硬板床，如为软床，胸下需垫胸外按压板，解开衣扣，腰带，暴露胸部，四肢无扭曲。

（4）判断颈动脉搏动，时间 5～10 s（方法：右手食指和中指并拢，沿患者气管纵向滑行至喉结处，在旁开 2～3 cm 处停顿触摸搏动）。同时判断患者呼吸状态。

（5）立即行胸外心脏按压：①按压部位。胸骨体中下 1/3 交界处（两乳头连线中点）。②按压方法。一手掌根部放于按压部位，另一手平行重叠于此手背上，十指交扣，手指上翘、并拢，只以掌根接触按压部位，双臂位于患者胸骨的正上方，肘关节伸直，使肩、肘、腕在同一条直线上，并与患者身体垂直，利用上身重量垂直下压手掌根不离开患者胸部，不可倚靠在患者胸壁上，抬起时胸壁充分回弹。③按压幅度。按压力度适中，成人胸骨下陷 5～6 cm，婴儿和儿童的按压幅度至少为胸部前后径的 1/3（婴儿约为 4 cm，儿童约为 5 cm），防止肋骨骨折。④按压时间与放松时间比例为 1∶1。⑤按压频率。100～120 次/min。⑥每次按压应让胸廓充分回弹，以保证心脏得到充分的血液回流。⑦尽可能不中断胸外按压。⑧胸外按压∶人工呼吸＝30∶2。

（6）开放气道：①如有明确的呼吸道分泌物，清理呼吸道、口鼻腔。如有活动义齿，则取下。②仰头抬颏、托颈压额或双手托颌法开放气道，使耳垂与下颌角连线与地面垂直。动作轻柔，注意保护颈椎。

（7）人工呼吸：①口对口人工呼吸。左手捏住患者鼻子，右手抬起患者下颌进行口对口人工送气，送气时捏住患者鼻子，完全覆盖患者口唇。呼气时松开，送气时间为 1 s，见胸廓抬起即可。②简易呼吸器面罩通气。简易呼吸器连接墙壁氧源，氧流量 8～10 mL/min。抢救者站于患者头颈处，患者头后仰，托起下颌，面罩紧贴口、鼻部，一手以“EC”手法固定面罩，另一手挤压呼吸器，挤压时间不少于 1 s，给予人工通气 2 次，同时观察胸廓有无起伏。

（8）按压与通气比例为 30∶2，操作 2 min（约 5 个循环）后，再次判断颈动脉搏动。如已恢复，进行进一步生命支持；如未恢复，继续上述操作，直至有条件进行高级生命支持。判断有效指征：呼吸恢复；能触摸大动脉搏动；瞳孔由大变小，对光反射存在；面色、口唇由发绀转为红润；有眼球活动或睫毛反射。

（9）复苏有效，操作完成后整理患者衣物，床单位，将头偏向一侧，进入下一步的生命支持。

（10）清理用物，按医疗废物处理原则分类放置。

（11）洗手，记录复苏过程、时间。

五、注意事项

（1）胸外按压时要确保足够的频率及深度，尽可能不中断胸外按压，每次胸外按压后，要让胸廓充分回弹，以保证心脏得到充分的血液回流。

（2）胸外按压时，肩、肘、腕在一条直线上，并与患者身体长轴垂直。按压时，手掌掌根部不能离开胸壁。

（3）人工呼吸时送气量不宜过大，避免过度通气。

（4）胸外按压禁忌证：严重胸廓畸形，广泛性肋骨骨折，血气胸，心包填塞，心脏外伤等。

（熊莉娟）

第四节　电除颤技术

一、目的

（1）迅速判断恶性心律失常类型。

（2）通过瞬间高能量的脉冲电流，经胸壁或直接作用于心脏，终止室颤、室扑等恶性室性心律失常，以期恢复有效心脏灌注。

二、评估

（1）评估患者是否突然发生意识丧失、抽搐、发绀、大动脉搏动消失。

（2）评估患者心电图状况以及是否有室颤波（行心电监护者）。

（3）评估患者皮肤状况，除颤部位是否有伤口、敷料、潮湿，患者周围环境，是否佩戴金属饰品，有无植入性起搏器等。

（4）评估除颤器性能及蓄电池充电情况。

三、操作前准备

1. 仪器　除颤仪充电备用状态，电量充足。

2. 物品　除颤仪，导电糊、电极片 5 个，纱布 7 块、生理盐水 5 支。配备其他各种复苏设备。

3. 操作者　接受过基础生命支持相关培训，熟悉除颤仪操作。

四、操作步骤

（1）呼叫患者，患者无反应（意识丧失），监护仪示室颤波，记录时间，呼救，备除颤仪和急救车。

（2）判断颈动脉搏动，同时观察呼吸。患者去枕、平卧，摆正身体，松开患者衣裤，暴露患者前胸部，立即进行心肺复苏。

（3）请助手接替心肺复苏。

（4）迅速准备并携带除颤用物到患者床边。

(5) 评估患者胸前部皮肤完好、无潮湿、无伤口敷料，无植入性起搏器，全身未佩戴金属饰物，如有潮湿立即擦干。

(6) 连接电源插头，打开除颤仪，遵医嘱选择非同步除颤，选择合适能量（双相波为150～200 J，单相波为200～360 J）。

(7) 将除颤电极均匀涂抹导电糊（两电极板不能相对或面向自己），然后分别放于患者心尖部（左腋前线第四、第五肋间）和心底部（胸骨右缘第二、第三肋间），两电极板至少相距10 cm。充电。

(8) 环顾四周，口述"请旁人离开"，确定无人员接触患者。

(9) 两电极板施加一定的压力，两拇指同时按压手柄放电按钮进行放电，应注意充分放电。

(10) 观察心电监护判断除颤是否成功（如果除颤成功，转为窦性心律，则协助医生行进一步抢救。如果仍为室颤，可增加能量再次除颤。如果心电示波为直线，则立即行胸外心脏按压）。

(11) 观察除颤部位皮肤有无烧灼，擦拭干净患者胸前区皮肤上的导电糊，扣好衣服，头偏向一侧，整理床单位，持续心电监护，观察生命体征及肢体活动情况。

(12) 操作毕后，关闭除颤仪开关，拔除电源插头，清理电极板上导电糊，放回原处，清理用物。

(13) 洗手、做好抢救记录。

五、注意事项

(1) 除颤前应详细检查器械和设备，做好一切抢救准备。

(2) 除颤电极板放置部位要准确，局部皮肤无潮湿、无敷料。如带有植入性起搏器，应避开起搏器部位至少10 cm。

(3) 消瘦的患者垫4～6层盐水纱布。

(4) 导电糊涂抹均匀，两块电极板之间的距离应超过10 cm。不可用耦合剂替代导电糊。

(5) 电击时，任何人不得接触患者及病床，以免触电。

(6) 电击部位皮肤可有轻度红斑，疼痛，也可出现肌肉痛，3～5 d后可自行缓解。

(7) 放电后应观察心电监护，了解除颤效果。

(8) 除颤完毕，应将两个电极板上的导电糊擦净，防止其干涸后使电极板表面不平，影响下次使用，同时造成患者皮肤烧伤。

(9) 除颤并发症：心肌损伤、心律失常、急性肺水肿、循环栓塞。

（熊莉娟）

第五节 动脉血气分析标本采集技术

一、目的

(1) 采集动脉血气标本做血气分析。

(2) 诊断呼吸衰竭和酸碱平衡紊乱提供依据。

(3) 留取血标本做相关血液检查。

(4) 增进患者对相关知识的了解及自我效能感。

(5) 服务对象对护理良好体验。

二、评估

(1) 解释操作目的、方法及如何配合，与患者或家属沟通时语言规范、态度和蔼。

(2) 核对患者身份，了解患者病情、合作程度及吸氧情况，呼吸机参数，避开吸痰前后30 min。

(3) 评估穿刺部位皮肤及动脉搏动情况，如果选择桡动脉进行穿刺，应进行 Allen 试验，判断手部侧支循环情况。

三、操作前准备

1. 环境　房间洁净舒适，光线充足，温度、湿度适宜（多人病房的病床之间有隔帘）。

2. 物品　0.5%碘附、消毒棉签、胶布、无菌棉球、一次性动脉血气针、无菌手套、无菌治疗巾、小垫枕、垃圾桶等。

3. 患者　向患者讲解动脉穿刺的目的、过程及注意事项，保持穿刺肢体不动，根据采血部位调整患者体位，暴露采血部位。

4. 操作者　戴帽子、洗手、戴口罩。了解患者病情，记录吸氧浓度，熟悉动脉穿刺过程中可能的并发症及其处理措施。

四、操作步骤

(1) 核对医嘱，保证患者姓名、住院号或就诊卡号等信息无误。携带用物到患者床边，讲解操作目的及方法。

(2) 操作中关注患者的理解能力、接受程度，如在讲解过程中患者提出疑问，应暂停操作，耐心解答患者疑虑并取得患者同意后方可进行操作。

(3) 协助患者取平卧位，选定合适穿刺部位，首选桡动脉，其次可选股动脉。选桡动脉穿刺，应先做 Allen 试验。垫无菌治疗巾，酌情在穿刺部位下放置小垫枕。

(4) 消毒：用 0.5%碘附消毒穿刺点皮肤，消毒皮肤范围直径 8 cm，做圆形由内至外消毒。

(5) 打开血气针，将针栓中空气排出再拉到 1.6 mL 处，置于治疗巾上。

(6) 戴无菌手套或常规消毒左手食指及中指。消毒后左手食指、中指在动脉搏动最明显处定位，并轻轻按压。嘱患者放松，准备穿刺。

(7) 右手持针，在动脉搏动最强处进针（桡动脉 30°～45°进针，股动脉 90°进针）。同时嘱患者深呼吸以缓解疼痛和紧张情绪，勿活动肢体。注意回血并判断是否为动脉血（色较鲜红，并可自动回退针芯）。

(8) 见动脉血后取 1 mL 血量，用无菌棉签按压穿刺点上方，迅速拔出针头后，请另一名护士压迫穿刺部位，垂直向上排气后刺入橡皮塞中，将血气针轻轻转动，使血液与肝素液充分混匀。

(9) 穿刺部位压迫止血 3～5 min 后，贴上敷贴，继续观察。必要时用纱布局部加压。

(10) 再次核对患者，在化验单上注明采血时患者的体温及是否吸氧，采血时间，随同标本立即送检。

(11) 安置患者，整理用物。

(12) 健康宣教：嘱患者穿刺肢体 2 h 内勿多活动，勿提重物，按压止血的纱布如果有渗血及时呼叫。

（13）操作中密切观察患者病情，倾听患者的主述，如发现任何异常应立即暂停操作，给予相应的处理。

（14）操作结束时询问患者有何其他需求，并提供相应护理；向患者及家属说明，如有需要随时按铃呼叫。

（15）操作结束后，协助患者取舒适卧位休息，口头感谢患者的配合。

五、注意事项

（1）定位要正确，边穿刺边注意回血，不要抽针芯。

（2）穿刺部位压迫时间要足够。

（3）送检时请在化验单上注明患者采血时间、用氧方式、用氧浓度、体温等患者情况。

（4）血气针采集过程中或充盈不足时严禁拉动针栓，以免气泡产生。

（5）确认为动脉血方可送检，如怀疑为静脉血应重采血标本。

（6）如动脉血标本采集过程不顺利，应考虑重采血标本。

（熊莉娟）

第六节　中心静脉压监测操作技术

一、目的

（1）反应心脏前负荷，表示右心对回心血量的容纳能力。

（2）监测右心压力。

（3）检查血容量的改变。

（4）指导输液管理并提供依据。

（5）保障治疗效果及患者安全。

（6）增进患者对中心静压监测相关知识的了解及自我效能感。

（7）服务对象对护理有良好体验。

二、评估

（1）礼貌称呼并真诚问候患者，如有家属在旁，主动打招呼，行自我介绍，沟通时保持目光交流。

（2）告知患者即将进行的操作技术目的，患者理解并同意。如患者对该项技术及相关事项有疑问，给予解释。如患者或家属拒绝治疗，应与医生沟通。

（3）了解患者病情意识，心理状态及合作情况，询问有无此操作经历，判断患者是否处于安静状态，判断患者深静脉置管位置及通畅情况。

（4）评估环境。沟通时语言规范态度和蔼。

三、操作前准备

1. 物品　多功能心电监护仪、一次性压力传感器、压力包、中心静脉导管（已置入）、500 mL

生理盐水（软袋）、一次性注射器 10 mL、治疗巾、手消毒液，弯盘等。

2. 患者　选择患者平静状态，避开咳嗽、呕吐、吸痰等躁动期间，让患者了解测量中心静脉压的目的、方法与意义，并愿意配合。

3. 操作者　工作衣、帽、鞋穿戴整齐，符合规范；戴口罩、洗手。

四、操作步骤

（1）核对医嘱，携用物至床旁，核对患者姓名、住院号或就诊卡号等信息无误，再次告知患者操作的目的及方法，取得配合，准备用物。

（2）协助患者取平卧位，询问患者感受，轻抚患者肩部，嘱患者保持此卧位且平静呼吸以便测量准确数值。

（3）打开监护仪，导线与监护相连，调出中心静脉压显示通道。

（4）暴露穿刺部位，铺治疗巾，观察患者生命体征，注意保暖。

（5）打开压力套装与生理盐水连接，排气，检查测压管路是否通畅，连接是否紧密，确定测压管路系统内无气泡，安装压力包并使压力维持在 300 mmHg。

（6）用 10 mL 注射器抽回血，确认中心静脉导管通畅。

（7）将测压管路与中心静脉导管连接，冲洗中心静脉导管，导线与测压管道系统正确连接。

（8）将压力换能器置于患者第四肋间与腋中线交点并妥善固定。扭转三通，关闭患者端，通大气，在监护仪上进行传感器校零。

（9）校零完毕后，转动三通，关闭大气端，患者端与测压端相通，监护仪上显示中心静脉压的数值与波形，波形最规律时的数值即为其正确数值。

（10）测量后告知患者测量的数值，并调整三通，保持静脉通路的通畅。

（11）操作中密切观察患者病情，倾听患者的主述，如发现任何异常应立即暂停操作，给予相应的处理。

（12）协助患者取舒适卧位，整理床单位，正确处理物品，洗手记录

五、注意事项

（1）严格无菌操作，防止感染。

（2）CVP 指上腔静脉压、下腔静脉压或右心房压。CVP 反映右心房充盈压，可作为估计右心房功能的一个间接指标。中心静脉压（CVP）正常值：5～12 cmH_2O。

（3）压力传感器的零点必须与右心房在同一水平面，体位变动时应注意调整。

（4）在测压，取血或调试零点等操作过程中，严防空气进入而造成气栓。

（5）以平卧位测压为宜，患者改变体位要重新调节零点。

（6）使用呼吸机正压通气，呼气末正压通气治疗、吸气压大于 25 cmH_2O 时胸内压增加，影响 CVP 值，测压时可暂时脱开呼吸机。

（7）咳嗽、吸痰、呕吐、躁动、抽搐均影响 CVP 值，应在安静后 10～15 min 测量。

（熊莉娟）

第七节 中心静脉导管（CVC）维护技术

一、目的

（1）为留置CVC导管患者定期检查、更换敷料，及时发现和处理相关并发症。

（2）降低导管相关血流感染发生率。

（3）保障治疗效果及患者安全。

（4）增进患者中心静脉导管（CVC）维护相关知识的了解及自我效能感。

（5）服务对象对护理有良好体验。

二、评估

（1）礼貌称呼并真诚问候患者，如有家属在旁，主动打招呼，行自我介绍，沟通时保持目光交流。

（2）核对患者，告知患者即将进行的操作技术目的，患者理解并同意。如患者对该项技术及相关事项有疑问，给予解释。如患者或家属拒绝治疗，应与医生沟通。

（3）评估穿刺点及周围有无发红、肿胀、硬结、渗出物、导管有无移位、皮肤有无破损，查看贴膜的更换时间，置管时间。

（4）评估导管是否通畅及导管的固定情况。

（5）评估中，如发现患者有不适或特殊需求，及时给予相应处理或帮助。

三、操作前准备

1. 环境　环境清洁、安静；光线充足；温度、湿度适宜。若为多人病房，病床之间有隔帘。

2. 物品　一次性护理包、一次性治疗巾2块、10 cm×10 cm透明贴、10 mL或20 mL注射器1～2副、预冲液10 mL、无菌手套、无菌纱布数块、75%乙醇、1%碘附、胶带、松节油。

3. 患者

（1）了解护理技术的目的及配合要点。

（2）如患者有特殊心理状况影响操作实施，相关工作人员或家属对患者进行心理支持。

4. 护士

（1）佩戴胸牌，服装整洁。

（2）洗手、戴口罩。

（3）保持良好的情绪状态。

（4）接触患者之前，保持双手暖和。

四、操作步骤

（1）双人核对医嘱，确认患者姓名、住院号或就诊卡号等信息无误。评估患者，协助患者取平卧位或半坐卧位，将患者平移至穿刺侧对侧，为患者戴上口罩。

（2）洗手、戴口罩。观察导管刻度，观察穿刺点及周围有无发红、肿胀、硬结、渗出物、皮肤有无破损。

（3）铺一次性治疗巾于患者肩背下，用手轻压敷贴中间靠近穿刺点部位，询问患者感受，一手固定敷贴外导管，一手从边缘部位开始松动贴膜并由导管尾端向穿刺点拆除原有贴膜和胶布，避免牵拉导管。禁止手触摸贴膜下无菌区。

(4) 观察导管有无移位，用松节油清除敷贴外胶带痕迹。

(5) 再次洗手或快速手消毒剂消毒手，在治疗车上按无菌原则将护理包打开。

(6) 戴无菌手套，取护理包里的治疗巾铺于导管附近，弯盘放于治疗巾上。

(7) 按无菌要求投放透明贴、注射器。

(8) 助手协助倾倒乙醇和碘附，注意棉球勿太湿。

(9) 一手使用无菌纱布包裹接头，一手使用无菌镊夹起乙醇棉球，避开穿刺点，采用顺时针→逆时针→顺时针方法分别用力擦拭清洁皮肤3次，范围为以穿刺点为中心的15 cm×15 cm范围。注意乙醇对导管材料有损坏，可使导管老化，勿使用乙醇擦拭导管。

(10) 待乙醇干后，更换无菌镊，使用碘附棉球按压穿刺点2～3 s后消毒穿刺点及周围皮肤3次，消毒范围、方向及方法同乙醇。

(11) 使用碘附棉球稍用力擦拭导管体外上下部分（消毒导管时，要固定穿刺点导管，以免将导管拽出），共3遍。

(12) 消毒完毕后自然待干。

(13) 将导管向上放置成“U”状或倒“7”状。

(14) 无张力将透明贴中点对着穿刺点放置。

(15) 先按压穿刺点后沿管道塑形。

(16) 边排尽贴膜下的空气边向外粘贴，使导管、贴膜、皮肤三合一，贴膜应完全覆盖导管柄。

(17) 用高举平台法二次固定导管。

(18) 贴膜标签上标明穿刺长度、维护者姓名及时间，并贴于贴膜周围。

(19) 洗手，整理用物，行健康教育。

(20) 在中心静脉导管维护表格上填写维护记录。

五、注意事项

(1) 需要断开导管和三通连接处时，使用无菌纱布包裹接头，反折并分离接头，使用碘附棉球消毒导管口横截面及连接口周围3次，待干。

(2) 消毒时一层覆盖上一层边缘，不能有空隙。

(3) 需要冲封管时，先抽回血，见回血后脉冲冲管并正压封管，推注至剩余1 mL时，边推注边分离注射器。

(4) 透明贴膜至少每7 d更换1次。但发现伤口有渗血、贴膜污染（或可疑污染）、潮湿、脱落、松动或危及导管时，应立即更换。

(5) 如患者对透明贴膜过敏，可更换纱布敷料，纱布敷料每48 h需更换1次。

(6) 对于新生儿，由于皮肤较脆弱，频繁更换敷料对皮肤角质层可产生损害，对新生儿更换时间应遵循“必要时更换”的原则。

(7) 输液接头建议至少每7 d更换1次，如输血或TPN需每24 h更换1次，输液接头内有血液残留或完整性受损或取下后，均应更换新的输液接头。

(8) 当导管发生部分阻塞时，严禁用力推注，可采用尿激酶溶栓，待血块松动后用力回抽，切忌将血栓推入血管内，防止血栓意外。

（朱小平　胡　芬）

第八节　经鼻高流量氧疗的操作技术

一、目的

（1）加肺泡通气量，纠正急性呼吸酸中毒。

（2）治疗低氧血症，改善氧合。

（3）降低呼吸做功，缓解呼吸肌疲劳。

（4）利于痰液引流，预防肺不张。

（5）增加患者舒适性，服务对象对护理有良好的体验。

二、评估

（1）礼貌称呼并真诚问候患者，如有家属在旁，主动打招呼，行自我介绍，沟通时保持目光交流。

（2）核对患者，告知患者即将进行的操作技术目的，如患者对该项技术及相关事项有疑问，给予解释。如患者或家属拒绝治疗，应与医生沟通。

（3）评估患者病情、意识状态、生命体征、血气分析、心理状况等。

（4）评估患者是否有误吸的可能性、消化道大出血、严重颅脑疾病、面部创伤/术后/畸形、不合作等。

（5）评估患者是否有严重低氧血症、极度紧张，在取得患者知情同意、合作的基础上，可给予经鼻高流量氧疗。

（6）安抚患者焦虑紧张的情绪，解释治疗过程中可能出现的不适和需要患者配合的内容等，以取得理解和合作。

（7）评估高流量氧疗装置及配套设备是否完好，病室环境是否符合要求。

三、操作前准备

1. 环境　病室内宽敞、清洁、安静，温度、湿度适度，酌情关好门窗。注意保护患者隐私。

2. 物品　电源、氧源备用状态，完好待用的高流量氧疗装置、适合患者的鼻塞、一次性内置加热管路的呼吸管、湿化罐、灭菌注射用水、网套、棉签、快速手消毒液。

3. 患者　口腔、鼻腔、面部清洁，体位舒适。

4. 操作者

（1）佩戴胸牌，服装整洁。

（2）洗手、戴口罩、戴手套。

（3）保持良好的情绪状态。

（4）接触患者之前，保持双手暖和。

四、操作步骤

（1）双人核对医嘱，保证床号、姓名、住院号等信息正确。

（2）备齐用物携至床旁，再次查对患者信息，评估患者意识状态、生命体征、血气分析、心理状况、鼻面部皮肤情况等，并向患者说明操作目的和方法，进行充分的交流，减轻患者心理上的不安情绪，增加其对治疗的信心，取得患者的配合。

（3）手卫生。

（4）连接管路及湿化罐，添加灭菌水至标定刻度。

（5）高流量湿化治疗仪连接电源及氧源并开机。

（6）根据患者病情设定参数：温度 31～37℃；流量初始设置 30～40 L/min（根据患者舒适度及耐受程度调节至患者能耐受的最大流量）；滴定 FiO_2 至Ⅰ型呼吸衰竭 SPO_2 92%～96%；Ⅱ型呼吸衰竭 SPO_2 88%～92%。

（7）协助患者取合适体位，常用半坐卧位或头高位（>20°），向患者和家属行健康宣教。

（8）待湿化治疗仪达到预设目标设置后为患者佩戴鼻塞。

（9）观察患者使用情况，根据患者舒适度及耐受情况滴定吸入气体流量；根据患者 SPO_2 滴定 FiO_2。

（10）整理床单位，询问患者有何其他需求并提供相应的帮助。耐心解答患者的疑问。感谢患者的配合。

（11）整理用物、洗手。

（12）及时巡视，观察患者病情、仪器使用及湿化水使用情况。

（13）监测患者的意识、生命体征、血氧饱和度、血气分析、高流量给氧参数、不良反应等，做好相关记录并签字。

（14）撤机：高流量吸氧完毕或停止高流量吸氧。先去除鼻导管，拔电源、撤机，再撤除管路，终末消毒。

五、注意事项

（1）上机前和患者充分沟通，说明治疗的目的，取得患者的配合。

（2）选择合适型号的鼻塞导管，建议选取小于鼻孔内径 50%的鼻塞导管。

（3）严密监测生命体征、呼吸形式运动及血气分析的变化，及时做出针对性的调整。

（4）张口呼吸患者需嘱其配合闭口呼吸，如不能配合且不伴有 CO_2 潴留者，可将鼻塞换为面罩方式进行。

（5）避免湿化过度或湿化不足，密切关注气道分泌物性状的变化，按需吸痰，防止痰堵窒息等不良事件发生。

（6）注意患者鼻塞位置高于机器和管路水平，防止管路积水误入气道引起呛咳和误吸。

（7）如若出现患者无法耐受的异常高温，应停机检测，避免灼伤气道。

（8）为克服呼吸管路阻力，建议最低流量最好不小于 15 L/min。

（9）系带固定需松紧适宜，调整系带防止系带压迫面部引起压疮的发生。

（10）使用过程中如有机器报警，及时查看并处理，直至报警消除。

（11）床旁备有急救设备，HFNC 效果不佳或治疗后病情加重者应配合医生采用其他呼吸支持方式。

（12）每日评估撤机指征，逐渐降低气体流速（Flow）和氧浓度（FiO_2），争取早日撤机。

（13）每次使用完毕后进行终末消毒：高流量氧疗仪连接自带的消毒回路进行仪器内部的消毒，表面用 75%乙醇或 1000 mg/L 的有效氯进行擦拭消毒，一次性用品按医疗废物处理。

（金晓英）

第九节　无创正压通气操作技术

一、目的

（1）通过鼻面罩将呼吸机与患者相连，由呼吸机提供正压支持而完成辅助通气的人工通气方式，以改善呼吸道通气功能和氧合情况。

（2）清醒患者避免气管插管，减少呼吸机相关性肺炎等并发症。

（3）保障治疗效果及患者安全。

（4）增进患者对无创正压通气相关知识的了解及自我效能感。

（5）服务对象对护理良好体验。

二、评估

（1）礼貌称呼并真诚问候患者，如有家属在旁，主动打招呼，行自我介绍，沟通时保持目光交流。

（2）核对患者，告知患者即将进行的操作技术目的，患者理解并同意。如患者对该项技术及相关事项有疑问，给予解释。如患者或家属拒绝治疗，应与医生沟通。

（3）使用无创呼吸机前，首先需要对患者的病情进行评估，了解是否具有使用无创呼吸机的适应证和禁忌证。

（4）治疗过程中可能出现的不适和需要患者配合的内容等，安抚患者紧张焦虑的心理，以取得理解和合作。

三、操作前准备

1. 环境　环境清洁、安静、光线充足；温度、湿度适宜。

2. 物品　呼吸机、呼吸机管道、呼吸机接头、无创面罩、固定头带、模拟肺、氧气源、注射用水、网套、剪刀、棉签、消毒液、治疗巾、听诊器。

3. 患者

（1）了解无创正压通气的目的与必要性，了解治疗过程中可能会出现的各种感觉，如窒息感、胸闷等，取得合作。

（2）如患者有特殊心理状况，影响操作实施，相关工作人员或家属对患者进行心理支持。

4. 护士

（1）佩戴胸牌，服装整洁。

（2）洗手、戴口罩。

（3）保持良好情绪状态。

（4）接触患者之前，保持双手暖和。

四、操作步骤

（1）双人核对医嘱，保证患者姓名、住院号或就诊卡号等信息正确。

（2）解释操作的目的，注意事项及配合技巧。

（3）备齐用物携至床旁，再次查对患者信息，根据面部情况选择合适面罩。

（4）告知患者开始操作，协助患者，尽量让患者取坐位或半坐卧位，床头抬高大于30°，头可稍仰。

（5）安装呼吸机管道和湿化罐，连接模拟肺。

（6）连接主机、湿化器电源、中心氧气源。

（7）湿化罐连接湿化，注入湿化液至最佳刻度（无菌蒸馏水/灭菌注射用水）。

（8）依次打开湿化器开关，呼吸机主机开关，调节合适的温湿化档位。

（9）呼吸机自检通过后，连接膜肺，双人核对呼吸机管道是否连接正确。

（10）根据患者的病情选择无创呼吸模式。

（11）调整控制参数及报警设置：吸气压（压力支持）、呼气压（呼气末正压）、呼吸频率、吸气时间、压力上升时间、氧浓度。

（12）确保呼吸机运转正常，撤下膜肺，呼吸机管路连接面罩。

（13）安置面罩，随即启动呼吸机送气，使用头带固定好面罩，松紧适宜，指导患者有效的呼吸技巧。

（14）观察无创呼吸机运行情况，根据患者的耐受情况、生命体征、血气等情况调整参数。

（15）协助整理床单位，取舒适卧位。

（16）再次核对患者信息以及用品，整理用物、分类处理，洗手。

（17）监测患者的意识、生命体征、血氧饱和度、血气分析，以及人机协调性、呼吸机参数和相关监测值（如潮气量）、呼吸机的工作情况、不良反应等，做好相关记录并签字。

五、注意事项

（1）选择合适的面罩和头带，固定的松紧适宜，间断调整面罩受压部位或鼻罩和面罩交替，鼻面部受压部位使用减压贴等措施减少压疮的发生。

（2）嘱患者用鼻吸气，防止胃胀气。通气压力尽量不超过25 cmH_2O，必要时可行胃肠减压和加用胃动力药，出现呕吐时及时取下面罩，建议餐后30～60 min进行无创通气。

（3）观察无创呼吸机运行情况，注意潮气量，有无漏气，人机同步情况，管道有无积水，湿化器情况。

（4）耐心解释、做好心理护理，指导患者主动配合机器、排痰及饮水方法；分泌物多而无力排痰者，视病情辅助排痰。

（5）出现报警及时处理，床边备好简易呼吸囊及吸氧、吸痰装置，以备急用气管插管使用。

（6）24 h更换湿化罐内湿化水，根据呼吸回路使用说明确定更换频次，原则上不推荐定期更换，污染后立即更换。

（胡　芬）

第十节　有创机械通气操作技术

一、目的

（1）通过有创的方法（建立有创人工气道，如气管插管或气管切开套管），将呼吸机与患者相连，由呼吸机提供正压支持而完成辅助通气的人工通气方式，以改善呼吸道通气功能和氧合情况。

（2）规范执行护理技术，保障治疗效果及患者安全。

（3）增进患者对有创机械通气相关知识的了解，增进人机同步协调。

（4）做好与清醒患者及家属的沟通，有良好的治疗体验感，积极配合治疗。

二、评估

（1）对清醒患者礼貌称呼并真诚问候，如有家属在旁，主动打招呼，行自我介绍，沟通时保持目光交流。

（2）核对患者，评估患者的意识及配合情况。如患者意识清楚，应告知患者即将进行的操作技术目的及必要性，患者理解并同意。如患者对该项技术及相关事项有疑问，给予解释。如患者或家属拒绝治疗，应与医生沟通。

（3）对患者的病情进行评估，了解是否具有使用有创呼吸机的适应证和禁忌证。

（4）检查人工气道的类型、置管深度、固定情况、气道通畅情况、气囊压力、肺部情况、痰液的性质及量等。

（5）对清醒患者，解释治疗过程中可能出现的不适和需要患者配合的内容等，安抚患者紧张焦虑的心理，以取得理解和合作。

三、操作前准备

1. 环境　将患者安置于监护室或单间病房，病室安静整洁，光线充足，温度、湿度适度，酌情关好门窗。注意保护患者隐私。有电源及插座，有中心供氧和中心压缩空气，且与呼吸机相对应的接头可配套使用。

2. 物品　呼吸机、呼吸机管道、一次性使用呼吸机延长管、湿化罐、模拟肺、注射用水、气囊压力表、简易呼吸器、约束带（必要时）、网套、剪刀、棉签、消毒液、治疗巾、听诊器。

3. 患者

（1）患者已经建立人工气道，气管插管或气管切开导管通畅在位，气囊压力维持在25～30 cmH_2O。

（2）根据患者病情需要，已给予必要的镇痛镇静治疗，患者平静无躁动。

4. 护士

（1）佩戴胸牌，服装整洁。

（2）洗手、戴帽子及口罩。

（3）保持良好的情绪状态。

（4）接触患者之前，保持双手暖和。

四、操作步骤

（1）双人核对医嘱，保证患者床号、姓名、住院号等信息正确。

（2）向清醒患者或家属解释操作的目的，注意事项，取得配合。

（3）备齐用物携至床旁，再次查对患者信息。检查人工气道情况，包括人工气道的深度、固定情况及气囊压力，必要时吸痰。

（4）告知患者开始操作，协助无禁忌患者取半坐卧位，床头抬高角度为30°～45°。

（5）戴无菌手套，正确安装呼吸机管道和湿化罐。

(6) 湿化罐中注入灭菌水至最佳刻度（无菌蒸馏水/灭菌注射用水）。

(7) 连接中心氧气源及空气源，连接呼吸机电源与湿化器电源。

(8) 依次打开呼吸机主机开关，湿化器开关，调节合适的温湿化档位。

(9) 呼吸机自检通过后，连接膜肺，双人核对呼吸机管道是否连接正确。

(10) 根据患者的病情选择有创呼吸模式。

(11) 调整呼吸机参数及报警参数设置：潮气量、吸气压（压力支持）、呼气压（呼气末正压）、呼吸频率、吸气时间、压力上升时间、氧浓度。

(12) 确保呼吸机运转正常，请示管床医生核对呼吸机模式及参数，撤下膜肺，呼吸机管路连接气管插管或气管切开套管，并妥善固定管道。

(13) 指导清醒患者有效地配合呼吸机，确保人机协同同步良好。

(14) 观察有创呼吸机运行情况，根据患者的耐受情况、生命体征、血气等情况调整参数。

(15) 按下呼吸机锁屏键，告知清醒患者及家属不要自行调节呼吸机。

(16) 协助整理床单位，取舒适卧位。

(17) 询问患者有何其他需求并提供相应的帮助。感谢患者的配合。

(18) 整理用物、分类处理，洗手。

(19) 监测患者的意识、生命体征、血氧饱和度、血气分析以及人机协调性、呼吸机参数和相关监测值（如潮气量、呼吸频率、气道压力等）、呼吸机的工作情况、不良反应等，做好相关记录并签字。

五、注意事项

(1) 使用呼吸机期间，床边简易呼吸器、吸引器、吸氧装置始终处于备用状态。

(2) 避免管道牵拉受压。

(3) 无禁忌证时，可保证有效半坐卧位 30°～45°。

(4) 加强口腔护理，1 d 6～8 h，可选择氯己定成分的口腔护理液。

(5) 加强气道护理，定时翻身、拍背、吸痰、湿化。妥善固定好人工气道，防止因管道牵拉造成人工气道脱出，导致患者窒息。

(6) 使用呼吸机期间，严密观察生命体征的变化，保持呼吸道通畅，遵医嘱定时做血气分析，防止机械通气并发症的发生。

(7) 及时正确处理呼吸机报警。床边备好简易呼吸囊及吸氧、吸痰装置，以备急用。

(8) 长期使用呼吸机的患者，应每日更换湿化液，每日用消毒湿巾擦拭呼吸机外壳，有可见污染时及时更换呼吸机管路。保持集水杯在管道的最低位，及时倾倒集水杯和管道内的冷凝水。

(9) 对清醒患者，耐心解释、做好心理护理，指导患者主动配合机器、排痰及饮水方法。

（张丽芳）

第十一节　人工气道内吸痰技术（含密闭式吸痰技术）

一、目的

(1) 清理气道内肺分泌物，防止气道阻塞。

(2) 通过观察痰液的颜色、性状、量的变化，观察疾病发生发展的规律，为诊断、治疗、护理提供依据。

(3) 保障治疗效果及患者安全。

(4) 增进患者对人工气道内吸痰技术相关知识的了解及自我效能感。

(5) 服务对象对护理有良好体验。

二、评估

(1) 礼貌称呼并真诚问候患者，如有家属在旁，主动打招呼，行自我介绍，沟通时保持目光交流。

(2) 核对患者，评估患者生命体征，意识状态，血氧饱和度，镇痛、镇静程度及配合程度，告知患者即将进行的操作技术目的，患者理解并同意。如患者对该项技术及相关事项有疑问，给予解释。如患者或家属拒绝治疗，应与医生沟通。

(3) 评估患者是否有吸痰指征，必要时肺部听诊。

(4) 评估患者生命体征及呼吸困难程度。

(5) 评估呼吸机参数条件、人工气道型号、吸痰管插入深度。

(6) 评估吸痰负压装置的完好性。

(7) 评估中，如发现患者有不适或特殊需求，及时给予相应处理或帮助。

三、操作前准备

1. 环境　环境清洁、安静；光线充足；温度、湿度适宜。若为多人病房，病床之间有隔帘。

2. 物品　快速手消毒剂、听诊器、负压吸引装置、吸痰管（儿童和成人使用的吸痰管粗细不超过气管插管内径的 50%，婴儿不超过 70%。密闭式吸痰选择密闭式吸痰管)、手套（开放式气道内吸痰应使用无菌手套，密闭式气道内吸痰可使用清洁手套)、治疗巾、生理盐水、护理记录单。

3. 患者

(1) 吸痰前进行预先氧和储备。

(2) 如患者有特殊心理状况，影响操作实施，相关工作人员或家属对患者进行心理支持。

4. 护士

(1) 佩戴胸牌，服装整洁。

(2) 洗手、戴口罩。

(3) 保持良好的情绪状态。

(4) 接触患者之前，保持双手清洁、暖和。

四、操作步骤

(1) 核对医嘱，保证患者姓名、住院号或就诊卡号等信息正确。

(2) 核对用物。

(3) 敲门进病室，携用物至患者床旁，确认患者身份：核对患者的姓名、住院号或就诊卡号等身份信息。

(4) 告知患者或家属开始操作，协助患者取舒适安全的卧位，注意保暖。了解患者对舒服体位的需求，结合患者的需求，协助其采取舒服的体位。

(5) 调节负压吸引器压力：婴儿使用－100～－80 mmHg 的负压，成人使用－150～－80 mmHg

的负压。

（6）预给氧：成人和儿童调整氧浓度至100%，婴儿提高氧浓度10%，吸痰前持续给予30～60 s。

（7）如需要，先吸引口咽部分泌物。

（8）洗手，将治疗巾置于患者颌下，保持铺巾上面的无菌。

（9）开放式与密闭式方法：①开放式气道内吸痰。更换吸痰管，戴无菌手套取吸痰管并保持无菌状态。打开呼吸机延长管上的吸痰帽，或双人操作断开呼吸机管路，呼吸机端口保持无菌。②密闭式气道内吸痰。戴清洁手套，将密闭式吸痰管前端连接人工气道，末端连接吸引装置。

（10）插入吸痰管，插入过程不带负压。置入过程中感觉有阻力或刺激咳嗽时，应将吸痰管退出1～2 cm。

（11）打开负压，轻柔旋转上提吸痰管，时间不超过15 s。

（12）吸痰过程中观察患者面色、血氧饱和度、呼吸及血流动力学情况，观察痰液的颜色、性状和量。

（13）关闭吸痰帽或重新恢复管路连接，冲洗吸引管路。

（14）撤治疗巾，脱手套，关闭吸引器开关。

（15）肺部听诊，评价吸痰效果。

（16）询问患者需求，协助患者取舒适体位，整理床单位。

（17）整理用物，洗手，记录。

五、注意事项

（1）应按需实施人工气道内吸痰，应至少每2 h通过肺部听诊等方式评估一次气道内吸引指征。

（2）应进行气道温湿化，“Y”形管温度应在34～41℃、相对湿度100%。

（3）对于患有呼吸道传染性疾病的患者，应进行隔离和自我防护。

（4）一般情况下应选择开放式气道内吸引。

（5）符合以下条件之一，宜选择密闭式气道内吸引：①呼气末正压≥10 cmH_2O。②平均气道压≥20 cmH_2O。③吸气时间≥1.5 s。④吸氧浓度≥60%。⑤断开呼吸机将引起血流动力学不稳定。⑥有呼吸道传染性疾病（如肺结核）。⑦呼吸道多重耐药菌感染。

（6）应先吸引口咽部和（或）鼻咽部分泌物，再进行气道内吸引。

（7）更换吸引部位时，应更换吸痰管。

（胡　芬）

第十二节　气管插管口腔护理技术

一、目的

（1）保持口腔清洁卫生，减少口臭等口腔卫生并发症。

（2）减少口腔分泌物，降低呼吸机相关性肺炎（VAP）发生率。

（3）降低患者的气道及口腔黏膜损伤、口唇干裂的发生。

（4）保持患者口腔的清洁舒适。

（5）保障治疗效果及患者安全。

（6）增进患者对气管插管口腔护理技术相关知识的了解及自我效能感。

（7）服务对象对护理有良好体验。

二、评估

（1）礼貌称呼并真诚问候患者，如有家属在旁，主动打招呼，行自我介绍，沟通时保持目光交流。

（2）核对患者，评估患者生命体征、意识状态、血氧饱和度、镇痛、镇静程度及配合程度，告知患者即将进行的操作技术目的，患者理解并同意。如患者对该项技术及相关事项有疑问，给予解释。如患者或家属拒绝治疗，应与医生沟通。

（3）评估潮气量、气道压力等呼吸机参数。

（4）充分吸痰，评估患者气道通畅情况。

（5）评估气管插管末端至门齿的距离，测量气囊压力，维持气囊压 25～30 mmHg。

三、操作前准备

1. 环境　环境清洁、安静；光线充足；温度、湿度适宜。若为多人病房，病床之间有隔帘。

2. 物品　清洁干燥治疗车、洗手液、治疗盘、手电筒、压舌板、听诊器、温水、棉签、记录单、笔、弯盘、生活/医用垃圾桶。

3. 患者

（1）维持患者生命体征稳定，镇痛、镇静患者维持合理镇痛、镇静深度。

（2）将无禁忌证患者的床头抬高 30°以上，患者头偏向一侧。

4. 护士

（1）佩戴胸牌，服装整洁。

（2）洗手、戴口罩。

（3）保持良好的情绪状态。

四、操作步骤

（1）核对医嘱，保证患者姓名、住院号或就诊卡号等信息正确。

（2）核对用物。

（3）携用物至患者床旁，确认患者身份：核对患者的身份信息。

（4）告知清楚患者开始操作，协助患者取舒适、安全卧位，注意保暖。

（5）听诊双肺呼吸音是否对称，双人操作，配合者固定气管插管，操作者去除固定装置。

（6）温水棉签湿润口唇，评估口腔卫生状况及口周皮肤。

（7）口腔护理。①冲洗结合刷洗法：操作者一手持注射器进行冲洗，另一手持负压吸引牙刷进行刷洗及吸引，先对侧后近侧，依次刷洗牙齿、颊部、舌面、舌下、硬腭及气管插管表面，按需进行口鼻、气道、声门下吸引。②冲洗结合擦拭法：操作者一手持注射器进行冲洗，另一手持负压吸引牙刷进行刷洗及吸引，冲洗后再进行擦拭，先对侧后近侧，依次擦拭牙齿、颊部、舌面、舌下、硬腭及气管插管表面，按需进行口鼻、气道、声门下吸引。

（8）观察监测：患者病情无变化，未发生不良反应和并发症；呼吸机运行正常、气道通畅、患者对机械通气无对抗反应；气管插管末端至门齿的距离无改变；吸引液的颜色、性质、量；气囊压力在正常范围。

（9）清洁至牙齿无肉眼可见碎屑及软垢，口腔无明显分泌物。

（10）湿润口唇，变换气管插管固定位置，妥善固定。

（11）操作过程中护士动作轻柔。

（12）整理用物。

（13）洗手、记录。

五、注意事项

（1）操作前、中、后密切观察生命体征，评估呼吸机参数及患者通气状况。

（2）保持操作前后气管插管末端至门齿距离不变。

（3）操作后变换气管插管固定位置。

（4）若出现气管插管脱出/受损/误入支气管，误吸、窒息，恶心、呕吐，口腔及口周皮肤异常，立即通知医生，对症处理。

（胡　芬）

第十三节　体外膜肺氧合（ECMO）护理技术

一、目的

（1）配合体外膜肺氧合（ECMO）医疗团队为患者及时安全建立 ECMO 系统。

（2）规范执行护理技术，保障 ECMO 正常运转，为患者提供安全、有效的生命支持。

（3）观察 ECMO 运转状态，对生命体征、系统运转等的变化及时处理。

（4）保障治疗效果及患者安全。

（5）增进家属对 ECMO 技术相关知识的了解及自我效能感。

（6）服务对象对护理有良好的体验。

二、评估

（1）礼貌称呼并真诚问候家属，如有家属在旁，主动打招呼，行自我介绍，沟通时保持目光交流。

（2）核对患者，评估患者生命体征、意识状态、血氧饱和度、镇痛镇静程度等，告知患者家属即将进行的操作技术目的，家属理解并同意。如家属对该项技术及相关事项有疑问，给予解释。如家属拒绝治疗，应与医生沟通。

（3）协助医生评估患者心肺功能，并明确行 ECMO 的治疗模式。

（4）明确上机地点，拟选择的机器型号、插管和管道的类型及型号，具体的插管部位和方法。

（5）评估拟穿刺部位皮肤情况，有无破损、伤口、硬结等。

三、操作前准备

1. 环境　根据患者情况，尽量为 ECMO 建立提供合适的医疗环境（准备好空间足够的单间）。

2. 物品

(1) ECMO 基本设备：ECMO 主机、离心泵、备用应急离心泵、变温水箱、ACT 监测仪、空气一氧气混合调节器。

(2) ECMO 辅助设备：床旁生命支持类设备（监护仪、呼吸机、各类监测导线等）处于完好备用状态。

(3) 耗材准备：无菌手套、口罩、帽子、无菌手术衣、穿刺辅助包、ECMO 套包、各型号动静脉管、穿刺附件、反灌注管、双阳连接管、预冲液（1 500 mL 平衡液或生理盐水）、管道钳、三通等。

3. 药品　血制品、白蛋白、肝素、血管活性药、镇静镇痛药等。

4. 患者和家属

(1) 医生与家属谈话，沟通 ECMO 的作用及并发症等，取得家属对 ECMO 技术的知情同意，并签署 ECMO 相关医疗文书。

(2) 配合医生建立合适的动静脉通路，配合医生至少置入一个外周留置针作为肝素泵入通道，若行由人工装置代替心脏及肺的功能（VA-ECMO），则需行右手桡动脉有创血压监测。

(3) 患者取平卧位，配合医生行穿刺部位备皮。

5. 护士

(1) 工作服干净整洁。

(2) 洗手，戴口罩、帽子。

四、操作步骤

(1) 核对医嘱，确认患者姓名、住院号或就诊卡号等信息无误，核对套包型号与机器是否一致，套包是否在有效期内，各一次性物品均在有效期内。

(2) 开机检查机器状态正常。

(3) 根据各机器及套包特点，按照相应的标准化预冲流程进行管路预冲。

(4) 预冲完毕检查 ECMO 系统，杜绝气体存在。

(5) 检查氧气连接、空气连接、水箱连接（预设 37℃保温）、电源、管道钳等，等待 ECMO 穿刺导管建立。

(6) 遵医嘱，插管前 5 min 使用肝素 50～100 IU/kg 静脉推注，进行全身肝素化抗凝。

(7) ECMO 置管完成后，将完成的 ECMO 预冲管路无菌部分打开送至无菌操作台无菌区，打开 ECMO 空气一氧气混合调节器，等待医生完成 ECMO 管路对接。

(8) 离心泵后夹管道钳，ECMO 管路对接完毕，调节离心泵转速 1 500 r/min，打开离心泵后管道钳，ECMO 开始运转，并逐渐提高转速使 ECMO 流量达到预计目标。

(9) 灌注师与 ECMO 医生共同清点穿刺器材的使用情况，与值班护士一起用扎带及胶布固定好 ECMO 管路，整理患者至整洁舒适状态，整理床单位及环境。

(10) 密切观察患者及 ECMO 运行情况，医生、护士根据患者病情调整治疗方案。

(11) 洗手、记录、签名，在记录单上记录生命体征、ECMO 参数，准确记录耗材使用清单。

五、注意事项

(1) 定期清点 ECMO 相关设备、物品，处于完好备用状态。

(2) 各环节均需严格院感防控，套包打开后戴无菌手套进行连接操作，严格无菌操作及手卫生，控制观摩人员数量及距离。

（3）氧合器前后连接侧支管路以备后期进行 CRRT 使用，预冲完毕后，确保去除冲洗管，每个三通处于关闭状态并拧上肝素帽，保证环路不漏气。

（4）泵头连接处及 ECMO 管路与患者动静脉置管连接处使用扎带固定牢固，扎带剪扣处背向患者皮肤，避免动静脉置管肝素帽凸起处直接压迫患者皮肤。

（5）掌握 ECMO 机器相关应急操作，能熟练处理紧急情况。

（胡　芬）

第九章　现代手术室与麻醉复苏护理技术

第一节　手术患者术前、术后访视技术

一、手术患者术前访视技术

（一）目的

（1）了解病情，充分评估术前、术中可能出现的护理问题，做好相应护理措施。

（2）向患者提供有关手术、麻醉及护理相关知识，提高患者对手术的应激能力，使手术顺利完成。

（3）增强护患之间的沟通与交流，减轻患者的紧张、焦虑情绪，使患者用最佳的心理适应状态接受手术。

（4）通过术前访视，改善患者手术过程中的就医体验，提高手术室护士的业务水平和护理服务质量。

（二）评估

择期手术前 1 d 下午，查阅病历，了解手术患者基础情况和手术情况。基本信息包括年龄、性别、职业、文化程度、生活习惯、心理状况等；手术情况包括疾病诊断、手术部位、手术方式、麻醉方式、现病史、既往史、药敏史、实验室检查结果、重要脏器功能状态、有无活动义齿及隐形眼镜、女性患者是否在月经期等信息。必要时与手术医生、责任护士联系沟通。

（三）操作前准备

携手术患者术前访视单或PAD，更换对外衣、对外鞋，佩戴胸牌，整理仪表，保持良好的精神状态，洗手，戴口罩，到患者所在病区准备进行术前访视。

（四）操作步骤

（1）向患者自我介绍，说明访视目的，核对患者的姓名、住院号等基本信息。

（2）根据术前访视的目的开放性向患者进行询问：①请问您以前患过什么疾病？②请问您以前做过什么手术？③请问您对什么物品（或药品）过敏？④请问您全身皮肤是否完整？有没有红肿或者破溃的地方？

（3）温馨提示患者：①根据手术需要，做好术前禁饮、禁食的准备，具体时间请咨询手术医生。②请您将手术中需要的 X 线片、CT、MRI、药品等带入手术室。③请勿将贵重金属物品（如义齿、首饰、金钱、手机等）带入手术室。④进入手术室前更换清洁的病员服，不化妆，不戴隐形眼镜等。

（4）告知患者有问题可随时咨询手术护士。

（5）将术前访视单带回手术间备用，可推送电子术前访视单到信息平台。

（五）注意事项

（1）选择适宜时间访视，应避开治疗和进食时间，访视时间 10～15 min，时间过长，会造成患

者疲乏、厌倦；时间过短，无法了解患者身心状态及疾病手术信息。

（2）与患者交谈时应正视患者，语言通俗易懂，避免使用医学术语。

（3）把握交流的技巧，尽量避开患者的敏感话题，涉及患者病情问题，引导患者咨询手术医生。

二、手术患者术后访视技术

（一）目的

（1）查看患者伤口愈合情况，皮肤的完整性和肢体活动状态。

（2）了解手术室护理工作中存在的问题，有针对性地进行改进，提高患者对手术室护理工作的满意度。

（3）加强护患之间的沟通与交流，增强患者术后康复的信心。

（二）评估

手术后1～3 d，查阅病历，并与主管医生、责任护士联系，了解患者术后基本情况、生命体征，判断能否进行术后回访工作。

（三）操作前准备

携手术患者术后访视单，更换对外衣、对外鞋，佩戴胸牌，整理仪容、仪表，保持良好的精神状态，洗手，戴口罩到患者所在病区准备进行术后回访。

（四）操作步骤

（1）向患者自我介绍，说明回访目的，核对患者姓名、住院号等基本信息。

（2）向患者询问并观察以下情况：①电刀负极板粘贴皮肤位置是否有红肿、灼伤和破溃。②手术体位受压部位的皮肤、肌肉、神经、器官功能是否正常。③静脉穿刺部位是否存在红肿及渗漏等情况。④观察患者手术伤口愈合情况。

（3）了解患者及家属对手术室护理工作的评价。

（4）向患者表达真诚的祝福：祝您早日康复。

（五）注意事项

（1）选择适宜时间回访，应避开治疗、进食和患者精神状态不佳的时间。

（2）善于运用沟通技巧与患者建立良好的护患关系，倾听患者的诉说，真诚地为患者进行心理疏导。

（3）多用鼓励性、安慰性语言，使患者树立早日康复的信心。

（胡德英）

第二节　手术患者转运交接技术

一、目的

规范手术患者转运与交接流程，避免转运过程中发生坠床、压伤等意外，保障患者安全。

二、评估

（1）转运人员的资质。

（2）转运交接前核对患者身份信息。

（3）转运前评估患者的病情。

（4）转运前评估手术转运床的各项功能是否处于功能状态。

（5）转运前评估转运需要携带的医疗设备及物品，并确认功能完好。

三、操作前准备

1. 环境　清洁、安静；光线充足；温度、湿度适宜。

2. 物品　手术转运床或轮椅、手术患者交接单、笔、转运医疗设备、约束带。

3. 患者和家属

（1）询问患者是否需要排大、小便。

（2）家属参与患者的核对工作。

4. 护士

（1）佩戴胸牌，服装整洁。

（2）洗手、戴口罩。

（3）保持良好的情绪状态。

四、操作步骤

1. 手术患者入手术室的转运交接

（1）转运前，手术室巡回护士核对手术患者身份信息，并通知病房责任护士。

（2）病房责任护士应确认手术患者的术前准备已完成。

（3）转运人员与责任护士共同确认患者身份信息，交接带入手术室的物品，责任护士规范填写手术患者交接单，转运人员确认签字。

（4）转运人员固定好手术转运床或轮椅，与责任护士共同安置患者于转运床或轮椅，拉起转运床两侧床栏，做好患者保暖，约束固定。

（5）转运过程中保持车速匀速，转运人员站在患者头侧，随时观察患者的生命体征，防止意外伤害。

（6）患者进入术前准备室或手术间前，手术室护士应核对手术患者信息及携带物品，并填写手术患者交接单。

（7）入手术间后，转运床推至手术床旁，固定好转运床后放下床栏，安全将患者安置于手术床上，妥善固定，注意保护隐私和保暖。

2. 手术患者出手术室的转运交接

（1）离开手术室前，手术室护士应确认管路通畅，并妥善固定，核对携带物品，填写手术患者交接单，评估患者病情，准备转运医疗设备。通知接收科室及患者家属。

（2）转运床推至手术床旁，固定好转运床后放下床栏，安全将患者安置于转运床上，妥善固定，注意保护患者隐私和患者保暖。

（3）转运过程中保持车速匀速，转运人员站于患者头两侧，随时观察患者的生命体征，防止意外伤害。

(4) 到达目的地后，转运人员与责任护士共同核对患者信息，交接病情、管道和携带物品，规范填写手术患者交接单。

五、注意事项

(1) 应至少使用姓名、住院号等两种及以上的信息确认患者信息，确保患者身份正确，交接双方共同确认患者信息、病情和携带用物。

(2) 根据手术患者病情，确定转运人员、适宜时间、目的地、医疗设备、药物及物品等。

(3) 转运人员应在患者头侧，确保患者安全、固定稳定，如有坡道应保持头部处于高位。

(4) 转运过程中，避免车速过快，转弯过急，注意患者的身体不可伸出轮椅或转运床外，防止意外伤害的发生，如坠床、非计划性拔管、肢体挤压等。

(5) 转运前确保输注液体的剩余量可维持至目的地。

(6) 交接过程中明确交接内容及职责，规范填写手术患者交接单。

(7) 转运设备保持清洁，定期维护保养。转运被单应一人一换。

(8) 特殊感染手术患者转运应遵循《医疗机构消毒技术规范》(WS/T367—2012)，做好各项保护。

(9) 做好突发应急预案的相应措施。如突遇设备意外故障、电梯故障，备好相应的急救用物和紧急呼叫措施。

(胡德英)

第三节　手术患者安全核查技术

一、目的

严格防止手术患者、手术部位及手术方式发生错误，保障手术患者的安全。

二、评估

(1) 操作环境是否符合要求，操作环境应安静、整洁，光线充足，温度、湿度适宜。

(2) 礼貌称呼并真诚问候患者；如有家属在旁，主动与家属打招呼。向患者及家属进行自我介绍。

(3) 评估患者是否可参与核对，昏迷、婴幼儿、老年痴呆症、精神病患者应与家属进行核对。

三、操作前准备

1. 环境　环境安静、整洁；光线充足；温度、湿度适宜。

2. 物品　手术安全核查表、患者腕带、病历。

3. 人员　有资质的手术医师、麻醉医师、巡回护士。

4. 仪表

(1) 着装整洁、规范。

(2) 指甲平短、清洁，不涂指甲油。

（3）不戴耳环、手镯和戒指。

（4）口罩、帽子佩戴规范。

四、操作步骤

（1）根据手术医生提交的手术通知单打印手术安全核查表。

（2）患者手术等候处，向患者作自我介绍，与患者核对手术安全核查表所有内容（包括姓名、年龄、性别、科室、序号、住院号、诊断、手术名称、手术部位、麻醉方式、手术者），查看手术部位标识。

（3）请手术患者出示腕带，核对腕带信息是否正确。

（4）将患者戴腕带的手放进盖被。

（5）查阅病历，将病历基本信息与手术安全核查表一一核对。确认手术同意书和输血同意书已签字、手术野皮肤已准备、实验室检查结果等。

（6）松开手术转运床固定锁，推患者入手术间。

（7）手术转运床靠近手术床，锁上手术转运床固定锁，放下护栏。

（8）协助患者安全移至手术床上，盖被保暖，约束患者四肢。

（9）记录核查内容，并在手术安全核查表签字。

（10）麻醉前由麻醉医生主导，依据手术安全核查表中的内容（包括患者姓名、性别、年龄、病案号、手术方式、手术部位与标识、手术知情同意、麻醉知情同意、麻醉方式、皮肤情况、静脉通道、过敏史等），与手术医生、巡回护士共同完成三方核查，正确无误后三方签字。

（11）手术切皮前由手术医生主导，依据手术安全核查表中的内容（包括患者姓名、性别、年龄、病案号、手术方式、手术部位与标识、手术麻醉风险预警），与麻醉医生、巡回护士共同完成三方核查，正确无误后三方签字。

（12）手术完毕，由手术室护士主导，依据手术安全核查表中的内容（包括患者姓名、性别、年龄、病案号，实际手术方式，手术用药，输血的核查，手术用物清点，手术标本，皮肤情况，各种管路，患者去向），与麻醉医生、巡回护士共同完成三方核查，正确无误后三方签字。

五、注意事项

（1）专心致志逐项核对。

（2）核对时应采用开放式提问，避免暗示性提问。

（3）核对发现有误，不可暴露给患者，以免引起患者恐慌，及时与手术医生联系，确保准确无误。

（4）昏迷、婴幼儿、老年痴呆症、精神病患者与家属进行信息核对。

（胡德英）

第四节　手术间微环境控制技术

一、目的

通过调节手术间层流系统控制面板，创造一个温度、湿度适宜，压差适宜、洁净的微环境，为手术的成功提供保障。护理对象对护理有良好的体验。

二、评估

评估手术间是否为层流手术间，层流净化系统是否开启，温度、湿度是否适宜，手术间静压差是否在合适的范围。

三、操作前准备

1. 层流洁净手术间
(1) 评估手术间的层流净化级别。
(2) 评估手术间层流系统控制面板的功能。
2. 护士
(1) 着手术室洗手、衣裤，整洁、规范。
(2) 指甲平短、清洁，不涂指甲油。
(3) 不戴耳环、手镯和戒指。
(4) 洗手、戴口罩。
(5) 保持良好的情绪状态。

四、操作步骤

(1) 洗手、戴口罩。
(2) 湿式清洁手术间层流系统控制面板。

(3) 调控层流净化系统。①打开层流净化开关，正常运行绿灯亮。系统有故障，系统故障红灯亮，联系工程人员。②根据手术患者的需求调节手术间温度，按上调或下调键至适宜温度（21～25℃）。③调节手术间湿度，按上调或下调键至适宜湿度（30%～60%）。④照明系统调控：需开启（关闭）照明时，按控制面板上对应的控制开关，即可开启（关闭）照明。

(4) 静压差调控。观察静压差是否在正常范围（正压为5～20 Pa），若不正常联系工程人员进行调节。

(5) 手术间层流净化系统的管理。①手术间前后门应始终保持关闭状态，保持手术间正常静压差，尽量减少开启次数。②洁净手术间空气净化系统的日常管理和维护应由专业技术人员负责。③空气处理机组的普通送风口应每月检查、清洁。当送风末端出风口被污染时应及时更换。④当测压孔或微压计显示的压差达到需更换的设定参数时，应更换过滤器。⑤非自动清洁的粗效滤网应每两天清洗一次，并无肉眼可见的毛絮等附着物。⑥手术室敷料宜选用不脱落纤维与尘粒的纺织物。⑦手术前30 min当正常开启层流净化系统，环境参数达到《医院洁净手术部建筑技术规范》(GB50333—2002)，方可使用。⑧连台手术时，按要求进行手术间物体表面清洁消毒，自净时间不少于30 min。⑨全天手术结束并进行清洁消毒后，空气净化系统需继续运行30 min。⑩空气净化装置应在有效期内使用，按生产厂家的说明进行维护并定期更换，污染后及时更换。

(6) 手术间日常清洁管理。①每日首台手术开始前30 min，湿式清洁手术间环境物表面。②拖布、抹布应选择不易掉纤维的纺织物，不同区域应有明确标识、分开使用，用后清洗消毒并干燥存放。③手术中尽量避免血液、体液污染手术台周边物体表面、地面及设备，发生可见污染或疑似污染时应及时进行清洁和消毒。④每台手术后应对手术台及周边1～1.5 m范围的物体表面进行清洁消毒。⑤全天手术结束后应对手术间物体表面进行终末消毒。⑥感染或传染性疾病患者手术结束后，应按《传染病疫源地消毒卫生标准》进行终末消毒。

五、注意事项

（1）按照规范定期检修、测试层流净化系统。

（2）系统故障时及时联系工程人员处理。并协调连台手术。手术中突发异常情况，要与手术医生良好沟通，做好应急处理。

（3）手术间自动门控制系统不要随意关闭。

（4）手术间每日应专人负责层流系统的检查，并做好记录。

（胡德英）

第五节　手术无菌技术

一、铺无菌盘（一手一钳法）

（一）目的

铺无菌盘是将无菌治疗巾铺在洁净、干燥的治疗盘内，形成一无菌区，放置无菌物品，以供治疗和护理用。

（二）评估

（1）操作环境符合要求。

（2）感应水龙头、自动出液器的功能完好。

（三）操作前准备

1. 物品　治疗盘2个、无菌持物钳、无菌物品、无菌包（内有无菌治疗巾数块、化学指示卡、包外化学指示胶带）、记录卡2张、储物盘、清洁抹布。

2. 护士

（1）着装整洁、规范。

（2）指甲平短、清洁，不涂指甲油。

（3）不戴耳环、手镯和戒指。

（4）口罩、帽子佩戴规范。

（5）讲普通话，言语规范，情感表达适当。

（四）操作步骤

（1）备清洁干燥的治疗台，放治疗盘于治疗台合适处。

（2）洗手，戴口罩。

（3）检查无菌包灭菌化学监测指示胶带有无变色，并核对其名称、灭菌日期，有无松散、潮湿、破损等。

（4）打开无菌包：①解开无菌包系带，挽活结。②用手依次打开无菌包外层包布的外、左、右角。取无菌钳，用手打开外层包布内角，用无菌钳依次打开内层包布的外、左、右、内角。③检查灭菌化学监测指示卡有无变色。

（5）用无菌钳取一块无菌巾置于内层包布左侧缘，以一手一钳将无菌巾轻轻打开，由远至近铺置于治疗盘上。

（6）初步还原无菌包：①用无菌钳依次还原内层包布的内、右、左、外角。②用手还原无菌包外层包布内角。

（7）备无菌盘内物品。

（8）打开无菌包：①用手打开无菌包外层包布内角。②用无菌钳依次打开内层包布的外、左、右及内角。

（9）用无菌钳取一块无菌巾由近至远盖于无菌物品上，并注意上下无菌巾对齐（错位不超过 2 cm）。

（10）还原无菌包：①用无菌钳依次还原内层包布的内、右、左、外角，将无菌持物钳放回容器内，并盖好。②用手还原外层包布内、右、左、外角。按“一”字形包好无菌包。

（11）由近、左、远、右依次向上折叠无菌盘治疗巾多余部分。

（12）记录备盘时间、内容物、责任人，并记录开无菌包时间、剩余物品、责任人。

（13）将无菌包放于同类物品的最前面，以便优先使用，有效期 24 h。

（14）处理用物。

（15）洗手，取口罩。

（五）注意事项

（1）铺无菌盘的区域必须清洁干燥。

（2）避免无菌巾潮湿。

（3）手及其他有菌物品不可触及无菌巾内侧。

（4）无菌盘有效期不超过 4 h。

二、外科手消毒法

（一）目的

（1）清除指甲、手、前臂的污垢和暂住菌，将常居菌减少到最低程度，抑制微生物的快速再生，减少手部皮肤细菌的释放。

（2）进行外科手术或者其他按外科手术洗手要求的操作之前。

（3）防止病原微生物在医务人员和患者之间的传播，有效预防手术部位感染发生。

（二）评估

（1）操作环境符合要求

（2）感应水龙头，自动出液器的功能完好，外科手消毒用物齐全，在有效期内。

（三）操作前准备

1. 物品　指甲剪、洗手液、外科手消毒液、一次性消毒纸巾。

2. 护士

（1）着装整洁、规范。

（2）指甲平短、清洁，不涂指甲油。

（3）不戴耳环、手镯和戒指。

（4）口罩、帽子佩戴规范。

（5）讲普通话，言语规范，情感表达适当。

（四）操作步骤

（1）穿洗手衣裤、戴帽子、口罩，取下手部饰物，挽起衣袖。

(2) 修剪指甲，用指甲清洁器在流动水下清除污垢。

(3) 清洗双手：流动水冲洗双手→腕部→前臂→肘→上臂下 1/3 段。

(4) 取 3～5 mL 洗手液涂抹双手及前臂至上臂下 1/3，彻底揉搓。顺序：①掌心相对，手指合拢，洗净掌心与指腹。②掌心相对，手指交叉，洗净指缝与指蹼。③指尖并拢，掌心处揉搓，换手进行重复动作。④手心对手背，手指交叉搓，换手进行重复动作。⑤握住大拇指旋转揉搓，换手进行重复动作。⑥双手指相扣，洗净指背。⑦环形揉搓腕部、前臂至上臂下 1/3，换手进行重复动作。

(5) 冲洗双侧手指、手掌、手背、前臂、肘部及上臂，手抬高让水顺手、上臂向肘部流下，不可倒流。

(6) 擦干手、手臂：取一次性消毒纸巾→擦干双手→将消毒纸巾对折搭在一条手臂上→另一手握住两角顺势向上至肘部擦干。取另一块无菌纸巾，同法擦干另一侧。

(7) 消毒双手：①取 2 mL 洗手消毒液置于左手掌心。②右手指尖于左手掌内擦洗。③左手掌将剩余的洗手消毒液均匀涂抹右手的手掌→指蹼→指缝→手背→前臂→上臂下 1/3。④取 2 mL 洗手消毒液置于右手掌心。⑤左手指尖于右手掌内擦洗。⑥右手掌将剩余的洗手消毒液均匀涂抹左手的手掌→指蹼→指缝→手背→前臂→上臂下 1/3。⑦取 2 mL 洗手消毒液，掌心相对，进行揉搓。⑧双手沿指缝进行揉搓。⑨弯曲指关节，双手相扣进行揉搓。⑩一手握另一手大拇指旋转揉搓。⑪将剩余的消毒液均匀涂抹双手至腕部，不断揉搓，直至消毒液干燥。⑫双手悬空至胸前。

(五) 注意事项

(1) 认真清洗指甲、指尖、指缝和指关节等易污染的部位。

(2) 手指皮肤无破损。

(3) 戴无菌手套前，避免污染双手。

(4) 冲洗双手时避免溅湿衣裤，若溅湿立即更换。

(5) 整个过程中双手应保持位于胸前并高于肘部，保持指尖朝上，使水由指尖流向肘部，避免倒流。

(6) 外科手消毒剂开启后应标注日期、时间，易挥发的醇类产品开瓶后的使用期不得超过 30 d，不易挥发的产品开瓶后使用不得超过 60 d。

(7) 摘除手套后，应清洁洗手。

(8) 消毒后的双手，不得触及其他物品。

三、穿无菌手术衣

(一) 目的

手术人员穿无菌手术衣，避免和预防手术过程中医务人员衣物上的细菌污染手术切口，同时保障手术人员安全，预防职业暴露。

(二) 评估

(1) 操作环境符合要求。

(2) 治疗台清洁干燥符合规范。

(三) 操作前准备

1. 物品　器械台、无菌衣、持物钳。

2. 护士

(1) 着装整洁、规范。

(2) 指甲平短、清洁，不涂指甲油。
(3) 不戴耳环、手镯和戒指。
(4) 口罩、帽子佩戴规范。
(5) 讲普通话，言语规范，情感表达适当。

(四) 操作步骤

(1) 洗手，戴口罩。
(2) 检查无菌手术衣包是否过期、有无破损、潮湿、指示胶带是否变色等。
(3) 用手打开无菌衣包布，检查包内化学指示卡的变色情况。
(4) 待手上的消毒液形成一层保护膜（手干）后，方可穿手术衣。
(5) 抓住手术衣的领口，手术衣的光滑面对自己，毛边向外。
(6) 沿着领口找到衣领的两边缘端，轻抖手术衣，直到看到手术衣内袖口。
(7) 将手术衣整体向上 10 cm 高度抛开，两手快速伸进袖内。
(8) 巡回护士协助穿衣，两手向前平行伸直，手不可出袖口，无接触式戴手套将袖口边缘压紧包住。
(9) 解带、旋转，衣服覆盖严密，于腰前打结。
(10) 未手术时，双手放置胸前。

(五) 注意事项

(1) 穿无菌衣必须在相应手术间进行。
(2) 无菌手术衣不可触及非无菌区域，如有质疑应立即更换。
(3) 有破损的无菌衣或可疑污染时应立即更换。
(4) 巡回护士向后拉衣领时，不可触及手术衣外面。
(5) 穿无菌手术衣人员必须戴好手套，方可解开腰间活结或接取腰带，未戴手套的手不可拉衣袖或触及其他部位。
(6) 无菌手术衣的无菌区域范围为肩以下、腰以上及两侧腋前线之间。

四、戴无菌手套

(一) 目的

在进行严格的无菌操作时确保无菌效果。

(二) 评估

(1) 操作环境符合要求。
(2) 治疗台清洁干燥符合规范。

(三) 操作前准备

1. 物品　一次性无菌手套、指甲剪、储物盘、吸收设备、清洁抹布。
2. 护士
(1) 着装整洁、规范。
(2) 指甲平短、清洁，不涂指甲油。
(3) 不戴耳环、手镯和戒指。
(4) 口罩、帽子佩戴规范。
(5) 讲普通话，言语规范，情感表达适当。

（四）操作步骤

（1）检查并酌情修剪指甲，取下首饰。

（2）洗手，戴口罩。

（3）选择合适的手套号码。

（4）检查手套外包装有无潮湿、破损，是否在有效期内。

（5）按手套标示打开手套外包装，用无菌持物钳去无菌手套（连同手套内层包装），置于无菌手术台上。

（6）穿无菌手术衣，双手勿暴露于手术衣外。

（7）将手套倒置放置，然后用袖子包裹的左手取左手套（右边），抓住手套反折部，右手将反折部完全上翻，五指伸开，对准手套的手指，然后用已被袖子包裹的右手拉左边衣袖。

（8）同法戴右手手套。

（9）双手整理手套，使其服帖。

（10）进行无菌操作。

（11）操作完毕，洗净手套上的污渍。

（12）脱手套：一手捏住另一手套腕部外面，翻转脱下，再以脱下手套的手插入另一手套内，将其往下翻转脱下。

（13）处理用物。

（14）洗手，取口罩。

（五）注意事项

（1）向近心端拉衣袖时用力不可过猛，袖口拉到拇指关节处即可。

（2）双手始终不能露于衣袖外，所有操作双手均在衣袖内。

（3）感染、骨科相关手术时手术人员应戴双层手套（穿孔指示系统），有条件内层为彩色手套。

（4）戴手套时，将反折边的手套口翻转过来包裹住袖口，不可将腕部暴露。

五、铺置无菌器械台

（一）目的

将无菌器械包铺置在干燥的器械台上，形成无菌区域，防止无菌手术器械及辅料再污染，最大限度地减少微生物由非无菌区域转移至无菌区域。

（二）评估

（1）操作环境符合要求。

（2）治疗台清洁干燥符合规范。

（三）操作前准备

1. 物品　器械桌、无菌器械包、无菌持物钳、储物盘、清洁抹布。

2. 护士

（1）着装整洁、规范。

（2）指甲平短、清洁，不涂指甲油。

（3）不戴耳环、手镯和戒指。

（4）口罩、帽子佩戴规范。

（5）讲普通话，言语规范，情感表达适当。

(四) 操作步骤

(1) 洗手，戴口罩。

(2) 放置器械桌于合适位置，湿式清洁器械桌和治疗台，洗手。

(3) 检查器械包的名称、有效期及签名，器械包有无松动，包内有无潮湿、破损，化学指示胶带变色情况。

(4) 检查无菌持物钳包的有效期，包有无松动，包内有无潮湿、破损，化学指示胶带变色情况。

(5) 打开无菌持物钳包：①撕下包外化学指示胶带，在化学指示胶带上注明开启日期、时间及签名。②用手依次打开无菌持物钳包布的外、左、右、内角。③取出无菌持物钳，检查化学指示卡变色情况，并整理好包布。④注明开启日期的化学指示胶带贴在持物钳罐的把手下方。

(6) 打开无菌器械包：①撕下无菌包外十字捆绑化学指示胶带，放置在储物盘内。②用手依次打开无菌器械包外层包布的外、左、右角。③取无菌持物钳，用手打开外层包布的内角，用无菌持物钳依次打开内层包布的左、右、对侧、近侧。④检查化学指示卡变色情况。⑤将储物盘放在器械台面上右下角，将量杯按大小依次摆放在储物盘内合适位置，500 mL 治疗碗放在右上角，3 000 mL 盆放在左上角。

(7) 将 100 mL 量杯内倒入适量皮肤消毒液，治疗碗内倒入适量无菌盐水。

(五) 注意事项

(1) 铺无菌器械台的区域必须宽敞、明亮，器械桌要清洁干燥。

(2) 避免无菌区域潮湿、污染。

(3) 手及其他有菌物品不可触及或跨越无菌区域。

(4) 注明无菌持物钳开启日期和时间，有效期在 4 h 内。

(5) 无菌巾下垂无菌器械台沿下 30 cm 以上。

(6) 无菌器械包规格、尺寸应遵循《医疗机构消毒技术规范》的规定。

六、传递无菌物品

(一) 目的

采用无菌技术传递无菌物品，为手术提供方便，确保无菌效果。

(二) 评估

(1) 操作环境符合要求。

(2) 治疗台清洁干燥符合规范。

(三) 操作前准备

1. 物品　无菌传物盒、无菌器械台、无菌持物钳、储物盘、清洁抹布。

2. 护士

(1) 着装整洁、规范。

(2) 指甲平短、清洁，不涂指甲油。

(3) 不戴耳环、手镯和戒指。

(4) 口罩、帽子佩戴规范。

(5) 讲普通话，言语规范，情感表达适当。

(四) 操作步骤

(1) 洗手，戴口罩。

(2) 备清洁干燥的治疗台，洗手。

(3) 检查无菌持物钳包外化学指示剂的变色状态，并核对其名称、灭菌日期，有无松散、潮湿、破损等情况。

(4) 检查无菌传物盒包外化学指示剂的变色状态，并核对其名称、灭菌日期。

(5) 有无松散、潮湿、破损等情况。

(6) 打开无菌持物钳包。①撕下包外化学指示胶带，在化学指示胶带上注明开启日期、时间及签名。②用手依次打开无菌持物钳包布的外、左、右、内角。③取出无菌持物钳，检查化学指示卡变色情况，并整理好包布。④将注明开启日期的化学指示胶带贴在持物钳罐把手的下方。

(7) 打开无菌传物盒。①撕下包外化学指示胶带，在化学指示胶带上注明开启日期、时间及签名。②用手依次打开无菌传物盒包布的外、左、右、内角。③取出无菌传物盒并打开盒盖，检查化学指示卡变色情况，并整理好包布。④盖上传物盒，将注明开启日期的化学指示胶带贴在传物盒上。

(8) 取无菌物品。①打开无菌传物盒和持物钳盖。②用无菌持物钳夹取无菌物品，置于传物盒内。③盖上无菌持物钳和传物盒盖。

(9) 传递无菌物品。①将储存无菌物品的传物盒携至手术间治疗台。②打开无菌传物盒。③用无菌持物钳夹取无菌传物盒内无菌物品，置于无菌器械台上。④盖上无菌持物钳和传物盒盖。

(10) 整理用物。

(五) 注意事项

(1) 治疗台必须清洁干燥。

(2) 手及其他有菌物品不可触及或跨越无菌区域。

(3) 避免无菌区域潮湿、污染。

(4) 注明无菌持物钳和传物盒的开启日期和时间，有效期在 4 h 内。

七、传递一次性无菌物品

(一) 目的

采用无菌技术传递一次性无菌物品，为手术提供方便，确保无菌效果。

(二) 评估

(1) 操作环境符合要求。

(2) 治疗台清洁干燥符合规范。

(三) 操作前准备

1. 物品　无菌器械台、无菌持物钳、储物盘、清洁抹布。

2. 护士

(1) 着装整洁、规范。

(2) 指甲平短、清洁，不涂指甲油。

(3) 不戴耳环、手镯和戒指。

(4) 口罩、帽子佩戴规范。

(5) 讲普通话，言语规范，情感表达适当。

（四）操作步骤

（1）洗手，戴口罩。

（2）备清洁干燥的治疗台，洗手。

（3）检查无菌持物钳包外化学指示剂的变色状态，并核对其名称、灭菌日期、有无松散、潮湿、破损等情况。

（4）打开无菌持物钳包。①撕下包外化学指示胶带，在化学指示胶带上注明开启日期、时间及签名。②用手依次打开无菌持物钳包布的外、左、右、内角。③取出无菌持物钳，检查化学指示卡变色情况，并整理好包布。④将注明开启日期的化学指示胶带贴在持物钳罐把手的下方。

（5）检查一次性物品名称、型号，外包装有无破损、是否在有效期内，并仔细阅读使用说明。

（6）传递一次性无菌物品。①按包装指示撕开一次性无菌物品包装。②用无菌持物钳夹取一次性无菌物品，置于无菌器械台上。

（7）贵重内置物品，将条形码粘贴在手术记录单上。

（8）整理用物。

（五）注意事项

（1）治疗台必须清洁干燥。

（2）手及其他有菌物品不可触及或跨越无菌区域。

（3）避免无菌区域潮湿、污染。

（4）注明无菌持物钳和传物盒的开启日期和时间，有效期在4 h内。

（5）打开一次性物品包装前仔细阅读外包装说明。

八、取无菌溶液

（一）目的

保持无菌溶液的无菌状态，为手术提供方便，确保无菌效果。

（二）评估

（1）操作环境符合要求。

（2）治疗台清洁干燥符合规范。

（三）操作前准备

1. 物品　无菌溶液、无菌治疗碗（无菌器械台上）、无菌持物钳、无菌纱布、无菌棉签、活力碘、开瓶器、储物盘、记录卡、清洁抹布。

2. 护士

（1）着装整洁、规范。

（2）指甲平短、清洁，不涂指甲油。

（3）不戴耳环、手镯和戒指。

（4）口罩、帽子佩戴规范。

（5）讲普通话，言语规范，情感表达适当。

（四）操作步骤

（1）洗手，戴口罩。

（2）检查无菌持物钳包外化学指示剂的变色状态，并核对其名称、灭菌日期，有无松散、潮湿、破损等情况。

(3) 检查瓶口铝盖有无松动，瓶体有无裂痕，对光检查无菌溶液有无沉淀、浑浊、变色及絮状物等。

(4) 开启铝盖。

(5) 打开无菌持物钳包。①撕下包外化学指示胶带，在化学指示胶带上注明开启日期、时间及签名。②用手依次打开无菌持物钳包布的外、左、右、内角。③取出无菌持物钳，检查化学指示卡变色情况，并整理好包布。④将注明开启日期的化学指示胶带贴在持物钳罐把手的下方。

(6) 取出无菌治疗碗，放置于器械台适宜处，检查治疗碗有无破损（无菌器械台已打开且化学指示卡已变标准色）。

(7) 消毒瓶盖、拇指、食指、中指，翻起并松动瓶盖。

(8) 再次核对，并与手术台上器械护士核对。

(9) 一手食指与中指将瓶盖取下。

(10) 另一手拿溶液瓶，标签朝向掌心，倒出少许溶液于储物盘冲洗瓶口，再由原处倒出所需溶液至无菌治疗碗内。

(11) 消毒瓶盖处，盖好瓶塞，用无菌纱布包盖瓶塞。

(12) 再一次核对药名、浓度、剂量、有效期。

(13) 记录开瓶日期、时间并签名。

(14) 将开启的无菌溶液放置在治疗台上。

(15) 整理用物。

(五) 注意事项

(1) 严格执行查对制度和无菌技术操作原则。

(2) 无菌溶液倒出后，不可再倒回瓶中。

(3) 不可将无菌敷料堵塞瓶口倾倒无菌溶液，也不可将物品直接伸入无菌溶液内蘸取。

(4) 已开启的瓶内溶液，可保存 24 h，所取溶液有效期为 4 h。

（胡德英）

第六节　手术隔离技术

一、目的

(1) 明确手术中的无菌操作原则、手术隔离原则。

(2) 为手术室护士在护理操作过程中提供统一规范的指导建议。

(3) 防止或减少手术部位病原微生物的感染、播散以及肿瘤的转移和种植。

(4) 为患者提供更加安全、可靠的手术保障。

二、评估

(1) 评估患者手术方式。

(2) 术前评估器械、材料、设备准备是否充足。

(3) 评估操作环境。

三、操作前准备

1. 环境　按照手术级别，安排在相对应层流级别的手术间内。

2. 物品　根据手术需要准备相应的手术器械、无菌敷料及一次性手术物品。

3. 患者　做好术前准备，术野区域备皮，更换清洁干净的病员服，除去贵重物品。

4. 器械护士　穿洗手衣裤，上衣扎入裤内，戴手术圆帽、一次性外科口罩。行外科手消毒，穿好无菌手术衣，铺置无菌器械台，与巡回护士清点手术器械，连接手术台下所需仪器设备，准备手术开始。

5. 巡回护士　穿巡回服，戴手术圆帽、一次性外科口罩。与器械护士清点手术器械，连接手术所需仪器设备，准备手术开始。

四、操作步骤

(1) 建立隔离区域：明确有瘤、污染、感染、种植概念；在无菌区域建立明确隔离区域；隔离器械、敷料放置在隔离区域分清使用、不得混淆。

(2) 隔离前操作：切口至器械台加铺无菌巾，以保护切口周围及器械台面，隔离结束后撤除。

(3) 隔离开始：明确进行肿瘤组织切开时；胃肠道、呼吸道、宫腔、阴道、食管、肝胆胰、泌尿道等手术穿透空腔脏器时；以及组织修复，器官移植手术开始时即为隔离开始。

(4) 隔离操作：①被污染的器械、敷料应放在隔离区域内，注意避免污染其他物品，禁止再使用于正常组织。②切除部位断端应用纱布垫保护，避免污染周围。③术中吸引应保持通畅，随时吸除外流内容物，吸引器头不可污染其他部位，根据需要及时更换吸引器头。④擦拭器械的湿纱布垫只能用于擦拭隔离器械。⑤洗手护士的手不得直接接触污染隔离“源（隔离器械、隔离区域、隔离组织）”。⑥预防切口种植或污染的措施即取出标本建议用取物袋，防止标本与切口接触，取下的标本放入专用容器。

(5) 隔离后操作：①即撤。立即撤下隔离区内的物品，包括擦拭器械的湿纱布垫。②冲洗。用未被污染的容器盛装冲洗液彻底清洗手术野。③更换。被污染的无菌手套、器械、敷料等。④重置无菌区。切口周围加盖无菌单。

(6) 手术结束，关闭体腔前后，洗手护士与巡回护士再次清点手术器械，确认数目及完整性无误。

五、注意事项

(1) 明确无菌概念，建立无菌区域。器械护士分清无菌区、相对无菌区、相对污染区，操作规范。

(2) 保持无菌物品的无菌状态，严禁跨越无菌区，若有或疑似被污染的无菌物品应按污染物品处理。

(3) 保护皮肤、保护切口，皮肤消毒后可粘贴皮肤保护膜；切开皮肤如皮下脂肪层后边缘，用盐水纱布垫遮盖固定或使用切口保护膜套；手术中途暂停时，用无菌巾覆盖切口。

(4) 正确传递物品和调换位置。

(5) 减少手术间空气污染，手术间门随时保持关闭状态，控制人员数量，减少人员流动，保持手术间安静，手术床应在净化手术间的手术区域内，回风口无遮挡。

（胡德英）

第七节 手术控温技术

以下介绍升温/保温技术。

（一）目的

（1）维持手术患者正常核心体温稳定。

（2）防止患者发生术中非计划低体温。

（3）防止患者发生术中低体温并发症，如寒战、心房颤动、心律失常、凝血障碍等情况。

（二）评估

（1）患者评估：评估患者术前基础体温，年龄，身体指数，禁饮、禁食时间等基本信息。

（2）环境评估：评估患者术前手术等待区环境温度指标、术中手术间环境温度指标、术后麻醉后监测治疗室（postanesthesia care unit，PACU）环境温度指标是否符合患者机体需要的环境温度。

（3）控温装备评估：①评估加温设备、降温设备、保温材料等功能状态，附件设备是否完善。②操作环境是否符合要求，充气式加温仪安全置于使用方便适宜处。③是否可满足患者转运中的主动加温或被动保温需求。

（4）手术类别评估：①评估浅表组织，微创下胸腔、腹腔、盆腔及大关节腔，开放胸腔、腹腔、盆腔等手术中热量丢失程度与热量丢失方式，对患者手术中核心体温的影响。②评估Ⅰ级、Ⅱ级、Ⅲ级、Ⅳ级手术时长，术中出血量等风险对患者核心体温的影响。

（5）麻醉方式评估：①评估神经阻滞麻醉、全身麻醉及复合麻醉中药物使用对外周血管、肌肉松弛、机体代谢的影响。②评估患者美国麻醉医师协会（ASA）分级下，患者麻醉风险级别对术中发生非计划低体温的影响。

（6）消毒部位及面积：①评估胸部、腹部、背部等消毒部位面积及热量丢失情况。②评估头颈及四肢等消毒部位面积及热量丢失情况。

（三）操作前准备

1. 环境　手术间自净 30 min，环境整洁、安静，温度指标 22～25℃，体感舒适，符合操作环境要求。

2. 物品　充气式加温仪及附件、一次性温毯、薄被或盖单。

3. 患者　患者生命体征稳定，无紧张焦虑，操作已告知，配合程度高。

4. 护士

（1）着长袖衣裤，仪表整洁。

（2）指甲平短、清洁，不涂指甲油。

（3）不戴耳环、手镯和戒指。

（4）口罩、帽子佩戴规范。

（四）操作步骤

（1）环境预热：①术前 30 min 调节手术间温度（22～25℃），小儿或老年人可调节适当调高。②对患者盖被进行 15 min 预热处理。

（2）转运患者至手术床后，加盖棉被，尽可能减少皮肤暴露。

（3）根据手术方式选择合适的核心体温监测部位和方法，术中及时观察记录核心体温的变化。

（4）根据手术方式选择不同的控温装备，检查其功能。以充气式加温仪为例。①洗手并戴检查手套。②检查充气式加温仪主机功能状态及出风口软管位置。③检查一次性温毯的完整性，规范与主机充气式加温仪封口软管对接，并使用系带固定，防止脱落。④将主机连同附件放置在合适位置，原则上上半身手术主机放置床腿板位置，下半身手术主机放置头板位置。

（5）手术中正确使用控温装置，以充气式加温仪为例。①将加温毯平铺在患者非手术部位，床侧固定。②打开充气式加温仪主机，调节温度参数模式，根据手术进程和患者核心体温参数，动态调整，符合患者手术需求。③术前可调节37℃档，维持患者核心体温稳定。④术中结合手术间环境温度、手术（治疗）类型、患者的核心温度变化，动态调节温度挡40℃、43℃和47℃，并加大风速。⑤术后患者体温＞36℃，可使用37℃档保温。⑥手术结束，分离一次性温毯，调整温度档为“0”，关闭电源，将充气式加温仪放置在规定位置。

（6）术中对输液、冲洗液用加温仪加温至37℃，使用前再次确认温度。

（五）注意事项

（1）应采用综合保温措施。

（2）操作控温设备前应遵循生产厂家的使用说明，操作人员应接受规范操作培训与考核。

（3）充气加温毯为一次性耗材，应实施一人一用一更换。

（4）使用加温毯时，禁止将软管直接放置在患者身体部位充气使用，避免软管末端高温造成患者热损伤，使用中加温设备应做好交接班和记录。

（5）加温毯与电外科负极板同步使用时，应注意负极板局部散热，防止热烫伤。

（6）控温设备定期由专业技术人员维护和保养。

（7）使用加温设备需做好病情观察及交接班工作。

（高兴莲　王曾妍）

第八节　手术物品清点技术

一、目的

为手术医务人员提供手术物品清点规范，防止手术异物残留，保证患者手术安全。

二、评估

（1）手术物品是否准备充分，操作环境是否符合要求。

（2）手术方式是单切口还是多切口手术，使用器械的数量，物品清点频次。

（3）患者入手术间状态，急危重症手术还是择期手术。

三、操作前准备

1. 环境　手术间洁净环境指标正常运行、清洁、安静；无菌区域无人员走动。

2. 物品　器械桌、无菌器械包、手术物品清点记录单、蓝黑中性笔、电脑及扫描仪/平板电脑。

3. 患者　患者生命体征稳定，处于麻醉状态。

4. 护士

(1) 着装整洁，规范。

(2) 指甲平短、清洁，不涂指甲油。

(3) 不戴耳环、手镯和戒指。

(4) 口罩、帽子佩戴规范。

四、操作步骤

(1) 器械护士检查器械包上的标签，查看器械包的名称，是否在有效期之内，外层指示胶带是否变色，外层包布有无松散、潮湿、破损。

(2) 使用器械追溯系统将器械包标签扫入电脑，以再次检查器械包的有效性。

(3) 按规范打开无菌器械包，按手术需要投递一次性无菌物品。

(4) 手术开始前 20 min 器械护士洗手，穿无菌手术衣，戴无菌手套。

(5) 按照规范整理无菌器械台，检查手术器械及各类一次性物品的数量、完整性和功能。

(6) 按专科器械模块要求，规范摆放器械台上的所有物品。

(7) 器械护士与巡回护士共同清点手术用物：器械护士报数，声音洪亮清晰，与巡回护士一唱一和，从器械台的最右侧，逆时针方向，画圆式原位清点，清点一项，记录一项，不可漏点。

(8) 器械清点过程中，如有中断，应重新清点。

(9) 器械清点记录完毕，巡回护士与器械护士再次共同核查器械包内器械与敷料数目，是否与包内登记单上数目相符。

(10) 发现问题及时处理。

(11) 关腔前器械清点，手术医师、巡回护士、器械护士三人一起核对，准确无误方可关腔。

(12) 关腔后器械清点，必须在皮肤缝合开始后进行。由巡回护士和器械护士共同清点，准确无误后，器械护士方可清理器械台。

(13) 缝合皮肤后清点：在皮肤缝合后，由巡回护士与器械护士共同清点手术物品，无误方可允许患者离开手术间。

(14) 清点意外情况处理：①物品数目及物品完整性缺失时，通知手术医生共同寻找缺失部分，必要时，采取医疗辅助手段（X 线）查找，确保不遗留在患者体内。②缺失部分找到，应确认其完整性，放在指定位置，以备清点核查。③采用各种方法后，仍未找到缺失部分，须主刀医生、巡回护士、器械护士三方签字确认不在患者体内，并清点意外处理流程处理，上报安全事件。

五、注意事项

(1) 医院手术室应有手术物品清点制度和相关的应急处理流程，明确责任人。

(2) 器械护士应提前做好手术器械数目、功能、完整性的检查准备工作。

(3) 清点器械时应遵循原位清点、双人同步唱点、即刻记录原则，避免漏点。

(4) 器械摆放规范，4 次清点数目一致。

（5）术中添加物品及时登记，不可请手术间非护理人员添加物品。

（6）器械护士应时刻关注手术物品去向及完整性，妥善保管手术台上贵重物品。

（高兴莲）

第九节　手术体位安置技术

一、仰卧位

（一）目的

规范和指导手术人员安置仰卧位手术体位操作，充分暴露手术野，使手术患者处于功能体位，最大限度避免患者体位损伤，保护患者皮肤完整性。常适用于头面部、颈前路、腹侧及四肢远端手术体位。

（二）评估

（1）评估仰卧位体位物品是否齐全，评估手术床设备状态及调节功能、操作环境是否符合要求。

（2）评估患者上肢关节外展最大角度，关节是否灵活，平躺背下是否平整。

（3）评估手术治疗过程中有无改变体位计划。

（4）评估手术时长，术中意外情况。

（三）操作前准备

1. 环境　手术间洁净环境指标正常运行、清洁、安静；环境安全。

2. 物品　搁手板2个、膝枕1个、足跟垫2个、约束带2个、腿约束带1个、治疗巾2个、升温设备1套。

3. 患者　患者安全、生命体征稳定。

4. 护士

（1）着装整洁，规范。

（2）指甲平短、清洁，不涂指甲油。

（3）不戴耳环、手镯和戒指。

（4）口罩、帽子佩戴规范。

（5）操作前戴清洁手套。

（四）操作步骤

（1）洗手、戴口罩。

（2）将准备好的用物放置在移动式器械台上，置于床尾。

（3）检查床单位：中单、橡胶单铺置在手术部位处，两单分次平行平铺塞入床垫下。

（4）将核对好的患者安全安置在手术床上（巡回护士用手术转运床推患者入手术间，巡回护士与一名手术医生双人协助患者过床）。

（5）为患者盖棉被或保温毯，注意保暖。

（6）根据手术需要为患者脱衣裤，并向患者解释，注意保护隐私。根据手术需要贴压疮贴。

（7）置膝枕于膝下，膝约束带固定，检查松紧度（向患者解释约束的原因并取得同意）。

(8) 双手放置搁手板，或将一侧上肢包裹于身体侧。手约束带固定于手腕部，检查松紧度。
(9) 使用升温毯。询问患者舒适度。
(10) 整理床单位。

(五) 注意事项

(1) 患者身体不能接触手术床金属部位。
(2) 保持患者身体各关节处于功能位置，上肢外展不超过 90°。
(3) 上肢固定不宜过紧，预防骨筋膜室综合征。
(4) 双下肢避免相互接触。
(5) 防止颈部过度扭曲，牵拉臂丛神经引起损伤。
(6) 术前患者必须做好压疮评估，并做好相应的压疮防护措施。

二、侧卧位

(一) 目的

规范和指导手术人员安置侧卧位手术体位操作，充分暴露手术野，使手术患者处于功能体位，最大限度避免患者体位损伤，保护患者皮肤完整性。常适用于胸部、侧腹部器官，如肾脏、输尿管等部位手术体位。

(二) 评估

(1) 评估侧卧位体位物品是否齐全，评估手术床设备状态及调节功能、操作环境是否符合要求。
(2) 评估患者健侧的上肢外展角度、下肢屈曲角度和关节灵活度，脊柱侧位是否可成水平线。
(3) 评估手术治疗过程中下侧肢体有无温度、颜色及循环，判断有无受压。
(4) 评估手术时长、术中意外情况。

(三) 操作前准备

1. 环境　手术间洁净环境指标正常运行、清洁、安静；环境安全。
2. 物品　胸枕 1 个（根据不同体重准备）、长方软枕 1 个、下肢支撑垫 1 个、搁手架及配置固定器 1 套、搁手板 1 个、前后固定挡板 2 个、圆形啫喱垫 1 个、约束带 3 个、治疗巾 2 块、升温设备 1 套。
3. 患者　生命体征稳定。
4. 护士
(1) 着装整洁，规范。
(2) 指甲平短、清洁，不涂指甲油。
(3) 不戴耳环、手镯和戒指。
(4) 口罩、帽子佩戴规范。
(5) 操作前戴清洁手套。

(四) 操作步骤

(1) 洗手，戴口罩。
(2) 用物按使用的先后顺序摆放于推车上，推至床尾。
(3) 检查床单位，中单、橡皮单上缘距床背板前缘 10 cm，两单分次平铺塞入床垫下。
(4) 将核对好的手术患者安置到手术床上，为患者盖被（巡回护士用手术转运床推患者入手术间，巡回护士与一名手术医生双人协助患者过床）。

（5）脱下上衣，裤子脱至臀下（向患者做好解释并取得同意），高风险患者粘贴预防性材料。

（6）放置搁手架于适宜高度，上固定器。

（7）患者麻醉后，由四人同时托起患者（一人托住患者头颈部，两人分别站在患者两侧，手握橡胶单、中单，一人负责托起患者双下肢，四人一起用力抬起患者），巡回护士快速置入胸垫，轻轻放平患者，观察胸垫置入位置是否适宜（胸垫上缘距腋下10 cm，胸垫置于手术床正中）。头部放置长方软枕。

（8）站在患侧的医生，一手伸进手术部位对侧肩部，另一手握住手术部位同侧手臂；另一位医生手扶患者两侧髋部；麻醉师一手托头部，另一手扶气管插管；巡回护士手扶两腿，同时将患者向健侧翻身。上腿弯曲，下腿伸直，两腿中间放置下肢支撑垫，患者患侧手臂放置搁手架上。

（9）站在患侧的医生将对侧的橡胶单、中单、胸枕提起，巡回护士将圆柱枕距腋下 5 cm，塞入胸枕下，医生将橡胶单、中单拉直压住胸枕及圆柱枕，并将床垫掀起，巡回护士将橡胶单与中单平行塞入床垫下。

（10）同上法，健侧医生和巡回护士实施操作（或用前后挡板固定）。

（11）巡回护士将 2 个方形软枕置患者髋部两侧，约束带固定于患者髂前上棘，松紧适宜（使用挡板可直接约束下肢）。

（12）调节搁手架高度，使肩与手臂在同一水平线上，手腕部略高，搁手架前端距腋窝 10 cm，约束两手。

（13）耳下放置圆形啫喱垫。

（14）检查健侧手臂及肩部是否腾空，以手自如伸进为宜。

（15）检查头部高度是否与脊柱在同一水平线上。

（16）检查体位的稳定性。

（17）为患者保暖，整理床单位。

（五）注意事项

（1）患者身体不能接触手术床金属部位。

（2）手臂、肩部腾空，避免臂丛神经受压。

（3）防止健侧眼睛、耳郭及男性外生殖器受压。

（4）保持患者脊椎在同一水平线上。

（5）术前患者必须做好压疮评估，并做好相应的压疮防护措施。

（6）术中调节手术床时需密切观察，防止体位移位。

三、俯卧位

（一）目的

规范和指导手术人员安置俯卧位手术体位操作，充分暴露手术野，使手术患者处于功能体位，最大限度避免患者体位损伤，保护患者皮肤完整性。常适用于颅底、后颈路、背侧、脊柱、臀部等部位手术体位。

（二）评估

（1）评估俯卧位体位物品是否齐全，评估手术床设备状态及调节功能、操作环境是否符合要求。

（2）评估患者是否有近视，眼部手术史，眼压情况。评估女性患者生殖系统受压情况，评估男性会阴部生殖器受压情况。

（3）评估手术治疗过程中头面部体位支撑位置，额头、脸颊、下颌有无受压。

（4）评估手术时长，术中意外情况。

（三）操作前准备

1. 环境　手术间洁净环境指标正常运行、清洁、安静；环境安全。

2. 物品　根据患者体重选择合适胸、腹体位垫各1个，小圆形啫喱垫2个，硅胶俯卧位头垫或“U”形带镜海绵头垫1个，长圆柱枕1个。

3. 患者　患者安全、生命体征稳定。

4. 护士

（1）着装整洁，规范。

（2）指甲平短、清洁，不涂指甲油。

（3）不戴耳环、手镯和戒指。

（4）口罩、帽子佩戴规范。

（5）操作前戴清洁手套。

（四）操作步骤

（1）洗手、戴口罩。

（2）用物按使用的先后顺序摆放于推车上，推至手术床旁。

（3）中单、橡胶单上缘距床背前沿10 cm，两单中间于手术床正中，分次平行平铺塞入床垫下。

（4）将液体放置于穿刺部位对侧输液杆上。

（5）四人搬体位法：一人托住患者头颈部，两人分别站患者两侧，手握橡胶单、中单；一同抬起患者，处于一定高度，护士快速将体位垫距腋下5 cm置入，另一体位垫放置于骶尾部及臀部。

（6）四人分别站于患者头部、身体两侧及足部，将患者抬起在同一水平线上，先侧卧90°再翻身俯卧，双手置头部两侧。

（7）头部置“U”形带镜海绵头垫或硅胶俯卧位头垫，左右膝关节处分别置圆形啫喱垫，足踝部置长圆柱枕。

（8）距膝关节上1 cm系约束带，松紧适宜。

（9）约束带固定双手腕关节。

（10）检查眼睛、腹部、生殖器、膝部、足尖是否受压。

（11）检查身体有无贴近床沿金属部位，心电图电极位置合适，防止电灼伤。

（12）尿管置于合适位置。

（13）注意保暖，整理床单位。

（五）注意事项

（1）患者身体不能接触金属部位。

（2）翻身时保证液体安全，双手远端关节高于近端关节。

（3）腹部腾空，以手伸放自如为标准，避免压迫腹腔动脉和静脉。

（4）避免压迫眶上动脉和眶上神经，避免男性生殖器受压。

（5）保持各种管道通畅。

（6）术前患者必须做好压疮评估，并做好相应的压疮防护措施。

四、截石位

（一）目的

规范和指导手术人员安置仰卧位手术体位操作，充分暴露手术野，使手术患者处于功能体位，最大限度避免患者体位损伤，保护患者皮肤完整性。常见适用于会阴部及腹会阴联合手术使用。

（二）评估

（1）评估截石位体位物品是否齐全，评估手术床设备状态及调节功能，评估托腿架长度，操作环境是否符合要求。

（2）评估患者年龄、下肢长度，肢体外展角度及关节灵活度。

（3）评估手术治疗方式，会阴部是否实施开放手术。

（4）评估手术时长，术中意外情况。

（三）操作前准备

1. 环境　手术间洁净环境指标正常运行、清洁、安静；环境安全。

2. 物品　搁手板 2 个、搁腿架及固定器各 2 个、方形软枕 1 个、手约束带 2 个、腿约束带 2 个、膝部及小腿软垫 2 个、治疗巾 2 块。

3. 患者　患者安全、生命体征稳定。

4. 护士

（1）着装整洁，规范。

（2）指甲平短、清洁，不涂指甲油。

（3）不戴耳环、手镯和戒指。

（4）口罩、帽子佩戴规范。

（5）接触患者之前，保持双手暖和。操作前戴清洁手套。

（四）操作步骤

（1）洗手、戴口罩。

（2）用物按使用的先后顺序摆放于推车上，推至手术床尾。

（3）检查床单位：将橡胶单、中单铺置手术床背板处，另一橡胶单、中单铺置手术床腿板处，两单分次、分别平行平铺塞入床垫下。

（4）将核对好的手术患者安全移置到手术床上（巡回护士用手术转运床推患者入手术间，巡回护士与一名手术医生双人协助患者过床）。

（5）为患者盖被，注意保暖。

（6）根据手术需要为患者脱衣裤，向患者做好解释并取得同意，注意保护隐私。

（7）使患者臀部位于手术背板下边缘。

（8）待患者麻醉后，放置截石卧位搁腿架于适宜高度，固定器牢固固定。

（9）臀下垫一方形软枕。

（10）搁腿架上置预防性材料，如啫喱垫、软垫等。

（11）将患者小腿及膝关节置于搁腿架上，调整搁腿架高度，约束带固定，松紧适宜。

（12）将腿板卸下放置于适宜处。

(13) 检查双腕、双膝的约束，暴露足部，便于观察。

(14) 尿管置于合适位置。

(15) 注意保暖，整理床单位。

(五) 注意事项

(1) 患者身体不能接触手术床金属部位。

(2) 搁腿架托住小腿及膝关节。

(3) 两腿之间角度不能超过 135°。

(4) 手术中防止重力压迫膝部。

(5) 术前患者必须做好压疮评估，并做好相应的压疮防护措施。

(高兴莲)

第十节　手术电外科设备操作技术

一、单（双）极高频电刀

(一) 目的

规范单（双）极高频电刀设备的操作规程，指导手术室护士正确评估、使用和维护，手术医生标准操作，减少操作中的安全隐患，最大限度地确保电外科设备使用中患者和医护人员安全。

(二) 评估

1. 环境评估

(1) 评估潜在的富氧环境，如口咽部、头面部手术，面罩给氧。

(2) 评估易燃气体，如肠梗阻产生大量氨气时，避免使用电外科设备。

(3) 评估易燃消毒剂，如 75%乙醇使用待干时，避免使用电外科设备。

2. 患者评估

(1) 评估患者体重、皮肤、毛发、瘢痕、文身、湿疹、完整性等。

(2) 评估患者佩戴金属首饰情况，如是否佩戴戒指、耳环、义齿等。

(3) 评估患者体内各类医疗设备及植入物，如起搏器、耳蜗、植入型心律转复除颤器（ICD)、内植物、金属牙齿等。

(4) 评估患者身体与导电金属接触情况，如使用手术床、器械盘、拉钩固定杆等。

3. 设备评估

(1) 检查主机功能状态，调节模式是否正常，参数范围是否安全，检查附件完整性，避免使用破损、断裂和缺失的附件产品。

(2) 评估负极板粘贴部位皮肤状态，与手术切口的距离不小于 15 cm。

(3) 评估电刀笔、腔镜电棒、电钩机双极电凝钳及连接线的绝缘性和完整性。

(4) 评估手术间环境，高频电刀机器安全置于手术使用方便适宜处，检查设备是否处于功能状态。

（三）操作前准备

1. 环境　手术间洁净环境指标正常运行、清洁、安静；环境安全。

2. 物品　高频电刀主机及电源连接线、一次性电刀负极板、负极板连接线、脚控开关（单双极各一）、无菌单双极电刀线、无菌单双极电刀头（镊）及保护套。

3. 患者　患者安全，生命体征稳定。

4. 护士

（1）着装整洁，规范。

（2）指甲平短、清洁，不涂指甲油。

（3）不戴耳环、手镯和戒指。

（4）口罩、帽子佩戴规范。

（四）操作步骤

（1）洗手，戴口罩。

（2）检查用物是否齐全。

（3）接电源，打开电源开关。

（4）开输出开关，电刀机自动检测。显示屏显示各参数自动归零。

（5）根据手术需要选择单极或双极使用模式。单极包括电切和电凝，电切分为单纯切割、混盒切割，混盒切割从低到高分 1 级、2 级、3 级。电凝又分为喷凝、强凝、弱凝。

（6）选择电流输出控制方式，手控、脚控、自动控制（很少用）。

（7）根据手术类别和患者的年龄设置输出功率，手术前按常规设置。

（8）负极线安装一次性负极板。

（9）将负极板妥善粘贴于距离切口≥15 cm，患者身体肌肉、血管丰富位置。

（10）将脚踏放置于手术者适宜使用处。

（11）手术开始时将无菌电刀线连接于电刀的单或双极的对应处。接上电刀头或钳、镊。

（12）请医生按（手控）或踩（脚控）一下控制开关，检查电刀的功能是否完好。

（13）手术中电刀头（镊）应配放安全套装置，在不用时存放电刀，以免灼伤患者。

（14）电刀头上的结痂及时清理，以免影响使用效果。

（15）手术中根据医生的需求及时调节。

（16）手术结束，断开连接线，关电流输出开关，关电源开关。

（17）整理电刀机及其附件。

（五）注意事项

（1）高频电刀应有专人负责，定期检查测试和维修。使用前检查附件、电线的完整性，破损后禁止使用。

（2）清洁前断开电源，禁止使用有腐蚀性的清洗液或消毒液。

（3）检查患者是否戴项链、耳环、戒指，是否穿弹力袜，是否有文身，体内是否有金属异物如金属义齿，各种关节内固定物、金属瓣膜、助听器、齿科器具等，是否安装心脏起搏器，无法取出者尽量使用双极电凝或超声刀，使高频电流避开金属植入物，防止电流对组织内外的灼伤。

（4）安置体位时，应避免身体接触金属部位，患者和金属床之间有 4 cm 以上的绝缘层。术中手术人员及时更换破损的橡皮手套。

(5) 负极板贴服于血管丰富或肌肉丰富靠近手术部位的皮肤光洁完整处，避免骨性突起组织或血管缺乏部位及身体不规则处。避开切口和消毒部位。防止消毒液渗入负极板。

(6) 禁止折叠、裁剪负极板，负极板位置避免与切口的连线穿过心脏，儿童、婴幼儿选用专用负极板。

二、超声刀

(一) 目的

规范超声刀的操作规程，指导手术室护士正确评估、使用和维护，手术医生标准操作，减少操作中的安全隐患，实现手术中使用超声刀对机体组织进行游离、切割及凝血的目的。

(二) 评估

(1) 评估手术间环境，符合操作环境需求。

(2) 评估超声刀设备及附件完整性，是否处于功能状态。

(3) 评估超声刀放置位置是否安全。

(三) 操作前准备

1. 环境　手术间洁净环境指标正常运行、清洁、安静；环境安全。

2. 物品　超声刀机及电源连接线、超声刀手柄及连接线、无菌超声刀头、超声刀固定扳手、脚控开关。

3. 患者　患者安全，生命体征稳定。

4. 护士

(1) 着装整洁，规范。

(2) 指甲平短、清洁，不涂指甲油。

(3) 不戴耳环、手镯和戒指。

(4) 口罩、帽子佩戴规范。

(四) 操作步骤

(1) 洗手，戴口罩。

(2) 检查用物是否齐全。

(3) 将脚踏放置于手术者适宜使用处。

(4) 手术开始时将超声刀手柄线连接于超声刀机上的对应插口处。

(5) 用腔镜套按无菌操作套好上台，将无菌超声刀头与手柄连接。

(6) 用固定扳手拧紧，并听到“咔嚓”两声。

(7) 打开电源开关。

(8) 超声刀设备自动检测。“Stand by”键灯亮，显示屏显示参数“3”和“5”。

(9) 选择输出控制方式（手控或脚控）。

(10) 根据手术类别和患者的年龄设置输出功率，手术前按常规设置。

(11) 按下“Stand by”键，洗手护士持续手按（或脚踩）输出控制开关，检测超声刀各部件状态，检测通过，显示屏显示设定参数。超声刀即可使用。

(12) 手术中超声刀头应安全放置，不用时及时擦净，置于适宜处。以免污染及损坏。

(13) 超声刀头上结痂及时清理，以免影响使用。

(14) 手术中根据医生的需求及时调节。

(15) 手术结束，关电源开关，断开连接线。

(16) 整理超声刀设备及其附件。

(五) 注意事项

(1) 超声刀应有专人负责，定期检查测试和维修。使用前检查附件、电线的完整性，破损者禁止使用。

(2) 清洁前断开电源，禁止使用有腐蚀性的清洗液或消毒液。

(3) 将超声刀各部件连接好后才能开电源和测试开关，以免在连接和测试过程中造成意外损伤。

(4) 检测不通过，超声刀设备发出报警声，显示屏并显示报警原因。根据报警原因解决问题。

(5) 超声刀头及手柄不可折、压、扭曲、过度牵拉。

三、能量平台

(一) 目的

规范能量平台操作规程，指导手术室护士正确评估、使用和维护，手术医生标准操作，减少操作中的安全隐患，实现能量平台血管闭合处理止血目的。

(二) 评估

(1) 评估手术间环境，是否符合操作需求。

(2) 评估能量平台设备及附件完整性，是否处于功能状态。

(3) 评估能量平台设备及附件放置位置是否安全。

(三) 操作前准备

1. 环境　手术间洁净环境指标正常运行、清洁、安静；环境安全。

2. 物品　能量平台机及电源连接线、闭合器手柄及手柄线、脚控开关。

3. 患者　患者安全、生命体征稳定。

4. 护士

(1) 着装整洁，规范。

(2) 指甲平短、清洁，不涂指甲油。

(3) 不戴耳环、手镯和戒指。

(4) 口罩、帽子佩戴规范。

(四) 操作步骤

(1) 洗手，戴口罩。

(2) 检查用物是否齐全。

(3) 使用前根据手术类型选择合适的闭合钳和输出功率。

(4) 连接电源和脚踏，将脚踏放置于手术者适宜使用处。

(5) 将闭合器手柄线与主机插口相连。

(6) 开机自检，并调节有效功率。

(7) 使用时，保持钳口部分清洁，出现焦痂凝集，应及时进行擦拭。

(8) 手术结束，关闭电源开关，拔出手柄线接口，拔出电源。

(9) 整理设备并做好使用登记。

(五) 注意事项

(1) 按照生产厂家说明规范安装，正确使用。

(2) 用于术中组织切割、凝血时，血管、淋巴管及组织束的闭合直径≤7 mm。

(3) 从穿刺器中取出器械时应闭合钳口，停止激发。

(4) 不应过度用力将组织挤入钳口底端。

(5) 确定钳口完全闭合后再激发，激发时避免牵拉组织。

(6) 不宜在同一部位重复闭合，若需再次闭合，需重于前次闭合的1/3处。

(7) 如有报警时应及时排除故障或停止使用。

(高兴莲)

第十一节　手术肢体无创止血技术

一、目的

规范肢体无创止血设备操作规程，指导手术室护士正确评估、使用和维护，手术医生标准操作，减少操作中的安全隐患，实现创伤止血，创造无血、清晰的手术野的目的。

二、评估

1. 评估手术

(1) 与手术医生确认手术是否使用气压止血带（无创止血方法）。

(2) 根据手术适应证准备气压止血带。四肢肿瘤、感染严重、血栓等患者禁止使用气压止血带（驱血带）。

(3) 护士应了解相关风险与并发症。

2. 评估患者

(1) 皮肤状况：拟使用袖带部位及远端皮肤无破损、肢体感染等。

(2) 肢体周长和形状：选择合适型号止血带袖套，确保袖套腔可完全覆盖肢体并扣紧。

(3) 既往病史：血管病史，静脉血栓病史，循环异常或周围动脉损伤病史，透析通路、肿瘤病史、有无骨折、体内金属植入物、PICC导管等。

3. 评估设备

(1) 检查主机状态：确认整套止血带装置功能正常、清洁。调节的模式、参数符合手术需求。

(2) 检查袖套：外观清洁、衬垫平整、气囊及连接管完好，连接件无破损、漏气；扣和绑带完整（非无菌性止血带）。

(3) 准备止血带主机：放置在患侧绑止血带部位的上方（头侧）备用。

三、操作前准备

1. 环境　层流正常运行、清洁、安静；环境安全。

2. 物品　止血仪、止血带、驱血带、保护衬垫。

3. 患者　患者安全、生命体征稳定、无使用气压止血带的禁忌证。

4. 护士

(1) 着装整洁，规范。

(2) 指甲平短、清洁，不涂指甲油。

(3) 不戴耳环、手镯和戒指。

(4) 口罩、帽子佩戴规范。

(5) 接触患者之前，保持双手暖和。

四、操作步骤

(1) 洗手，戴口罩。

(2) 检查用物是否齐全。

(3) 接电源，打开电源开关，机器自检。

(4) 将专用接头连接于电动止血仪的对应插口上。

(5) 设置止血带安全检查参数：压力 20 kPa，时间：1 min。

(6) 检查止血带：将止血带平铺，止血带导管连接于专用接头，按充气开关，使止血带充分充盈，电动止血仪不报警为安全止血带。

(7) 将设置时间降至“0”，按放气开关放气，待设置压力降至“0”，断开止血带与专用接头。

(8) 上止血带：肢体皮肤上止血带位置套弹力棉质套，止血带的光滑面紧贴棉质套，止血带连接导管位于肢体上方，将止血带轻微加压均匀用力地完全包裹肢体。

(9) 设置止血带使用参数：①成人上肢压力 40～60 kPa，时间 60～90 min。②成人下肢压力 60～80 kPa，时间 90～120 min。③小儿上肢压力 20～40 kPa，时间 30～45 min。④小儿下肢压力 40～60 kPa，时间 45～60 min。

(10) 肢体驱血：抬高肢体 45°，从肢体远端向近端用力缠绕驱血带驱血。四肢有肿瘤、严重感染的患者避免驱血。

(11) 按充气开关充气，当压力升至设定值时即停止充气，设定时间开始倒计时。

(12) 放平肢体。

(13) 剩下 10 min、5 min 时电动止血仪自动报警，提示手术医生。

(14) 停止止血带止血：首先将时间降至“0”，然后按放气开关放气，待压力降至“0”时，断开止血带导管与接头。

(15) 关电源开关。

(16) 整理止血带、止血仪及其附件。

(17) 详细记录（麻醉记录单上）。

五、注意事项

(1) 遵循生产厂家的使用说明进行操作。

(2) 遵医嘱使用气压止血带，并与手术医生、麻醉医生再次复述、核对确认，记录时间。

(3) 如需继续使用时，应先放气 10～15 min 后再充气并重新计时。重复使用时，充气时间应缩短，间歇时间相对延长，缩短肢体缺血时间。

(4) 严格掌握止血带使用禁忌证、压力和时间，避免发生止血带并发症。

(5) 高原使用止血带时，应严格控制使用时限和压力，尽量缩短在 60 min 内。

(6) 把握好使用止血带的部位及松紧度，并加以内衬垫保护皮肤。

(7) 提示音应调至工作人员可清晰听到的音量。

(8) 双侧肢体同时使用气压止血带，应将设备、线材标示清楚。

(9) 止血带放气：应注意速度，关注生命体征，遵医嘱调节输液速度。

(10) 操作人员需经过气压止血带的培训后方可进行操作。

(11) 使用后的止血带均应及时清洁，保证清洁、无污垢、无血迹残留。

(12) 仪器应定期检测、校正及保养，并做好记录。

（高兴莲）

第十二节　手术标本送检配合技术

一、目的

规范手术人员的标本离体、送检、固定、交接等流程，实现各类手术标本离体后及时送检、妥善固定、安全送检的目的。

二、评估

1. 评估环境　标本间应清洁、明亮、无异味，操作台干燥无污渍，送检标本设备（电脑、扫码枪、密闭箱、标本盒、冷藏箱等）正常。

2. 评估标本　评估送检标本类别（择期、冰冻等），根据不同类别选择送检方式；评估标本大小、空腔或实体，根据专业要求，切开标本后固定。

3. 评估交接情况　评估标本交接数量与存放容器，夜值人员评估标本是否固定妥当。

三、操作前准备

1. 环境　手术间洁净环境指标正常运行、清洁、安静；环境安全。

2. 物品　标本袋（大、中、小号）、专用标本袋标签、标本固定保存液（10%中性缓冲甲醛固定液）、病理检查申请单、笔、手套、带盖污物桶、登记簿、抹布。

3. 患者　患者安全、生命体征稳定。

4. 护士

(1) 着装整洁，规范。

(2) 指甲平短、清洁，不涂指甲油。

(3) 不戴耳环、手镯和戒指。

(4) 口罩、帽子佩戴规范。

四、操作步骤

（1）洗手，戴口罩。

（2）备齐用物，备清洁干燥操作台。

（3）手术台上保管手术医生切除的患者组织，不同部位、不同类别的组织明显区别，分类保管。

（4）根据标本的大小、数量选择合适的标本袋。

（5）检查标本袋是否破损，袋内装气封口后挤压，检查是否能密封。

（6）在标本袋标签上逐项填写患者姓名、年龄、住院号、科别、床号、标本名称及日期。

（7）标本切下后，巡回护士戴手套，打开标本袋封口，手术医生将标本按规范切好装入袋内，倒入标本固定保存液固定标本，固定液需将标本全部浸泡，检查标本袋是否漏水。

（8）每个标本袋只装一个标本，与手术医生一起核对标本与标签上注明的标本名称是否相符。

（9）将标本放入密闭转运箱内，脱手套，将手套丢进污物桶内。

（10）手术结束后，巡回护士与手术医生一起携标本转运箱到手术室家属等候区，呼叫患者家属，核对好家属与患者的关系后，请家属看标本，并向患者家属做好解释。

（11）巡回护士与手术医生一起携标本转运箱到标本间，置于操作台上，戴手套。

（12）手术医生在电脑上填写并打印病理检查申请单及标签，标签贴于袋上，再次双人核对，确保无误。

（13）将装有标本的标本袋置于标本集中处。病理检查申请单置于指定处，擦净操作台。

（14）脱手套，将手套丢进污物桶内。

（15）在标本登记簿上登记患者姓名、年龄、住院号、科别、标本名称、标本数量、送检日期和时间，签名。

（16）在规定时间段由手术室安排专人整理、核对现所有标本，交与病理科收集标本者，双方核对，并在交班本上签名。

（17）整理用物，保持标本间干净整洁。

五、注意事项

（1）手术中切下的任何组织都要妥善保存。手术结束后经与手术医生两次核对确认后，方可丢弃不需送检组织。

（2）同一患者有数个标本时，标本要排序，标本袋标签上依次注明序号（如 1、2、3 等）。并与病理检查单上的序号及标本名称一致。

（3）标签上填写标本名称前询问手术医生正确标本名称，按要求填写后，再与手术医生核对标本名称，登记前还要与病理检查单核对。

（4）清醒手术患者，送标本前要询问患者是否看标本，满足患者的需求。

（5）标本固定液量应为固定标本体积的 10 倍以上，常温固定。

（6）标本从离体到固定时间不超过 60 min。

（高兴莲　王曾妍）

第十三节　术后麻醉恢复护理技术

一、目的

（1）做好术后患者的麻醉恢复相关护理工作。

（2）规范执行护理技术，保障治疗效果及患者安全。

（3）与患者家属良好沟通，让服务对象体验良好。

二、评估

（1）术间拔管后，要礼貌称呼并真诚问候患者，向患者进行自我介绍。沟通时，与患者保持目光交流。

（2）对于清醒患者告知术后即将进行的各项操作技术目的，让患者理解并同意。

（3）评估患者手术情况、体温、循环系统、呼吸系统、神经系统、肾功能、手术部位、各类引流管以及动脉、静脉通道是否通畅、疼痛或舒适度水平、患者的皮肤等，并做好减压、保暖和皮肤清洁。

（4）评估中，如发现术后患者有不适或特殊需求，及时给予相应处理或帮助。

三、操作前准备

1. 环境　环境清洁、安静；光线充足；温度、湿度适宜。环境温度可调节。

2. 物品　多功能治疗车、中心供氧装置、负压吸引器、湿化吸氧瓶、多功能监护仪、呼吸机、各种型号气管导管、硬膜外穿刺包、动静脉穿刺包、喉镜、简易呼吸气囊、除颤仪、心电图机、注射泵、气管切开包、听诊器、记录单、笔、弯盘、生活/医用垃圾桶等。

3. 患者　如患者有特殊心理状况，影响操作实施，相关工作人员对患者进行心理支持。

4. 护士

（1）佩戴胸牌，服装整洁，符合麻醉后监测治疗室（PACU）的要求。

（2）洗手、戴口罩。

（3）保持良好的情绪状态。

（4）接触患者之前，保持双手暖和。

四、操作步骤

（1）核对患者姓名、住院号等信息。迎接并安置患者，与手术室护士、术间麻醉医生、外科医生做好交接班，了解麻醉方式、手术部位与名称、术中情况、术后诊断、皮肤及输液情况。填写护理记录单及患者交接卡。

（2）清醒患者，告知患者开始操作，协助患者取舒适、安全卧位，注意保暖。了解患者对舒适体位的需求，结合患者的需求，协助其采取舒适的体位。

（3）监测患者生命体征、外周血氧饱和度，必要时监测呼气末 CO_2、动脉血压等，视病情设定报警上下限，及时处理各项报警。

(4) 给予鼻导管给氧，必要时面罩给氧或呼吸机辅助呼吸，并根据病情调节氧流量和氧浓度。上呼吸机者观察呼吸机运转情况及自主呼吸恢复情况。

(5) 麻醉未醒前，注意约束患者肢体，加床栏，妥善固定各种管道，防止发生坠床、管道脱落、输液针头脱出、自行拔管等意外。

(6) 加强对患者的巡视，注意有无术后早期并发症：如气道阻塞、低氧血症、高血压、低血压、呕吐、疼痛等，发现问题及时报告医生处理。

(7) 准确及时记录各项参数，苏醒前每 5 min 记录生命体征一次，拔出气管导管后，每 15 min 记录一次，病情变化及抢救患者随时记录。

(8) 专人护理，评估患者病情（循环、呼吸、血氧饱和度、意识及肌力），掌握拔管时机，配合医生拔出气管导管，鼓励患者做深呼吸并协助患者咳嗽和排痰。拔管后常规吸氧并观察患者呼吸、血氧饱和度变化。

(9) 正确及时执行各种医嘱并记录，注意观察患者用药后的反应。

(10) 高热患者按高热护理常规，低温患者复温时防止烫伤。

(11) 保持输液通畅，及时更换液体，防止液体外渗，视病情调节输液速度，必要时用输液泵控制输液。

(12) 观察伤口渗血、渗液情况，保持敷料清洁、干燥、固定，避免脱落。发现异常及时报告医生处理。

(13) 妥善固定各引流管，保持各引流管通畅，观察并记录引流液颜色、量与性状，发现异常及时报告医生处理。

(14) 正确留取各项检验标本并及时送检。

(15) 对留置动脉置管者，应注意保护，防止脱出、堵塞。转出 PACU 前拔除，并按压 5 min 以上。

(16) 操作中密切观察患者病情，倾听患者的主述，如发现任何异常应立即暂停操作，给予相应的处理。

(17) 患者呼吸、循环功能稳定，麻醉苏醒完全即可转出 PACU（对需要转出的患者做两个评估：①意识评估；②转出标准），并与病房医护人员详细交班，有术后镇痛泵患者应与家属交代有关注意事项。

(18) 操作中密切观察患者病情，倾听患者的主述，如发现任何异常应立即暂停操作，给予相应的处理。

(19) 做好患者入室前床单位的准备、出室后床单位的整理以及终末消毒处理。

(20) 洗手、记录、签名。

五、注意事项

(1) 患者麻醉未清醒时取平卧位，头偏向一侧，若患者出现恶心、呕吐，嘱患者放松情绪、深呼吸，以减轻紧张感。对呕吐频繁患者，应保持胃肠减压通畅，及时清除呕吐物，必要时遵医嘱使用药物。

(2) 密切观察患者有无舌后坠、口腔内有分泌物、发绀、呼吸困难及鼾声等征象。对舌后坠患者应托起其下颌，将头后仰，置入口咽通气道；清除口腔内分泌物或异物，解除梗阻；对轻度喉头水肿者可遵医嘱给予激素治疗，重症者应协助医师行气管切开并护理。

(3) 密切观察患者的意识、生命体征和面色，注意有无呼吸急促、发绀、烦躁不安、心动过速、心律不齐、血压升高等低氧血症征象，若患者出现低氧血症，应予以有效吸氧，必要时配合医师行机械通气治疗和护理。

(4) 全麻患者苏醒过程中常会出现躁动不安与幻觉，容易发生意外伤害，应注意适当防护，必要时加以约束，防止患者发生坠床、碰撞及静脉输液管道或引流管脱落等意外。

(范德兰)

第十四节　自体血回收机操作技术

一、目的

(1) 用于解决血液资源紧张和避免因输入异体血而对患者身体健康产生危害。

(2) 减少血小板损耗，防止术后渗血。

(3) 保障治疗效果及患者安全。

(4) 增进患者对相关知识的了解及自我效能感。

(5) 服务对象对护理有良好的体验。

二、评估

(1) 礼貌称呼并真诚问候患者；如有家属在旁，主动与家属打招呼。向患者及家属进行自我介绍。

(2) 告知患者即将进行的自体血回收机操作技术目的，患者理解并同意。如患者对该项技术及相关事项有疑问，给予解释；如患者或家属拒绝治疗，应与医生沟通。

(3) 评估患者生命体征、全身状况、输血指征、输血过敏史等。

(4) 评估患者的输血途径、穿刺部位皮肤和血管情况，尽量选择粗、直、弹性好，易固定的血管。

三、操作前准备

1. 环境　环境清洁、安静；光线充足；温度、湿度适宜。环境温度可调节。

2. 物品　多功能治疗车、血液回收机 1 架、一次性使用配套物品 1 套，包括吸引管、抗凝药袋、储血器、血液回收罐、清洗液袋、浓缩血袋、废液袋；肝素 2 支，10 mL 注射器，配好抗凝液(肝素盐水：500 mL 生理盐水加入 12 500 U/支的肝素 2 支)、生理盐水数瓶、负压吸引装置 1 套、记录单、笔、弯盘、生活/医用垃圾桶。

3. 患者　患者安全，生命体征稳定。

4. 护士

(1) 服装整洁规范，符合手术室要求。

(2) 洗手、戴口罩。

（3）保持良好的情绪状态。

（4）接触患者之前，保持双手暖和。

四、操作步骤

（1）操作前检查自体血液回收机，保持性能良好。

（2）接通电源，检查仪器。

（3）一次性用品的安装：①配制抗凝剂，生理盐水 500 mL＋肝素 1 支（12 500 U）混合。②安装贮血器、进水管道接头、负压吸引管道，调节负压在 10.7～16.0 kPa。③夹闭近患者侧引流管后，无菌操作下将进血管道一端连接吸引器接头，另一端连接贮血器的进血接口。④将输液器针头插入肝素盐水中，并向进血管道和贮血器内预充 50～100 mL 的肝素生理盐水，以防管道内发生凝血。调节肝素盐水的滴速。⑤安装废液袋和血液回收罐，将排液管道与废液袋相连接。⑥将进血管道卡入气泡监测槽，关闭离心盖。⑦将连接滚轮泵的软管放入滚轮泵管槽，关闭泵夹再盖泵盖。⑧打开电源开关，机器显示通电。按松夹键，管道夹松开，分别将进血管、洗涤剂管、排空管装入相对应的管道夹内。⑨将进血管道连接于贮血器的出血管口上。⑩将洗涤管与生理盐水洗涤液相连接。

（4）手控血液回收的处理程序：①接电源，开机，松开止进夹，15 s 后自动关闭。呈进血等待状态。②肝素生理盐水与回收血的比例为 1∶5，一般为 20～80 滴/min。③按手动键，显示器出现“手动操作”界面，将所有的人工夹完全松开。④按进血键，离心杯旋转至 5 600 转/min，贮血器内的血液被转动的滚轮泵泵入离心杯，使离心杯内逐渐出现红细胞层。当显示器出现“探到血层”时按清洗键。⑤按清洗键，当出血量达不到“探到血层”时，也可以进行清洗，一般清洗1 次需要生理盐水 1 000 mL，追加清洗时需要生理盐水 1 500～2 000 mL。⑥按排空键，滚轮泵开始逆时针旋转，将离心杯内的血液泵回输血袋内，如离心杯排空不足，可重复按排空键，每次排空量大约为 30 mL。⑦按停止键，结束一次回收程序。⑧按总结键，显示屏立即显示各种数据。⑨将血袋取下后连接输血器即可将血液回输给患者。

（5）手术结束后拆除耗材。

（6）清洁仪器后关机待用。

（7）洗手、记录、签名。

五、注意事项

（1）熟悉机器性能，掌握使用和保养方法，经常进行检查测试。

（2）尽量降低负压，吸引管的口径要大，防止溶血和提高红细胞回收率。

（3）严格执行无菌操作回收血液时，应对引流瓶的导管管口及负压吸引接头处进行严密的消毒处理，可用安尔碘棉球擦拭引流瓶的导管管口及负吸接头处。

（4）掌握肝素的应用，每次使用机器前应用肝素生理盐水 100 mL 冲洗贮血器内部，操作中肝素生理盐水以 1 滴/s 的速度为标准，以防止血液发生凝集。

（5）一次性用品按照医疗废物管理条例处理，仪器使用后擦拭血迹和污渍。

（范德兰）

第十五节　苏醒评估技术

一、目的

（1）观察手术疗效及进行术后护理。

（2）通过观察生命体征变化，观察疾病发生发展的规律，为诊断、治疗、护理提供依据。

（3）保障治疗效果及患者安全。

（4）增进患者对相关知识的了解及自我效能感。

（5）服务对象对护理有良好的体验。

二、评估

（1）告知患者即将进行的操作技术目的，患者理解并同意。如患者对该项技术及相关事项有疑问，给予解释。

（2）评估患者活动度，呼吸系统、循环系统、神经系统状态，氧饱和度等。

（3）评估中，如发现患者有不适或特殊需求，及时给予相应处理或帮助。

三、操作前准备

1. 环境　环境清洁、安静；光线充足；温度、湿度适宜。环境温度可调节。

2. 物品　多功能治疗车、中心供氧装置、负压吸引器、湿化吸氧瓶、多功能监护仪、呼吸机、各种型号气管导管、硬膜外穿刺包、动静脉穿刺包、麻醉喉镜、简易呼吸气囊、除颤仪、心电图机、注射泵、气管切开包、记录单、笔、弯盘、生活/医用垃圾桶。

3. 护士

（1）佩戴胸牌，服装整洁。

（2）洗手、戴口罩。

（3）保持良好的情绪状态。

（4）接触患者之前，保持双手暖和。

四、操作步骤

（1）核对患者信息，保证患者床号、姓名、住院号或就诊卡号、时间等信息正确。

（2）核对用物。

（3）告知患者开始操作，协助患者取舒适、安全卧位，注意保暖。了解患者对舒适体位的需求，结合患者的需求，协助其采取舒适的体位。

（4）首先评估患者意识是否清楚，定向能力是否恢复，平卧时抬头＞5 s。能辨认时间、地点，能完成指令性动作。

（5）评估患者运动神经阻滞状况和肌张力恢复情况。

（6）评估患者无急性麻醉或手术并发症，如呼吸道水肿、神经损伤、恶心、呕吐等。可能出现的术后并发症（如出血、血管损伤等）经确认控制。

(7) 评估患者呼吸道通畅，保护性吞咽、咳嗽反射恢复，不需要口咽或鼻咽通气道，通气功能正需呼吸频率在12～30次/min，能自行咳嗽，排除呼吸道分泌物，$PaCO_2$能保持在正常范围内，面罩吸氧的PaO_2不低于70 mmHg，SpO_2不低95%。

(8) 评估患者尿量是否>25 mL/h，电解质及血细胞比容在正常范围内。

(9) 测量患者体温是否在正常范围。

(10) 观察患者手术区域或全身状况稳定。

(11) 评估患者术后在恢复室用过镇静、镇痛药的患者，用药后至少观察30 min，确保这些药物的峰值已过，并且没有任何副作用产生，方可转出恢复室。

(12) 评估患者疼痛和呕吐已控制。

(13) 按照Aldrete评分标准，患者需被评分达9分以上，方可拔管。

(14) 操作中密切观察患者病情，倾听患者的主述，如发现任何异常应立即暂停操作，给予相应的处理。

(15) 询问患者有何其他需求并提供相应护理；对患者提出的疑问，耐心解答。口头感谢患者的配合。

(16) 洗手、记录、签名。

五、注意事项

麻醉恢复室的专科护士应在充分评估患者后，确认其生理功能平稳后经医师评估，方能让患者离开麻醉恢复室。

（范德兰）

第十六节　麻醉躁动约束技术

一、目的

(1) 确保患者安全，保证治疗、护理顺利进行。

(2) 防止患者过度活动，以利于诊疗操作顺利进行或者防止损伤肢体。

(3) 规范执行护理技术，保障治疗效果及患者安全。

(4) 增进患者对相关知识的了解及自我效能感。

(5) 做好与患者及家属的沟通，服务对象感觉良好。

二、评估

(1) 告知患者即将进行的操作技术目的，患者理解并同意。如患者对该项技术及相关事项有疑问，给予解释。

(2) 了解患者病情、评估意识状态、肢体活动度，约束部位皮肤色泽、温度及完整性。

(3) 评估需要使用保护具的种类和时间。

(4) 向患者解释约束的必要性，保护的作用及使用方法。

（5）评估中，如发现患者有不适或特殊需求，及时给予相应处理或帮助。

三、操作前准备

1. 环境　环境清洁、安静；光线充足；温度、湿度适宜。环境温度可调节。

2. 物品　根据约束部位不同准备相关约束物品、棉垫、大单、绷带、记录单、笔、弯盘、生活/医用垃圾桶。

3. 护士

（1）佩戴胸牌，服装整洁。

（2）洗手、戴口罩。

（3）保持良好的情绪状态。

（4）接触患者之前，保持双手暖和。

四、操作步骤

（1）核对患者信息，保证患者姓名、住院号或就诊卡号、时间等信息无误。

（2）核对用物。

（3）携用物至患者床旁，确认患者身份，核对患者的姓名、住院号或就诊卡号等身份信息。

（4）告知患者开始操作，协助患者取舒适、安全卧位，注意保暖。了解患者对舒适体位的需求，结合患者的需求，协助其采取舒适的体位。

（5）肩部约束：暴露患者双肩，将患者双侧腋下垫棉垫，将保护带置于患者双肩下，在背部交叉后分别固定于床头为患者盖好被，整理床单位及用物。

（6）肢体约束：暴露患者腕部或者踝部用棉垫包裹腕部或者踝部；将保护带打成双套结套在棉垫外稍拉紧，使之不松脱，将保护带系于两侧床沿，为患者盖好被整理床单位及用物。

（7）膝部约束法：膝部垫上棉垫，将约束带横放在两膝上，用宽带下的两头带护住膝关节，系上细带，再把宽带系在床沿下，松紧度适宜，使肢体处于功能位置。

（8）全身约束：将大单折成自患儿肩部至踝部的长度，将患儿放于中间 用靠近护士一侧的大单紧紧包裹同侧患儿的手足至对侧，自患儿腋窝下掖于身下，再将大单的另一侧包裹手臂及身体后，紧掖于靠护士一侧身下；如患儿过分活动，可用绷带系好。患者肢体处于功能位，注意保暖，建立保护性约束的观察记录单。

（9）操作中密切观察患者病情，倾听患者的主述，如发现任何异常应立即暂停操作，给予相应的处理。

（10）询问患者有何其他需求并提供相应护理；对患者提出的疑问，耐心解答。口头感谢患者的配合。

（11）洗手、记录、签名。

五、注意事项

（1）极度消瘦、局部血液循环障碍的患者，准备柔软的保护垫。

（2）约束带系成活结，松紧度以患者活动时肢体不易脱出、不影响血液循环为宜，以能伸进一二指为原则。

(3) 约束带应固定于病床沿、床头或座椅上（约束背心），不能系在床栏上。

(4) 1 h 巡视患者一次，约束带 2 h 松解一次，间歇 3～5 min，4 h 评估一次。

(5) 翻身或搬动患者时，应松解约束带。

(6) 松解约束带时，加强看护，防止意外的发生。

(7) 观察末梢循环情况：皮肤颜色、温度、动脉搏动、毛细血管充盈时间、水肿等。遇约束部位皮肤苍白、发绀、麻木、刺痛、冰冷必要时，应立刻放松约束带，行局部按摩。

(8) 约束带只能作为保护患者安全、保证治疗的方法，使用时间不宜过长，病情稳定 4 h 以上或者治疗结后，应及时解除约束。

（范德兰）

第十七节　人工气道管理技术

一、气管切开护理技术

（一）目的

(1) 解除喉梗阻，恢复呼吸道通畅，改善肺部换气功能，便于吸出下呼吸道分泌物。

(2) 保障治疗效果及患者安全。

(3) 增进患者对相关知识的了解及自我效能感。

(4) 服务对象对护理有良好的体验。

（二）评估

(1) 礼貌称呼并真诚问候患者；如有家属在旁，主动与家属打招呼。向患者及家属进行自我介绍。

(2) 告知患者即将进行的操作技术目的，患者理解并同意。如患者对该项技术及相关事项有疑问，给予解释；如患者或家属拒绝治疗，应与医生沟通。

(3) 评估患者病情、意识状态、呼吸情况、痰鸣音、颈部皮肤情况；评估患者的心理状态，是否存在焦虑、抑郁、不配合心理，必要时进行相应干预以保证护理操作的顺利实施，如气管切开相关知识的健康教育，及时耐心地安慰、倾听与沟通，或寻求其他医护人员的支持与帮助等。

(4) 了解患者有无家属或陪护人员陪伴。

(5) 评估中，如发现患者有不适或特殊需求，及时给予相应处理或帮助。

（三）操作前准备

1. 环境　环境清洁、安静；光线充足；温度、湿度适宜。环境温度可调节。

2. 物品　无菌治疗盘内备换药碗 2 只、开口纱布 1 块、乙醇棉球、无菌镊子 2 把、同型号内套管 1 副，弯盘，胶布，一次性手套；床边备吸引装置、吸痰盘内置无菌碗 2 只（分别盛盐水纱布和生理盐水、无菌镊子 2 把）、湿化液、吸痰管数根，听诊器，无菌手套，无菌治疗巾、弯盘、快速干手消毒剂、记录单、笔、生活/医用垃圾桶。

3. 护士

(1) 佩戴胸牌，服装整洁。

（2）洗手、戴口罩。

（3）保持良好的情绪状态。

（4）接触患者之前，保持双手暖和。

（四）操作步骤

（1）核对患者信息，保证患者姓名、住院号或就诊卡号、时间等信息无误。

（2）核对用物。

（3）敲门进病室，携用物至患者床旁，确认患者身份，核对患者的姓名、住院号或就诊卡号等身份信息。

（4）告知患者开始操作，协助患者取舒适、安全卧位，注意保暖。了解患者对舒适体位的需求，结合患者的需求，协助其采取舒适的体位。

（5）吸痰：①观察面色，听两肺呼吸音，根据需要吸痰。协助患者去枕，使头尽量后仰。②呼吸机的氧浓度调至100%，给予患者纯氧2 min（氧导管吸氧者调高氧气流量10～12 L/min），以防止吸痰造成的低氧血症。③调节中心负压吸引压力0.04～0.053 MPa，检查吸痰管，打开外包装，戴无菌手套，取出吸痰管与负压管连接。④左手断开呼吸机与气管导管，将呼吸机接头放在无菌巾上。右手迅速并轻轻地沿气管导管送入吸痰管，吸痰管遇阻力略上提后加负压，边上提边旋转边吸引，避免在气管内上下提插。吸痰过程中观察患者面色及痰液情况、SpO_2、生命体征变化。⑤吸痰结束后立即接呼吸机通气，给予患者100%的纯氧2 min（或置氧导管10～12 L/min），待血氧饱和度升至正常水平后再将氧浓度调至原来水平。冲洗吸痰管和负压吸引管，评估患者痰液是否吸净，如需再次吸痰应重新更换吸痰管，按规程再次吸痰。脱下手套包裹吸痰管断开连接丢入医疗废物袋内。

（6）伤口换药：①快速消毒手，戴一次性手套，一手固定套管，一手旋转套管卡口取出内套管放于弯盘内，取下切口纱布垫，观察其分泌物颜色，放入医疗废物垃圾袋内，脱手套。②快速消毒手后用无菌镊子取盐水棉球挤干，一手持镊固定外套管，一手持镊子夹持棉球由内向外擦拭套管外口；同法用乙醇棉球擦拭套管下方的皮肤至切口周围15 cm；用镊子将开口纱布开口向上置于套管下方，胶布固定。③右手持无菌镊将准备好的内套管按气管方向置于外套内，旋转卡口固定，沿套管壁滴入湿化液2 mL，用换药碗中的镊子挤干盐水纱布覆盖于套管口。④检查系带松紧度，以容纳一指为宜，系死结。协助患者摆好体位，整理床单位。

（7）操作中密切观察患者病情，倾听患者的主述，如发现任何异常应立即暂停操作，给予相应的处理。

（8）操作结束后协助患者取舒适卧位，整理好床单位，将呼叫器放在患者易取处。向患者及家属说明，如有需要随时按铃呼叫。

（9）询问患者有何其他需求并提供相应护理；对患者提出的疑问，耐心解答。口头感谢患者的配合。

（10）洗手、记录、签名。

（五）注意事项

（1）严格无菌操作预防感染；操作宜轻，避免套管活动引起咳嗽。

（2）每日两次切口护理及口腔护理，观察套管有无移位，切口有无感染，如敷料及切口有异常分泌物应及时送检做分泌物培养及药敏试验。金属内套管每天清洗消毒2～3次。长期置管遵医嘱定期更换气管套管。

(3) 妥善固定防止套管滑脱，必要时约束患者双手以防止患者意外拔管。密切观察病情及生命体征，若患者呼吸困难，皮下或纵隔气肿，气管内及切口有活动性出血等及时报告医生并配合处理。

(4) 按需及时吸痰，配合翻身、气道湿化，清醒患者指导有效咳嗽，遵医嘱予雾化吸入和排痰治疗。

(5) 堵管和拔管：遵医嘱试行部分堵管 1～2 d，无呼吸困难及缺氧症状时再完全堵管 2～4 d，仍无不良反应即可拔管，拔管后 24 h 床边常规备气管切开包。

二、更换气切套管操作技术

(一) 目的

(1) 气切套管的更换及气切造瘘口的护理，维持呼吸道通畅，预防感染的发生。

(2) 保障治疗效果及患者安全。

(3) 增进患者对相关知识的了解及自我效能感。

(4) 服务对象对护理有良好的体验。

(二) 评估

(1) 礼貌称呼并真诚问候患者；如有家属在旁，主动与家属打招呼。向患者及家属进行自我介绍。

(2) 告知患者即将进行的操作技术目的，患者理解并同意。如患者对该项技术及相关事项有疑问，给予解释；如患者或家属拒绝治疗，应与医生沟通。

(3) 了解患者的生命体征、意识、心理状况，是否合作；观察呼吸道是否通畅；了解套管的类型。评估造瘘口及周围皮肤，如红肿、糜烂、息肉、发炎等情形。评估呼吸形态、痰液性状及发绀情形。

(4) 了解患者有无家属或陪护人员陪伴。

(5) 评估中，如发现患者有不适或特殊需求，及时给予相应处理或帮助。

(三) 操作前准备

1. 环境　环境清洁、安静；光线充足；温度、湿度适宜。环境温度可调节。

2. 物品　治疗盘、治疗碗、弯盘、镊子 3 把、同型号的内套管、纱布/一次性温湿交换器（人工鼻)、记录单、笔、生活/医用垃圾桶。

3. 患者

(1) 必要时排大、小便。

(2) 如患者有特殊心理状况，影响操作实施，相关工作人员或家属对患者进行心理支持。

4. 护士

(1) 佩戴胸牌，服装整洁。

(2) 洗手、戴口罩。

(3) 保持良好的情绪状态。

(4) 接触患者之前，保持双手暖和。

(四) 操作步骤

(1) 核对患者，保证患者姓名、住院号或就诊卡号、时间等信息无误。

(2) 核对用物。

(3) 敲门进病室，携用物至患者床旁，确认患者身份：核对患者的姓名、住院号或就诊卡号等身份信息。

(4) 告知患者开始操作，协助患者取舒适、安全卧位，注意保暖。了解患者对舒适体位的需求，结合患者的需求，协助其采取舒适的体位。

(5) 携用物至患者床旁，做好解释，协助患者适宜卧位，头略后仰。

(6) 撤下覆盖于患者气管套管口处的纱布，一手固定外套管，另一手持无菌镊子取出内套管放入治疗碗内。

(7) 用另外一把无菌镊子夹住已消毒的内套管，沿外管的弯曲度缓慢插入固定。

(8) 用1～2层无菌生理盐水纱布覆盖气管切开套管口处，轻放入系带内或使用人工鼻直接安放在气管切开套管口处。

(9) 操作中密切观察患者病情，倾听患者的主述，如发现任何异常应立即暂停操作，给予相应的处理。

(10) 操作结束后协助患者取舒适卧位，整理好床单位，将呼叫器放在患者易取处。向患者及家属说明，如有需要随时按铃呼叫。

(11) 询问患者有何其他需求并提供相应护理；对患者提出的疑问，耐心解答。口头感谢患者的配合。

(12) 洗手、记录、签名。

(五) 注意事项

(1) 严格执行无菌技术操作。

(2) 动作应轻柔、熟练，减少对患者气道的刺激。

(3) 患者不合作或有意识障碍时，适当约束肢体，防止自行拔管造成窒息或大出血。

(4) 在取出内套管时，另一手应固定好外套管，以防脱出。

(5) 每4～6 h清洗内套管1次，必须彻底清除内套管内壁的痰痂。

三、人工气道湿化技术

(一) 目的

(1) 维持呼吸道正常的生理功能，稀释痰液，保持呼吸道通畅、促进患者舒适。

(2) 保障治疗效果及患者安全。

(3) 增进患者对相关知识的了解及自我效能感。

(4) 服务对象对护理有良好的体验。

(二) 评估

(1) 评估患者生命体征状况，包括体温、呼吸、脉搏、血压、外周血氧饱和度等内容。若患者血氧饱和度≤95%，暂缓进行气道湿化。评估患者痰液的性状。人工气道是否通畅，有无湿化禁忌证（如气道阻塞）。评估患者湿化需求，根据人工气道建立方式、治疗时间、患者病情需求，选择不同的湿化方式。

(2) 评估中，如发现患者有不适或特殊需求，及时给予相应处理或帮助。

（三）操作前准备

1. 环境　环境清洁、安静；光线充足；温度、湿度适宜。环境温度可调节。

2. 物品　加温湿化过滤器，电源，气管内湿化液或药物，负压吸引装置，一次性吸痰包，呼吸囊、记录单、笔、弯盘、生活/医用垃圾桶。

3. 患者

（1）必要时排大、小便。

（2）如患者有特殊心理状况，影响操作实施，相关工作人员或家属对患者进行心理支持。

4. 护士

（1）佩戴胸牌，服装整洁。

（2）洗手、戴口罩。

（3）保持良好的情绪状态。

（4）接触患者之前，保持双手暖和。

（四）操作步骤

（1）核对患者信息，保证患者姓名、住院号或就诊卡号、时间等信息无误。

（2）核对用物。

（3）敲门进病室，携用物至患者床旁，核对，向清醒患者做解释并取得合作。确认患者身份，核对患者的姓名、住院号或就诊卡号等身份信息。

（4）告知患者开始操作，协助患者取舒适、安全卧位，注意保暖。了解患者对舒适体位的需求，结合患者的需求，协助其采取舒适的体位。

（5）协助患者取舒适卧位，检查加温湿化器及电源是否完好。

（6）将湿化液或药物加入加温湿化器并安装加温湿化器管路。

（7）充分吸净气管内、口、鼻腔内未吸净分泌物及囊上分泌物，检查，固定带松紧程度。

（8）打开加温湿化器，调节加温的温度（吸入气体温度 32～37°C），将加温湿化器与气管导管连接。

（9）观察、评价湿化效果。

（10）操作中密切观察患者病情，倾听患者的主述，如发现任何异常应立即暂停操作，给予相应的处理。

（11）操作结束后协助患者取舒适卧位，整理好床单位，将呼叫器放在患者易取处。向患者及家属说明，如有需要随时按铃呼叫。

（12）询问患者有何其他需求并提供相应护理；对患者提出的疑问，耐心解答。口头感谢患者的配合。

（13）洗手、记录、签名。

（五）注意事项

（1）注意患者有无并发症（气道热损伤、人机不同步、呼吸道感染、痰栓堵塞）。

（2）观察患者痰液的情况（痰液稀薄，能顺利吸引出，导管内无痰栓）。

（3）肺部听诊，听诊气管内无干鸣音或大量痰鸣音。

四、气道分泌物吸引技术

（一）目的

（1）保持气道通畅，改善通气和控制感染。

（2）保障治疗效果及患者安全。

（3）增进患者对相关知识的了解及自我效能感。

（4）服务对象对护理有良好的体验。

（二）评估

（1）礼貌称呼并真诚问候患者；如有家属在旁，主动与家属打招呼。向患者及家属进行自我介绍。

（2）告知患者即将进行的操作技术目的，患者理解并同意。如患者对该项技术及相关事项有疑问，给予解释；如患者或家属拒绝治疗，应与医生沟通。

（3）评估患者意识、生命体征、血氧饱和度、双肺呼吸音及合作程度，痰液的黏稠度、颜色、性质、量及气道通畅情况。

（4）评估中，如发现患者有不适或特殊需求，及时给予相应处理或帮助。

（三）操作前准备

1. 环境　环境清洁、安静；光线充足；温度、湿度适宜。环境温度可调节。

2. 物品

（1）评估盘内盛：听诊器。

（2）治疗盘内盛：治疗碗 2 个（内盛无菌生理盐水，分别用于吸痰前预吸以及吸痰后冲洗导管），无菌镊 2 把、一次性治疗巾 2 条、电筒、棉签、12～14 号一次性吸痰管 2 根、一次性手套 2 双、听诊器、笔、剪刀、弯盘。

（3）其他：医嘱单、治疗卡、快速手消毒剂、医用垃圾桶、生活垃圾桶。中心/电动吸痰器。

3. 患者

（1）必要时排大、小便。

（2）如清醒患者有特殊心理状况，影响操作实施，相关工作人员或家属对患者进行心理支持。

4. 护士

（1）佩戴胸牌，服装整洁。

（2）洗手、戴口罩。

（3）保持良好的情绪状态。

（4）接触患者之前，保持双手暖和。

（四）操作步骤

（1）核对患者信息，保证患者姓名、住院号或就诊卡号、时间等信息无误。

（2）核对用物。

（3）敲门进病室，携用物至患者床旁，核对，向清醒患者做解释并取得合作。确认患者身份：核对患者的姓名、住院号或就诊卡号等身份信息。

（4）告知患者开始操作，协助患者取舒适、安全卧位，注意保暖。了解患者对舒适体位的需求，结合患者的需求，协助其采取舒适的体位。确认床头有合适的急救皮囊和加压面罩（即使是人工气道的患者也需要后者）。

（5）洗手，检查吸痰器储液瓶内消毒液（200 mL）及各管道连接是否正确，拧紧瓶塞，检查吸引器性能，将吸引器放于床边适当处。接负压吸引器电源或中心负压吸引装置，调节合适压力（成人 300～400 mmHg 或 0.04～0.053 MPa；小儿 150～200 mmHg 或 0.02～0.04 MPa）。

（6）洗手、戴口罩。

（7）携备齐的用物至患者床旁，再次核对、解释，以取得合作。

（8）铺治疗巾。

（9）将呼吸机的氧浓度调至 100%，给予患者纯氧 2 min，以防止吸痰造成的低氧血症。

（10）检查吸痰管，打开其包装，戴无菌手套，取出吸痰管，与负压管相连。

（11）左手断开呼吸机与气管导管，将呼吸机接头放在无菌治疗巾上。右手迅速并轻轻地沿气管导管送入吸痰管，吸痰管遇阻力略上提后加负压，边上提边旋转边吸引，避免在气管内上下提插。

（12）在吸痰过程中要观察患者面色及痰液情况、血氧饱和度、生命体征变化情况。

（13）冲洗吸痰管和负压吸引管，如需再次吸痰应重新更换吸痰管。

（14）吸痰结束后立即接呼吸机通气，给予患者 100%的纯氧 2 min，待血氧饱和度升至正常水平后再将氧浓度调至原来水平。

（15）脱下手套，并包裹吸痰管，擦净患者吸痰部位分泌物。

（16）评估患者痰液是否吸净。

（17）取下治疗巾

（18）操作中密切观察患者病情，倾听患者的主述，如发现任何异常应立即暂停操作，给予相应的处理。

（19）操作结束后协助患者取舒适卧位，整理好床单位，将呼叫器放在患者易取处。向患者及家属说明，如有需要随时按铃呼叫。

（20）询问患者有何其他需求并提供相应护理；对患者提出的疑问，耐心解答。口头感谢患者的配合。

（21）洗手、记录、签名。

（五）注意事项

（1）操作动作轻柔、准确、快速，每次吸痰时间不超过 15 s，连续吸痰不得超过 3 次，吸痰间隔予以纯氧吸入。

（2）注意吸痰管插入是否顺利，遇到阻力时应分析原因，不可粗暴盲插。

（3）吸痰管最大外径不能超过气管导管内径的 1/2，负压不可过大，进吸痰管时不可给予负压，以免损伤患者气道。

（4）注意保持呼吸机接头不被污染，戴无菌手套持吸痰管的手不被污染。

（5）冲洗治疗碗应分别注明吸引气管插管、口鼻腔之用，不能混用。

（6）吸痰过程中应当密切观察患者的病情变化，如有心率、血压、呼吸、血氧饱和度的明显改变时，应当立即停止吸痰，立即接呼吸机通气并给予纯氧吸入。

（7）为防止或减轻吸痰时出现憋气，吸痰前后给予高浓度吸氧，如果吸痰前后不给予高浓度氧会造成缺氧和低氧血症，因此，吸痰前后各给 2～3 min 纯氧应列为吸痰标准操作步骤。

（8）吸痰时先吸引气管插管或气管切开导管内分泌物，再吸引口、鼻腔内分泌物。抽吸过口鼻腔分泌物的吸痰管，决不可再吸气道内分泌物。

五、拔除气管插管技术

(一) 目的

(1) 患者的低氧血症已得到有效控制，有足够的咳痰能力不需要再借助气管插管辅助通气，尽早解除患者痛苦与被感染概率。

(2) 保障治疗效果及患者安全。

(3) 增进患者对相关知识的了解及自我效能感。

(4) 服务对象对护理有良好的体验。

(二) 评估

(1) 礼貌称呼并真诚问候患者；如有家属在旁，主动与家属打招呼。向患者及家属进行自我介绍。

(2) 告知患者即将进行的操作技术目的，患者理解并同意。如患者对该项技术及相关事项有疑问，给予解释；如患者或家属拒绝治疗，应与医生沟通。

(3) 评估患者的病情、意识、血氧饱和度和合作程度。评估拔管指征：撤离呼吸机成功，患者咳嗽和吞咽反射恢复，可自行有效排痰，上呼吸道通畅，无喉头水肿、喉痉挛等气道狭窄表现。评估呼吸功能、操作环境、用物准备情况。

(4) 了解患者有无家属或陪护人员陪伴。

(5) 评估中，如发现患者有不适或特殊需求，及时给予相应处理或帮助。

(三) 操作前准备

1. 环境　环境清洁、安静；光线充足；温度、湿度适宜。环境温度可调节。

2. 物品　负压吸引器，吸痰管，吸氧装置、记录单、笔、弯盘、生活/医用垃圾桶。

3. 患者

(1) 必要时排大、小便。

(2) 对清醒患者做好解释工作，消除恐惧心理。如患者有特殊心理状况，影响操作实施，相关工作人员或家属对患者进行心理支持。

4. 护士

(1) 佩戴胸牌，服装整洁。

(2) 洗手、戴口罩。

(3) 保持良好的情绪状态。

(4) 接触患者之前，保持双手暖和。

(5) 操作需在医生指导下进行。

(四) 操作步骤

(1) 核对患者，保证患者姓名、住院号或就诊卡号、时间等信息无误。

(2) 核对用物。

(3) 敲门进病室，携用物至患者床旁，核对，向清醒患者做解释并取得合作。确认患者身份，核对患者的姓名、住院号或就诊卡号等身份信息。

(4) 告知患者开始操作，协助患者取舒适、安全卧位，注意保暖。了解患者对舒适体位的需求，结合患者的需求，协助其采取舒适的体位。

（5）给患者高浓度氧以及过度通气数次。如用手控制呼吸皮囊，使用前需充满氧。

（6）使用适当的无菌器材，吸引患者气管以及口腔，做气囊上吸引。

（7）再次给予高浓度氧和过度通气数次。

（8）松开固定插管的带子，需助手固定插管位置。

（9）换上新的无菌手套和吸引管。将吸引管插入气管插管的远端。助手在吸引的同时放气囊。吸尽分泌物，包括可能存在于气囊周围的痰液。注意，放气囊后，颈部能听诊到吸气相漏气气流，确信患者无喉头水肿或气道阻塞。

（10）告诉患者深吸气，达到吸气末时，缓慢并完全将导管拔出。因为患者做第一次深吸气后会产生一次呼气或咳嗽，可以避免发生由气管插管引起的咽反射以及误吸。

（11）鼓励咳嗽和深呼吸。并将患者口腔中残余的分泌物吸净。

（12）必要时给予冷雾化吸入。

（13）操作中密切观察患者病情，倾听患者的主述，如发现任何异常应立即暂停操作，给予相应的处理。

（14）操作结束后协助患者取舒适卧位，整理好床单位，将呼叫器放在患者易取处。向患者及家属说明，如有需要随时按铃呼叫。

（15）询问患者有何其他需求并提供相应护理；对患者提出的疑问耐心解答。口头感谢患者的配合。

（16）洗手、记录、签名。

（五）注意事项

（1）拔管时去枕平卧，头偏一侧，防止返流误吸。

（2）面罩吸氧，保持呼吸道通畅，必要时放置口咽通气道。

（3）面罩内放置呼气末 CO_2 采样管，监测呼吸频率及呼气末 CO_2，观察并记录各生命体征，维持呼吸循环稳定。

（4）术前有哮喘病史患者应提前预防性用药，防止哮喘发作术前插管困难有可疑喉头损伤，应用激素预防喉头水肿生命体征、呼吸循环稳定 30 min 后可离开。

（范德兰）

第十八节　麻醉消毒机操作技术

一、目的

（1）对麻醉机回路内部进行消毒，防止传播交叉感染。

（2）减少消毒和清洗工作量和成本，减少护理时数，保护机器内部免受污染。

（3）减少医院感染。

二、评估

评估环境：环境适宜麻醉消毒机的使用。

三、操作前准备

1. 环境　环境清洁、安静；光线充足；温度、湿度适宜。环境温度可调节。

2. 物品　一次性使用的呼吸过滤组件一只、硅胶堵、10％过氧化氢 6 mL、10 mL 注射器。

3. 护士　着装整洁规范，符合手术室要求，洗手戴口罩。

四、操作步骤

（1）取螺纹管一根，一端接于消毒机的排气口，另一端与被消毒设备的进气口连接。取一次性使用的过滤组件一只，插接于消毒机的抽气口，在与被消毒设备的出气口以螺纹管连接。向雾化杯中加 10％过氧化氢 6 mL（取 30％过氧化氢 2 mL 加入雾化杯中，再抽水 4 mL 加入雾化杯中）。

（2）将麻醉机的手动/自动转换钮置于手动的位置。将一次性的呼吸囊取下，用硅胶堵将麻醉机原来接手动呼吸囊的出口堵塞。将麻醉机压力调节阀关闭。将钠石灰罐取下，倒空钠石灰，空罐装回原处。硅胶堵长期使用，注意保存。

（3）打开电源开关，指示灯亮。显示窗显示全部为零。

（4）消毒机工作过程：启动后 15 min 雾化加湿时间，O_3 及 H_2O_2 雾共同作用时间以及 5 min 的残余气雾排放时间。臭氧工作时间分为 5 档：30、45、60、90、120 min。

（5）工作过程显示如下：打开电源开关，设定 O_3 工作时间，按压消毒机启动停止键，数字显示为“15”，工作显示图形旋转，消毒机开始雾化加湿工作。数字依次递减至 0 后，转为 O_3 和 H_2O_2 雾共同作用时间，O_3 开始产生，工作显示为前进的箭头。全部工作结束后，蜂鸣器报警，显示恢复为“0”。

（6）时间选择：因被消毒设备内部回路结构的复杂性和回路的长短，以及被消毒腔隙的大小，来决定消毒时间的长短。麻醉机、呼吸机湿化瓶的消毒时间设定为 60 min。

（7）消毒结束后，关掉电源开关，再断开各种连接，将一次性用品按医疗废物有关规定进行处理。硅胶堵以及连接螺纹管送消毒供应中心消毒后，妥善保管以备重复使用。

五、注意事项

（1）先将过滤组件连接好。

（2）检查电源的连接是否可靠。

（3）检查各进出口连接是否紧密。

（4）消毒机开启前，关闭室内所有气源（不包括通风换气设施）。

（5）消毒机使用中，被消毒部位不得有对本机消毒剂易腐蚀材料。

（6）一次性使用的配件要及时更换，不得重复使用。

（7）消毒机内部有高压电，不得随意打开机器，以防发生危险。

（8）消毒后的医疗设备，每使用一次必须进行消毒。

（9）雾化装置内添加过氧化氢，注意勿碰到皮肤，以免化学损伤。

（10）过氧化氢液体随配随用，不应配好后存放。

（11）消毒机应避光存放。

（范德兰）

第十章　现代肿瘤护理技术与伤口造口护理技术

第一节　疼痛（癌性）护理技术

一、目的

（1）识别疼痛的存在。

（2）全面评估疼痛，协助制定疼痛治疗计划。

（3）采取相应的诊疗方法和护理措施帮助解除疼痛。

（4）为患者及其家属提供宣教，帮助其掌握疼痛基础知识。

（5）保障治疗效果及患者安全。

（6）增进患者对相关知识的了解及自我效能感。

（7）服务对象对护理有良好体验。

二、评估

（1）评估患者病情、意识、年龄、性别、自理能力、合作程度、文化程度等。

（2）向患者解释疼痛护理的目的和配合要求，能够给予配合。

（3）评估患者的沟通、理解能力，对疼痛的自我评价。

（4）评估患者的心理状态，是否存在焦虑、抑郁、不配合心理，必要时进行相应干预以保证疼痛评估的顺利实施。

（5）根据患者的情况，选择合适的评估工具。

三、操作前准备

1. 环境　环境清洁、安静；光线充足；温度、湿度适宜。若为多人病房，病床之间有隔帘。

2. 物品

（1）疼痛评估工具（纸质版）：面部表情疼痛评估量表（Wong-Baker）、数字疼痛评估量表（NRS）、简明疼痛评估量表（BPI）。

（2）治疗盘内：碘附、75%乙醇、棉签、弯盘、砂轮（必要时备）、剪刀。

（3）遵医嘱准备药液。

（4）其他：医嘱单、治疗卡、抹布、快速手消毒剂或洗手设备、医疗垃圾桶、生活垃圾桶、锐器盒、护理记录单、笔。

3. 患者

（1）必要时排大、小便。

（2）如患者有特殊心理状况，影响操作实施，相关工作人员或家属对患者进行心理支持。

（3）知晓疼痛护理的目的和配合要求，能够给予配合。

4. 护士

(1) 佩戴胸牌，服装整洁。

(2) 洗手、戴口罩。

(3) 保持良好的情绪状态。

(4) 接触患者之前，保持双手暖和。

四、操作步骤

(1) 核对医嘱，保证患者姓名、住院号或就诊卡号等信息正确。

(2) 核对用物。

(3) 敲门进病室，携用物至患者床旁，确认患者的身份信息。

(4) 评估患者的沟通、理解能力，对疼痛的自我描述。根据患者的理解和表达能力，选择合适的疼痛评估方法与工具。

(5) 告知患者相关操作内容，取得配合。①告知患者和家属：疼痛是可以缓解的。②告知患者"医、护、患"三者共同使用的疼痛评估工具，患者目前的疼痛强度及预期的舒适目标。③疼痛评分≥4 分，立即告诉医生处理。

(6) 评估患者疼痛时伴随的症状及体征，评价用药后有无不良反应等，做好记录。

(7) 镇痛实施内容：①非药物实施治疗方法。a. 安慰患者，解释病情，予以心理支持。b. 协助患者卧床休息和选择舒适体位。c. 运用多种方法分散注意力。d. 物理疗法包括冷敷、热敷、理疗、针灸、按摩等。②药物治疗方法。a. 运用"三级止痛阶梯"原则使用止痛药物。b. 核对医嘱、患者信息、止痛药物、剂量、使用时间、使用途径。c. 按时正确给药（口服给药、肌内注射、皮下注射、静脉注射、透皮贴剂等）。

(8) 观察和记录：①严密观察药物疗效及不良反应等。②疼痛干预后再次评估疼痛情况，使用疼痛控制效果评价法来观察镇痛效果。③如使用止痛药后疼痛未缓解，提醒医生及时处理。④在体温单和护理记录单上记录疼痛强度和处理情况等。⑤若出现不良反应，通知医生并协助处理，做好记录。

(9) 健康宣教：①止痛药按时使用才能更好地止痛，不可擅自停药或增、减用药量及频次。②阿片类药物医学应用导致成瘾非常罕见，对治疗疼痛具有重大意义。③耐药和生理性依赖不同于成瘾。④服用阿片类药物有可能出现便秘、恶心和呕吐、头晕、呼吸抑制等不良反应，适当地处理能避免上述反应，并告知预防措施。⑤让患者及家属明确。a. 叙述疼痛非常重要，阿片类药物只要按时给药能有效控制疼痛，成瘾罕见，长期及重复用药仍然有效。b. 按医嘱用药。进行剂量调整、合用催眠药或镇静药时应遵循医生意见。c. 告诉家属用药的具体方法、副反应的预防及应对措施。

五、注意事项

(1) 疼痛是一种主观感受，要充分相信患者的主诉。

(2) 疼痛是可以通过恰当的措施有效进行控制的，完全止痛需要一些时间。

(3) 疼痛评估的原则：常规、量化、全面、动态。

(4) 评估时机：入院 4 h 内；发生疼痛随时动态评估；疼痛评分>3 分者，或接受疼痛治疗时需进行评估（清醒状态）；疼痛干预后，根据干预方式的不同（如口服、皮下、肌内注射等），选择时机，再次进行评估；病情变化，疼痛剂量需要进行调整时，需进行评估。

(5) 评估疼痛的部位、持续时间、疼痛强度及性质，是否曾使用止痛药，了解用药后的效果及不良反应。

（6）观察疼痛伴随症状表现：生命体征、睡眠、饮食、活动、情绪等。

（7）对于疼痛评分≥4分的患者，立即告知医生，并迅速采取镇痛措施。

（8）用通俗易懂的语言向患者解释引起疼痛的原因，以及常用的止痛方法，鼓励患者和家属主动参与疼痛治疗及计划的制定。

（9）物理疗法应注意相应的适应证和禁忌证。

（王惠芬）

第二节　PICC置管技术

一、PICC（三向瓣膜式）传统置管术

（一）目的

（1）提供中长期静脉输液通道。

（2）减少反复静脉穿刺带来的痛苦，以保护患者的外周静脉。

（3）增进患者对相关知识的了解，增强患者的自我效能感。

（4）患者对护理服务体验良好。

（二）评估

（1）礼貌称呼并真诚问候患者，如有家属在旁，主动与家属打招呼。向患者及家属进行自我介绍。沟通时，保持目光交流。

（2）告知患者即将进行的操作技术目的，患者理解并同意。如患者对该项技术及相关事项有疑问，给予解释。

（3）患者整体评估：意识状态、自理能力、合作程度、过敏史及并发症史、治疗方案等；评估可能发生的并发症，并做好健康教育和心理辅导。

（4）局部评估：评估患者局部皮肤组织及血管的情况。

（5）查看置管相关资料（医嘱、知情同意书及相关检查结果等）。

（6）评估中，如发现患者有不适或特殊需求，及时给予相应处理或帮助。

（三）操作前准备

1. 环境　应提供独立的房间或置管室，环境清洁、宽敞、明亮、安全，温度、湿度适宜。符合无菌操作要求。

2. 物品

（1）治疗盘：棉签、弯盘、止血带、0.5%活力碘消毒液、2%葡萄糖酸氯己定皮肤消毒剂（1%碘消毒液、75%乙醇消毒液）、20 mL注射器2支、5 mL注射器1支、0.9%氯化钠注射液、必要时备皮尺、2%利多卡因、输液接头及弹力绷带。

（2）PICC穿刺套件。

（3）其他：记号笔、医嘱单、执行单、知情同意书、快速手消毒剂、医用垃圾桶、生活垃圾桶、锐器盒。

3. 患者

（1）必要时排大、小便。

（2）如患者有特殊心理状况，影响操作实施，相关工作人员或家属对患者进行心理支持。

（3）了解置管的目的、方法、意义、注意事项及配合要点。

4. 护士

（1）佩戴胸牌，服装整洁规范。

（2）修剪指甲、洗手、戴口罩。

（3）保持良好的情绪状态。

（4）接触患者之前，保持双手暖和。

（四）操作步骤

（1）核对医嘱，确保患者床号、姓名、住院号或就诊卡号、时间等信息正确。

（2）评估患者：置管资料、医嘱、知情同意书、过敏史。评估患者血管条件，询问静脉治疗史，评估可能发生的并发症。

（3）洗手，戴口罩，准备用物。携用物至患者床旁。

（4）再次核对患者信息，向患者解释置管目的及注意事项，取得配合。

（5）选择合适的静脉，测量臂围和预置入长度（预测导管置入长度：从预穿刺点沿静脉走向至右胸锁关节，向下至第3肋间），新生儿及小儿测量双臂围。记录。

（6）告知患者开始操作，协助患者取舒适、安全卧位。

（7）戴无菌手套。准备消毒液，在患者臂下垫治疗巾。

（8）以穿刺点为中心，上下直径20 cm以上，整臂一圈消毒皮肤：用2%葡萄糖酸氯己定皮肤消毒3遍；或先用75%乙醇消毒液消毒3遍，再用1%碘附消毒液消毒3遍。

（9）铺无菌治疗巾，放置无菌止血带于合适位置。

（10）脱手套，洗手，穿无菌手术衣，戴无菌手套。

（11）建立无菌区。

（12）准备0.9%氯化钠注射液。

（13）预冲导管、连接器、接头及导管外部。

（14）扎止血带，嘱患者握拳。

（15）以15°～30°角穿刺，见回血立即放低穿刺针角度，平行再推进，确保穿刺针进入血管，送导入鞘，使导入鞘尖端位于血管内。

（16）松开止血带，嘱患者松拳，左手食指固定导入鞘，避免移位，中指轻压在套管尖端所处的血管上（“V”形手法），从导入鞘管中抽出针芯。

（17）将导管匀速缓慢送入静脉，送管至腋静脉时，嘱患者转头至穿刺侧，下颌贴肩部，必要时助手在患者锁骨上方协助按压颈静脉，导管顺利通过后，嘱患者头恢复原位。

（18）插管至预定深度后，退出插管鞘，调整导管至所需长度。

（19）将导管与导丝金属柄分离，轻压穿刺点，一手固定导管，一手轻柔平直地撤出支撑导丝。

（20）保留导管体外5～7 cm，垂直剪断导管。

（21）在导管上先套上减压套筒，将路厄式接头翼型部分的金属柄插入导管孔中，将导管平整地推进到金属柄的底部，再将减压套筒与路厄式接头的沟槽对齐，推进锁死。

（22）抽吸回血，用0.9%氯化钠注射液脉冲式冲管，正压封管。

（23）撤出孔巾，清理穿刺点周围的血迹。

（24）用皮肤黏膜保护剂棉片涂抹皮肤，范围大于透明贴膜，待干，将连接器翼型与导管固定装置扣紧。摆放导管及固定装置于合适部位，撕下固定装置底部的纸贴，将固定装置贴于皮肤上。

（25）以 10 cm×12 cm 无菌透明贴膜无张力粘贴，注意排尽贴膜下的空气，使导管、贴膜、皮肤三者合一，贴膜应完全覆盖导管蓝色部分及导管固定装置。

（26）高举平台法固定输液接头，在胶布上记录置管时间及操作者姓名。

（27）核对患者信息，协助患者取舒适卧位，整理床单位。

（28）健康指导：①告知患者操作目的、方法及配合要点。②维护间隔。至少每周维护一次。③指导患者观察，如有以下情况及时联系专业人员给予处理。a. 穿刺点周围皮肤有无红、肿、痛，渗血、渗液，置管侧手臂有无疼痛肿胀。b. 观察导管有无脱出、进入体内，体外部分有无破损、打折。c. 观察导管接头有无松动、破损，接头内是否有血液和异物。d. 观察贴膜有无破损、松动、卷边、潮湿。④置管期间禁止做以下活动。a. 置管侧肢体肩关节禁止大幅度甩手或向上伸展的动作。b. 置管侧肢体不应提举超过 5kg 的重物。c. 置管侧肢体不应盆浴及游泳。⑤置管侧肢体不应测血压。

（29）询问患者有何其他需求并提供相应护理。对患者提出的疑问耐心解答。口头感谢患者的配合。

（30）分类清理用物。

（31）协助患者 X 线检查确定导管尖端位置。

（32）洗手、取口罩。

（33）记录：置管时间、置管侧肢体、置入血管、置入长度、导管外露长度、患者臂围等。

（五）注意事项

（1）严格无菌操作。

（2）连接输液装置后方可打开拇指夹，关闭拇指夹后方可撤离输液装置。

（3）严禁使用小于 10 mL 注射器，否则如遇导管阻塞可导致导管破裂。

（4）PICC 置管后 24 h 内更换敷料，并根据使用敷料种类及贴膜使用情况决定更换频率。

（5）肘上穿刺者测量肘上 15 cm 处臂围，肘下穿刺者测量肘上 10 cm 处臂围，儿童测量肘上 8 cm 处臂围。

（6）固定导管时，采取无张力粘贴，减少皮肤损伤。

二、超声引导下 PICC（三向瓣膜式）置管技术

（一）目的

（1）提供中长期静脉输液通道。

（2）减少反复静脉穿刺带来的痛苦，以保护患者的外周静脉。

（3）增进患者对相关知识的了解，增强患者的自我效能感。

（4）患者对护理服务体验良好。

（二）评估

（1）礼貌称呼并真诚问候患者与家属，向患者及家属进行自我介绍，沟通时，保持目光交流。

（2）告知患者即将进行的操作技术目的，患者理解并同意。如患者对该项技术及相关事项有疑问，给予解释。

（3）患者整体评估：意识状态、自理能力、合作程度、过敏史及并发症史、治疗方案等；评估

可能发生的并发症，并做好健康教育和心理辅导。

（4）局部评估：评估患者局部皮肤组织及血管的情况。

（5）查看置管相关资料（医嘱、知情同意书及相关检查结果等）。

（6）评估中，如发现患者有不适或特殊需求，及时给予相应处理或帮助。

（三）操作前准备

1. 环境　应提供独立的房间或置管室，环境清洁、宽敞、明亮、安全，温度、湿度适宜。符合无菌操作要求。

2. 物品

（1）超声引导系统。

（2）治疗车上层：中心静脉导管置管包、PICC 导管、赛丁格穿刺套件及导针套、2%氯己定消毒剂（或有效碘浓度不低于 0.5%碘附溶液和 75%乙醇溶液）、0.9%氯化钠溶液 250 mL、2%利多卡因 1 支、20 mL 注射器 2 支及 1 mL 注射器 1 支、记号笔、皮尺。

（3）另备：治疗车、PDA、医嘱单、快速手消毒剂、医用垃圾桶、生活垃圾桶、锐器盒。

3. 患者

（1）必要时排大、小便。

（2）如患者有特殊心理状况，影响操作实施，相关工作人员或家属对患者进行心理支持。

（3）了解置管的目的、方法、意义、注意事项及配合要点。

4. 护士

（1）佩戴胸牌，服装整洁规范。

（2）修剪指甲、洗手、戴口罩。

（3）保持良好的情绪状态。

（4）接触患者之前，保持双手暖和。

（四）操作步骤

（1）核对医嘱，确保床号、姓名、住院号或就诊卡号、时间等信息正确。

（2）评估患者：置管资料、医嘱、知情同意书、过敏史。评估患者血管条件，询问静脉治疗史，评估可能发生的并发症。

（3）洗手，戴口罩，准备用物。携用物至患者床旁。

（4）再次核对患者信息，向患者解释置管目的及注意事项，取得配合。

（5）告知患者开始操作，协助患者取舒适、安全卧位，协助其将身体移向床对侧，置管侧肢体外展与躯体呈 90°，在穿刺侧肢体下垫一次性防水垫巾。注意保暖。

（6）确认穿刺部位，用记号笔在皮肤上做好标记。

（7）测量导管置入长度及臂围并记录：①预测导管置入长度。从预穿刺点沿静脉走向至右胸锁关节，向下至第 3 肋间。②臂围。测量肘窝以上 15 cm 处。

（8）手消毒，打开 PICC 置管包，戴无菌手套。

（9）消毒皮肤：以穿刺点为中心，推荐使用 2%葡萄糖酸氯己定醇消毒 3 遍（或先用 75%乙醇消毒 3 遍，再用浓度不低于 0.5%碘附消毒 3 遍，顺时针、逆时针交替进行），消毒范围为整个手臂。

（10）取无菌治疗巾垫在置管侧肢体下，放置无菌止血带。

（11）脱手套，手消毒。

（12）穿无菌手术衣，戴无菌手套。

（13）建立无菌区：铺治疗巾及孔巾，充分暴露穿刺点。

（14）助手用无菌方式打开 PICC 导管套件、透明敷料、注射器，协助抽吸生理盐水、置于无菌区内。

（15）助手协助套无菌探头保护套，并在预穿刺点皮肤上涂抹无菌耦合剂。

（16）穿刺：①选择与血管深度相符合的导针器安装至超声探头上。②系止血带。③将穿刺针放入导针器的导针槽内，针尖斜面朝向探头。④将探头垂直置于预穿刺血管处，使屏幕的圆点标记在预穿刺血管中心。⑤一手持无菌探头，一手进针。⑥一旦有回血，送少许导丝后，将穿刺针与导针器缓慢分离，降低穿刺针角度，将导丝沿穿刺针送入血管 10～15 cm，松止血带。⑦撤出穿刺针。⑧检查穿刺点是否正好在标记的穿刺点上，若上下有位移，用另一无菌纸尺测量上下位移的长度。若在穿刺点标记点以上：置管长度＝原测量长度＋下位移长度。若在穿刺点在标记点以下：置管长度＝原测量长度＋下位移长度。⑨在穿刺点旁给予 2％利多卡因局部浸润麻醉。⑩预冲导管：生理盐水预冲导管检查其完整性并充分浸润，预冲减压套筒、延长管、输液接头。

（17）扩皮，将扩张器及插管鞘沿导丝缓慢送入血管，并在下方垫无菌纱布。

（18）按压穿刺点及插管鞘的前方，将导丝及扩张器一同撤除。

（19）固定好插管鞘，将导管自插管鞘内缓慢、匀速置入。

（20）撤出插管鞘：送管至预定长度后，退出插管鞘，调整导管至所需长度。助手协助检查颈静脉内有无误入的导管。

（21）撤出支撑导丝：将导管与导丝金属柄分离，轻压穿刺点，轻柔地撤出支撑导丝。

（22）修剪导管：保留导管体外 5 cm，垂直剪断导管，不要剪出斜面及毛碴。

（23）安装连接器：先将导管穿过减压套筒，与延长管上的金属柄连接到底，注意一定要推进到底，导管不能起褶，将翼形部分的倒钩和减压套筒的沟槽对齐锁定。

（24）抽回血、冲封管：抽回血后用 20 mL 生理盐水脉冲冲管，连接输液接头并正压封管。

（25）安装导管固定装置：①撕除孔巾。②清洁穿刺点周围皮肤。③皮肤保护剂擦拭预固定部位。④将导管出皮肤处摆成“U”形或“L”形安装导管固定装置。

（26）固定导管：穿刺点置纱布加压，以穿刺点为中心无张力粘贴透明贴膜（注意：排尽贴膜下的空气，贴膜、皮肤、导管三者合一，将导管体外部分及固定装置全部覆盖于贴膜下），高举平台法固定延长管和输液接头。

（27）初步处理用物，脱手套，洗手，在胶布上记录置管时间及操作者姓名。

（28）操作中密切观察患者病情，倾听患者的主述，如发现任何异常应立即停操作，给予相应的处理。

（29）再次核对，协助患者穿好衣服，取舒适卧位。

（30）健康指导：①告知患者操作目的、方法及配合要点。②维护间隔：至少每周维护一次。③指导患者观察，如有以下情况及时联系专业人员给予处理。a. 穿刺点周围皮肤有无红、肿、痛，渗血、渗液，置管侧手臂有无疼痛肿胀。b. 观察导管有无脱出、进入体内，体外部分有无破损、打折。c. 观察导管接头有无松动、破损，接头内是否有血液和异物。d. 观察贴膜有无破损、松动、卷边、潮湿。④置管期间禁止做以下活动。a. 置管侧肢体肩关节禁止大幅度甩手或向上伸展的动作。b. 置管侧肢体不应提举超过 5 kg 的重物。c. 置管侧肢体不应盆浴及游泳。d. 置管侧肢体不应测血压。

（31）询问患者有何其他需求，并提供相应护理。对患者提出的疑问耐心解答。口头感谢患者的配合。

（32）分类清理用物。

（33）协助患者X线检查确定导管尖端位置。

（34）洗手。

（35）记录：置管时间、置管侧肢体、置入血管、置入长度、导管外露长度、患者臂围等。

（五）注意事项

（1）严格无菌操作。

（2）连接输液装置后方可打开拇指夹，关闭拇指夹后方可撤离输液装置。

（3）严禁使用小于10 mL注射器，否则如遇导管阻塞可导致导管破裂。

（4）PICC置管后24 h内更换敷料，并根据使用敷料种类及贴膜使用情况决定更换频率。

（5）肘上穿刺者测量肘上15 cm处臂围，肘下穿刺者测量肘上10 cm处臂围，儿童测量肘上8 cm处臂围。

（6）固定导管时，采取无张力粘贴，减少皮肤损伤。

三、超声引导下PICC（前端开口）置管技术

（一）目的

（1）提供中长期静脉输液通道。

（2）减少反复静脉穿刺带来的痛苦，以保护患者的外周静脉。

（3）增进患者对相关知识的了解，增强患者自我效能感。

（4）保障患者安全。

（5）患者对护理服务体验良好。

（二）评估

（1）礼貌称呼并真诚问候患者与家属，向患者及家属进行自我介绍，沟通时，与患者和家属保持目光交流。

（2）告知患者即将进行的操作技术目的，患者理解并同意。如患者对该项技术及相关事项有疑问，给予解释。

（3）患者整体评估：意识状态、自理能力、合作程度、过敏史及并发症史、治疗方案等；评估可能发生的并发症，并做好健康教育和心理辅导。

（4）局部评估：评估患者局部皮肤组织及血管的情况。

（5）查看置管相关资料（医嘱、知情同意书及相关检查结果等）。

（6）了解患者有无家属或陪护人员陪伴。

（7）评估中，如发现患者有不适或特殊需求，及时给予相应处理或帮助。

（三）操作前准备

1. 环境　应提供独立的房间或置管室，环境清洁、宽敞、明亮、安全，温度、湿度适宜。符合无菌操作要求。

2. 物品

（1）超声引导系统。

（2）治疗车上层：中心静脉导管置管包、PICC导管、赛丁格穿刺套件及导针套、2%氯己定消毒剂（或有效碘浓度不低于0.5%碘附溶液和75%乙醇溶液）、0.9%氯化钠溶液250 mL、2%利多卡因1支、20 mL注射器2支及1 mL注射器1支、记号笔、皮尺。

（3）另备：PDA、医嘱单、快速手消毒剂、医用垃圾桶、生活垃圾桶、锐器盒。

3. 患者

（1）必要时排大、小便。

（2）如患者有特殊心理状况，影响操作实施，相关工作人员或家属对患者进行心理支持。

（3）了解置管的目的、方法、意义、注意事项及配合要点。

4. 护士

（1）佩戴胸牌，服装整洁规范。

（2）修剪指甲、洗手、戴口罩。

（3）保持良好的情绪状态。

（4）接触患者之前，保持双手暖和。

（四）操作步骤

（1）双人核对医嘱，确保患者、床号、姓名、住院号或就诊卡号等信息正确。

（2）评估患者，评估血管条件，询问静脉治疗史，评估可能发生的并发症；查看置管资料（医嘱、知情同意书）、询问患者过敏史。向患者解释操作的目的及注意事项，取得配合。

（3）洗手，戴口罩，准备用物。

（4）再次核对患者信息。

（5）告知患者开始操作，协助患者将身体移向床对侧，置管侧肢体外展与躯体呈90°，注意保暖。

（6）嘱患者置管侧肢体抬起，在其下方垫一次性防水垫巾。

（7）确认需穿刺的部位，用记号笔在皮肤上做好标记。

（8）测量导管置入长度及臂围并记录：①预测导管置入长度。从预穿刺点沿静脉走向至右胸锁关节，向下至第3肋间。②臂围。测量肘窝以上15 cm处。

（9）建立第一无菌区；洗手，打开穿刺辅助包，戴无菌手套，备导管包、塞丁格包、超声导针包、1 mL注射器，助手协助取消毒液。

（10）消毒皮肤：以穿刺点为中心，推荐使用2%葡萄糖酸氯己定醇消毒3遍（或先用75%乙醇消毒3遍，再用浓度不低于0.5%的碘附消毒3遍，顺时针、逆时针交替进行），消毒范围为整个手臂。

（11）取无菌治疗巾垫在置管侧肢体下，放置无菌止血带，脱手套，手消毒。

（12）穿无菌手术衣，戴无菌手套。

（13）打开导管包中的塞丁格穿刺和超声导针套件；备生理盐水、利多卡因。

（14）超声探头无菌保护：超声探头涂抹少量耦合剂，将无菌探头保护罩套在超声探头上，抚平并排出气泡，用橡皮圈固定好探头保护罩。

（15）穿刺：①选择与血管深度相符合的导针器安装至超声探头上。②系止血带。③将穿刺针放入导针器的导针槽内，针尖斜面朝向探头。④将探头垂直置于预穿刺血管处，使屏幕的圆点标记在预穿刺血管中心。⑤一手持无菌探头，一手进针。⑥一旦有回血，送少许导丝后，将穿刺针与导针器缓慢分离，降低穿刺针角度，将导丝沿穿刺针送入血管10～15 cm，松止血带。⑦撤出穿刺针。⑧检查穿刺点是否正好在标记的穿刺点上，若上下有位移，用另一无菌纸尺测量上下位移的长度。若在穿刺点标记点以上：置管长度＝原测量长度＋下位移长度。若在穿刺点在标记点以下：置管长度＝原测量长度＋下位移长度。⑨在穿刺点旁给予2%利多卡因局部浸润麻醉。⑩预冲导管：预冲PICC，检查导管的完整性，最后将导管浸泡于生理盐水当中，前端开口导管关闭延长管拇指夹。

（16）修剪导管（前端开口导管）：在导管上找到置管长度的刻度处，在向后端减去1 cm，为导管导丝撤出的长度将导管导丝撤到此处，将导管穿过导管切割器对应的孔中，将导管切割器移至并贴紧拇指和食指处，按下导管切割器上刀片，修剪导管，用盐水浸润导管。

（17）纵向扩皮，沿血管鞘导丝旋摆置入扩张器的血管鞘。一并撤出扩张器和血管鞘导丝，保留血管鞘在血管中。

（18）放置导管：从血管鞘中匀速、缓慢、轻柔置入PICC，导管置入血管后，嘱患者向穿刺侧转头并低头。前端开口导管放置剩余15 cm时撤出血管鞘并撕裂血管鞘，继续放置导管至导管“0”刻度。

（19）撤出导丝：轻压穿刺点，轻柔地撤出导丝，前端开口式导管关闭延长管拇指夹。

（20）冲管与封管：连接输液接头，回抽，见回血，脉冲式冲管，剩下2～3 cm盐水时边直推注射器活塞边关闭拇指夹。

（21）撕除孔巾。

（22）固定导管：清理穿刺点，穿刺点上方置纱布，以穿刺点为中心无张力粘贴透明贴膜（注意：排尽贴膜下的空气，贴膜、皮肤、导管三者合一，将导管体外部分全部覆盖于贴膜下）。初步处理用物，脱手套，洗手，在胶布上记录置管时间及操作者姓名。高举平台法固定延长管和输液接头。

（23）操作中密切观察患者病情，倾听患者的主述，如发现任何异常应立即暂停操作，给予相应的处理。

（24）再次核对，协助患者穿好衣服，取舒适卧位。

（25）健康指导：①告知患者操作目的、方法及配合要点。②维护间隔：至少每周维护一次。③指导患者观察，如有以下情况及时联系专业人员给予处理。a. 穿刺点周围皮肤有无红、肿、痛、渗血、渗液，置管侧手臂有无疼痛肿胀。b. 观察导管有无脱出、进入体内，体外部分有无破损、打折。c. 观察导管接头有无松动、破损，接头内是否有血液和异物。d. 观察贴膜有无破损、松动、卷边、潮湿。④置管期间禁止做以下活动。a. 置管侧肢体肩关节禁止大幅度甩手或向上伸展的动作。b. 置管侧肢体不应提举超过5 kg的重物。c. 置管侧肢体不应盆浴及游泳。d. 置管侧肢体不应测血压。

（26）询问患者有何其他需求并提供相应护理。对患者提出的疑问耐心解答。口头感谢患者的配合。

（27）分类处理用物。

（28）协助患者X线检查确定导管尖端位置。

（29）洗手。

（30）记录：置管时间、置管侧肢体、置入血管、置入长度、导管外露长度、患者臂围。

（五）注意事项

（1）严格无菌操作。

（2）连接输液装置后方可打开拇指夹，关闭拇指夹后方可撤离输液装置。

（3）严禁使用小于10 mL注射器，否则如遇导管阻塞可导致导管破裂。

（4）PICC置管后24 h内更换敷料，并根据使用敷料种类及贴膜使用情况决定更换频率。

（5）肘上穿刺者测量肘上15 cm处臂围，肘下穿刺者测量肘上10 cm处臂围，儿童测量肘上8 cm处臂围。

（6）固定导管时，采取无张力粘贴，减少皮肤损伤。

（王惠芬）

第三节 PICC 维护技术

一、目的

（1）观察穿刺点及周围皮肤情况。

（2）保持导管通畅，预防并发症的发生。

（3）让患者舒适。

（4）保障治疗效果及患者安全。

（5）增进患者对相关知识的了解及自我效能感。

（6）服务对象对护理有良好体验。

二、评估

（1）礼貌称呼并真诚问候患者与家属，向患者及家属进行自我介绍。

（2）告知患者即将进行的操作技术目的，患者理解并同意。如患者对该项技术及相关事项有疑问，给予解释；如患者或家属拒绝维护，应与医生沟通。

（3）患者整体评估：意识状态、自理能力、合作程度、过敏史及并发症史、治疗方案等。查看维护记录本。

（4）询问患者有无乙醇及松节油过敏史，如有过敏史则另备生理盐水清洁皮肤。

（5）局部评估：①评估导管穿刺血管局部情况。评估穿刺点局部皮肤完整性，上肢有无红、肿、热、痛等炎症表现，臂围有无变化，以判断是否存在感染、血栓、外渗/渗出等并发症。②评估导管功能。评估导管管腔内有无血液残留；评估导管是否存在脱出、移位、打折、折断等情况。③评估导管刻度。查看 PICC 手册，核对导管刻度是否一致，评估导管是否脱出或进入。

（6）评估中，如发现患者有不适或特殊需求，及时给予相应处理或帮助。

三、操作前准备

1. 环境　应提供独立的房间或维护室，环境清洁、宽敞、明亮、安全，温度、湿度适宜。符合无菌操作要求。

2. 物品

（1）PICC 维护包［无菌手套 2 双、无菌治疗巾 1 块、弯盘 1 个、纱布 5 块、氯己定消毒棉棒（浓度＞0.5％葡萄糖酸氯己定乙醇溶液）、透明敷贴 1 张、乙醇棉片 3 片、皮尺 1 卷］。

（2）基础盘［75％乙醇、纸胶布、棉签、弯盘、10 mL 管径的预充式导管冲洗器 2 支、10 mL 注射器 2 支、输液接头 2 个、固定装置 2 个、10 U/mL 的肝素溶液（必要时备）］。

（3）其他：治疗车、医嘱单、执行单、PICC 维护记录单、快速手消毒剂、医用垃圾桶、生活垃圾桶、锐器盒。

3. 患者

（1）必要时排大、小便。

（2）如患者有特殊心理状况，影响操作实施，相关工作人员或家属对患者进行心理支持。

（3）了解维护的目的、方法、意义、注意事项及配合要点。

4. 护士

（1）佩戴胸牌，服装整洁规范。

（2）修剪指甲、洗手、戴口罩。

（3）保持良好的情绪状态。

（4）接触患者之前，保持双手暖和。

四、操作步骤

（1）双人核对医嘱，保证患者姓名、住院号或就诊卡号等信息正确。

（2）评估患者。

（3）洗手，戴口罩，准备用物，检查物品完整性及有效期。携用物至患者床旁。

（4）再次核对患者信息，向患者解释 PICC 维护目的及注意事项，取得配合。

（5）告知患者开始操作，协助患者取舒适、安全卧位，置管侧手臂外展，注意保暖，保护患者隐私。

（6）评估患者导管及皮肤情况。测量臂围，查看患者 PICC 维护手册。

（7）手消毒，检查并打开 PICC 维护包。操作者自行投入固定装置于无菌区内。

（8）以无菌方式取无菌治疗巾，铺于患者置管侧手臂下方。

（9）戴清洁手套，选择 10 mL 管径的预充式导管冲洗器 1 支，打开预冲，释放压力，连接新的无针输液接头，排气备用。

（10）去除固定输液接头的胶布，如有胶痕给予处理。

（11）洗手、戴无菌手套。取无菌纱布卸下旧的输液接头。

（12）用 75％乙醇棉片消毒导管连接处横截面及侧面，用力多方位擦拭消毒 15 s，待干，连接已预充的输液接头。

（13）抽回血（回血不可抽至输液接头），脉冲式冲管，正压封管（必要时用 10 U/mL 的肝素溶液）。

（14）0 角度水平拉伸或 180°角反折撕除原有贴膜，去除贴膜时注意勿将导管拔出体外。

（15）用 75％乙醇棉签充分浸润、溶解固定装置下的黏合剂。

（16）脱手套、洗手，分离、拆除旧的固定装置。

（17）评估穿刺点有无红肿、渗血、渗液，外露导管长度有无变化。

（18）洗手，戴手套。

（19）消毒：①左手取第一块纱布包裹导管连接器尾部并抬起，右手用氯己定消毒棉棒（年龄＜2 个月应慎用，可以分别用乙醇和 0.5％碘附消毒），以穿刺点为中心消毒 2 遍，并在穿刺点处停留稍许，消毒范围为穿刺点上下直径 20 cm 的范围，左右至臂缘。纱布丢弃。②左手取第二块纱布按压穿刺点，用氯己定消毒棉棒消毒导管、延长管 3 遍，待干。纱布丢弃。③左手取第三块纱布包裹导管连接器尾部并抬起，用氯己定消毒棉棒以穿刺点为中心，消毒皮肤 1 遍，待干。纱布丢弃。

（20）固定导管：消毒部位及导管完全待干后，取保护剂涂擦固定装置预固定部位，将导管摆放至“U”形或“L”形，安装固定装置，以穿刺点为中心无张力粘贴贴膜（注意：排尽贴膜下的空气，贴膜、皮肤、导管三者合一，将导管体外部分及固定装置全部覆盖于贴膜下），高举平台法固定延长管和输液接头。

（21）初步处理用物，脱手套，洗手，在纸胶布上写明维护日期、维护人。

（22）操作中密切观察患者病情，倾听患者的主诉，如发现任何异常应立即暂停操作，给予相应的处理。

（23）操作后再次核对，协助患者穿好衣服，取舒适卧位。

（24）健康指导：①静脉导管应定期进行维护。②观察穿刺点有无渗血、渗液等异常情况，周围皮肤有无发红、肿胀、疼痛，有无分泌物。观察全身不适状况，有无发热等不适。③观察导管外露长度的变化，以及是否有打折、破损。④观察贴膜有无出现潮湿、脱落、卷边情况。⑤置管侧手臂可以进行适宜运动，如握拳、松拳，避免做肩关节大幅度甩手或向上伸展的动作，不应提举重物。⑥沐浴时避免置管部位潮湿，可以使用防水套或保护膜包裹。⑦穿脱衣服时应小心注意保护导管，防止脱出，衣服的袖口不宜过紧。

（25）询问患者有何其他需求并提供相应护理。对患者提出的疑问，耐心解答。口头感谢患者的配合，并告知患者下次 PICC 维护时间。

（26）分类清理用物。

（27）洗手、取口罩。记录。

五、注意事项

（1）严格无菌操作。

（2）严禁使用小于 10 mL 注射器。一般选择 10 mL 及以上注射器或 10 mL 管径的预充式导管冲洗器。

（3）应使用不含防腐剂的生理盐水以脉冲式冲管，正压封管（必要时使用 10 U/mL 肝素溶液），封管液量应为导管及附加装置管腔容积的 2 倍。如果遇到阻力或抽吸无回血，应进一步确定导管的通畅性，不应强行冲洗导管。

（4）更换接头消毒时，导管尾端开口处向下，避免消毒液流入管内损伤导管。

（5）PICC 置管后 24 h 内更换敷料。导管留置期间应根据敷料的种类确定敷料及固定装置更换的频率，纱布敷料至少每 2 d 更换 1 次，透明敷料每 5～7 d 更换 1 次。若穿刺部位发生渗液、渗血，及敷料出现卷边、松动、潮湿、污染、完整性受损时应及时更换。

（6）撕贴膜前、撕贴膜后、贴贴膜前，均需观察导管外露长度的变化，以免导管脱出或进入体内。

（7）附加的无针接头一般 5～7 d 更换一次（具体产品应参照产品说明书）。以下情况应立即更换输液接头：输液接头内有血液残留或有残留物；完整性受损或被取下；在血管通路装置血液培养取样之前；明确被污染时。

（8）肘上穿刺者测量肘上 10 cm 处臂围，肘下穿刺者测量肘上 10 cm 处臂围，儿童测量肘上 5 cm处臂围。

（9）禁止将导管体外部分人为地移入体内。

（10）导管摆放位置需与上次位置有差别，不要在原来的位置摆放导管，以免该部位受压过久形成压疮。

（11）尽量避免在置管侧肢体测量血压。

（12）输入全血、血浆、蛋白等黏性较大的液体后，以及输入化疗药物前后均应使用不含防腐剂的生理盐水进行冲封管，不应使用无菌注射用水冲洗导管。输注药物与生理盐水不相容时，应先使用 5%葡萄糖注射液冲洗，再使用生理盐水。

（13）可以使用 PICC 导管进行常规加压输液或输液泵给药，但是不能用于高压注射泵推注造影剂（耐高压 PICC 导管除外）。

（王惠芬）

第四节　PICC 拔管技术

一、目的

（1）减少感染，预防 PICC 置管后相关并发症。
（2）治疗结束或已到导管留置期限，拔出导管。
（3）患者对护理服务体验良好。

二、评估

（1）礼貌称呼并真诚问候患者与家属，向患者及家属进行自我介绍，沟通时，与患者和家属保持目光交流。
（2）评估患者中心静脉导管的使用情况，如治疗完成情况、存在感染情况等。
（3）评估患者配合程度。
（4）向患者解释拔管的目的及注意事项。
（5）拔管过程中有不适及时告知医务人员。

三、操作前准备

1. 环境　应提供独立的房间，环境清洁、宽敞、明亮、安全，温度、湿度适宜。符合无菌操作要求。
2. 物品
（1）治疗盘内：氯己定消毒棉棒（浓度＞0.5％葡萄糖酸氯己定乙醇溶液）、无菌纱布、一次性治疗巾、无菌手套 2 双、清洁手套、密闭性敷料（一次性透明贴膜）、弯盘。
（2）其他：治疗车、PDA、医嘱单、执行单、快速手消毒剂、医疗垃圾桶、生活垃圾桶、锐器盒。
3. 患者　知晓拔管的目的、注意事项和配合要求。
4. 护士　着装整洁规范，修剪指甲、洗手、戴口罩。保持良好的情绪状态。

四、操作步骤

（1）双人核对医嘱。
（2）核对患者信息，确保患者床号、姓名、住院号或就诊卡号、时间等信息正确。
（3）评估患者。
（4）洗手，戴口罩。
（5）携用物至床边，再次核对患者信息。向患者解释拔管目的。
（6）协助患者将身体移向床对侧。
（7）在手臂下垫一次性治疗巾，暴露导管穿刺部位，以 0°或 180°角从下至上（或由远心端向近心端）小心地拆除原有贴膜，避免牵拉导管。
（8）洗手，戴无菌手套。分离、拆除施乐扣（如果使用施乐扣）。
（9）消毒：①左手取第一块纱布包裹导管连接器尾部并抬起，右手用氯己定消毒棉棒（年龄＜

2个月应慎用）以穿刺点为中心，消毒3遍，皮肤消毒面积应大于敷料面积，纱布丢弃。②左手取第二块纱布按压穿刺点，用氯己定消毒棉棒消毒导管、延长管及输液接头3遍，待干。

（10）脱手套、洗手，更换无菌手套。

（11）在穿刺部位捏紧PICC导管外露部分，平行于皮肤缓慢外拔2～3 cm，松开手，再从穿刺部位捏紧PICC导管一小段一小段地拔出PICC导管。

（12）当PICC管完全拔出后，在穿刺部位覆盖无菌纱布，再贴上密闭性敷料，轻轻按压直至停止出血。

（13）检查导管尖端的完整性，查看长度，并与置管时记录的长度进行比较，确认导管完整性。

（14）处理用物。取手套。感谢患者的配合。询问患者有何疑问或需求，并提供相应的指导和帮助。

（15）洗手、记录。

五、健康指导

（1）指导患者指压法压迫穿刺点直至不出血为止，按压力度要适中，切忌在按压处来回揉动。

（2）拔管后需静卧30 min。

（3）告知患者穿刺点愈合前应避免盆浴和泡浴。

（4）告知患者保持局部清洁干燥，不要擅自撕下密闭式敷料或贴膜。

六、注意事项

（1）拔管时小心谨慎，注意预防空气栓塞的发生。

（2）如遇到阻力时不得强行拔出导管，可暂时固定导管并给予实施热敷或导管中注入尿激酶等合适的方法，尝试拔出导管。

（3）拔管后每24 h评估穿刺点1次，直到上皮形成。

（4）PICC导管拔出后不得再次被送入血管。

（5）怀疑出现导管相关性血流感染（GRBSI）时，应根据医疗机构的规定与程序进行细菌培养。

（6）当导管质量出现问题时，应上报医疗机构相关部门。

（王惠芬）

第五节　输液港（PORT）维护技术

一、目的

（1）保持导管通畅，预防导管感染。

（2）减少导管相关并发症，保证输液港的正常使用。

（3）促进患者舒适。

（4）保障治疗效果及患者安全。

（5）增进患者对相关知识的了解及自我效能感。

（6）服务对象对护理有良好体验。

二、评估

(1) 礼貌称呼并真诚问候患者，向患者及家属进行自我介绍。

(2) 核对患者信息，告知患者即将进行的操作技术目的，患者理解并同意。如患者对该项技术及相关事项有疑问，给予解释；如患者或家属拒绝治疗，应与医生沟通。

(3) 患者整体评估：意识状态，自理能力，合作程度，心理状态，过敏史及并发症史、治疗方案等。查看维护记录本。

(4) 局部评估：①观察患者输液港植入部位及周围皮肤有无压痛、肿胀、皮疹、感染。②轻触输液港，判断输液港港座有无移位、翻转。③患者输液港植入侧肢体活动是否正常。

(5) 了解患者有无家属或陪护人员陪伴。

(6) 评估中，如发现患者有不适或特殊需求，及时给予相应处理或帮助。

三、操作前准备

1. 环境　应提供独立的房间或维护室，环境清洁、宽敞、明亮、安全，温度、湿度适宜。符合无菌操作要求。

2. 物品

(1) 维护包内：弯盘 1 个、氯己定消毒棉棒（浓度＞0.5%葡萄糖酸氯己定乙醇溶液）、洞巾 1 块、纱布 2 块、透明敷贴 1 张。

(2) 基础盘内：治疗巾 1 块、100 U/mL 的肝素溶液（必要时备）、10 mL 生理盐水 3 支、20 mL 注射器 2 支、10 mL 注射器 1 支、无损伤针 2 个、无菌手套 2 双、弯盘 1 个。

(3) 治疗车、医嘱单、执行单、PORT 维护手册、快速手消毒剂、医用垃圾桶、生活垃圾桶、锐器盒。

3. 患者

(1) 患者需穿着宽松衣物，领口不宜过紧。取平卧位，必要时排大、小便。

(2) 如患者有特殊心理状况，影响操作实施，相关工作人员或家属对患者进行心理支持。

(3) 了解维护的目的、方法、意义、注意事项及配合要点。

4. 护士

(1) 佩戴胸牌，服装整洁规范。

(2) 修剪指甲、洗手、戴口罩。

(3) 保持良好的情绪状态。

(4) 接触患者之前，保持双手暖和。

四、操作步骤

(1) 核对医嘱，保证患者姓名、住院号或就诊卡号等信息正确。

(2) 洗手，戴口罩，准备用物，核对物品完整性及有效期。携用物至患者床旁。

(3) 核对患者信息，评估患者。向患者解释输液港维护目的。

(4) 告知患者开始操作，协助患者取舒适的体位（平卧位），头偏向对侧，暴露输液港植入部位皮肤，观察局部皮肤情况及同侧肢体活动情况。注意保护患者隐私。

(5) 检查并打开无菌包。

(6) 手消毒，戴无菌手套。

(7) 消毒皮肤：以输液港港座为中心，用氯己定消毒棉棒（年龄<2个月应慎用，可以分别用乙醇和0.5%碘附消毒），由内向外，以螺旋方式（顺时针—逆时针—顺时针交替）消毒皮肤3遍，消毒面积应大于敷贴面积，充分待干。

(8) 脱手套、手消毒、戴无菌手套。

(9) 准备无菌物品：在助手协助下，将注射器、无损伤针放于无菌包内。

(10) 取20 mL注射器及10 mL注射器，在助手协助下，分别抽取生理盐水20 mL及100 U/mL的肝素盐水3～5 mL（必要时）备用，取10 mL注射器抽取生理盐水2 mL，连接无损伤针并排气备用。

(11) 铺无菌洞巾，建立无菌操作面。

(12) 穿刺：操作者用非主力拇指、食指和中指呈三角形固定输液港港座（不要过度绷紧皮肤），确定三指的中心，嘱患者屏气，主力手持无损伤针自三指中心处（输液港港座中心）垂直进针，穿透隔膜，直达储液槽底部，针尖斜面宜与输液港港座出口方向相反，有落空感即可。若有阻力，需重新调整位置，不可强行进针。

(13) 穿刺后抽回血2～3 mL弃去，确认针头位置无误，夹闭无损伤针拇指夹。更换20 mL生理盐水注射器，打开拇指夹，脉冲式冲管，正压封管（必要时用100 U/mL的肝素溶液），关闭拇指夹。

(14) 拔针：移除洞巾，非主力手固定输液港港座，主力手垂直向上拔出针头，无菌纱布按压针眼处，外用透明敷贴覆盖。

(15) 初步清理用物，脱手套，手消毒。

(16) 操作中密切观察患者病情，倾听患者的主诉，如发现任何异常应立即暂停操作，给予相应的处理。

(17) 操作后再次核对，协助患者穿好衣服，取舒适卧位。

(18) 健康指导：①告知患者不要压迫、撞击输液港港座，保持注射座置入皮肤的干燥、清洁，避免其受到过度的摩擦。②置管侧肢体避免重体力活动及剧烈外展动作。③患者用药结束出院前，一定要拔出无损伤针。④如在输液港置针期间出现贴膜浸湿，卷边及穿刺部位异常时，应立即予以换药。

(19) 询问患者有何其他需求并提供相应护理，对患者提出的疑问耐心解答。口头感谢患者的配合，并告知患者下次维护时间。

(20) 分类清理用物。

(21) 洗手、取口罩。记录。

五、注意事项

(1) 治疗间歇期每4周冲封管一次，必须由经过专业培训的人员操作。

(2) 必须使用无损伤针穿刺输液港，冲管及封管时必须使用10 mL及以上注射器或10 mL管径的预充式导管冲洗器。

(3) 用生理盐水以脉冲式冲管，正压封管（必要时使用100 U/mL肝素溶液），封管液量应为导管及附加装置管腔容积的2倍。

(4) 证实无损伤针在输液港内方可给药。如果遇到阻力或抽吸无回血，应进一步确定导管的通畅性，不应强行冲洗导管。

(5) 连续用药时每7 d更换无损伤针一次。

(6) 附加的无针接头应至少 7 d 更换 1 次。以下情况应立即更换输液接头：输液接头内有血液残留或有残留物；完整性受损或被取下；在血管通路装置血液培养取样之前；明确被污染时。

(7) 拔针后的固定敷料可于 24～48 h 后去除。

（王惠芬）

第六节 便携式化疗泵使用技术

一、目的

(1) 为持续化疗给药患者提供了一个便捷途径，通过控制药物注入速度，恒定地维持药物在体内的血药浓度，增强化疗药物的疗效，从而有效地达到杀灭癌细胞的作用，并降低了化疗药物对全身的不良反应。

(2) 易于随身携带，便于活动，能够匀速、定时、定量地将药物注入患者体内，提高患者的生活质量。

(3) 目前已在临床广泛开展，尤其是应用于氟尿嘧啶（5-Fu）等药物的使用中。

(4) 保障治疗效果及患者安全。

(5) 增进患者对相关知识的了解及自我效能感。

(6) 服务对象对护理有良好体验。

二、评估

(1) 礼貌称呼并真诚问候患者；向患者及家属进行自我介绍。

(2) 核对患者信息，告知患者即将进行的操作技术目的，患者理解并同意。如患者对该项技术及相关事项有疑问，给予解释；如患者或家属拒绝治疗，应与医生沟通。

(3) 评估患者病情、意识、过敏史、自理能力、合作程度等。

(4) 评估患者注射部位的皮肤、静脉血管情况及化疗泵功能状态。

(5) 了解患者有无家属或陪护人员陪伴。

(6) 评估中，如发现患者有不适或特殊需求，及时给予相应处理或帮助。

三、操作前准备

1. 环境　应提供独立的配置室如化疗药物配置中心或生物安全柜，环境清洁、宽敞、明亮、安全，温度、湿度适宜。

2. 物品

(1) 便携式化疗泵装置 1 套（输注装置及驱动装置）、50 mL 注射器 2 支、化疗药物、0.9%氯化钠注射液或 5%葡萄糖注射液、0.5%活力碘、75%乙醇、棉签、砂轮、无菌纱布、弯盘。

(2) 治疗车、医嘱单、执行单、治疗卡、笔、快速手消毒剂、医疗垃圾桶、生活垃圾桶、锐器盒。

3. 患者

(1) 必要时排大、小便。

(2) 如患者有特殊心理状况，影响操作实施，相关工作人员或家属对患者进行心理支持。

（3）了解操作的目的、方法、意义、注意事项及配合要点。

（4）建立输注化疗药物的静脉通路，建议行中心静脉导管置入。

4. 护士

（1）佩戴胸牌，服装整洁规范。

（2）修剪指甲、洗手、戴口罩。穿隔离衣、戴手套（聚乙烯手套及乳胶手套）及护目镜。

（3）保持良好的情绪状态。

（4）接触患者之前，保持双手暖和。

四、操作步骤

（1）核对医嘱，保证患者姓名、住院号或就诊卡号等信息正确。

（2）洗手，戴口罩，准备化疗泵、注射器等物品及药品。

（3）再次核对患者信息及化疗药物。

（4）评估患者。向患者解释治疗目的。

（5）加药：①将化疗药物、稀释药液、注射器、无菌纱布放置于生物安全柜中。②取下化疗泵加药口保护帽，置于无菌纱布上，保存备用。③用一次性 50 mL 注射器抽取所需药液，排尽空气，拧下针头，轻轻将注射器顶端套进化疗泵加药口，然后顺时针旋转锁紧（注意不要使用针头加药，以免破坏加药口；加药时如果使用稀释液，应先加稀释液后加化疗药）。④加药时用稳定的压力推进注射器活塞，可反复多次用50 mL注射器将药液注入化疗泵，直至患者治疗所需的化疗药物用量。逆时针将注射器从化疗泵上取下。⑤拧去延长管末端蓝色翼状保护帽，将延长管连接于化疗泵加药口，排尽空气，见持续两滴以上药液从系统流出，延长管内无气泡，即拧紧出药口的蓝色翼状保护帽，夹闭延长管流量夹。⑥再次核对无误，在化疗泵上粘贴治疗卡，注明患者姓名、住院号、药名、剂量、浓度、方法、每小时输注剂量、配药时间及配药者姓名。⑦分类清理用物。

（6）化疗泵的使用：①将化疗泵与驱动装置连接。②打开化疗泵开关，检查系统运行是否正常，根据医嘱及药物性质调节输注速度及极限量。需双人核对。③携用物至患者床边，再次核对患者信息及药物，确认一致。向患者解释使用化疗泵输入药物的目的及注意事项。④将化疗泵连接到患者的静脉通路上（连接前确认静脉通路正常，最好选择中心静脉导管）。打开延长管流量夹，检查化疗泵设置参数正确，按运行键，确保系统通畅，锁定键盘。⑤将化疗泵置于专用袋中，在治疗卡上记录开始输注的时间及责任人。

（7）操作中密切观察患者病情，倾听患者的主述，如发现任何异常应立即暂停操作，给予相应的处理。

（8）操作后再次核对，协助患者取舒适卧位，整理床单位，将呼叫器置于易取处。

（9）健康指导：①告知患者使用化疗泵的目的、输入药物的名称及注意事项。②嘱咐患者输液肢体不要进行剧烈活动。③嘱咐患者化疗泵使用期间不要沐浴。④告知患者有不适感觉或者机器报警及时通知医护人员。⑤告知患者勿撞击及自行调节化疗泵。

（10）询问患者有何其他需求并提供相应护理。对患者提出的疑问耐心解答。口头感谢患者的配合。

（11）分类清理用物。

（12）洗手，取口罩，记录。

（13）严格交接班。

五、注意事项

(1) 特殊用药需有特殊标记，避光药物需用避光输液管道。

(2) 正确设定输液速度及其他必需参数，防止设定错误延误治疗，设置完后要锁定键盘，以防患者自行调节。

(3) 护士严格交接班，注意查看化疗泵的工作状态，及时排除报警、故障，防止液体输入失控。

(4) 注意观察穿刺部位皮肤情况，防止发生液体外渗，出现外渗时给予相应处理。

(5) 保持输注通畅，避免管道扭曲、打折、脱出。

(王惠芬)

第七节 造口袋排空及清洁护理技术

一、目的

(1) 将造口袋内容物排空并清洁造口袋，减少异味，提高造口者的舒适度。

(2) 及时排空以免造口袋内容物过多引起渗漏或脱落。

(3) 观察患者肠道功能恢复情况，评估排泄物的颜色、性状及量。

(4) 增进患者对护理相关知识的了解及造口的认知度及自我效能感。

(5) 服务对象对护理有良好体验。

二、评估

(1) 礼貌称呼并真诚问候患者与家属。向患者及家属进行自我介绍。

(2) 告知患者即将进行的操作技术目的，患者理解并同意。如患者对该项技术及相关事项有疑问，给予解释并尊重患者意愿。

(3) 评估操作环境，患者的病情、合作程度、心理状况、自理能力，患者造口类型、位置、大小，使用造口袋的类型，造口袋内容物的颜色、性状、气味。

(4) 评估中，如发现患者有不适或特殊需求，及时给予相应处理或帮助。

三、操作前准备

1. 环境　环境清洁、安静；光线充足；温度、湿度适宜。尊重患者意愿，根据患者病情及自理能力可选择在病房或卫生间内完成，注意保护患者隐私。

2. 物品　清洁、干燥治疗车、快速手消毒剂、治疗盘、一次性手套、量杯、清水或无刺激清洁剂、垫巾、垃圾袋、卫生纸，必要时准备屏风、手电筒、造口护理用品、两件式造口袋、造口袋冲洗壶、医用/生活垃圾桶。

3. 患者　如患者有特殊心理状况，影响操作实施，相关工作人员或家属对患者进行心理支持。

4. 护士

(1) 佩戴胸牌，服装整洁、规范。

(2) 修剪指甲、洗手、戴口罩。

(3) 保持良好的情绪状态。

(4) 接触患者之前，保持双手暖和。

四、操作步骤

(1) 核对医嘱与用物，核对患者姓名、住院号或就诊卡号等身份信息。评估患者。

(2) 洗手，戴口罩。

(3) 敲门进病室，携用物至患者床旁，确认患者的身份信息。

(4) 向患者及家属讲解换袋的目的及过程。

(5) 告知患者开始操作，协助患者取舒适、安全卧位，注意保暖。了解患者对舒服体位的需求，结合患者的需求，协助其采取舒服的体位。

(6) 屏风遮挡，暴露造口部位，造口袋下铺垫巾。

(7) 戴手套，将造口袋下端置于量杯内（若收集粪便，可在量杯内套一次性垃圾袋）。

(8) 将造口袋尾端反折，开放造口袋下端开口，将造口袋内容物缓慢沿量杯杯壁引流至量杯，避免喷溅。必要时双手沿造口袋体自上而下轻轻挤压，以利于内容物排出。

(9) 排放完成后，观察排泄物的量、颜色、性状及气味，尽快封闭垃圾袋。

(10) 清洁造口袋：①若为一件式造口袋，可用清水或无刺激清洁剂冲洗造口袋内壁，冲洗过程中避免喷射造口乳头或造成清洗液浸渍造口底盘，控干水分，用卫生纸擦干。②若为两件式造口袋，可取下造口袋后更换清洁造口袋，将污染造口袋用清水或无刺激清洁剂冲洗，控干水分，置于阴凉处晾干。

(11) 妥善夹闭造口袋尾端开口。

(12) 整理病房环境及处理污物。脱手套，洗手。

(13) 协助患者穿衣，整理床单位，取合适卧位，为患者和家属进行健康宣教及注意事项说明，将呼叫器放在患者易取处。

(14) 询问患者需求并提供相应护理；对患者提出的疑问耐心解答。口头感谢患者的配合。

(15) 洗手、记录、签名：记录造口位置、大小、黏膜情况及排泄物状况。

五、注意事项

(1) 造口袋内 1/3～1/2 满时，宜排放造口袋内排泄物。发现造口底盘发白或卷边时，宜尽快更换，宜在清晨空腹时进行。

(2) 在部分特殊时段需特别观察造口袋充盈情况，如睡前、饭前、外出前、运动前、沐浴前和乘坐交通工具等时段，为避免意外情况发生需提前排空造口袋。

(3) 可根据排泄物黏稠度选择清洁造口袋的频率。

(4) 手术早期宜选用透明、无碳片、开口袋；康复期可选择不透明造口袋；排泄物稀薄宜选开口袋，排泄物稠宜选开口袋或闭口袋；视力障碍者宜选透明造口袋；手灵活性差者宜选预开口造口袋。

（喻姣花）

第八节 结肠造口灌洗技术

一、目的

（1）通过灌洗刺激结肠扩张后反射性收缩，使肠腔内的气体、粪便和液体经过结肠造口排出体外。

（2）定时进行结肠灌洗可训练规律排便，提高生活质量。

（3）增进患者对相关知识的了解及自我效能感。

（4）服务对象对护理有良好体验。

二、评估

（1）礼貌称呼并真诚问候患者与家属。向患者及家属进行自我介绍。

（2）告知患者即将进行的操作技术目的，患者理解并同意。如患者对该项技术及相关事项有疑问，给予解释并尊重患者意愿。

（3）评估操作环境，患者的病情、合作程度、心理状况、自理能力，患者造口类型、位置、大小，造口及周围皮肤状况，造口排泄物的颜色、性状、气味。

（4）评估中，如发现患者有不适或特殊需求，及时给予相应处理或帮助。

三、操作前准备

1. 环境　应提供安全隐蔽、独立的卫生间或房间，环境清洁、安静；光线充足；温度、湿度适宜。

2. 物品　清洁干燥治疗车、灌洗系统（集水袋、带流量控制开关的引流管、圆锥体灌洗头、袖式引流袋、腰带、固定环、夹子）、温开水、水温计、量杯、润滑剂、一次性手套、快速手消毒剂、治疗盘、垫巾、垃圾袋、卫生纸、便盆，必要时准备屏风、输液架、手电筒、造口护理用品、医用/生活垃圾桶。

3. 患者

（1）必要时排尿。

（2）如患者有特殊心理状况，影响操作实施，相关工作人员或家属对患者进行心理支持。

4. 护士

（1）佩戴胸牌，服装整洁、规范。

（2）修剪指甲、洗手、戴口罩。

（3）保持良好的情绪状态。

（4）接触患者之前，保持双手暖和。

四、操作步骤

（1）核对医嘱与用物，核对患者姓名、住院号或就诊卡号等身份信息。评估患者，若发现造口脱垂、造口旁疝等并发症，应停止灌洗，报告医生给予处理。

（2）洗手，戴口罩。

（3）敲门进病室，携用物至患者床旁，确认患者的身份信息。

（4）向患者及家属讲解结肠灌洗的目的及过程。

（5）告知患者开始操作，协助患者取舒适、安全卧位，注意保暖。了解患者对舒服体位的需求，结合患者的需求，协助其采取舒服的体位。

（6）调节灌洗液（温开水）温度 39～41℃，关闭流量控制开关，将 1 000 mL 灌洗液倒入集水袋。

（7）将悬挂集水袋至输液架，液面位于患者造口部位以上 40～60 cm，松开流量控制开关排气至圆锥体灌洗头，关闭流量控制开关。

（8）戴手套，暴露造口部位，将垫巾置于身下，观察造口及周围皮肤情况。

（9）以涂有润滑剂的食指探入并扩张造口，探查造口的肠腔走向。

（10）将袖式引流袋底盘置于造口处，系腰带并调节松紧适宜，将袖式引流袋与底盘连接，用固定环固定，袖式引流袋末端置于便盆或马桶内。

（11）润滑灌洗头，松开流量控制开关至少量液体流出，关闭流量控制开关，将灌洗头沿探查造口肠腔走向缓慢插入造口内，轻轻施压使灌洗头紧贴造口黏膜内壁，防止灌洗液从灌洗头与肠黏膜的间隙漏出。

（12）松开流量控制开关，使灌洗液缓慢注入造口内，控制流速 100 mL/min，先慢后快，时间 10～15 min。观察流速和患者耐受情况，发现异常及时处理。①若患者出现面色苍白、出冷汗、腹痛、头昏眼花或血压骤降、脉搏上升等情况，应立即停止灌洗。②若灌洗受阻时，查看是否集水袋挂得太低、灌洗头压在肠壁上或方向不正确、灌洗头被粪便堵塞等，可调整集水袋位置、稍旋转灌洗头或除去干燥粪便。

（13）灌洗结束后，关闭流量控制开关，将灌洗头保持在原位 5～10 min。

（14）缓慢移除灌洗头，使灌洗液（含粪便）沿袖式引流袋流入便盆内或马桶内。

（15）排出量减少后，将袖式引流袋下端夹闭，指导患者在室内走动或少量饮水刺激肠道蠕动。

（16）待造口灌洗液排尽，松开固定环、腰带，移除底盘，连同袖式引流袋置于治疗车下层，尊重患者意愿佩戴造口袋。

（17）整理病房环境及处理污物，将灌洗装置用流动水洗净，晾干备用，脱手套，洗手。

（18）协助患者穿衣，整理床单位，取合适卧位，为患者和家属进行健康宣教及注意事项说明，若有不适及时通知护士，将呼叫器放在患者易取处。

（19）询问患者需求并提供相应护理；对患者提出的疑问，耐心解答。口头感谢患者的配合。

（20）洗手、记录、签名：记录结肠造口情况及排泄物颜色、性状、量。

五、注意事项

（1）灌洗前观察造口及周围皮肤情况，若有造口脱垂、旁疝等并发症，应停止灌洗并报告医生及时处理。

（2）灌洗在每天同一时间段进行；乙状结肠造口和降结肠造口患者可每日或隔日进行结肠造口灌洗，若连续发生两次灌洗间隔有排便现象，则宜调整灌洗液量或不再进行灌洗。排便形成规律前建议继续使用造口袋。

（3）每次灌洗时，宜确保液体全部灌入到肠腔内。灌洗速度 100 mL/min，成人灌洗量 500～1 000 mL/次。

（4）灌洗过程中应密切观察灌洗液流速和患者耐受情况，发现患者在灌洗过程中出现面色苍白、出冷汗、腹痛、头昏眼花或血压骤降、脉搏上升等情况，应立即停止灌洗并报告医生，及时处理。

（5）应在灌洗后 15～30 min 评估排泄物的颜色、性状、量等。

（6）把握结肠灌洗的时机：手术患者需根据康复情况宜从术后 1～3 个月后开始进行；需放疗、化疗的患者，宜在放疗、化疗结束后开展结肠灌洗。

（喻姣花）

第十一章　现代康复护理技术

第一节　体位摆放的指导训练技术

一、目的

（1）预防或减轻痉挛和畸形的出现，保持躯干和肢体功能状态。

（2）协助不能自行移动的患者更换卧位，使患者舒适，预防压疮和继发性损害的发生。

（3）协助不能有效咳嗽、咳痰的患者促进痰液排出，保持呼吸道通畅。

（4）保障治疗效果及患者安全。

（5）增进患者对相关知识的了解及自我效能感。

（6）服务对象对护理有良好体验。

二、评估

（1）礼貌称呼并真诚问候患者；如有家属在旁，主动与家属打招呼。向患者及家属进行自我介绍。沟通时，与患者及家属保持目光交流。

（2）告知患者即将进行的操作技术目的，患者理解并同意。如患者对该项技术及相关事项有疑问，给予解释；如患者或家属拒绝治疗，应与医生沟通。

（3）评估患者年龄、病情、意识状态；评估患者皮肤情况，有无约束、伤口、引流管、骨折和牵引等；评估患者的心理状态，是否存在负面情绪，必要时进行相关干预，以保证体位摆放护理操作的顺利实施。评估患者肢体活动情况、肌力、肢体活动能力、活动耐力及配合程度，确认需要摆放的体位。告知患者体位摆放的目的和方法，并妥善固定各种管道。

（4）评估中，如发现患者有不适或特殊需求，及时给予相应处理或帮助。

三、操作前准备

1. 环境　环境清洁、安静；光线充足；温度、湿度适宜。

2. 物品　大小、数量合适的枕头，必要时准备合适的支具。

3. 患者

（1）必要时排大、小便。

（2）如患者有特殊心理状况，影响操作实施，相关工作人员或家属对患者进行心理支持。

4. 护士

（1）佩戴胸牌，服装整洁。

（2）洗手、戴口罩。

（3）保持良好的情绪状态。

（4）接触患者之前，保持双手暖和。

四、操作步骤

(1) 核对医嘱，保证患者姓名、住院号或就诊卡号等信息正确。

(2) 敲门进病室，确认患者的身份信息。

(3) 告知患者体位摆放的目的和方法，体位摆放过程中的配合要点，保持体位的重要性及体位摆放后的注意事项，摆放过程中密切观察患者状态及有无不适等。

(4) 骨关节疾患患者功能位摆放。①上肢功能位。肩关节屈曲 45°，外展 60°，肘关节屈曲 90°，前臂中间位，腕背伸，各掌指关节和指间关节稍屈曲，拇指在对掌的中间位。②下肢功能位。髋关节伸直，髋及大腿外侧垫枕防止下肢外展、外旋，膝关节稍屈曲，踝关节处于 90°中间位，防止足下垂。随着体位的改变，髋关节也需要变换成屈曲或伸直的位置。③腰椎间盘突出的体位（姿势）。a. 卧位。枕头不宜过高，应保持脊柱的生理弯曲，可用一软枕垫于腰后；仰卧位时两腿分开，大腿下垫软枕，屈髋屈膝；侧卧位时双腿之间放置软枕，屈髋屈膝，呈迈步状；下肢微屈更利于腰背肌的放松。b. 俯卧位时在腹部及踝部垫薄枕，使脊柱肌肉放松。c. 站立时腰部伸直，收腹提臀，久站应该经常调整重心。d. 伏案工作者需注意桌、椅高度和距离，定时改变姿势，长时间使用电脑时，使膝与髋保持同一水平，身体靠向椅背，同时在腰部放一靠枕。④髋关节术后早期体位。a. 功能肢位。术后床上体位应保持外展中立位，患肢外展并在两腿之间放一枕头，同时在患肢外侧放一枕头以防止髋关节外旋。如侧卧位应尽量保持健侧卧位并使用外展垫枕。b. 抬高患肢，在患肢下垫枕头减轻肿胀。⑤膝关节置换术后早期体位。a. 康复护理的重点在于教会患者正确肢位的摆放，注意观察伤口情况，患者在康复后及时观察病情，如有异常及时予以处理。b. 正确肢位。术后患肢摆放于伸直位，枕头垫于小腿及足跟下，抬高患肢预防肿胀。c. 主动运动。包括翻身训练、床上移动、踝泵训练、关节活动度训练等。目标是一周持续 CPM 练习至可主动屈膝 90°。⑥骨折患者术后体位。根据手术部位，采取舒适体位。a. 锁骨骨折术后应采取仰卧位，去枕，肩胛骨间区垫枕以使两肩后伸，可使骨片保持良好的复位位置。b. 股骨颈骨折术后，取平卧位，下肢稍外展，两腿间放一软枕，患肢不宜抬高。c. 上下肢骨折尽量抬高肢体，上肢骨折抬高于心脏水平。⑦截肢患者体位。a. 保持合理的残肢体位：为防止残肢屈曲畸形，应尽量保持肢体残端于伸直位。b. 上肢截肢者应选择健侧卧位休息。平卧位休息时避免残肢垫高，将残肢向外伸展，同时可以将腰垫高以减轻残端肿胀。前臂截肢者，站立位肘关节应保持在 45°屈曲位。c. 大腿中上段截肢，应常常采用俯卧位，练习髋关节后伸且不要外展活动。小腿截肢后应经常练习膝关节伸直活动。

(5) 烧伤患者抗挛缩体位摆放。①头。仰卧：头居中位，避免耳部受压。俯卧：头居中，吊带悬吊前额以支持头重量，颜面悬空。若头侧偏，则每半小时交替一次，以免面颊萎缩。②颈。在颈前部烧伤时，用毛巾圈或过伸垫使颈保持过伸位或伸展位，必要时应用热塑板制作颈矫形器，防止颈部挛缩、骸胸粘连。③肩和腋部。胸背部、两侧胸壁、上臂烧伤时，用枕或夹板使肩保持外展 90°和外旋位。④肘。肘屈侧烧伤应保持肘伸直位，背侧烧伤则可屈肘 70°～90°，前臂保持中立位。⑤腕与手。腕背伸 20°～30°，掌指关节屈曲 90°，指间关节均处于伸直位。拇指则应处于外展和对掌（掌指关节外展，指间关节屈曲）位，防止近端指间关节过伸。各指间用无菌纱布隔开。⑥髋。伸直位和中立位，大腿内侧烧伤时髋外展 15°～30°。⑦膝。处于伸直位，如仅在膝前方烧伤，可轻度屈曲位（屈曲 10°～20°）。⑧踝。背伸位，以防止跟腱挛缩，注意防止足内翻或外翻。

五、注意事项

(1) 脊髓损伤患者各卧位时操作技术注意事项。①仰卧位时头部垫枕，将头两侧固定，固定头部、防肩膀后缩，肩胛下垫枕，使肩上抬前挺。②长时间仰卧位和大、小便刺激是压力性损伤的高风险因素。要1～2 h变换一次体位，保持床单位平整、干燥，做好大、小便失禁护理。③侧卧位时采取轴线翻身护理技术，3人同步轴线翻身，在侧卧位时，尽量使头部和脊椎保持正常对线，背后用长枕靠住，保持侧卧位，避免脊椎扭曲。

(2) 患者体位摆放训练时，室内温度适宜，因温度太低可使肌张力增高。1～2 h变换一次体位，维持良好血液循环。

(3) 操作过程中做好与患者的沟通，了解患者的感受，并提供相应的护理。对患者的询问耐心解答。

(4) 感谢患者的配合。

（孟　玲）

第二节　抗痉挛体位摆放的指导训练技术

一、目的

(1) 预防或减轻痉挛和畸形的出现；保持躯干和肢体功能状态；预防并发症及继发性损害的发生。

(2) 增进患者对相关知识的了解及自我效能感。

(3) 服务对象对护理有良好体验。

二、评估

(1) 礼貌称呼并真诚问候患者；如有家属在旁，主动与家属打招呼。向患者及家属进行自我介绍。

(2) 告知患者即将进行的操作技术目的，患者理解并同意。如患者对该项技术及相关事项有疑问，给予解释；如患者或家属拒绝治疗，应与医生沟通。

(3) 评估患者年龄、病情、意识状态及配合能力；评估患者皮肤情况，有无约束、伤口、引流管、骨折和牵引等；评估患者的心理状态，是否存在负面情绪，必要时进行相关干预，以保证体位摆放护理操作的顺利实施。评估患者肢体活动情况、肌力、肢体活动能力、活动耐力及配合程度。告知患者体位摆放的目的和方法，并妥善固定各种管道。

(4) 评估中，如发现患者有不适或特殊需求，及时给予相应处理或帮助。

三、操作前准备

1. 环境　环境清洁、安静；光线充足；温度、湿度适宜。若为多人病房，病床之间有隔帘。

2. 物品　枕头多个，小枕2个。

3. 护士

（1）佩戴胸牌，服装整洁。

（2）洗手、戴口罩。

（3）保持良好的情绪状态。

（4）接触患者前保持双手温暖。

四、操作步骤

（1）核对医嘱，保证患者姓名、住院号等信息正确。

（2）核对用物。

（3）敲门进病室，携用物至患者床旁，确认患者的身份信息。

（4）根据患者的病种，采取相应的抗痉挛体位，体位的摆放分为脊髓损伤患者抗痉挛体位摆放和偏瘫患者抗痉挛体位摆放。

（5）脊髓损伤（四肢瘫）患者抗痉挛体位摆放。①仰卧位。头部垫枕，将头两侧固定，肩胛下垫枕，使肩上抬前挺、肘关节伸直、前臂旋后、腕背伸、手指微曲，髋、膝、踝下垫枕，足保持中立位。②侧卧位。头部垫枕；上侧上肢保持伸展位，下肢屈曲位，将下侧的肩关节拉出以避免受压和后缩，臂前伸，前臂旋后，肢体下均垫长枕，背后用长枕靠住，以保持侧卧位。

（6）偏瘫患者抗痉挛体位摆放。①仰卧位。头部垫薄枕，患侧肩胛和上肢下垫一长枕，上臂旋后，肘与腕均伸直，掌心向上，手指伸展位，整个上肢平放于枕上；患侧髋下、臀部、大腿外侧放垫枕，防止下肢外展、外旋；膝下稍垫起，保持伸展微屈。②健侧卧位。健侧在下，患侧在上，头部垫枕，患侧上肢伸展位置于枕上，使患侧肩胛骨向前向外伸，前臂旋前，手指伸展，掌心向下；患侧下肢取轻度屈曲位，放于长枕上，患侧踝关节不能内翻悬在枕头边缘，防止足内翻下垂。③患侧卧位。患侧在下，健侧在上，头部垫枕，背后垫枕，使躯干侧卧，患臂外展前伸旋后，患肩向前伸展，以避免受压和后缩；前臂旋后，肘与腕均伸直，掌心向上；患侧下肢轻度屈曲位放在床上，健腿屈髋屈膝向前放于长枕上，健侧上肢放松，放在胸前的枕上或躯干上。④床上坐位。摇起床头成90°角或背部用枕头支撑好，保持躯干挺直，不可倾斜，髋关节保持90°屈曲位，双膝屈曲50°～60°，膝下垫软枕，患侧足底放一枕；患侧上肢下放薄枕，患肩向前伸，肘关节伸直，双侧上肢伸展放于床上餐板或调节板上。⑤轮椅坐位。患者保持躯干伸直，靠住椅背，臀部尽量坐在轮椅坐垫的后方，保持身体稍前倾；患侧上肢放于胸前软枕上，可前伸或屈曲靠近身体，避免肘关节过度屈曲，手指自然伸展；在患腿外侧置软垫，纠正患腿外旋，髋关节、膝关节、踝关节均保持90°，双足垂直于膝下，平放在地板上，脚尖向前，双足分开与肩同宽，避免足尖外旋，保持两足尖对称。

（7）主动沟通，询问患者舒适度及有无其他需求，并提供相应的护理。解答患者的疑问。口头感谢患者的配合。

（8）整理床单元。

（9）洗手、记录、签名。

五、注意事项

（1）脊髓损伤（四肢瘫）患者各卧位时操作技术注意事项：①仰卧位时头部垫枕，将头两侧固定，固定头部、防肩膀后缩，肩胛下垫枕，使肩上抬前挺。②长时间仰卧位和大、小便刺激是压力性损伤的高风险因素。要1～2 h变换一次体位，保持床单位平整、干燥，做好大、小便失禁护理。

③侧卧位时采取轴线翻身护理技术，3 人同步轴线翻身，在侧卧位时，尽量使头部和脊椎保持正常对线，背后用长枕靠住，保持侧卧位，避免脊柱扭曲。

（2）偏瘫患者各卧位时操作技术注意事项：①仰卧位时足不能保持中立位——足下垂。仰卧位时足摆放成中立位，在床尾放一支被架，把被子支撑起来，避免被子压在足上，或者穿上矫形器预防足下垂。②患侧卧位时肩关节姿势不当——肩关节脱位、肩手综合征。a. 偏瘫患者取患侧卧位时，患肩轻轻向前拉出，避免受压和后缩。患侧腕及手指充分打开放松，不建议在手中抓握物品。b. 给予患侧手及踝足充分的支持，避免处于悬空位，使之处于非抗重力位。③偏瘫患者抗痉挛体位中，患侧卧位是所有体位中最重要体位，可以增加患侧的感觉刺激，促进本体感觉输入、对抗患侧肢体痉挛、利于健侧手的活动；仰卧位应尽可能少用，以免引起异常反射活动；所有时间都应该避免半坐卧位，它能强化痉挛模式。

（3）患者抗痉挛体位摆放训练时，室内温度适宜，因温度太低可使肌张力增高。1～2 h变换一次体位，以维持良好血液循环。

（孟　玲）

第三节　特殊翻身与移动的指导训练

一、特殊翻身

（一）目的

（1）协助神经瘫痪、颅骨牵引、颈椎损伤、脊椎损伤患者床上翻身。

（2）防止脊椎再损伤；预防压疮发生；增加患者舒适感。

（3）增进患者对相关知识的了解及自我效能感。

（4）服务对象对护理有良好体验。

（二）评估

（1）向患者及家属说明翻身的目的和要求，取得其理解和积极的配合。

（2）仔细观察患者全身皮肤情况，有无出血点或斑块，局部皮肤有无压痛或破溃以及肢体血液循环情况等。

（3）评估患者年龄、意识、生命体征、脊柱及脊髓损伤部位及程度。评估患者皮肤情况，有无约束、伤口、引流管、骨折和牵引等；评估患者的心理状态，是否存在负面情绪，必要时进行相关干预，以保证体位摆放护理操作的顺利实施。评估患者肢体活动情况、肌力、活动耐力及配合程度。

（三）操作前准备

1. 环境　环境安静、整洁，室温适宜，光线充足，必要时进行遮挡。

2. 物品　视情况准备大单、软枕、翻身记录卡、床挡、遮挡屏风等。

3. 患者

（1）患者及家属了解训练的目的、过程及配合要点。

（2）患者及家属情绪稳定，愿意配合。

4. 护士

(1) 佩戴胸牌，服装整洁。

(2) 洗手、戴口罩。

(3) 保持良好的情绪状态。

(4) 接触患者前保持双手温暖。

(四) 操作步骤

(1) 核对医嘱，保证患者姓名、住院号或就诊卡号等信息无误。

(2) 核对用物。

(3) 携用物至患者床旁，确认患者的身份信息。

(4) 轴线翻身：①操作者 2～3 名，帮助患者移去枕头，松开被尾。②患者仰卧、两臂交叉于胸前。3 位操作者站于患者同侧，将患者平移至操作者同侧床沿。③患者有颈椎损伤时，由 3 位操作者共同完成。第一位操作者固定患者头部，沿纵轴上略加牵引，使头、颈随躯干一起缓慢移动；第二位操作者将双手分别置于肩部、背部；第三位操作者将双手分别置于腰部、臀部。④其中一人发口令，三人同步翻转，三人动作一致地将患者整个身体移向对侧床边，以翻身至侧卧。翻转时，使患者的头、颈、肩、腰、臀保持在同一水平线上，翻身角度不超过 60°。

(5) 脊髓损伤患者的翻身：①C6 完全性损伤患者辅助仰卧位→侧卧位（右侧翻身）。患者仰卧，协助者立于患者的左侧，帮助患者将左上肢横过胸前，将左下肢跨过右下肢，左足置于右侧床面。协助者一手置于患者左侧腰下，另一手置于患者左侧髋部下方，腹部抵住床沿作为支撑点，用力推动患者髋部向上，使患者右侧卧，协助患者调整好卧姿。②C6 完全性损伤患者独立仰卧位→俯卧位（右侧翻身）。患者仰卧，头、肩屈曲，双上肢伸展上举、对称性用力向身体两侧摆动，产生钟摆样运动；向左侧甩动，使右上肢越过身体左侧，以获得下一步向右翻转所需的动力；屈曲头、肩，双上肢迅速从左侧甩向右侧；借助于上肢甩动的惯性使躯干和下肢翻成俯卧位；将左前臂支撑于床面并承重，右肩进一步后拉，使两侧前臂同等负重，将双上肢置于身体两侧。③胸、腰段脊髓损伤的截瘫患者的翻身训练。同上翻身方法或直接利用肘部和手的支撑向一侧翻身。

(6) 偏瘫患者的翻身：①辅助下向健侧翻身。将患侧下肢放于健侧下肢上，由健手将患手拉向患侧，协助者于患侧帮助抬起患者肩胛、骨盆，翻身至健侧。②仰卧位→患侧卧位。患者仰卧，健侧髋、膝屈曲，双上肢 Bobath 握手伸肘，肩上举约 90°，健侧上肢带动患侧上肢先摆向健侧，再反方向摆向患侧，以借摆动的惯性翻向患侧。翻身后，患者头部置枕，背部垫软枕，两膝之间放软枕，双膝呈自然弯曲状。③仰卧位→健侧卧位。患者仰卧，健足置于患足下方。双手 Bobath 握手上举后向左、右两侧摆动，利用躯干的旋转和上肢摆动的惯性向健侧翻身。

(7) 操作完成后整理床单位，固定好导管。

(8) 主动沟通，询问患者的感受及有无其他需求，并提供相应的协助。感谢患者的配合。

(9) 洗手，记录翻身时间及皮肤情况。

(五) 注意事项

(1) 轴线翻身护理操作注意事项：①保持脊柱平直。翻转患者时，责任护士为发口令者，其他护士协助，听口令多人一起用力，协调一致，以保持脊柱平直，维持脊柱的生理弯曲，避免由于躯干扭曲，加重脊柱骨折、脊髓损伤和关节脱位。②翻转角度不可超过 60°，避免脊柱负重增大而引起关节突骨折。③患者有颈椎损伤时，勿扭曲或者旋转患者头部，以免加重神经损伤引起呼吸肌麻痹而死亡。④脊椎术后，选择床垫要硬实，使患者平卧时能保持脊椎正确的生理曲线，保持手术部位的固定，不弯曲、不扭转，如胸腰椎手术患者翻身时，手扶患者肩部和髋部同时翻动，切不可上下分别翻转。侧卧时，要用枕头全背部顶住，避免上下身的卧位不一致，造成脊柱扭转。

（2）翻身安全注意事项：①翻身时注意为患者保暖并防止坠床。②注意节力与安全。③准确记录翻身时间、卧位、皮肤受压情况。

二、体位转移指导训练

（一）目的

（1）定时协助更换体位，使肢体的伸肌和屈肌张力达到平衡，预防压疮、坠积性肺炎、肌肉痉挛等并发症的发生。

（2）进行体位转移训练还能协助瘫痪患者能够独立地完成各项日常生活活动，从而提高其生存质量。

（3）增进患者对相关知识的了解及自我效能感。

（4）服务对象对护理有良好的体验。

（二）评估

（1）评估患者年龄、意识、生命体征、脊柱及脊髓损伤部位及程度。评估患者皮肤情况，有无约束、伤口、引流管、骨折和牵引等；评估患者的心理状态，是否存在负面情绪，必要时进行相关干预，以保证体位摆放护理操作的顺利实施。评估患者肢体活动情况、肌力、肢体活动能力、活动耐力及配合程度。

（2）告知患者及家属体位转移的目的和方法，体位转移过程中的配合要点。

（三）操作前准备

1. 环境　环境清洁、安静；光线充足；温度、湿度适宜。必要时进行遮挡。

2. 物品　根据转移需要准备轮椅、滑板等。

3. 患者　情绪稳定，愿意配合。

4. 护士

（1）佩戴胸牌，服装整洁。

（2）洗手、戴口罩。

（3）保持良好的情绪状态。

（4）接触患者前，保持双手温暖。

（四）操作步骤

1. 核对　核对医嘱，保证患者姓名、住院号或就诊卡号等信息无误。核对用物。携用物至患者床旁，确认患者的身份信息。

2. 床上移动指导训练

（1）偏瘫患者卧位床上移动：患者仰卧，健足置于患足下方；健手将患手固定在胸前，利用健侧下肢将患侧下肢抬起向一侧移动；用健足和肩支起臀部，同时将臀部移向同侧；臀部侧方移动完毕后，再将肩、头向同方向移动。

（2）床上坐位向前后移动：嘱患者在床上取坐位，身体前倾，两手掌交叉向前，或双手放于体操棒上。辅助患者抬高一侧臀部，将重心放在另一侧臀部上。辅助患者将抬起一侧的臀部向前或者向后移动，犹如患者用臀部行走。

（3）C6 完全性损伤患者床上直腿坐位（长坐位）移动：患者坐位，双手放在体侧，躯干前屈、前倾，双手用力快速向下支撑，头肩后伸，躯干及下肢向前移动。也可以采取同样的方式进行向后和向两侧移动。

3. 坐位指导训练　第一天将床头摇起30°，询问患者有无不适感，上午、下午各5 min；以后每隔1～2 d增加10°，增加5 min；为防止腘绳肌疼痛，膝下垫软枕；逐步达到90°，时间能保持20 min后，可进行坐位进食。

4. 卧-坐转移指导训练

1）偏瘫患者卧→坐指导训练

（1）独立从健侧坐起：患者健侧卧位，患腿跨过健腿，用健侧前臂支持自己的体重，头、颈和躯干向上方侧屈，用健腿将患腿移到床沿下，改用健手支撑，使躯干直立。

（2）独立从患侧坐起。方法一：偏瘦患者对掌十指交叉握手，并上举上肢伸肘90°，抬起健侧腿，并向前摆动，健侧上肢向前摆动，不应抓住床边缘把自己拉过去，患者转向患侧；患者健足带动患足一并移向床沿，用健手将患臂置于胸前，用健侧上肢横过胸前置于床面上支撑，侧屈起身、坐直。方法二：偏胖患者对掌十指交叉握手，并上举上肢伸肘90°，抬起健侧腿，并向前摆动，健侧上肢向前摆动，不应抓住床边缘把自己拉过去，患者转向患侧；患者健足带动患足一并移向床沿，健侧上肢放于患侧腋下，健手推床面将身体推离床，双手撑床面。两足平放于地面。

（3）辅助坐起：患者仰卧，患侧上肢放于腹上，健足放于患侧足下呈交叉状。护理人员双手分别扶于患者双肩，缓慢帮助患者向健侧转身，并向上牵拉患者双肩。患者同时屈健肘支撑身体，随着患者躯体上部被上拉的同时患者伸健肘，手撑床面。健足带动患足一并移向床沿，两足平放于地面，整理成功能位。

2）脊髓损伤患者卧→坐指导训练

（1）四肢瘫（C6完全性损伤）患者独立坐起：患者仰卧，上举双臂，用力左右摆动躯干，利用惯性将一侧上肢甩过身体至对侧成侧卧位；先用下侧肘支撑床面，然后变成双手支撑床面，抬起上身，并保持平衡，移动上身靠近下肢；用上侧上肢用力勾住膝关节，同时将另一侧肘弯曲、伸展并将肘逐步移近躯干，取得平衡，通过此动作将上身靠近双腿；将双手置于体侧，慢慢交替将双手向前移动，直至体重移到双下肢上，完成坐起动作。

（2）截瘫患者独立坐起：双上肢同时用力向一侧摆动，躯干转向一侧；翻向一侧的手和对侧肘支撑床面，然后伸展肘关节，用手支撑床面，并逐步靠近身体，另侧手移至身体同侧；将双手置于体侧，伸肘至长坐位。

（3）脊髓损伤患者一人协助坐起：患者呈仰位，双上肢置于身体两侧，双臂肘关节屈曲支撑于床面上，协助者站在患者侧前方，以双手扶托患者双肩并向上牵拉；嘱患者利用双肘的支撑抬起上部躯干后，逐渐改用双手掌撑住床面，支撑身体坐起；调整坐姿，保持舒适坐位。

5. 坐→立转移指导训练

（1）偏瘫患者独立坐位→站立位训练：患者坐于床边，双足分开与肩同宽，两足跟落后于两膝，患足稍后，以利负重及防止健侧代偿；双手Bobath握手，双臂前伸；躯干前倾，使重心前移，当双肩向前超过双膝位置时，抬臀，伸展膝关节，慢慢站起，立位时双腿同等负重。

（2）偏瘫患者一人协助坐位→站立位训练：患者坐于床边，双足分开与肩同宽，两足跟落后于两膝，患足稍前，以利负重及防止健侧代偿；双手Bobath握手，双臂前伸；协助者站在偏瘫侧，面向患者，指引患者躯干充分前倾，髋关节尽量屈曲，重心向患腿移动；协助者一手放于患膝上，重心转移时帮助把患膝向前拉，另一手放在同侧臀部帮助抬起体重；患者伸髋伸膝，抬臀离开椅面，慢慢站起。

6. 床-椅转移指导训练　站立位转移法：靠背椅子放到床旁，与床呈30°～45°夹角或与床头平行协助患者坐于床边，双脚着地，躯干前倾；操作者面向患者站立，协助患者从坐位到站位；患者站稳以后，操作者以足为轴慢慢旋转躯干，使患者背部转向椅子，臀部正对靠背椅正面，使患者慢慢弯腰，坐至椅上；将患者双脚踏地板上，双膝分开与肩同宽。

7. 操作中询问患者的感受及有无不适，并提供相应的帮助。对患者提出的疑问耐心解答。感谢患者的配合。洗手、记录、签名。

（五）注意事项

1. 患者教育与配合

（1）床上运动及转移指导训练时，注重患者心理，取得配合。体位转移前消除患者的紧张对抗心理，以配合转移，护理人员应详细讲解转移的方向、方法和步骤，使患者处于最佳的起始位置。

（2）转移前，向患者家属说明转移的要求和目的，取得家属的理解和配合；转移前后注意观察全身皮肤情况及肢体血液循环情况，有引流管者要事先固定好导管，以防滑脱。

（3）患者和操作者采用较大的站立支撑面，以保证转移动作的稳定性，操作者在患者的重心附近进行协助，要注意搬移的正确姿势。

（4）由于长期卧位，患者在行坐位训练时极易出现体位性低血压，为了预防该类情况出现应早期使用靠背床或摇床，通过逐步增加靠背角度来训练患者坐起，一般 2 周左右可以完全坐起。

2. 转移指导训练注意事项

（1）转移中，应做到动作协调轻稳，不可拖拉，注意患者安全，并鼓励患者尽可能发挥自己的残存能力，同时给予必要的指导和协助，每次协助仅给予最小的帮助，并依次减少辅助量，最终使患者独立完成，并向患者分步解释动作顺序及要求，以获得患者主动配合。

（2）互相转移时，两个平面之间的高度尽可能相等，两个平面应尽可能靠近，两个平面的物体应稳定：如轮椅转移时必须先制动，椅子转移时应在最稳定的位置。

（3）偏瘫患者坐-立转移、床-椅转移过程中，协助者站于患者正面或患侧，保护患肢，协助者用双膝扶持患者的患膝，防止患膝“打软”。

（4）转移前，帮助或指导患者穿着合适的鞋、袜、裤子，以防跌倒。转移后，注意保持患者体位的正确、稳定、舒适和安全。

（5）尽量让患者独立完成体位转移，被动转移应作为最后选择的转移方法。肢体功能障碍较重和认知障碍患者，不要勉强进行独立转移活动。

（6）转移频繁或转移距离过远，难以依靠一个人的帮助完成时，选择合适的转移工具。观察患者的主观反应。

（辛玲芳）

第四节　有效咳嗽的指导训练技术

一、目的

（1）保持呼吸道通畅，避免痰液淤积。

（2）有效排除气道分泌物，促进病情恢复。

（3）预防感染，减少术后并发症。

（4）增进患者对相关知识的了解及自我效能感。

（5）服务对象对护理有良好体验。

二、评估

（1）向患者及家属说明有效咳嗽训练的目的和要求，取得其理解和积极的配合。

（2）评估患者病情、意识状态、咳嗽能力、生命体征、痰液检查结果、配合能力等。

（3）评估患者进餐时间。

三、操作前准备

1. 环境　符合操作要求，必要时用屏风遮挡。

2. 物品　听诊器、痰杯、漱口水、纸巾，必要时备枕头。

3. 患者

（1）患者及家属了解有效咳嗽的目的、过程及配合要点。

（2）患者情绪稳定，愿意配合。

4. 护士

（1）按规定着装，洗手、戴口罩。

（2）保持良好的情绪状态。

四、操作步骤

（1）核对医嘱，保证患者姓名、住院号或就诊卡号等信息无误。

（2）核对用物。

（3）携用物至患者床旁，确认患者的身份信息。评估患者，听诊肺部有无异常呼吸音及干湿啰音。

（4）指导患者取舒适和放松的体位，指导患者缓慢深吸气，短暂闭气，关闭声门，增加胸内压；迅速打开声门，用力收腹将气体排出，同时引起咳嗽。一次吸气，可连续咳嗽3声。

（5）停止咳嗽，缩唇将余气尽量呼出。

（6）再缓慢深吸气，重复以上动作，连续做2～3次后，休息和正常呼吸几分钟再重新开始，必要时结合拍背（拍背原则：手法是将手指合拢成杯状，依靠手腕的力量，均匀有节奏地叩击，从下至上、从外至内。力度要适宜，不使患者产生疼痛感为宜）。

（7）取痰杯给患者，帮助痰液咳出，保持患者面部清洁，体位舒适，观察痰液的颜色、性质和量。

（8）听诊肺部无异常呼吸音。

（9）操作结束后协助患者取舒适卧位，整理好床单位。

（10）询问患者有无其他需求。对患者提出疑问耐心解答。感谢患者的配合。

（11）洗手、记录、签名。

五、注意事项

1. 患者教育与配合

（1）有效咳嗽训练前要做好健康教育，讲解有效咳嗽训练的意义、目的；训练时避免患者情绪紧张，做好解释工作，取得患者的配合。

（2）告知患者，做好准备。痰液黏稠不易咳出者，可先用雾化吸入祛痰药（沐舒坦、糜蛋白酶）稀释痰液，或应用支气管舒张剂，必要时先吸痰再雾化。

（3）无心肾功能不全者每日饮水 1 500 mL 以上，避免甜食。

2. 有效咳嗽体位正确

（1）根据病情需要，取舒适体位，先行 5～6 次深呼吸，于深吸气末屏气，继而咳嗽数次使痰液到咽部附近，再用力咳嗽将痰液排出。

（2）患者取坐位，两腿上置一枕头，顶住腹部促进膈肌上升，咳嗽时身体前倾，头颈屈曲，张口咳嗽将痰液排出。

（3）嘱患者取侧卧深屈膝位，有利于膈肌、腹肌收缩和增加腹压，并经常变换体位有利于痰液咳出。

3. 有效咳嗽训练时注意事项

（1）避免阵发性咳嗽，连续咳嗽 3 声后应注意平静呼吸片刻。有脑血管破裂、栓塞或血管瘤病史者应避免用力咳嗽。

（2）根据患者体型、营养状况、咳嗽的耐受程度，合理选择有效咳嗽训练的方式、时间和频率。一般情况下应安排在患者进餐前 1～2 h 或餐后 2 h，持续鼻饲患者操作前 30 min 应停止鼻饲。

（3）检查患者胸腹部有无伤口，并采取相应的措施，避免或减轻因咳嗽而加重伤口的疼痛。嘱患者轻轻按压伤口部位，亦可用枕头按住伤口，以抵消或抵抗咳嗽引起伤口局部的牵拉和疼痛。

（4）遵循节力、安全的原则。操作过程中密切观察患者意识及生命体征变化。

（5）有效咳嗽排痰的评价指标：痰量减少，每日＜25 mL；病变部位呼吸音改善，无湿啰音；患者对治疗反应良好；血氧饱和度好转；胸片改善。

（辛玲芳）

第五节　体位排痰的指导训练技术

一、目的

（1）利用重力原理，改变患者的体位有利于分泌物排出，从而有利于改善肺通气，提高通气血流比值。

（2）防止或减轻肺部感染，维护呼吸道通畅，减少反复感染，改善患者肺功能。

（3）增进患者对相关知识的了解及自我效能感。

（4）服务对象对护理有良好体验。

二、评估

（1）排痰前讲解体位引流目的、方法，取得患者的理解和配合。

（2）体位排痰前首先对患者进行体格检查和功能评估。包括患者意识、认知、生命体征，实验室检查和辅助检查结果、配合度。体位排痰训练时间安排在清晨或餐后 2 h。

（3）采用触诊、叩诊、听诊等方法判断患者肺部哪一段的痰液需要引流。

三、操作前准备

1. 环境　环境清洁，安静；光线充足；温度、湿度适宜。若为多人病房，病床之间有隔帘。

2. 物品　听诊器、痰杯、纸巾、治疗盘、枕头、记录单、笔。

3. 患者

(1) 了解护理技术目的及配合要点。

(2) 如患者有特殊心理状况，影响操作实施，相关工作人员或家属对患者进行心理支持。

4. 护士

(1) 佩戴胸牌，服装整洁。

(2) 洗手、戴口罩。

(3) 保持良好的情绪状态。

(4) 接触患者之前，保持双手暖和。

四、操作步骤

(1) 核对医嘱，保证患者姓名、住院号或就诊卡号等信息无误。

(2) 核对用物。

(3) 敲门进病室，携用物至患者床旁，确认患者的身份信息。

(4) 体位排痰前消除患者的紧张情绪，让患者全身放松，自然呼吸。

(5) 采用触诊、叩诊、听诊器听诊等方法判断患者肺部哪一段的痰液需要引流，明确病变部位。

(6) 将痰杯或纸巾放置在患者易取处。

(7) 根据病变部位采取不同姿势做体位引流。将患者置于正确的体位排痰姿势，并且尽可能让患者舒适放松，应随时观察患者面色及表情。病变部位摆于高处，以利于痰液从高处向低处引流。如病变在两肺上叶，则采取坐位或其他适当姿势；如病变在左肺上叶舌叶段和右肺中叶取头低足高位 30°；如左下肺叶和右下肺叶取头低足高位 45°以利引流。

(8) 操作中密切观察患者有无出汗、脉搏细弱、头晕、疲劳、面色苍白等表现，观察患者对体位排痰的耐受程度。如患者出现心率＞120 次/min、心律失常、高血压、低血压、眩晕或发绀等任何异常反应，应立即停止体位排痰并通知医生。

(9) 即使引流时没有咳出分泌物，告诉患者，训练一段时间后可能会咳出一些分泌物。

(10) 若引流 5～10 min 仍未咳出分泌物，则进行下一个体位姿势，总时间不超过30～45 min，一般上、下午各引流一次。

(11) 操作结束后协助患者取舒适卧位，给予清水或漱口液漱口。整理好床单位，将呼叫器放在患者易取处。向患者及家属说明，如有需要随时按铃呼叫。

(12) 评估体位排痰效果并记录：评估在引流过的肺叶（段）上听诊呼吸音的改变；记录痰液潴留的部位，痰液排出的颜色、质感、量及气味，患者对引流的忍受程度，血压、心率情况，呼吸模式，胸壁扩张的对称性等，并准确记录引流效果。

(13) 询问患者有无其他需求，并提供相应的护理。对患者提出的疑问耐心解答。感谢患者的配合。

五、注意事项

1. 患者教育与配合

(1) 排痰前讲解体位引流目的、方法，消除患者的紧张情绪，使患者能很好地配合。

(2) 体位排痰期间认真做好宣教，使患者认识到即使引流时未咳出痰液，未必无效，松动的痰液可能需要30～60 min才能咳出，坚持训练则利于痰液咳出。

（3）认真做好康复教育，告诉患者体位排痰期间应配合饮温水、雾化吸入，使痰液稀释，利于排出。

（4）看胸部X线片确定病灶部位、胸部听诊确定病灶集中部位（上中下肺，特别注意肺底听诊，每个部位听一个呼吸周期），判断患者哪一段肺部需要体位排痰引流。

2. 体位引流的注意事项

（1）体位引流排痰：适用于支气管-肺疾病有大量痰液的患者。原则是抬高患肺位置，使引流支气管开口向下，根据病变部位及患者自身体验，采取相应体位，先引流痰液较多的部位，然后进行另一部位。引流过程中鼓励患者做深呼吸及有效咳嗽，并辅以叩击震颤，每次引流15 min，每天1～3次；引流过程中应有护士或家人协助，防坠床；引流中注意观察患者反应，若出现咯血、头昏、发绀、呼吸困难、出汗、脉搏细速、疲劳等情况应立即停止引流。

（2）体位引流时，尽可能让患者舒适放松，轻松呼吸，不能过度换气或呼吸急促；引流体位不宜刻板执行，必须采用患者既能接受，又易于排痰的体位；随时观察患者面色及表情，患者不适时注意随时调整姿势或停止引流；引流过程中专人守护，备齐吸痰用物，防窒息，防坠床；引流结束后让患者缓慢坐起并休息一会儿，防止出现体位性低血压。

（3）训练过程中避免阵发性咳嗽，连续咳嗽3声后应注意平静呼吸片刻。有脑血管破裂、栓塞或血管瘤病史者应避免用力咳嗽。

（4）体位排痰训练结束后让患者缓慢坐起并休息一会儿，防止出现直立性低血压。

（5）引流时间应安排在早晨清醒后进行，因为夜间支气管纤毛运动减弱，气道分泌物易于睡眠时潴留。

（辛玲芳）

第六节　呼吸功能的指导训练技术

一、目的

（1）通过对呼吸运动的控制和调节来改善呼吸功能，尽可能恢复有效的腹式呼吸。

（2）增加呼吸肌的随意运动，提高呼吸容量，改善氧气吸入和二氧化碳排出。

（3）通过主动训练改善胸廓的顺应性，提高患者心肺功能和体力活动能力。

（4）增进患者对相关知识的了解及自我效能感。

（5）服务对象对护理有良好体验。

二、评估

（1）向患者及家属进行自我介绍，说明呼吸功能训练的目的、方法、注意事项及配合要点，取得其理解和积极的配合。

（2）评估患者的病情、意识、合作程度。

（3）评估患者的呼吸频率、深度、节律。

（4）评估患者有无呼吸困难。

（5）评估患者的呼吸音。

（6）评估患者肺功能测定的结果。

三、操作前准备

1. 环境　环境安静、舒适、整洁，温度、湿度适宜，必要时进行遮挡。
2. 物品　听诊器、病历、笔、洗手液、简易呼吸训练器、蜡烛、遮挡屏风等。
3. 患者和家属
（1）患者及家属了解呼吸功能训练的目的、过程及配合要点。
（2）患者情绪稳定，愿意配合。
4. 护士
（1）佩戴胸牌、服装整洁、修剪指甲。
（2）洗手、戴口罩。

四、操作步骤

（1）核对医嘱，保证患者姓名、住院号或就诊卡号等信息正确。

（2）核对用物。

（3）携用物至患者床旁，确认患者身份的身份信息。

（4）缩唇呼吸训练法：①体位。取端坐位，双手扶膝。②吸气时让气体从鼻孔进入，每次吸气后不要急于呼出，宜稍屏气片刻再行缩唇呼气；呼气时缩拢口唇呈“吹口哨”，使气体通过缩窄的口形徐徐将肺内气体轻轻吹出，每次呼气持续 4～6 s。吸气和呼气时间比为 1∶2。每天练习 3～4 次，每次 15～30 min。

（5）腹式呼吸训练法：强调膈肌呼吸为主，以改善异常呼吸模式，提高膈肌的收缩能力和收缩效率，使患者的胸式呼吸变为腹式呼吸。可运用腹式呼吸＋缩唇呼气训练。①体位。患者取卧位或坐位（前倾依靠位），也可采用前倾站位。让患者正常呼吸尽量放松身体。②先闭口用鼻深吸气，此时腹部隆起，使膈肌尽量下移，吸气至不能再吸时稍屏息 2～3 s（熟练后可适当逐渐延长至 5～10 s）；然后缩唇缓慢呼气，腹部尽量回收，缓缓吹气达 4～6 s。同时双手逐渐向腹部加压，促进横膈上移；也可将两手置于肋弓，在呼气时加压以缩小胸廓，促进气体排出。③呼吸要深而缓，要求呼气时间是吸气时间的 2～3 倍。深呼吸训练的频率为8～10 次/min，持续 3～5 min，每天数次，熟练后增加训练次数和时间。

（6）呼吸肌训练　①吸气阻力训练。a. 患者持手握式阻力训练器吸气，训练器有各种不同直径的管子，不同直径的管子在吸气时气流的阻力不同，管径愈窄则阻力愈大。b. 在患者可接受的前提下，首先选取管径粗的进行吸气训练，开始训练 3～5 min/次，3～5 次/d，以后训练时间可逐步增加至 20～30 min/次。②呼气肌训练。a. 腹肌训练：患者取仰卧位，上腹部放置 1～2 kg 的沙袋，吸气时肩和胸部保持不动并尽力挺腹，呼气时腹部内陷。仰卧位下做双下肢屈髋屈膝贴近胸壁的训练，以增强腹肌力量。b. 吹蜡烛法：将点燃的蜡烛放在口前 10 cm 处，吸气后用力吹蜡烛，使蜡烛火焰飘动，每次训练 3～5 min，休息数分钟，再反复进行。c. 患者持手握式阻力训练器进行呼气训练，提高呼气肌能力。

（7）询问患者有无其他需求。

（8）操作结束后协助患者取舒适卧位。感谢患者的配合。

（9）洗手、记录、签名。

五、注意事项

1. 患者教育与配合

(1) 训练前要做好患者健康教育，讲解呼吸功能训练的意义、目的；训练时避免患者情绪紧张，做好解释工作，取得患者的配合。

(2) 训练方案应因人而异，在训练过程中循序渐进。

(3) 评估患者，制定具体训练计划。训练时间安排在两餐之间。

2. 体位选择

(1) 体位的选择：选用放松、舒适的体位。合适的体位可放松辅助呼吸肌群，减少呼吸肌耗氧量，缓解呼吸困难症状，稳定情绪，固定和放松肩带肌群，减少上胸部活动，有利于膈肌移动等。

(2) 头低位和前倾位。①头低位是让患者仰卧于已调整为倾斜的床上或平板床上，并同时垫高床脚（同体位引流时姿势）。②前倾位是患者坐位时保持躯干前倾斜 20°～45°，为保持平衡，患者可用手肘支撑于自己的膝盖或桌子上，立位或散步时也可前倾位，也可用手杖或扶车来支撑。

3. 呼吸功能训练时注意事项

(1) 每次练习腹式呼吸次数不宜过多，即练习 2～3 次，休息片刻再练，逐步做到习惯于在活动中进行腹式呼吸。各种训练每次一般为 5～10 min，以避免疲劳。

(2) 放松呼气时必须被动，避免腹肌收缩，将双手置于患者腹肌上，判断腹肌有无收缩。

(3) 注意观察患者的反应：训练时不应该有任何不适症状，锻炼次日晨起时应该感觉正常，如果出现疲劳、乏力、头晕等，应暂时停止训练。

(4) 病情变化时应及时调整训练方案，避免训练过程中诱发呼吸性酸中毒和呼吸衰竭。

(5) 训练时适当给氧，可边吸氧边活动，以增强活动信心。

4. 教会患者掌握呼吸训练技巧

(1) 缩唇呼吸需要鼓励患者全身放松，由鼻吸气，然后由噘起的嘴唇缓慢且完全地呼气。呼出的气流能使距口唇 15～20 cm 处的蜡烛火焰倾斜而不熄灭为宜。

(2) 腹式呼吸法需患者腹肌松弛，双手分别放于胸前、腹部，胸廓尽量保持不动，稍用力加压腹部，用鼻腔深吸气时腹部隆起，屏气 1～2 s，缩唇像吹口哨一样呼气，腹部尽量回收，缓缓吹起达 4～6 s，呼吸要深而缓，要求呼气时间是吸气时间的 2～3 倍。

(3) 指导训练缩唇呼吸与腹式呼吸锻炼联合应用，可以改善呼吸困难；避免憋气和过分减慢呼吸频率，以防诱发呼吸性酸中毒。

（王　莉）

第七节　盆底肌功能的指导训练技术

一、目的

(1) 提高盆底核心肌群肌力，改善尿失禁发生情况。

(2) 能提高盆底肌肉核心力量，减少尿失禁发生率，改善盆腔器官脱垂。

(3) 增进患者对相关知识的了解及自我效能感。

(4) 服务对象对护理有良好体验。

二、评估

（1）礼貌称呼并真诚问候患者；如有家属在旁，主动与家属打招呼。向患者及家属进行自我介绍。

（2）告知患者即将进行的操作技术目的，患者理解并同意。

（3）评估患者会阴部有无破损、伤口；评估患者的心理状态，是否存在焦虑、抑郁、不配合心理，必要时进行相应干预以保证操作的顺利实施。

（4）训练前、训练后分别评定患者日排尿次数、平均膀胱容量、最大排尿量、残余尿量、生存质量评分和国际下尿路症状（LUTS）评分等。

（5）评估中如发现患者有不适或特殊需求，及时给予相应处理或帮助。

三、操作前准备

1. 环境　环境清洁、安静；光线充足；温度、湿度适宜。若为多人病房，病床之间有隔帘。

2. 患者　患者训练前排空膀胱、全身放松。如患者有特殊心理状况，影响操作实施，相关工作人员或家属对患者进行心理支持。

3. 护士

（1）佩戴胸牌，服装整洁。

（2）洗手、戴口罩。

（3）保持良好的情绪状态。

（4）接触患者之前，保持双手暖和。

四、操作步骤

（1）核对医嘱，保证患者姓名、住院号或就诊卡号等信息无误。

（2）核对用物。

（3）敲门进病室，携用物至患者床旁，确认患者的身份信息。

（4）告知患者开始操作，注意保暖。了解患者对舒服体位的需求，结合患者的需求，协助其采取舒服的体位，如坐位、站位或卧位。

（5）收缩部位：收缩及夹紧肛门口与尿道口（女性尿道口、阴道口），就像忍住大、小便一样，收缩与放松肌肉各维持 5～10 s。

（6）训练次数：每日至少 5 次，每次 5～10 个轮回。初期练习先从每天 5 次，逐步增加至每天 10 次。

（7）练习口诀：双膝分开倾前坐，想象正要坐起来；刻意收缩会阴口，努力维持到 10 s；渐觉会阴有收缩，边做边数不憋气；数“1、2、3、4、5、6、7、8、9、10”，还原坐直松松腰；再来练习多一回，数到 5 回休息。

（8）配合仪器、物理治疗训练。

（9）操作中密切观察患者病情，倾听患者的主诉，如发现任何异常应立即暂停操作，给予相应的处理。

（10）操作结束后协助患者取舒适卧位，整理好床单位，将呼叫器放在患者易取处如有需要随时按铃。

（11）询问患者有无其他需求并提供相应护理，口头感谢患者的配合。

（12）洗手、记录、签名。

五、注意事项

（1）盆底肌肉运动不是腹部的收缩运动，盆底肌收缩时，腹部要保持放松，没有明显的起伏、震动及收紧的感觉。

（2）第一次做可以用一根手指放入肛门口或阴道口，通过手指感觉收紧和放松来感知盆底肌肉的收缩。

（3）收缩的同时要保持正常呼吸（收紧时不可屏气）；此项运动不受时间、地点和姿势的影响和限制，随时随地都可以做。

（4）盆底肌肉训练是促进全子宫切除患者快速康复的简单、经济、易行办法，可作为一个妇科加速康复技术优化入临床护理路径，并在临床推广应用。

（5）盆底肌肉训练贵在坚持，训练3～6个月才会看出效果，长期坚持运动训练效果更佳。

（孟　玲）

第八节　神经源性肠的指导训练技术

一、目的

（1）降低患者便秘或大便失禁的发生率，降低对药物的依赖性。

（2）帮助患者建立胃结肠反射、直结肠反射、直肠肛门反射，使大部分患者在厕所、便器上利用重力和自然排便机制独立完成排便，在社会活动时间内能控制排便。

（3）服务对象对服务有良好体验。

（4）增进患者对相关知识的了解及自我效能感。

二、评估

（1）向患者及家属说明训练的目的和要求，取得其理解和积极配合。

（2）首先评估患者有无影响排便的因素，如患者年龄、饮食习惯、个人习惯、日常活动情况、心理因素、社会文化因素、疾病、药物、治疗和检查因素等。

（3）再评估患者是否适宜进行肠道训练，如腹部、肛门部手术后3 d内以及极度虚弱患者避免进行排便功能训练；心肌梗死，动脉瘤的患者进行肠道训练时禁止用力排便。

三、操作前准备

1. 环境　环境清洁、安静；光线充足；温度、湿度适宜。必要时进行遮挡。避开进餐时间、查房以及接受治疗护理期间。

2. 物品　洗手液、口罩、治疗巾或尿垫、便盆、PVC手套、液状石蜡、纸巾、垃圾桶、肠道评估表、笔、手表、血压计、指脉氧等。

3. 患者

（1）了解护理指导的目的及配合要点。

（2）如患者有特殊心理状况，影响操作实施，相关工作人员或家属对患者进行心理支持。

4．护士

（1）佩戴胸牌，服装整洁。

（2）洗手、戴口罩。

（3）保持良好的情绪状态。

（4）接触患者之前，保持双手暖和，修剪指甲。

四、操作步骤

（1）核对医嘱，保证患者姓名、住院号或就诊卡号等信息无误。

（2）核对用物。

（3）携用物至患者床旁，确认患者的身份信息。

（4）促进直肠结肠反射的建立：食指或中指戴指套，涂润滑油后缓缓插入直肠，在不损伤直肠黏膜的前提下，沿直肠壁做环形运动并缓慢牵伸肛管，诱导排便反射。每次刺激时间持续 1 min，间隔 2 min 后可以再次进行。

（5）排便体位：排便常采用可以使肛门直肠角增大的体位，即蹲位或坐位，此时可借助重力作用使大便易于排出，也易于增加腹压，有益于提高患者自尊、减少护理工作量、减轻心脏负担。若不能取蹲或坐位，则以左侧卧位较好。对于脊髓损伤的患者也可使用辅助装置协助排便。

（6）指导患者腹部按摩：训练患者排便时，操作者用单手或双手的食指、中指和无名指自右沿结肠解剖位置向左环行按摩。从盲肠部开始，依结肠蠕动方向，经升结肠、横结肠、降结肠、乙状结肠作环形按摩，或在乙状结肠部由近心端向远心端作环形按摩，每次 5～10 min，每日 2 次。

（7）指导患者增强腹肌运动：患者坐于座厕或卧床患者取斜坡位，嘱患者深吸气，往下腹部用力，做排便动作。

（8）指导患者盆底部肌肉运动：患者平卧，双下肢并拢，双膝屈曲稍分开，轻抬臀部，缩肛、提肛 10～20 次，每天练习 4～6 次。

（9）灌肠：小剂量药物灌肠 15 min 后即会出现肠蠕动，可减少自主神经过反射的发生，适用于 T_6 以上的脊髓损伤患者。可利用有节制功能的导管装置进行灌肠，增强排便控制能力，提高患者生活质量。具体操作：将导管插入直肠，给药时，在肛门附近利用气囊固定导管使其不易脱出，给药结束后放气囊，将导管拔出。

（10）操作结束后协助患者取舒适卧位，整理好床单位。

（11）询问患者有无其他需求并提供相应的护理。对患者提出的问题耐心解答。感谢患者的配合。

（12）洗手、记录、签名。

（13）定时评价排便情况和观察肠道训练效果，发现异常现象及时处理和报告。

五、注意事项

（1）膳食纤维对肠道功能促进作用：评估纤维饮食对粪便黏稠度和排便频率的影响，最初每天饮食中纤维素的含量不应少于 15 g。合理安排饮食，增加水分和纤维素含量高的食物，减少高脂肪、高蛋白食物的大量摄入，病情许可时每日液体摄入量不少于2 000 mL。

（2）手指直肠刺激易引发自主神经过反射，要注意监测患者的血压、体征。

（3）经常性的灌肠使得痔疮的发生率升高，还可导致灌肠依赖、肠穿孔、结肠炎、电解质紊乱等不良反应。要注意观察生命体征及预防并发症的发生。

（4）指导患者定时排便：根据患者既往的习惯安排排便时间，养成每日定时排便的习惯，通过训练逐步建立排便反射，也可每日早餐后 30 min 内进行排便活动。

（王　莉）

第九节　神经源性膀胱的指导训练技术

一、目的

（1）保护上尿路功能，保证储尿期和排尿期膀胱压力处于安全范围内。

（2）重建或部分重建下尿路功能，促进膀胱排空，提高控尿能力。

（3）减少残余尿量，预防泌尿系感染。

（4）保护肾功能，提高患者生活质量。

（5）增进患者对相关知识的了解及自我效能感。

（6）服务对象对护理有良好的体验。

二、评估

（1）告知患者训练的方法及目的，消除患者紧张和焦虑，取得患者配合。

（2）评估有无影响排尿的因素，如心理因素、排尿习惯、中枢神经系统疾病、泌尿系结石和肿瘤，外科手术、外科检查以及使用影响排尿的药物。

（3）评估患者的排尿活动，膀胱功能和分型，制定具体训练计划。

（4）排尿习惯训练：详细记录患者 3 d 的排尿情况，以确定患者排尿模式；根据排尿模式和日常习惯，确立排尿间隔时间表；排尿间隔时间不少于 2 h，在预定的时间提示并协助患者排尿。

三、操作前准备

1. 环境　环境安静、私密，消除患者焦虑、紧张情绪。若为多人病房，病床之间有隔帘，保护患者隐私。

2. 物品　便器、毛巾、开塞露、温水等。

3. 护士

（1）佩戴胸牌、服装整洁、修剪指甲。

（2）洗手、戴口罩。

四、操作步骤

（1）核对医嘱，确保患者姓名、住院号或就诊卡号等信息正确。

（2）核对用物。

（3）敲门进病房，协用物至患者床旁，确认患者的身份信息。

（4）根据制定的膀胱护理训练方法，协助患者进行训练，训练期间注意保暖。①诱导排尿训练。a. 利用条件反射诱导排尿：能离床的患者，协助患者到洗手间，坐在座厕上，打开水龙头让人听流水声。对需卧床的患者，放置便器，用热毛巾外敷膀胱区或用温水冲洗会阴，边冲洗边轻轻按摩患者膀胱膨隆处。b. 开塞露塞肛诱导排尿：采用开塞露塞肛，促使逼尿肌收缩，内括约肌松弛而导致排尿。②排尿意识训练（意念排尿）：适用于留置尿管的患者。每次放尿前 5 min，患者卧于床上，指导其全身放松，想象自己在一个安静、宽敞的卫生间，听着潺潺的流水声，准备排尿，并试图自己排尿，然后由陪同人员缓缓放尿。想象过程中，强调患者运用全部感觉。开始时可由护士指导，当患者掌握正确方法后由患者自己训练，护士督促、询问情况。③反射性排尿训练：导尿前半小时，通过找扳机点，如以手腕的力量，指腹轻轻叩击耻骨上区/大腿上 1/3 内侧，50～100 次/min，每次叩击 2～3 min。或牵拉阴毛、挤压阴蒂/阴茎或用手刺激肛门诱发膀胱反射性收缩，产生排尿。④盆底肌训练。a. 确定患者的尿失禁类型及配合程度。b. 告知患者及家属盆底肌训练目的和方法，指导患者配合。c. 患者在不收缩下肢、腹部及臀部肌肉的情况下自主收缩盆底肌肉（会阴及肛门括约肌），每次收缩维持 5～10 s，重复做 10～20 次，每日 3 组。d. 患者可以坐在马桶上，两腿分开，开始排尿，中途有意识地收缩盆底肌肉，使尿流中断，如此反复排尿、止尿，重复多次，使盆底肌得到锻炼。患者能够主动配合，手功能良好时可以独立完成训练，或由陪护者进行，以维持和改善排尿功能。

（5）训练结束后，协助患者取舒适卧位。

（6）询问患者有无其他需求，并提供相应的护理。对患者提出的疑问耐心解答。感谢患者的配合。

（7）洗手、记录、签名。

五、注意事项

（1）排尿习惯训练注意事项：①确立排尿间隔时间。a. 如果 24 h 内尿失禁超过2 次，将排尿间隔时间减少 0.5 h。b. 如果 24 h 内尿失禁不超过 2 次，保持排尿间隔时间不变。c. 如果患者 48 h 内都没有出现尿失禁，将排尿间隔时间增加 0.5 h，直至达到4 h排尿一次的理想状态。②防止膀胱过度充盈：逐步做到均匀摄入，并避免短时间内大量饮水，以防止膀胱过度充盈。

（2）反射性排尿训练注意事项：①训练前必须做好初步的评估，以判断是否可以进行训练。②在排尿时膀胱内压力明显增加，应确保压力在安全范围（$<40\ cmH_2O$），否则导致膀胱内尿液逆流，导致上尿路损害，建议慎用方法。T6 平面以上的脊髓损伤在刺激时可出现自主神经异常反射，如发生则停用该方法。

（3）盆底肌训练注意事项：做好康复健康教育，告知患者及家属盆底肌训练的目的，消除患者紧张和焦虑，提高患者配合的积极性，训练以患者不疲劳为主。

（4）逼尿肌-括约肌不协同型膀胱，不适宜采用训练，要避免因训练方法不当而引起尿液返流造成肾积水；痉挛型膀胱训练时要观察有无自主神经反射亢进的临床表现，并给予及时处理。

（王　莉）

第十节　清洁间歇导尿的指导训练技术

一、目的

（1）减少尿潴留，维持膀胱功能。

(2) 防止尿液反流，保护肾功能。

(3) 减少尿道感染或结石的发生。

(4) 提高患者生活质量。

(5) 增进患者对相关知识的了解及自我效能感。

(6) 服务对象对护理有良好的体验。

二、评估

(1) 礼貌称呼并真诚问候患者；如有家属在旁，主动与家属打招呼。向患者及家属进行自我介绍。

(2) 告知患者训练的方法及目的，消除患者紧张和焦虑，取得患者配合。

(3) 评估患者尿潴留的原因，自主排尿情况及排尿后残余尿量。

(4) 全面评估患者的情况，询问患者饮水及排尿等情况，观察膀胱充盈度。

(5) 了解患者有无家属或陪护人员陪伴。

(6) 评估中如发现患者有不适或特殊需求，及时给予相应处理或帮助。

三、操作前准备

1. 环境　环境整洁、安静；光线充足；温度、湿度适宜。若为多人病房，病床之间有隔帘。

2. 物品　导尿管及护套，0.5%的活力碘、清洁棉或棉签（或一次性清洁湿纸巾）、量杯、无菌液状石蜡、生理盐水、排尿日记本。

3. 护士

(1) 佩戴胸牌，服装整洁。

(2) 洗手、戴口罩，修剪指甲。

(3) 保持良好的情绪状态。

四、操作步骤

(1) 核对医嘱，保证患者姓名、住院号等信息正确。

(2) 核对用物齐全。

(3) 敲门进病室，携用物至患者床旁，确认患者的身份信息。

(4) 告知患者操作相关事宜，协助患者取半坐卧位或蹲位，暴露外阴部。

(5) 清洁会阴部：用一次性清洁湿纸巾，擦拭会阴部，女性患者以左手分开阴唇（用拇指及食指或食指与中指分开并固定），区分尿道口及阴道口。男性患者左手提起阴茎，翻转包皮，暴露龟头。全程注意保暖。

(6) 露出尿道口，右手捏住导尿管，对准尿道口轻轻插入 4～5 cm（女性患者），7～10 cm（男性患者），见尿液流出时，以左手固定并压住导尿管，预防滑脱。

(7) 用量杯接尿，直至尿液排解干净。可配合压膀胱以助尿液排净。

(8) 导完尿后，慢慢拔出尿管，边拔边压膀胱，使膀胱内尿液引流干净。

(9) 再次清洁外阴，协助患者穿好衣裤。

(10) 操作结束后协助患者取舒适卧位，整理好床单位，将呼叫器放在患者易取处，如有需要随时按铃。

(11) 询问患者有无其他需求并给予相应护理。感谢患者的配合。

（12）洗手、记录残余尿量、签名。

五、注意事项

（1）每4～6 h导尿一次，避免膀胱过度膨胀。

（2）导尿管不能反复插入，避免造成二次污染。

（3）储存导尿管的消毒液每日更换，使用0.5%活力碘时可用生理盐水按1∶10稀释后浸泡消毒。一根导尿管使用寿命为1～3个月，导尿管置入时有疼痛和毛糙感时要及时更换。

（4）定期复查尿常规。

（孟　玲）

第十一节　膀胱残余尿量测定技术

一、目的

（1）监测膀胱内尿量和及时了解排尿后膀胱内残余尿量等信息，以指导膀胱康复训练及治疗。

（2）增进患者对相关知识的了解及自我效能感。

（3）服务对象对护理有良好体验。

二、评估

（1）礼貌称呼并真诚问候患者；如有家属在旁，主动与家属打招呼。向患者及家属进行自我介绍。

（2）告知患者即将进行的操作技术目的，患者理解并同意。

（3）全面评估患者的情况，询问患者饮水及排尿等情况，观察膀胱充盈度和膀胱区皮肤有无破损。

（4）了解患者有无家属或陪护人员陪伴。

（5）评估中如发现患者有不适或特殊需求，及时给予相应处理或帮助。

三、操作前准备

1. 环境　环境整洁、安静；光线充足；温度、湿度适宜。若为多人病房，病床之间有隔帘。

2. 物品　膀胱残余尿测定仪，耦合剂、擦手纸、记录单、医用垃圾桶。

3. 护士

（1）佩戴胸牌，服装整洁。

（2）洗手、戴口罩。

（3）保持良好的情绪状态。

四、操作步骤

（1）核对医嘱，保证患者姓名、住院号、就诊卡号等信息无误。

（2）核对用物齐全。

(3) 敲门进病室，携用物至患者床旁，确认患者的身份信息无误。

(4) 告知患者操作相关事宜，协助患者取仰卧位，摇高床头 30°～45°，注意保暖。

(5) 暴露下腹部（耻骨联合上 2 横指）膀胱区，涂耦合剂，指导患者放松，防止腹肌紧张影响测量准确性。

(6) 将膀胱残余尿测定仪探头轻压膀胱区进行测量，得出数值。

(7) 操作结束后协助患者取舒适卧位，整理好床单位，将呼叫器放在患者易取处，如有需要随时按铃。

(8) 询问患者有无其他需求并给予相应护理。对患者提出的疑问耐心解答。感谢患者的配合。

(9) 洗手、记录、签名。

五、注意事项

(1) 嘱患者测量前 4 h 饮水 300～400 mL，4 h 内患者尽可能自行排空膀胱后立即测量。

(2) 操作过程中指导患者深呼吸放松腹部，防止因腹肌紧张影响测量结果准确性。

(3) 肥胖者，测量时需加重按压膀胱残余尿测定仪探头，确保结果的准确性。

（孟　玲）

第十二节　吞咽障碍的指导训练技术

一、目的

(1) 使吞咽功能的效率和有效性最大化，保证患者营养供应，改善与吞咽相关的生活质量。

(2) 规避吞咽障碍相关的风险：如患者体位，襁褓包裹婴儿，患者对辅助和监督的需要。

(3) 增进患者对相关知识的了解及自我效能感。

(4) 服务对象对护理有良好体验。

二、评估

(1) 评估患者病情、意识状态及配合程度。

(2) 评估患者吞咽障碍程度。

(3) 评估患者言语功能。

(4) 评估患者咳嗽反射、呕吐反射、吞咽反射能力。

(5) 与患者、家属沟通吞咽障碍指导训练的目的、方法、注意事项，患者饮食的调整、准备，取得患者、家属的参与配合。

三、操作前准备

1. 环境　进餐环境清洁，安静，病床或轮椅带餐板。

2. 物品

(1) 吞咽筛查：压舌板，棉签，手电筒，50 mL 凉开水或矿泉水，1～10 mL 注射器，长柄小勺，擦手纸和垃圾袋。

（2）经口进食训练：根据病情准备合适的食物300～400 mL，300 mL温开水，50 mL注射器，长柄小勺，手电筒，擦手纸和垃圾袋。

（3）环咽肌失迟缓球囊导管扩张术：14号双腔球囊导管或改良硅胶双腔球囊导管、生理盐水、10 mL注射器、液体石蜡、纱布、直尺等。

3. 护士

（1）佩戴胸牌，服装整洁。

（2）洗手、戴口罩。

（3）保持良好的情绪状态。

四、操作步骤

1. 核对　核对医嘱，保证患者姓名、住院号或就诊卡号等信息无误。核对用物。敲门进病室，携用物至患者床旁，确认患者的身份信息。

2. 吞咽功能障碍筛查

1）第一步

评估患者意识状态和头部抬高的姿势。

2）第二步

使用EAT－10吞咽筛查量表问卷筛查。

3）第三步。

（1）洼田饮水试验方法：先让患者依次喝下1～3汤匙水，如无问题，再让患者像平常一样喝下30 mL水，然后观察和记录饮水时间、有无呛咳、饮水状况等。饮水状况的观察包括啜饮、含饮、水从嘴角流出、呛咳、饮后声音改变及听诊情况等。

（2）反复唾液吞咽试验方法：患者取坐位或卧位，检查者将手指放在患者的喉结和舌骨处，嘱患者尽量快速反复做吞咽动作，喉结和舌骨随着吞咽运动，越过手指后复位，即判定完成一次吞咽反射。

（3）胸部、颈部听诊：将听诊器放在喉的外侧缘，能听到正常呼吸、吞咽和讲话时的气流声，检查者用听诊器听呼吸的声音，在吞咽前后听呼吸音做对比，分辨呼吸道是否有分泌物或残留物。

3. 选择合适训练方法　根据医生的诊断性评估，选择合适的吞咽障碍指导训练方法。

4. 基础训练　是针对与摄食－吞咽活动有关的各个器官进行训练，多用于中重度摄食－吞咽障碍患者进行摄食训练前的准备训练。

（1）口腔周围肌肉训练：包括口唇闭锁训练（练习口唇闭拢的力量和对称性），下颌开合训练（通过牵伸疗法或振动刺激，使咬肌紧张度恢复正常），舌部运动训练（锻炼舌上下、左右、伸缩功能，可借助外力帮助）等。

（2）颈部放松：前后左右放松颈部，或颈左右旋转、提肩沉肩。

（3）寒冷刺激法。①吞咽反射减弱或消失时：用冰冻的棉棒，轻轻刺激软腭、腭弓、舌根及咽后壁，可提高软腭和咽部的敏感度，使吞咽反射容易发生。②流涎对策：颈部及面部皮肤冰块按摩直至皮肤稍稍发红，可降低肌张力，减少流涎；3次/d，每次10 min。

（4）屏气－发声运动：患者坐在椅子上，双手支撑椅面做推压运动，或两手用力推墙，吸气后屏气。然后，突然松手，声门大开、呼气发声。此运动可以训练声门闭锁功能、强化软腭肌力，有助于除去残留在咽部的食物。

（5）咳嗽训练：强化咳嗽、促进喉部闭锁的效果，可防止误咽。

（6）屏气吞咽：用鼻深吸一口气，然后完全屏住呼吸，空吞咽，吞咽后立即咳嗽。有利于使声门闭锁，食块难以进入气道，并有利于食块从气道排出。

（7）门德尔松手法（Mendelsohn 手法）：吞咽时自主延长并加强喉的上举和前置运动，来增强环咽肌打开程度的方法，具体操作可于咽上升的时候用手托起喉头。

5. 直接训练　即进食时采取的措施，包括进食体位、食物入口位置、食物性质等。

（1）体位：进食的体位因患者病情而异，一般取坐位或躯干 30°仰卧位，头部前屈，偏瘫侧肩部以枕垫起，喂食者位于患者健侧。

（2）食物的形态：根据吞咽障碍的程度及阶段进行选择，一般将食物分为五类，即稀流质、浓流质、糊状，半固体如软饭，固体如饼干、坚果等。临床实践中，应首选糊状食物。

（3）食物在口中位置：食物放在健侧舌后部或健侧颊部，有利于食物的吞咽。

（4）一口量：包括调整进食的一口量和控制速度的一口量，即最适于吞咽的每次摄食入口量，正常人约为 20 mL。一般先以少量（3～4 mL）试之，然后酌情增加，如3 mL、5 mL、10 mL……调整合适的进食速度，前一口吞咽完成后再进食下一口，避免 2 次食物重叠入口的现象。注意餐具的选择，应采用边缘钝厚勺柄较长，容量为 5～10 mL 的勺子为宜。

6. 代偿式训练　代偿训练是进食吞咽时采用的姿势与方法，根据患者病情选择一项或多项代偿性训练方式。

（1）侧方吞咽：让患者分别左、右侧转头，作侧方吞咽，可除去梨状隐窝部的残留食物。

（2）空吞咽与交替吞咽：每次进食吞咽后，反复做几次空吞咽，使食团全部咽下，然后再进食。可除去残留食物防止误咽，亦可每次进食吞咽后饮极少量的水（1～2 mL），这样既有利于刺激诱发吞咽反射，又能达到除去咽部残留食物的目的，称为“交替吞咽”。

（3）用力吞咽：让患者将舌用力向后移动，帮助食物推进通过咽腔，以增大口腔吞咽压，减少食物残留。

（4）点头样吞咽：颈部尽量前屈形状似点头，同时作空吞咽动作，可去除会厌谷残留食物。

（5）低头吞咽：颈部尽量前屈姿势吞咽，使会厌谷的空间扩大，并让会厌向后移位，避免食物溢漏入喉前庭，更有利于保护气道；收窄气管入口；咽后壁后移，使食物尽量离开气管入口处。

（6）检查口腔有无食物残留，适量喂温开水清洁口腔。

（7）协助患者保持坐位或半坐卧位 0.5～1 h。

7. 环咽肌失迟缓球囊导管扩张术

（1）检查导管完整性，球囊注水 5 mL 以上时近似圆柱体，圆柱体高约 5 cm，球囊注水 5 mL 以下其扩管的方法同普通导尿管。

（2）按鼻饲操作方法将导管经鼻腔插入食管中，确定进入食管且完全通过环咽肌（长度约 30 cm）。

（3）将 10 mL 注射器抽取 10 mL 生理盐水，与导管球囊腔相连接，向腔内注水5～8 mL，使球囊扩张，固定针栓防止水逆流回针筒。

（4）缓慢向外拉出导管，直到拉不动时提示为环咽肌下缘处，在鼻孔处导管上标记，作为再次扩张时的参考点。根据环咽肌紧张程度，抽出适量水，以球囊能通过为适度，继续轻轻地向外提拉导管 2.5 cm，使圆柱体球囊的中点位于环咽肌下缘处，在此处反复扩张 3～5 遍。

（5）再次轻轻缓慢向外拉出导管，直到拉不动时提示为环咽肌上缘处，抽出适量水，向外提拉出 2.5 cm 时，在此处反复扩张 3～5 遍，再向外提拉导管。当有落空感时，全部球囊正处于喉前庭处，立即抽出球囊中的水，防止窒息。

（6）再次将导管经咽腔插入食管中，反复上述操作 3～5 次。

（7）球囊注水量逐日增加，每天增加 0.5～1.0 mL 较为适宜。每天扩管 1 次，每次约 30 min。

扩张后，根据情况给予生理盐水、地塞米松、庆大霉素和α糜蛋白酶雾化吸入，防止黏膜水肿，减少黏液分泌。

8. 其他　操作中密切观察患者病情，倾听患者的主述，如发现任何异常应立即暂停操作，给予相应的处理。操作结束后协助患者取舒适卧位，整理好床单位。询问患者有何其他需求；对患者提出的疑问，耐心解答。洗手、记录、签名。

五、注意事项

1. 患者教育与配合

(1) 对于脑卒中有吞咽障碍的患者，要尽早撤鼻饲，进行吞咽功能的训练。

(2) 重视心理护理，讲解吞咽障碍训练的重要性及注意事项，取得患者积极配合参与。

(3) 培养良好的进食习惯：定时、定量，能坐起来不要躺着，能在餐桌上不要在床边进食。

2. 吞咽障碍训练防止误吸注意事项

(1) 重视初步筛查及每次进食期间的观察，特别是隐性误吸发生。

(2) 运用吞咽功能训练，保证患者安全进食，避免渗透和误吸。

(3) 患者不能单独进食，进食或摄食训练前后应认真清洁口腔防止误吸。

(4) 吞咽功能训练时，因人而异选择合适的体位尤为重要。

(5) 避免食用有碎屑的糕饼类食物和缺少内聚力的食物，防止误吸。

3. 进食期间注意事项的观察

(1) 经口进食，必须严格遵守经过吞咽困难评估后制定的食物性状、剂量和进食次数；吃饭时声音质感的改变（表示咽部食物残留）。

(2) 注意餐具的选择，应采用边缘钝厚匙柄较长，容量5～10 mL的匙子为宜。

(3) 吞咽时或者之后咳嗽、呼吸时有湿啰音或者水泡声表示误吸和咽部、喉部食物残留，要及时对症处理。

(4) 保证进食环境的安静，进食时注意力集中；观察肺部功能，如发热、干啰音、湿啰音和误吸的临床指征。

EAT-10 吞咽筛查量表见表 11-1。

目的：EAT-10 主要在测试有无吞咽困难时提供帮助，在您与医生就有无症状的治疗进行沟通时非常重要。

表 11-1　EAT-10 吞咽筛查量表

条目	0 没有	1 轻	2 中	3 重	4 非常严重
(1) 我的吞咽问题已经使我体重减轻					
(2) 我的吞咽问题影响到我在外就餐					
(3) 吞咽液体费力					
(4) 吞咽固体食物费力					
(5) 吞咽药丸费力					
(6) 吞咽时有疼痛					
(7) 我的吞咽问题影响到我享用食物时的快感					

续表

条目	0 没有	1 轻	2 中	3 重	4 非常严重
(8) 我吞咽时有食物噎在喉咙里					
(9) 我吃东西时会咳嗽					
(10) 我感到吞咽有压力					

A. 说明：请将每一题的数字选项写在相应的方框。回答您所经历的下列问题处于什么程度？0=没有，1=轻，2=中，3=重，4=非常严重。

B. 得分：将各题的分数相加，将结果写在得分栏里，最高40分。

（王　莉）

第十三节　日常生活活动能力的指导训练技术

一、目的

(1) 通过日常生活活动能力的指导训练，改善患者移动、进食、穿衣、修饰、洗澡、如厕和家务活动等日常生活活动能力，提高生活质量以促进患者早日回归社会。

(2) 保障治疗效果及患者安全。

(3) 增进患者对相关知识的了解及自我效能感。

(4) 服务对象对护理有良好体验。

二、评估

(1) 礼貌称呼并真诚问候患者；如有家属在旁，主动与家属打招呼。向患者及家属进行自我介绍，必要时请家属协助。

(2) 告知患者即将进行的操作技术的目的，获得患者理解并同意。如患者对该项技术及相关事项有疑问，给予解释。

(3) 评估患者认知和配合程度，四肢肌力、肌张力、关节活动度、皮肤、管道、平衡及吞咽功能等；评估患者的心理状态；如ADL相关知识的健康教育，及时耐心地安慰、倾听与沟通，或寻求其他医护人员的支持与帮助等。

(4) 了解患者有无家属或陪护人员陪伴。

(5) 评估中，如发现患者有不适或特殊需求，及时给予相应处理或帮助。

三、操作前准备

1. 环境

(1) 治疗环境要求与日常生活活动的环境相似。

(2) 治疗设备准备，包括各类常用的日常生活活动训练设备等。

(3) 每次训练前应根据对患者的评定结果及上次训练的反应，制定具体的训练计划。

2. 患者

(1) 必要时先进行排大、小便。

(2) 如患者有特殊心理状况，影响操作实施，相关工作人员或家属对患者进行心理支持。

3. 护士

(1) 佩戴胸牌，服装整洁。

(2) 洗手、戴口罩。

(3) 保持良好的情绪状态。

(4) 接触患者之前，保持双手暖和。

四、操作步骤

(1) 核对医嘱，保证患者姓名、住院号或就诊卡号等信息正确。

(2) 核对用物。

(3) 敲门进病室，携用物至患者床旁，确认患者的身份信息。

(4) 告知患者开始操作，取得配合。

(5) 移动指导训练：①肌力低下者的训练。抓住床栏或床旁的轮椅扶手翻身；在床尾系一根绳梯，患者抓住绳梯坐起；双上肢无力者可戴防滑手套以增加摩擦力；根据不同部位的肌力状况，转移可采用支撑转移、滑动转移、秋千式转移或升降机转移。②协调障碍者的训练。上肢协调障碍者可用脚驱动轮椅，但要安装后视镜以防发生事故；下肢协调障碍者需要使用电动轮椅。③偏瘫患者的训练。健侧上肢与下肢相互配合驱动轮椅前进并保持方向；转移的方法可采用辅助下支点转移和独立支点转移。

(6) 进食指导训练：①口腔、颌面部关节活动受限、肌力低下及协调性障碍者的训练。端正头、颈及身体的位置以利于吞咽动作进行；改变食物的硬度或黏稠度；借助设备来帮助维持进食的正确体位。②操作程序。健侧上肢辅助患侧上肢送食物入口；将肘关节放置于较高的台面上以利于手到达嘴边，将食物送至口中；用叉、勺代替筷子；将餐具绑或夹在手指间；用双手拿杯子。

(7) 穿衣裤、鞋、袜指导训练：①穿脱上衣训练。穿脱程序：穿前开襟的衣服时，先穿患侧，后穿健侧；脱衣时，先脱患侧一半，再将健侧袖子全部脱下，最后退出患侧的衣袖。穿套头式上衣时，先将上衣背朝上放在膝上，将患手插入衣袖，并将手伸出袖口，再将健手插入衣袖并伸出，用健手将衣服尽量往患肩上拉，然后将衣服后身部分收起并抓住，头从领口钻出，最后整理衣服；脱衣时，将衣服后身部分向上拉起，先退出头部，再退出双肩与双手。②穿裤子训练。穿脱程序：在床上穿裤子时，先穿患腿，后穿健腿；用健腿撑起臀部，上提裤子；用健手系皮带。在椅子上穿裤子时，先穿患腿，再穿健腿；然后用健手抓住裤腰站起，将裤子上提；最后坐下用健手系皮带。在椅子上脱裤子时，先在座位上松解皮带或腰带；站起时裤子自然落下；先脱健侧，再脱患侧。③穿脱袜子和鞋。穿脱程序：患者取坐位，双手交叉或用健手从腘窝处将患腿抬起置于健侧腿上，用健手为患足穿袜或鞋，放下患腿，全脚掌着地，重心转移至患侧，再将健侧下肢放在患侧下肢上，穿好健侧袜或鞋。脱袜子和鞋，顺序相反。

(8) 个人卫生自理训练操作流程：①修饰训练。包括梳头，洗脸和口腔卫生。洗漱程序：一侧上肢固定另一侧上肢或同时使用双上肢；在洗漱时，将躯干、肘、腕部靠在水池边以保持上肢稳定；使用按压式肥皂液；开瓶盖时，将容器夹在两大腿之间；将毛巾绕在水龙头上，用健手拧干。②洗澡训练。洗澡程序：浴盆底部及淋浴的地面铺上防滑垫；湿毛巾搭在椅背上，患者坐在椅上，通过背部摩擦毛巾擦洗背部（擦干背部也用同样的方法）；如果手不能摸到脚，就在脚底部放一块有皂液的毛巾洗脚；将有皂液的毛巾放在膝上，将上肢放在毛巾上擦洗（用于一侧上肢活动受限者）；使用按压式皂液。坐轮椅患者坐位淋浴；长柄海绵刷擦背；抓握扶手协助患者站起；长把开关水龙头有助于患者拧开水龙头。③如厕训练。如厕方法：轮椅或持拐至厕所，穿、脱裤子的方法与前述相同；抓握功能差者，可将卫生纸缠绕在手上使用。下肢关节活动受限者采用可调节坐便器；夜间在床旁放置便器以免去厕所的不便；尿裤或床垫用于二便失禁者。

（9）日常家务活动指导训练。①做饭及清洗餐具。代偿方法包括平衡功能受影响时，坐位进行；挪动厨具时不采用端、提等动作，可通过滑动达到目的。在切菜或削皮时，稳定双上肢近端以减少震颤；将食品或餐具放在光滑的桌面上滑至目的地代之以手端或手提；用牙打开瓶盖；购买方便食品；使用重量轻的锅、壶及餐具、微波炉。洗餐具时，可采取浸泡，然后用喷淋器冲洗餐具的方法。用手推车运送物品、喷雾器冲洗餐具、水池底部垫橡胶垫减少餐具破损、吸盘刷子固定在池边清洗玻璃器皿。②洗衣物。洗衣机代替手洗；用手推车运送洗涤物品。使用从上方投放衣物的洗衣机；按键式的洗衣机优于旋钮式洗衣机；用分装好的洗衣粉或按压式肥皂液。采用已分装好的洗衣粉或按压式洗涤剂；避免熨烫衣服。③打扫卫生。可使用可调节式吸尘器、长柄尘掸、长把簸箕、非手拧拖把。打扫灰尘时用戴手套来代替尘掸；除去室内过多的装饰品或储藏品以减少打扫卫生的工作量。

（10）询问患者的感受及需求，并提供相应的帮助。对患者提出的疑问耐心解答。感谢患者的配合。

五、注意事项

1. ADL训练指导的注意事项

（1）训练前做好各项准备：如帮助患者排空大小便，避免训练中排泄物污染训练器具；固定好各种导管，防止训练中脱落等。

（2）循序渐进的训练原则：训练时应从易到难，循序渐进，切忌急躁，可将日常生活活动的动作分解为若干个细小的动作，反复练习。并注意保护，以防发生意外。

（3）训练时要给予充足的时间和必要的指导：操作者要有极大的耐心，对患者的每一个微小进步，都应给予恰当的肯定和赞扬，从而增强患者的信心。

（4）训练后要注意观察患者精神状态和身体状况：如是否过度疲劳，有无身体不适，以便及时给予必要的处理。

（5）辅助用具指导训练：由于残疾程度不同，适当的辅助用具给患者以极大帮助，护理人员要为患者选用适当的辅助用具。必要时需对环境条件作适当调整，给予患者家居环境以建设性指导意见。

2. 移动训练注意事项

（1）床上翻身及转移，不管转向患侧还是健侧，整个活动都应先转头和颈，然后正确地连续转肩和上肢躯干、腰、骨盆及下肢，并且保持脊柱的伸直位，防止扭曲。

（2）翻身及转移都要有确保足够的空间活动，保证患者的安全和舒适，并保持肢体的功能位。

（3）转移时不宜过快，注意安全，防止跌倒。

3. 进食训练注意事项

（1）如果患者不能坐在桌边，应帮助患者在进食期间从床上坐起或坐在床边。

（2）用防滑垫或患手稳定碗或盘子等容器，把患侧上肢放在桌上可较好地稳定肘部，从而有助于患手握住碗，或借助身体使碗更加稳定。

（3）健手借助刀叉或调羹从碗里拿起食物。如果可能，患者可训练使用患手，以适应的饮食器皿。

（4）当患者进行吃饭训练时，护士应注意让患者放松，以避免在进食期间呛咳。

（5）在吞咽时，口腔塞饭或呛咳提示可能有吞咽问题，需要更全面的评估和特殊处理。

4. 穿衣裤、鞋、袜训练注意事项

（1）患者的衣裤应选择宽松的开襟衫或套头衫。鼓励患者尽可能地利用健侧主动穿衣。

（2）如果患者不能用一只手系纽扣，可改用魔术贴替代或使用穿衣扣、钩帮助，不穿带拉链衣服。

（3）鞋不要硬或太重，建议使用松紧鞋代替普通的系带鞋。适应或代偿方法：穿松紧口鞋或有尼龙搭扣的鞋。

5. 个人卫生自理训练注意事项及防范处理

（1）个人卫生处置训练是对于患者较高要求的活动，训练时应根据个人具体情况而变化，并对家居环境给予一定的指导性意见和建议，保证患者回归家庭后的生活安全。

（2）安全防护：①使用热水时一定要注意水温恒定，防止烫伤。②训练时护理人员应在旁保护，转移时尤其是由坐位站立时，防止体位性低血压的发生。洗澡时间不宜过长，以免发生意外。

6. 日常家务活动训练注意事项

（1）若患者存在感知、认知或心理等方面的问题，则暂时不适合接受训练，待症状改善后再开始进行。

（2）训练内容应与患者需求相结合，增加患者主动参与的积极性。

（3）为了提高患者的独立性，还需要对环境的适应和改造提出建议。

（孟　玲）

第十四节　轮椅使用的指导训练技术

一、目的

（1）对于借助各种助行器也难以步行的患者，具有代替步行的作用。

（2）进一步开展身体训练，扩大躯体活动范围。

（3）提高患者独立生活能力，提升参加社会活动的能力，为回归家庭和社会打好基础。

（4）保障治疗效果及患者安全。

（5）增进患者对相关知识的了解及自我效能感。

（6）服务对象对护理有良好体验。

二、评估

（1）礼貌称呼并真诚问候患者；如有家属在旁，主动与家属打招呼。向患者及家属进行自我介绍。

（2）告知患者即将进行的操作技术目的，患者理解并同意。如患者对该项技术及相关事项有疑问，给予解释。

（3）评估患者病情及意识状态，年龄，体重，皮肤，肢体运动功能状况，疼痛及各种管路固定情况，心理及认识水平，大小便情况，对轮椅座位的耐受程度，使用轮椅的认识程度。

（4）评估中，如发现患者有不适或特殊需求，及时给予相应处理或帮助。

三、操作前准备

1. 环境　环境清洁、安静；光线充足；温度、湿度适宜。地面平坦无水渍，周边无障碍物。

2. 物品　选择合适的轮椅，检查轮椅的性能，包括轮胎充气良好，手刹和脚踏板、安全带性能完好，各固定装置妥善固定无松动等。

3. 患者

（1）衣裤长短适宜，鞋子安全舒适。

（2）如患者有特殊心理状况，影响操作实施，相关工作人员或家属对患者进行心理支持。

4. 护士

（1）仪表端庄，服装整洁，身上未佩戴尖锐物品。

（2）保持良好的情绪状态。

四、操作步骤

1. 核对及讲解　核对医嘱和患者身份信息。核对用物。敲门进病室，携用物至患者床旁，确认患者身份。讲解操作目的和注意事项，取得患者配合。

2. 轮椅基本操作流程

（1）打开与收起：①打开时，双手掌分别放在座位两边的横杆上（扶手下方），同时向下用力打开。②收起时，先将脚踏板翻起，然后双手握住坐垫中央两端，同时向上提拉。

（2）轮椅正确坐姿：①躯干。系好安全带，坐于轮椅正中部位，臀部紧贴后靠背，坐姿端正、双眼平视。上身稍向前倾，双手握住轮椅扶手，肘关节保持屈曲。②下肢。踝、膝、髋关节屈曲，髋与膝部处于同一高度，双足平行、双足间距与骨盆同宽。

（3）减压训练：①双手支撑法。每隔 15～20 min，用手支撑扶手减压，将上身离开坐垫使臀部悬空。②左右交替法。不能用手支撑起身体者，躯干前屈、侧倾，使一侧臀部离开坐垫，左右交替进行。

（4）平地驱动：①向前驱动。身体保持平衡，双眼注视前方，保持正确坐姿，系好安全带；双上肢后伸，稍屈肘，双手紧握轮环的后半部，推动时上身前倾，双上肢同时向前推并伸直肘关节。当肘完全伸直后，放开轮环，如此反复进行。②向后驱动。动作与向前驱动相反。

（5）转向训练（左侧转向为例）：①转大圈。系好安全带，左右手均用力推动轮环，右手推动的力量大于左手。②转小圈。方法 1 为双手紧握轮环，左侧手握轮环不用力，右侧手推动轮环，完成转圈动作。方法 2 为双手紧握轮环，左侧手向后驱动，右侧手向左驱动，同时进行，完成转圈动作。

（6）上下坡训练：①上坡。系好安全带，上身前倾，重心前移动，双手用力驱动轮环上坡。②下坡。系好安全带，倒行，上身放低，双手轻握轮环控制下坡速度。

（7）跨越障碍物：①辅助下。上坡系好安全带，护理人员双手握住手把套并下压，抬起前轮越过障碍物，然后再双手提起后轮越过障碍物。②无辅助下。系好安全带，将轮椅驱动到障碍物前停止，身体重心向前，驱动轮环向后滑动 5～10 cm，再向前推动使前轮抬起，小轮越过障碍物后，再驱动轮环将大轮越过障碍物。

3. 偏瘫患者轮椅转移训练

(1) 坐式转移：用滑板的侧方滑动转移，不用滑板的侧方转移及前后滑动转移。

(2) 床一轮椅转移：床铺高度与轮椅座接近。①将轮椅放在患者的健侧，与床成30°～45°夹角，关闭轮椅手闸，卸下近床侧轮椅扶手，移开近床侧脚踏板。②患者健手支撑于轮椅远侧扶手，患手支撑于床上。③患者向前倾斜躯干，健手用力支撑，抬起臀部，以双足为支点旋转身体直至背靠轮椅坐下，调整自己的位置，用健手将患腿提起，并把足放在脚踏板上。由轮椅返回病床的转移与上述顺序相反。

(3) 轮椅一地面转移训练：用刹车锁定轮椅，将臀部移到坐垫前缘；患手握住同侧扶手，健手伸向地面；重心移向健侧，臀部离开座位；健侧上肢支撑躯体屈肘，坐在地面上。地面一轮椅转移训练与上述顺序相反。

(4) 轮椅一座厕转移训练：轮椅斜放，关闭轮椅手闸，患者健侧靠近座厕，足移至侧边；用健侧手支撑轮椅扶手，躯干前倾；用健腿支撑体重从轮椅内起立；站立后转动两足至座厕前；将裤子褪下并坐在座厕上。座厕一轮椅转移训练相反程序进行。

(5) 辅助下由床到轮椅的转移：①将轮椅放在与床成45°角，刹住轮椅，卸下近床侧轮椅扶手和近床侧脚踏板。②护理人员面向患者站立，双膝微屈，腰背挺直，用自己的膝部在前面抵住患膝，防止患膝倒向外侧。③护理人员一手从患者腋下穿过置于患者患侧肩胛上，将患侧前臂放在自己的肩上，抓住肩胛骨的内缘，另一上肢托住患者健侧上肢，使其躯干向前倾，臀部离开床面后将患者的重心前移至其脚上，引导患者转身坐于轮椅上。由轮椅返回病床，方法同前。

4. 截瘫患者转移操作要点

(1) 坐式转移：双手支撑身体，抬起臀部，向左右、前后转移，减压预防压疮。

(2) 床与轮椅之间的转移：①独立转移。患者驱动轮椅正面靠近床，其间距离约为30 cm，以供抬腿之用，关闭手闸；用手将下肢放在床上；打开手闸，向前推动轮椅紧贴床沿，再关闭手闸；双手扶住轮椅扶手向上撑起，同时向前移到坐于床上；双手支撑于床面将身体移至床上正确位置，并用上肢帮助摆正下肢位置。由床返回轮椅与上述相反。②利用滑板侧方平行转移。轮椅和床平行靠近，制动，卸下靠床侧扶手，将双下肢抬到床上；将滑板架在轮椅和床之间，滑板的一端插入患者臀下；患者一手支撑于置于轮椅坐垫上的滑板一端，另一手支撑于置于床垫上的滑板另一端，抬起上身，将臀部通过滑板移至床上；撤去滑板。③利用滑板后方转移。轮椅从后方靠近床沿，制动，拉下轮椅靠背上的拉链或卸下靠背；在轮椅与床之间架上滑板，滑板的一端插入患者臀下并固定好；患者用双手支撑于床面将身体抬起，向后移动坐于床上；再用双手将下肢抬起移至床上并摆正；最后撤除滑板。④利用上方吊环由轮椅向床的转移（床在身体左侧）。轮椅从左侧平行靠近床，制动，卸下靠床侧扶手；先将双腿移到床上，再将左手伸入上方吊环，右手支撑于轮椅扶手；在右手用力撑起的同时，左手腕或前臂向下拉住吊环，臀部提起，向床上转移。

(3) 四肢瘫患者一人协助轮椅一床转移：患者坐在轮椅中，双足平放于地面上。协助者面向患者，采用髋膝屈曲、腰背伸直的半蹲位，用自己的双脚和双膝抵住患者的双脚和双膝的外侧，双手抱住患者的臀部，同时患者躯干向前倾，将下颏抵在协助者的一侧肩部。然后协助者用力将患者向上提起，呈站立位后，再向床边转动。协助者左手仍扶住患者臀部，右手向上移动至其肩胛骨部位以稳定躯干，同时控制住患者的膝关节，屈曲其髋关节，将其臀部轻轻放到床上。

(4) 轮椅一治疗垫转移训练：用刹车锁定轮椅，双手支撑身体，抬起臀部将臀部移到轮椅坐垫前缘；双手握住扶手，上身伸向地面使臀部离开座位；上肢支撑躯体屈肘，转移到治疗垫上，坐在治疗垫上，用上肢帮助摆正下肢的位置。

(5) 治疗垫一轮椅转移训练与上述顺序相反。

5. 其他　询问患者的感受和需求，并提供相应的护理。对患者提出的疑问耐心解答。感谢患者的配合。

五、注意事项

1. 患者教育与配合

（1）使用轮椅的心理顾虑：①心理护理。告知患者使用轮椅的必要性，消除其悲观抑郁的心情，帮助训练的同时，不失时机地给予患者鼓励，不仅能提高患者锻炼的兴趣，还可以增强其信心，使患者逐步自理，不再依赖他人。②开展康复教育，指导掌握患者自己使用轮椅时的要点，使用注意事项。

（2）轮椅使用的舒适性指导：①选用轮椅时应注意使用的安全性、舒适性；应注意选用合适的坐垫，以防压疮。②辅助者使用轮椅要注意患者的体位是否正确，并注意行进速度宜缓慢，应随时注意周围环境和观察患者情况，以免发生意外。

2. 轮椅转移训练的注意事项

（1）患者转移技巧指导：①转移前护理人员应评估患者的能力，全身及局部肢体的活动情况，对轮椅座位的耐受程度、使用轮椅的认知程度及接受程度。②体位转移前消除患者的紧张、对抗心理，以配合转移，护理人员应详细讲解转移的方向、方法和步骤技巧，使患者处于最佳的起始位置。③互相转移时，两个平面之间的高度相等、尽可能靠近、物体应稳定。④患者初用轮椅时，为避免危险应由护士辅助，上下轮椅需要反复练习掌握技巧。

（2）患者轮椅转移安全性教育：①患者自己操作轮椅时，要掌握轮椅操作要领，坐姿正确、保持平稳、注意安全。使用轮椅转移过程中，注意检查轮椅的安全性能，刹好轮椅手闸。②转移时的空间要足够。床、轮椅之间转移时，轮椅放置的位置要适当（缩短距离及减小转换方向）去除不必要的物件。③互相转移时，两个平面之间的高度尽可能相等，两个平面应尽可能靠近，两个平面的物体应稳定；如轮椅转移时必须先制动，应在最稳定的位置。④转移时应注意安全，避免碰伤肢体、臀部、踝部的皮肤，帮助患者穿着合适的鞋、袜、裤子，以防跌倒。⑤患者和操作者采用较大的站立支撑面，以保证转移动作的稳定性，操作者在患者的重心附近进行协助，要注意搬移的正确姿势。

3. 皮肤护理　长时间坐轮椅易产生压疮，应定时抬高臀位减压，使用软垫固定保护。转移训练时应注意安全，避免碰伤肢体、臀部、踝部的皮肤。

4. 饮食护理　应合理饮食，适当控制体重。

（孟　玲）

第十五节　助行器使用的指导训练技术

一、目的

（1）完成日常生活和工作需要的行走辅助。

（2）分担体重，减轻下肢关节应力负荷。

（3）扩大下肢支撑面积，维持平衡，保证步行安全，增强肌力和耐力。

（4）锻炼上肢伸肌及有关肌肉，增强肌力和全身耐力。

（5）指导患者正确使用助行器，保证患者下床活动时的安全。

（6）保障治疗效果及患者安全。

（7）增进患者对相关知识的了解及自我效能感。

（8）服务对象对护理有良好体验。

二、评估

（1）礼貌称呼并真诚问候患者；如有家属在旁，主动与家属打招呼。向患者及家属进行自我介绍。

（2）评估患者：评估患者的肌力、关节活动度、平衡功能等，对辅助器行走锻炼的认同和配合程度。

（3）了解患者对使用助行器行走锻炼相关知识是否理解。

（4）评估中，如发现患者有不适或特殊需求，及时给予相应处理或帮助。

三、操作前准备

1. 环境　环境宽敞明亮，路面平整、干净，无障碍物。

2. 物品　根据个体需要，准备好合适的助行器，检查助行器装置是否完好、安全，调节好高度。

3. 患者　服装大小合身、整齐，穿平跟胶底防滑鞋。

4. 护士

（1）佩戴胸牌，服装整洁。

（2）洗手、戴口罩。

（3）保持良好的情绪状态，向患者解释辅助器的使用方法、特点及配合指导。

四、操作步骤

1. 核对　核对医嘱，保证患者姓名、住院号或就诊卡号等信息无误。核对用物。敲门进病室，携用物至患者床旁，确认患者身份：核对患者的身份信息。根据患者需求提供帮助，以取得配合。

2. 准备合适的助行器

（1）手杖的使用：站立时大转子的高度即为手杖的长度和把手的位置。①手杖两点步行。护士站在患者身旁，协助患者，先将手杖和患腿同出，然后迈出健腿，依次重复。②手杖三点步行。护士站在患者身旁，协助患者，先伸出手杖，身体前倾将重心移至手杖后，然后迈出患腿，接着健侧下肢向前迈出，依次重复。

（2）腋杖的使用：腋杖长度的选择，护士协助患者穿上鞋或下肢矫形器站立，肘关节屈曲 30°，腕关节背伸，小趾前外侧 15 cm 处至背伸手掌面的距离即为腋杖的长度。身长减去 41 cm 的长度即为腋杖的长度。①交替拖地步行。护士协助患者将一侧腋杖向前方伸出，再伸另一侧腋杖，双足同时拖地向前移动至腋杖脚附近，依次重复。②同时拖地步行。护士协助患者双腋杖同时向前方伸出，双足拖地移动至腋杖脚附近。③摆至步。先将双腋杖同时向前方伸出，然后支撑身体重心前移，使双足离地，下肢同时摆动，将双足摆至双腋杖落地点的邻近着地，依次重复。④摆过步。护士协助患者先将双腋杖同时向前方伸出，然后支撑身体重心前移，使双足离地，下肢向前摆动，将双足越过双腋杖落地点的前方并着地，再将双腋杖向前伸出以取得平衡，依次重复。⑤两点步。护士协助患者将一侧腋杖与对侧足同时迈出为第一落地点，然后另一侧腋杖与其相对应的对侧足再向前迈出作为第二落地点，依次重复。⑥三点步。护士协助患者先将双腋杖向前伸出支撑体重，迈出患侧下肢；最后迈出健侧下肢，依次重复。⑦四点步。步行顺序为伸左腋杖、迈右腿；伸右腋杖、迈左腿；每次移动一个点，保持四个点在地面，如此反复进行。

（3）助行架的使用：站立时大转子的高度即为助行架的长度和把手的位置。①固定型。护士携带助行器放在患者正前方，患者抬头站直，双眼平视前方，双手放于扶手上，提起两侧扶手同时向前放于地面代替一足，然后健腿迈上，着地时先足跟再足尖依次重复。②交互型。先向前移动助行器一侧，然后再向前移动另一侧，接着迈腿向前，如此来回交替移动前进，注意步态不宜过大。③前方有轮型。前轮着地，提起步行器后脚向前推即可，护士协助患者，使助行器稳定，取得平衡后双足落于助行器后腿连线水平位置中间，依次重复。

3. 其他　操作中密切观察患者病情，倾听患者的主述，如发现任何异常应立即暂停操作，给予相应的处理。操作结束后协助患者取舒适卧位，整理好床单位，将呼叫器放在患者易取处。向患者及家属说明，如有需要随时按铃呼叫。询问患者有何其他需求并提供相应护理；对患者提出的疑问，耐心解答。口头感谢患者的配合。

五、注意事项

1. 使用助行器前的康复评定

（1）患者情况：病情、年龄、身高、体重、患肢关节活动度、平衡能力及肌力情况。

（2）心理：对使用助行器行走的反应和合作程度。

（3）知识：对使用助行器锻炼行走等相关知识的认知能力。

2. 助行器应用指导训练注意事项

（1）对助行器的紧张、恐惧心理：加强心理疏导，对需要使用助行器的患者，首先应消除其对助行器的紧张、恐惧心理，使他们正确认识使用助行器的作用和必要性，建立起恢复独立行走能力的信心。

（2）选择适当的助行器：评估患者的平衡能力、下肢的负重能力、行走的步态、上肢的力量及病情，同时考虑助行器的使用环境和患者学习使用助行器的能力等因素。

（3）助行器的长度调节：①手杖。合适的手杖是患者持杖站立时，肘应屈曲 30°，行走时伸肘下推手杖才能支撑体重。②腋杖。身长减去 41 cm 的长度即为腋杖的长度。

3. 助行器应用指导训练中的安全

（1）行走步态的训练：为确保安全，步态训练应先在双杠内进行，再练习使用拐杖行走，最后再独立行走。

（2）选择合适的助行器：切实根据患者的实际需要使用助行器进行功能训练时，康复护士必须评估病情，有效地监督和指导，上下肢衰弱、不协调、不能负重患者不宜使用。

（3）使用步行器时的安全防范：要注意安全防范，指导患者身体应保持与地面垂直，防止滑倒，引发意外发生。

（4）并发症的预防：防止压疮，使用助行器的患者，腋下、肘部、腕部等部位长期受压，容易造成压疮，故应多观察，及早预防。

（孟　玲）

第十二章　现代感染性疾病护理技术

第一节　穿脱一次性防护服（隔离衣）

一、目的

（1）保护患者和医护人员，防止传染病原微生物的传播，避免交叉感染。

（2）医务人员接触甲类或按甲类传染病管理的传染病患者应穿防护服。

（3）接触经空气传播或飞沫传播的传染病患者，防止受到血液、体液、分泌物、排泄物喷溅。

二、评估

（1）评估患者病情需要，隔离种类及周围环境。

（2）评估一次性防护服（隔离衣）是否符合隔离要求，包装是否完好，有无破损、潮湿、在有效期内。

三、操作前准备

1. 环境　环境清洁，宽敞。有穿衣镜。

2. 物品　一次性帽子、医用防护口罩、一次性防护服、隔离衣、一次性乳胶手套两双、一次性防水靴套、一次性鞋套、速干手消毒液、医疗废物桶。

3. 护士　着装整洁、修剪指甲，取下手部饰物和手表，卷袖过肘关节。

四、操作步骤

（一）穿脱一次性防护服

1. 穿一次性防护服

（1）洗手。

（2）戴医用防护口罩，压紧鼻夹，使鼻夹紧贴鼻梁处，做密闭性检查。

（3）戴一次性圆帽，头发无外漏。

（4）选择合适的防护服尺码，检查包装有无破损、潮湿，是否在有效期内。穿一次性防护服。①连体式：拉开拉链，将防护服连体衣帽和衣袖抓在手中，避免与地面接触，先穿下衣，再穿上衣，戴好连体帽，拉上拉链。②分体式：先穿下衣，再穿上衣，戴帽后拉上拉链。

（5）戴护目镜或面屏。

（6）穿防水靴套。

（7）穿一次性鞋套。

（8）戴手套。

（9）做伸张运动，检查防护服大小是否合适；对镜检查防护服是否穿好，确保头发、皮肤和衣服无外漏。

2. 脱一次性防护服

（1）洗手，脱鞋套，置于医疗废物桶内。

（2）洗手，摘除手套，置于医疗废物桶内。

（3）洗手，脱护目镜/面屏，置于医疗废物桶内。

（4）洗手，脱防护服。①连体式防护服：先将拉链拉到底，向上提拉帽子，使帽子脱离头部，脱袖子；由上向下边脱边卷，污染面向里卷，同时脱下鞋套，全部卷好脱下后置于医疗废物桶内。②分体式防护服：先脱完上衣，再脱下衣，边脱边卷，污染面向里卷，置于医疗废物桶内。

（5）洗手，摘一次性圆帽，置于医疗废物桶内。

（6）洗手，摘防护口罩，置于医疗废物桶内。

（7）洗手。

（8）更换个人衣物。

（二）穿脱一次性隔离衣

1. 穿一次性隔离衣

（1）洗手，戴口罩。

（2）取一次性隔离衣，检查无破损、污染。

（3）穿衣袖，用一手持衣领，另一只手伸入一侧肩袖内，举起双臂，将衣袖穿好；换手持衣领，另一手臂以同样的方法穿入另一肩袖内，穿好另一袖。

（4）双手持衣领向后系好领带。

（5）系袖口。

（6）将隔离衣两边（约腰下 5 cm 处）向前拉，捏住边缘，双手在背后将衣边对齐。

（7）向一侧折叠，一手按住折叠处，另一手将腰带拉至背后折叠处。

（8）将腰带在背后交叉绕回前面，打活接并系好。

2. 脱一次性隔离衣

（1）洗手，解开腰带，在前面打活结。

（2）解开袖带后将衣袖向上拉，塞在上臂衣袖下。

（3）洗手，解开颈部系带。

（4）脱衣袖，用清洁手拉袖口内清洁面，衣袖遮住的手拉另一袖的污染面，双手转换脱下隔离衣，将脱下的隔离衣内侧向外卷好放入医疗废物桶。注意双手不可触及隔离衣外面。

（5）洗手，取口罩，放入医疗废物桶。

（6）洗手。

五、注意事项

（1）一次性防护服（隔离衣）大小合适，应全部覆盖工作服。

（2）穿之前，应准备好一切用物，穿好防护服（隔离衣）后，只限在规定区域内活动，不可进入清洁区取物等。

（3）穿一次性防护服（隔离衣）时应检查有无破损，穿时动作轻柔、熟练，勿使衣袖触及面部及衣领；如一次性防护服（隔离衣）被患者血液、体液、分泌物等污染或破损时应立即按应急预案做好相应的处理。

（4）穿好一次性防护服（隔离衣）后，双臂保持在腰部以上视线范围内，避免接触清洁物品。

(5) 保持一次性隔离衣衣领清洁，系、解领带时污染的袖口不可触及面部、衣领和帽子。

(6) 接触不同病种患者时应更换防护服（隔离衣）。

（李善玲）

第二节　正压头罩穿戴技术

一、目的

(1) 做气管切开、插管、气道操作等可能产生气溶胶的侵入性操作，防止喷溅。

(2) 实施三级防护时，对接触或可能接触高致病性微生物人员提供呼吸和头部防护，提供舒适、干净、清爽的正压环境。

二、评估

(1) 环境宽敞明亮，环境氧气含量≥19%，温度控制在5～40℃，相对湿度≤80%。

(2) 正压头罩完好，无裂痕、划伤；排气阀片密闭良好；空气过滤器连接紧密，电池电量满电，无异常；视窗清晰。

三、操作前准备

1. 环境　环境清洁，宽敞。

2. 物品　正压头罩、一次性帽子、医用防护口罩、速干手消毒液、医疗废物桶。

3. 护士　着装整洁、修剪指甲，取下手部饰物和手表。

四、操作步骤

(1) 手卫生，戴一次性圆帽。

(2) 戴医用防护口罩，检查口罩密闭性。

(3) 检查正压头罩各部位是否完好，将送风管一端与头罩前部的螺口连接，并将螺口旋紧，另一端插入动力系统排气口，旋转后确保限位销到位；将动力送风系统背负在背部，调节背带长度适宜，扣好腰带，开启电动送风系统；将正压头罩罩住头部，调整好位置，将披肩理顺，左右两侧四个角穿过腋下，扣好尼龙搭扣。

(4) 正压调试。按下控制开关，启动风机后，面部前方有气流通过，头罩整体充气膨胀，用手触摸头罩，可感觉到弹性，表示已建立有效正压。若不能建立正压则不可使用。

(5) 工作完毕，离开污染区，进入缓冲区。

(6) 对头罩外部，送风系统表面，专用背负系统和体表采用喷淋、喷雾、擦拭或其他适宜的方式进行初步消毒。

(7) 解下背负系统，脱下头套，旋下送风管，送风控制开关。

(8) 洗手，脱一次性圆帽和口罩置于医疗废物桶。

(9) 对正压头罩进行消毒或灭菌处理：头套用70%乙醇喷洒，送风系统采用消毒液喷淋方式消毒，空气过滤器使用环氧乙烷气体消毒，背负系统使用高温高压灭菌方式消毒。

五、注意事项

（1）空气过滤器与送风系统，送风管与送风系统出风口之间的螺扣必须旋紧，确保严密。

（2）每次使用前，必须调试正压，如不能建立正压，禁止使用。

（3）使用过程中出现低电量报警或风机停止工作、头套破裂、管路松脱等意外情况造成正压丧失时，工作人员应立即离开污染区。

（李善玲）

第三节　戴、脱一次性口罩

一、目的

（1）保护患者和医护人员，避免交叉感染。

（2）防止病原体微生物、体液、颗粒物等透过，提供物理防御屏障，减少病原体传播。

（3）在有创或无菌操作前佩戴，避免医务人员口咽部定植菌污染灭菌或无菌物品。

二、评估

（1）评估患者目前采取的隔离种类，隔离措施。

（2）评估一次性口罩包装完好，无破损、潮湿，在有效期内。

三、操作前准备

1. 环境　环境清洁、干净、明亮。

2. 物品　一次性口罩、速干手消毒液，医疗废物袋。

3. 护士　着装整洁，修剪指甲。

四、操作步骤

（1）洗手。

（2）取一次性口罩，检查包装有无破损、潮湿，在有效期内。取出一次性口罩，有颜色面朝外，带鼻夹为上方，口罩外层折痕朝下。

（3）口罩系带分别绑于头顶后及颈后。

（4）如为防护口罩，则将口罩放于掌心，鼻片部分朝向指尖，使固定带自然下垂，将口罩贴紧于口鼻上方，将上方固定带越过头顶，固定于头部上方，下方固定带越过头顶，固定于两耳之下颈后位置。

（5）用双手食指指尖将鼻夹沿鼻型按压固定成型，将口罩紧贴面部，罩住鼻、口及下颌。防护口罩需进行密闭检查。双手尽量覆盖住口罩；如空气由口罩四周逸出，调整固定带位置后，重新检查。

（6）操作完毕后，洗手，取口罩，注意手不要接触口罩污染面。

（7）用手捏住口罩系带，将污染面向内折叠，置入医疗废物袋内。

（8）洗手。

五、注意事项

（1）戴摘口罩前彻底洗手。

（2）口罩需遮住口鼻，污染的手不可触及口罩。

（3）保持口罩清洁，干燥。一次性口罩每隔 2～4 h 更换一次。口罩潮湿、污染时，应及时更换。

（4）系带松紧合适，佩戴口罩时避免不必要的谈话。

（5）取下的口罩不可挂在胸前或任意放置，用后的口罩扔入医疗废物袋内。

（李善玲）

第四节　手　卫　生

手卫生是医务人员在从事职业活动过程中洗手、卫生手消毒和外科手消毒的总称。

一、洗手

（一）目的

去除手部皮肤污垢，碎屑和部分微生物。

（二）评估

（1）环境：宽敞、清洁、布局合理。

（2）水池设计合理，水花飞溅少。

（3）干手机（物）放置在不易被水花溅湿处。

（三）操作前准备

1. 环境　环境清洁、宽敞。

2. 物品　洗手设施、肥皂或含杀菌成分的洗手液、擦手纸或毛巾或干手机、盛放擦手纸或毛巾的容器、指甲剪。

3. 护士　着装整洁，修剪指甲，取下手部饰物及手表。

（四）操作步骤

（1）评估环境，宽敞清洁。

（2）修剪指甲，取下手部饰品及手表。

（3）打开水龙头，调节合适的水流和水温。

（4）淋湿双手，关上水龙头并取适量洗手液（肥皂），均匀涂抹至整个手掌、手背、手指和指缝。

（5）认真揉搓双手至少 15 s，注意清洗双手所有皮肤，包括指背、指尖和指缝。①掌心相对，手指并拢，相互揉搓。②手心对手背沿指缝相互揉搓，两手交换进行。③掌心相对，双手交叉沿指缝相互揉搓。④弯曲手指使关节在另一掌心旋转揉搓，两手交换进行。⑤右手握左手大拇指旋转揉搓，两手交换进行。⑥将 5 个指尖并拢在另一掌心旋转揉搓，两手交换进行。⑦必要时，手掌握住手腕旋转揉搓，两手交换进行。

（6）打开水龙头，流水冲净。

（7）关闭水龙头，以擦手纸或毛巾擦干双手或在干手机下烘干双手。

（五）注意事项

（1）手部不可佩戴戒指等饰品。

（2）认真清洗指甲、指尖、指缝和指关节等易污染的部位。

（3）应当使用一次性纸巾或干净的小毛巾擦干双手，也可以用干手机干燥双手，毛巾一用一消毒，避免手部再次污染。

（4）双手受到患者血液、体液等肉眼可见的污染时，应立即洗手。

（5）禁止使用不沥水的容器放置肥皂，禁止向未使用完和未清洁处理的取液器中添加洗手液。

二、卫生手消毒

（一）目的

医务人员用手消毒剂揉搓双手，以减少手部暂居菌。

（二）评估

（1）环境清洁、宽敞、布局合理。

（2）消毒剂在有效期内。

（三）操作前准备

1. 环境　环境清洁、宽敞。

2. 物品　首选速干手消毒剂洗手池设施、指甲剪。

3. 护士　着装整洁，修剪指甲，取下手部饰物及手表。

（四）操作步骤

（1）评估环境，宽敞清洁。

（2）修剪指甲，取下手部饰品及手表。

（3）取适量的手消毒剂于掌心，均匀涂抹双手，揉搓方法如下。①掌心相对，手指并拢，相互揉搓。②手心对手背沿指缝相互揉搓，交换进行。③掌心相对，双手交叉沿指缝相互揉搓。④弯曲手指使关节在另一掌心旋转揉搓，交换进行。⑤右手握左手大拇指旋转揉搓，两手交换进行。⑥将5个指尖并拢在另一掌心旋转揉搓，交换进行。⑦必要时，手掌握住手腕旋转揉搓，两手交换进行。

（4）揉搓至手部干燥。

（五）注意事项

（1）手部没有肉眼可见的污染时，宜使用手消毒剂进行卫生手消毒。

（2）接触传染病患者血液、体液、分泌物及传染病微生物污染的物品后应先洗手，再进行卫生手消毒。

（3）直接为传染病患者进行检查、治疗、护理或处理传染患者污物之后，应先洗手，再进行卫生手消毒。

（4）戴手套不可替代手卫生，取手套后应进行手卫生。

三、外科手消毒

（一）目的

用手消毒剂清除或杀灭手部、前臂至上臂下1/3暂居菌和减少常居菌。

（二）评估

（1）环境清洁、宽敞、布局合理。

（2）水池设计合理，水花飞溅少。

（3）干手机（物）放置在不易被水花溅湿处。

（三）操作前准备

1. 环境　环境清洁、宽敞、明亮，环境内挂有外科手卫生流程图。

2. 物品　专用洗手池、洗手液、手刷、清洁指甲用品、非手触式手消毒剂、灭菌布巾、计时器、指甲剪。

3. 护士　着装整洁，修剪指甲，取下手部饰物及手表。

（四）操作步骤

1. 外科冲洗手消毒方法

（1）摘除手部饰物，修剪指甲，指甲长度不超过指尖。

（2）取适量洗手液清洗双手、前臂和上臂下 1/3，认真揉搓。

（3）流动水冲洗双手、前臂和上臂下 1/3。

（4）使用干手用品擦干双手、前臂和上臂 1/3。

（5）取适量的手消毒剂涂抹至双手的每个部位、前臂和上臂下 1/3，认真揉搓 3～5 min。

（6）在流动水下从指尖向手肘单一方向地冲洗双手、前臂和上臂 1/3，用经灭菌的布巾彻底擦干。

2. 外科免冲洗手消毒方法

（1）摘除手部饰物，修剪指甲，指甲长度不超过指尖。

（2）取适量洗手液清洗双手、前臂和上臂下 1/3，认真揉搓。

（3）流动水冲洗双手、前臂和上臂下 1/3。

（4）使用干手用品擦干双手、前臂和上臂 1/3。

（5）取适量的手消毒剂放置在左手掌上。

（6）将右手手指尖浸泡在手消毒剂中≥5 s。

（7）将手消毒剂涂抹在右手、前臂和上臂下 1/3，确保通过环形运动环绕前臂至上臂下 1/3，将手消毒剂完全覆盖皮肤区域，持续揉搓 10～15 s，直至消毒剂干燥。

（8）取适量的手消毒剂放置在右手掌上。

（9）在左手重复（6）（7）过程。

（10）取适量的手消毒剂放置在右手掌上。

（11）揉搓双手直至手腕。揉搓方法：掌心相对，手指并拢，相互揉搓；手心对手背沿指缝相互揉搓，交换进行；掌心相对，双手交叉沿指缝相互揉搓；弯曲手指使关节在另一掌心旋转揉搓，交换进行；右手握左手大拇指旋转揉搓，两手交换进行；将五个指尖并拢在另一掌心旋转揉搓，交换进行。揉搓至手部干燥。

（五）注意事项

（1）外科手消毒应遵循先洗手后消毒的原则。

（2）不同患者手术之间、手套破损或手被污染时，应重新进行外科手消毒。

（3）不得戴假指甲、装饰指甲，保持指甲和指甲周围组织的清洁。

（4）在外科手消毒过程中，应保持双手位于胸前并高于肘部，使水由手部流向肘部。

(5) 洗手和消毒可使用海绵、其他揉搓用品或双手互相揉搓。

(6) 术后摘除手套后，应用洗手液清洁双手。

(7) 用后的清洁指甲用品、揉搓用品等放回指定的容器；揉搓用品、清洁指甲用品应一人一用一消毒或一次性使用。

(李善玲)

第五节 咽拭子标本采集技术

一、目的

(1) 取患者鼻咽部、咽喉深部及扁桃体分泌物做细菌培养或病毒分离，以协助诊断。

(2) 增进患者对护理技术相关知识的了解及自我效能感。

(3) 做好与患者及家属的沟通，服务对象感觉良好。

二、评估

(1) 评估患者的年龄、意识、配合程度、心理等，礼貌称呼并真诚问候患者，进行自我介绍。

(2) 了解患者病情、口（鼻）腔黏膜和咽部感染情况。

(3) 向患者及家属解释护理技术目的及注意事项，取得理解与配合。

三、操作前准备

1. 环境　环境清洁、安静；光线充足；温度、湿度适宜。

2. 物品　治疗盘内备无菌咽拭子培养管、试管条码、压舌板、一次性手套、温开水、纱布、手电筒、弯盘、医嘱单、治疗卡、PDA。其他：快速手消毒剂、医用垃圾桶、生活垃圾桶。

3. 患者　了解操作的目的及配合，如患者有特殊心理状况，影响操作实施，相关工作人员或家属对患者进行心理支持。

4. 护士　着装整洁规范，仪表端庄大方，个人防护有效。

四、操作步骤

(1) 核对医嘱。

(2) 洗手，戴口罩。

(3) 确认患者姓名、住院号或就诊卡号等信息无误。

(4) 评估患者，告知患者及家属操作目的、方法及配合要点。

(5) 布置试管条形码。

(6) 备齐用物携至患者床旁，再次核对用物齐全，在有效期内，使用 PDA 扫描患者手腕带及试管上条码信息，确认一致。

(7) 采集方法及步骤：①鼻咽拭子采集方法。a. 协助患者取坐位，去除鼻前孔中表面的分泌物。b. 戴手套，核对标本标签，让患者头后倾，用拭子棒估测耳垂到鼻尖的距离，以垂直于鼻子（面部）的方向轻轻插入鼻腔，插入深度为耳垂到鼻尖长度的一半，遇到阻力后即达到后鼻咽。

c. 拭子在鼻咽部停留不少于 15 s，轻轻旋转 3～5 次后缓慢退出。②口咽拭子采集方法。a. 协助患者取坐位或调整床高至护士髂前上棘下两横指高度取合适体位，必要时协助患者漱口。b. 戴手套，核对标本标签，让患者头后倾，张大嘴，发“啊”音，必要时使用压舌板。c. 用拭子适度用力来回擦拭双侧咽扁桃体至少 3 次，再上下擦拭咽后壁至少 3 次，扁桃体有脓点时最好挤破脓点并采集脓性物。d. 轻轻取出拭子，避免触及舌头、悬垂体、口腔黏膜和唾液。

(8) 用于病毒学检验的拭子，迅速将拭子头浸入病毒运送液，弃去尾部，旋紧管盖；用于细菌学检验的拭子，插回采样装置或适宜的转运装置中。再次核对，将条形码标签贴于拭子培养管外壁上，注明留取时间，放入塑料标本袋密封好。

(9) 用纱布擦净患者口唇（鼻部），脱手套，立即洗手。

(10) 协助患者取舒适体位，将呼叫器置于患者可及处，整理床单位。

(11) 询问患者需要。

(12) 处理用物，洗手。

(13) 按要求将标本送检。

五、注意事项

(1) 注意核对医嘱、检验系统、执行单、手腕带、床头卡、试管条形码、PDA 一致。

(2) 最好在使用抗菌药物治疗前采集标本。

(3) 动作敏捷轻柔，采集部位正确，棉签不要触及其他部位如颊部、嘴唇、牙齿、舌头以免影响检验结果。

(4) 操作中采取标准预防，如在操作过程中有可能发生体液飞溅到面部时，应戴医用防护口罩、防护眼镜或防护面屏；操作完毕，脱去手套，立即洗手或进行手卫生消毒。

（李正莲）

第六节　为隔离患者测量生命体征

一、目的

(1) 测量并记录隔离患者体温、脉搏、呼吸和血压，判断有无异常。

(2) 通过观察体温、脉搏、呼吸和血压的变化，观察疾病发生发展的规律，为诊断、治疗、护理提供依据。

(3) 保障治疗效果及患者安全。

(4) 增进患者对相关知识的了解及自我效能感。

(5) 服务对象对护理有良好体验。

二、评估

(1) 礼貌称呼并真诚问候患者；向患者进行自我介绍；沟通时，与患者保持目光交流。

(2) 告知患者即将进行的操作技术目的，患者理解并同意。如患者对该项技术及相关事项有疑问，给予解释；如患者拒绝治疗，应与医生沟通。

(3) 评估患者病情、营养状况、意识状态、年龄、配合程度，患者 30 min 内有无进食、冷热饮、沐浴、剧烈运动、使用镇静剂或洋地黄类药物等，患者腋下有无破损、伤口、出汗；被测量血压侧肢体有无偏瘫、功能障碍、皮肤有无损伤；评估患者的心理状态，是否存在焦虑、抑郁、不配合心理，必要时进行相应干预以保证生命体征操作的顺利实施，如生命体征相关知识的健康教育，及时耐心地安慰、倾听与沟通，或寻求其他医护人员的支持与帮助等。

（4）了解患者有无家属或陪护人员陪伴。

（5）评估中，如发现患者有不适或特殊需求，及时给予相应处理或帮助。

三、操作前准备

1. 环境　环境清洁、安静；光线充足；温度、湿度适宜。若为多人病房，病床之间有隔帘。隔离病区均设有三区两通道，根据不同病种病室门口挂有隔离标志、鞋套、快速手消毒剂或洗手设备、隔离衣、防护服及衣架。严密隔离病区进出增设有缓冲间及交换台，标识醒目清晰。

2. 物品　准备清洁干燥治疗车、快速手消毒剂、治疗盘、容器两个（一个为清洁容器盛放已消毒的体温计、另一个内放消毒液纱布用于盛放使用后的体温计）、表（带有秒针）、体温计（水银柱已甩至35°以下并检查）、必要时准备棉球（测量呼吸时用）、血压计（袖带宽窄是否合适、水银是否充足、玻璃管有无缝隙、玻璃管上端是否和大气相通、橡胶管和输气球是否漏气）、隔离袖套、听诊器、记录单、笔、弯盘、生活/医用垃圾桶。严密隔离患者的用物均固定放置在隔离病室，专人专用。

3. 患者

（1）了解护理技术目的及配合要点。

（2）如患者有特殊心理状况，影响操作实施，相关工作人员或家属对患者进行心理支持。

4. 护士

（1）佩戴胸牌，服装整洁。

（2）洗手、戴口罩。

（3）保持良好的情绪状态。

（4）接触患者之前，保持双手温暖。

四、操作步骤

（1）核对医嘱，保证患者姓名、住院号或就诊卡号等信息无误。

（2）核对用物。

（3）按规范：为严密隔离的患者，护士应穿工作服、戴圆帽、戴口罩、取下手表放于透明密封袋内，卷袖过肘，穿防护服、鞋套，戴手套；为非严密隔离的患者护士应穿工作服、戴圆帽、戴口罩、戴手套。

（4）敲门进隔离病室，携用物至患者床旁，确认患者的身份信息。

（5）告知患者开始操作，协助患者取舒适、安全卧位，注意保暖。注：了解患者对舒服体位的需求，结合患者的需求，协助其采取舒服的体位。

（6）体温测量：按要求放置体温计，计时。①口温。将已消毒的体温计水银端斜放于患者舌下热窝，嘱患者闭紧口唇，用鼻呼吸，嘱患者勿咬体温计，紧闭口唇，用鼻呼吸，测量时间3 min。②腋温。协助患者解开衣物，用纱布或毛巾擦干腋下汗液，将体温计水银端放置于患者腋窝深处贴紧皮肤，协助患者屈臂过胸夹紧体温计，防止滑脱，测量时间10 min。③肛温。床帘遮挡，患者取侧卧、俯卧或屈膝仰卧位，露出肛门，肛表前端涂抹润滑剂，成人轻轻插入3～4 cm（小儿2 cm），测量时间 3 min，并用卫生纸擦净肛门。④按规定时间取出体温计，并用含消毒液纱布擦拭后读取体温数（手不能接触水银柱），放入盛有含消毒液纱布的容器内。

（7）脉搏测量：①测量。协助患者手臂放在舒适位置，手臂放松，手掌向上，腕部伸展护士将食指、中指、无名指指腹按压桡动脉处，压力大小以能清楚触及脉搏搏动为宜。注意脉搏节律及强弱。②计数。一般患者测量 30 s，所得数值乘以 2；脉搏异常者测 1 min。若发现脉搏短绌者，应由两名护士同时测量，一人听心率，另一人测脉率，由听心率者发出“起”“停”口令，两人同时开始，测量 1 min。记录方法：心率/脉率。

（8）呼吸测量：①保持诊脉手势，观察患者胸或腹部起伏，一起一伏为 1 次，计数 30 s，所得数值乘以 2，同时观察呼吸的节律、性质、声音、深浅、有无特殊气味，呼吸运动是否对称等。②呼吸微弱或危重者，可用少许棉絮置于鼻孔前，观察棉絮被吹动的次数，计数 1 min。③进行卫生手消毒，记录数值。

（9）血压测量：①体位。协助患者取卧位或坐位，根据患者自理能力指导患者配合，使其适当向床对侧移动，留出足够操作空间，协助患者暴露被测肢体。患者卷袖露臂，肘部伸直，掌心朝上。为患者穿隔离袖套、被测肢体的肱动脉、心脏、血压计零点处于同一水平位置，坐位时平第四肋，卧位时平腋中线。②缠袖带。放平血压计，打开血压计开关，驱尽袖带内空气，正确捆绑袖带于测量部位（袖带下缘距肘窝上 2～3 cm；袖带松紧度以可放入一指为宜）。③打开水银槽开关，戴好听诊器，将听诊器胸件置于肱动脉搏动最明显处。④注气。轻加压（操作者蹲下，使目光与水银柱平行）。一手固定听诊器，另一手握加压气球，关气门，打气至动脉搏动音消失再升高 20～30 mmHg（2.6～4 kPa）。⑤放气。松开气门匀速缓慢放气，速度以下降 4 mmHg/s 为宜，同时听搏动音并双眼平视水银柱下降所指刻度。⑥判断。当听到第一声搏动，此时水银柱所指刻度数值为收缩压；继续放气当听到搏动音突然减弱或消失时，水银柱所指的刻度为舒张压。⑦整理血压计。排尽袖带内余气，扪紧压力活门，整理后放入盒内；右倾血压计 45°使水银全部流回槽内，关闭水银槽开关，盖上盒盖，平稳放置。⑧协助患者脱隔离袖套，穿衣，整理床单位，进行卫生手消毒。

（10）操作过程中，护士动作轻柔。

（11）告知患者体温、脉搏、呼吸和血压值。

（12）操作中密切观察患者病情，倾听患者的主述，如发现任何异常应立即暂停操作，给予相应的处理。

（13）操作结束后协助患者取舒适卧位，整理好床单位，将呼叫器放在患者易取处。向患者及家属说明，如有需要随时按铃呼叫。

（14）询问患者需求并提供相应护理；感谢患者的配合。

（15）规范消毒处理所有用物。

（16）脱手套、隔离衣或防护服、鞋套，洗手脱口罩，在记录本上记录生命体征数值并签名。

五、注意事项

（1）护理技术操作前充分了解评估隔离患者的病情及隔离的方式，便于备齐所需用物，凡不易消毒的物品用布或避污纸等保护，以免污染。

（2）穿隔离衣或防护服后，只能在规定范围内活动，一切操作均须严格遵守隔离技术。

（3）污染物品不得带入清洁区，任何污染物必须先经过消毒，然后进行清洁处理，以防病原体播散。

（李正莲）

第七节　人工肝治疗技术

一、目的

（1）通过人工肝治疗技术，为重型肝炎或肝衰竭时的肝细胞再生创造时间，使可逆性肝损伤患者肝功能得到恢复。

（2）为肝移植创造条件，是重型肝炎肝移植的桥梁，还可协助治疗肝移植后的最初无功能状态。

（3）保障治疗效果及患者安全。

（4）增进患者对治疗技术相关知识的了解及自我效能感，提升战胜疾病的信心。

（5）服务对象对护理有良好体验。

二、评估

（1）掌握患者的意识、生命体征的情况，凡血压偏低、心率快、体温高的患者，需纠正后再行血液净化治疗。

（2）评估外周血管情况，穿刺部位局部有无出血及血肿、动脉弹性及搏动性。已置管者评估置管部位有无红肿、渗血、感染等情况。

（3）询问患者有无药物过敏史、输血史和近期有无出血情况。

（4）治疗前规范签署知情同意书。

三、操作前准备

1. 环境　环境清洁、安静；光线充足；温度18～22℃，湿度50%～60%适宜。

2. 物品　根据不同的治疗方法准备相应的管路及物品，如血浆、白蛋白、置换液等，并检查机器设备是否能正常运转，再次确认患者要进行治疗后，开始预冲管路。

3. 患者和家属

（1）术前应在与医生沟通的前提下，主动评估患者状况，向患者和家属宣教血液净化治疗的相关知识，减轻患者的心理紧张和焦虑，取得患者和家属的理解配合，以平和的心态和稳定的情绪接受治疗。

（2）患者离开病房前排大、小便。

（3）必要时家属可在人工肝室外等候，便于护患沟通。

4. 护士

（1）洗手、戴口罩。

（2）保持良好的情绪状态。

（3）接触患者之前，保持双手暖和。

四、操作步骤

（1）核对医嘱，保证患者姓名、住院号或就诊卡号等信息无误。医护人员进入治疗室前戴帽子、口罩，更换工作鞋、穿好隔离衣，操作时戴消毒手套。

（2）操作用物齐全，在有效期内。

（3）术前认真检查患者血管条件，选择较为合适的血管相当重要，应当选择弹性好、充盈，且距离大血管较远的静脉或动脉，多选择肘正中静脉、大隐静脉、桡动脉、足背动脉等。

（4）安装体外血路循环管路、分离器及吸附柱，进行无菌装接，用生理盐水2 500 mL冲洗管路。

（5）调节好治疗仪的各种参数，穿刺动静脉成功后连接好管路，将新鲜血浆输入患者体内，同时将胆红素及毒性物质排出体外。

（6）术中主动观察，如生命体征、管路的通畅、血管穿刺处有无外渗及输入血浆有无过敏反应等。主动与患者沟通，询问有无不适及需求并提供相应护理。

（7）治疗结束，拔除血管通路，弹力绷带加压按住穿刺处至血止。做好操作记录。

（8）耐心解答患者提出的疑问，感谢患者的配合。

（9）送患者回病房，告知患者及家属在治疗后24～72 h合理饮食的重要性，要严格控制蛋白质摄入量，嘱其少食多餐、清淡易消化的食物，必要时肠外途径供给营养。

（10）清理血液净化治疗室，做好设备及所有用物的消毒处置工作。

五、注意事项

（1）严格执行“三查十对”，特别要认真核对血型，查对血浆标签上的时间，包装有无破损等。

（2）严格无菌操作，防止感染。

（3）如对血浆有过敏史者，术前可预防性使用异丙嗪等预防血浆过敏反应。

（4）在治疗过程中可根据患者出现的不同情况，遵医嘱分别适量补充氯化钠、氯化钾、葡萄糖酸钙以纠正电解质紊乱，补充5%碳酸氢钠，纠正酸中毒。

（5）使用过程中的意外及处理预案：①停电报警。当治疗中突然停电，立即用止血钳夹住PV3连接管，人工转动血泵维持血流量，并通知尽快恢复供电，若30 min不能供电，应终止治疗，以免发生意外。②气泡报警。治疗过程中每30 min应检测一次回路中有无气泡，如回路中进入空气应立即排除，然后再继续治疗。③压力异常。a. 动脉压力增高。多为动脉管路血流不畅所致。应减慢血泵转速，或调整静脉导管位置和方向，检查血液滤过器内有无阻塞等。b. 静脉压异常。静脉压增高是由回血不畅、肝素用量不足，或回路受压、阻塞、扭曲造成；静脉压降低可能是血压降低或管道滑脱造成，应查明原因做相应处理。c. 跨膜压异常。跨膜压升高，多为肝素用量不足，血流过快或滤器被纤维蛋白膜覆盖所致。可采用加大肝素用量，减慢血流速度，或生理盐水冲洗回路等办法处理。跨膜压过低，多为患者贫血、出血、血清蛋白低或血液滤过器破裂所致。④主要并发症的处理。a. 低血压。适当减慢血泵速度，取头低足高位，增加回心血量。当以上处理无效时，经静脉回路快速注入50%葡萄糖50～100 mL，或快速静滴5%碳酸氢钠100 mL；上述处理后，如血压好转，则逐步恢复治疗，期间仍应密切监测血压变化；如血压无好转，应再次予以补充生理盐水等扩容治疗，减慢血流速度，并继续寻找原因，对可纠正诱因进行干预。如上述处理血压仍持续降低，则需应用升压药物治疗，并暂停治疗。b. 过敏。正确保存和融化血浆，备好的血浆应在6 h内输毕，天气炎热时应在4 h内输用。严格执行查对制度，以输同种血型为原则，查对血浆袋标签上的时间及血浆袋有无破损，血浆有无浑浊、沉淀、漂浮物。及时处理过敏反应，可遵医嘱予以抗过敏药物对症处理，可用地塞米松5 mg静脉注射或异丙嗪25 mg肌内注射。如对症治疗无效者，应停止血浆置换，密切观察患者症状有无缓解，做好心理护理，缓解其紧张情绪。c. 出血。治疗过程中置管处渗血时，嘱患者减少活动，卧床休息，局部加压、冷敷、治疗结束拔出导管时，必须小心持续按压，以防出血，如出血严重，必要时手术止血。动静脉穿刺时尽量避免反复穿刺同一位置，如少量渗血可局部加压止血，必要时重选部位重新穿刺。重点观察原有出血情况，高危出血患者应正确选择抗凝剂量，必要时行无肝素治疗，必要时可用鱼精蛋白中和，肝素和鱼精蛋白比为1：1，不超过 50 mg。

（李正莲）

第八节　空气消毒机操作技术

一、目的

（1）空气消毒机是通过滤过、净化、杀菌等原理对空气进行消毒的机器。除了杀灭细菌、病毒、霉菌、孢子等，有的机型还能去除室内空气中的甲醛、苯酚等有机污染气体，而且还可以杀灭或者过滤花粉等变应原。消毒效果可靠，并能够在有人活动的情况下进行消毒，实现人机共存。

（2）空气消毒是预防医院感染的重要措施。使用空气消毒机可以有效地清洁手术室的空气，净化手术环境、减少手术感染，提高手术成功率。适用于手术室、治疗室、病房等空间的空气消毒。

（3）按照国家《消毒技术规范》规定的要求进行空气消毒，空气消毒时间 60 min 以上，使臭氧浓度在空气中达到 20 mg/m^3 或紫外线灯管功率达到 1.5 W/m^3，可对空气中的自然菌杀灭率达到 90%以上，从而达到消毒和净化室内空气的目的。

二、评估

（1）操作者准备：护士着装规范，按七步洗手法洗手。

（2）评估环境：电源、光线、空间。

（3）空气消毒机性能完好。

三、操作前准备

1. 环境　使用空气消毒机的房间应保持室内清洁干燥，温度、湿度适宜。消毒前关闭门窗，避免空气流通，注意室内物表及地面清洁，避免产生二次扬尘导致规定时间内消毒失败。

2. 物品　空气消毒机。

3. 患者

（1）若使用人机共存消毒机，使用前应向患者及家属做好解释工作，并取得配合。

（2）若使用臭氧或紫外线消毒，应提前向患者及家属说明，禁止人员进入并设置提示牌；消毒结束开窗通风后 30 min，人员方可进入。

4. 护士

（1）佩戴胸牌，服装整洁。

（2）洗手、戴口罩。

四、操作步骤

（1）接通具有良好接地的 220 V 电源，红色指示灯亮，空气消毒机进入待机状态。

（2）按“开/关”键，空气消毒机红色指示灯变为绿色，风门自动打开，自然风送出。

（3）功能键：为循环键，按一下，“消毒1”指示灯亮，紫外线工作（此时为动态，人员可在现场工作）。按第二下，“消毒2”指示灯亮，转为臭氧工作（此时为静态，人员应离开现场）。按第三下，消毒功能停止，此时按开/关键，风机延时30 s停机。

（4）“摆风”键控制摆风的开与停，相应的指示灯显示。

（5）“定时”键为循环键，每按一次增加0.5 h，相应指示灯亮，最大定时为7.5 h。

（6）消毒时间到，仪器停止运行，按开/关键关机。

五、注意事项

（1）使用空气消毒机之前，请仔细阅读使用说明书。

（2）消毒机严禁超范围使用，若温度、湿度不在标准工作环境内，宜改变消毒方法，影响消毒效果。

（3）使用或维修时要避免臭氧、紫外线直接接触人体。

（4）消毒时要关闭门窗保持良好的密闭性。如选用臭氧消毒方式，停机30 min后人员再进入现场。

（5）使用时应有良好接地的电源，防止触电。

（6）严禁水及杂物进入机内，否则导致损坏。

（7）不得擅自拆卸空气消毒机，若出现故障，请有关技术专业人员指导和维修，要先切断电源。

（8）紫外线灯管辐照强度达不到≥70 uw/cm^3 时，臭氧浓度较差时，应及时更换灯管或臭氧发生器。

（汪晓攀）

第九节　终末消毒效果评价采样技术

一、目的

（1）终末消毒效果评价采样技术监测是医院感染管理的一项重要工作，能更好地了解临床科室和医院感染重点部门环境卫生学的实际情况，以及消毒灭菌设备是否正常运转、消毒灭菌方法是否合理、消毒灭菌效果是否达标等情况，为有效实施医院感染监测提供科学依据。

（2）通过定期的采样可以及时发现医院终末消毒工作的落实以及其中存在的薄弱环节，及时采取有效措施减少医院感染的发生，杜绝医院感染的流行暴发。

二、评估

（1）护士需经过专业培训，熟悉消毒设备和药剂性能，具备熟练的采样技能。

（2）选择合理的采样时间和顺序。

（3）遵循严格的无菌操作。

（4）送检时间不得超过6 h；若样本保存于温度为0～4℃冰箱内，送检时间不得超过24 h。

三、操作前准备

1. 环境　室内清洁干燥，确保无人走动，关闭门窗。

2. 物品　提前一天到检验科领取培养基放冰箱保存，无菌棉拭子及试管。

3. 护士

(1) 佩戴胸牌，服装整洁。

(2) 洗手、戴口罩。

(3) 严格无菌操作。

(4) 动作轻柔，避免产生污染干扰。

四、操作步骤

1. 空气采样方法

(1) 室内环境终末消毒处理后，关闭门窗，无人走动的情况下，静置 10 min 后采样。

(2) 培养基暴露时间：洁净手术室暴露时间为 30 min；产房、导管室、新生儿室、重症医学科等暴露时间为 15 min；儿科病房、母婴同室、治疗室、妇科检查室、注射室、治疗室、换药室、各类普通病房暴露时间为 5 min。

(3) 布点：室内面积≤30 m^2，在对角线上取 3 点，即中心一点、两端各距墙 1 m 处取一点；室内面积＞30 m^2，取四角及中央共 5 点，其中四角的布点位置应均距墙 1 m，采样高度为距离地面 80～150 cm。

(4) 采样时将培养基盖打开，扣放于培养基边缘，暴露规定时间后盖上培养基盖及时送检。

(5) 洁净手术部室细菌菌落总数应符合《医院洁净手术部建筑技术规范》(GB 50333－2013)的要求：≤5 cfu/(30 min·直径 9 cm 培养基)；产房、导管室、新生儿室、重症监护病房空气中的细菌菌落总数≤4 cfu/(15 min·直径 9 cm 培养基)；儿科病房、母婴同室、妇产科检查室、人流室、治疗室、注射室、换药室、输血科、消毒供应中心、血液透析中心、急诊室、化验室、各类普通病室、感染疾病科门诊及其病房空气中的细菌菌落总数≤4 cfu/(5 min·直径 9 cm 培养基)。

2. 物体表面采样方法

(1) 被采样面积＜100 cm^2，取全部表面；被采样面积≥100 cm^2，取 100 cm^2。

(2) 门把手等小型物体，则采用棉拭子直接涂抹物体表面全部的方法采样。

(3) 用 5 cm×5 cm 标准灭菌规格板，放在被检物体表面，用浸有无菌水的棉拭子 1 支，在规格板内横竖往返各涂抹 5 次，并随之转动棉拭子，连续采样 4 个规格板面积，将棉拭子装入盛有无菌水的无菌试管中送检。

(4) 洁净手术部、其他洁净场所、非洁净手术部（室）、产房、导管室、新生儿室、重症监护病房等；物体表面细菌菌落总数≤5 cfu/cm^2；儿科病房、母婴同室、妇产科检查室、人流室、治疗室、注射室、换药室、输血科、消毒供应中心、血液透析中心、急诊室、化验室、各类普通病室、感染性疾病门诊等；物体表面细菌菌落总数≤10 cfu/cm^2。

五、注意事项

(1) 规格板必须密封包装高压灭菌，应用前打开。用时手指捏住规格板的外缘，避免手指接触内缘。

(2) 物体表面应在终末消毒 4 h 内，未操作前采样。

(3) 手指捏住无菌棉拭子、试管塞的顶部，避免捏的部位太靠下，引起污染。

(4) 采样时，用无菌棉签蘸取无菌试管中的无菌水，并将棉签挤压试管内壁去除多余水分，使之处于湿润状态而不是浸泡状态，禁用干棉签采样。

(5) 涂擦过程中，无菌棉拭子要一边涂擦、一边转动。

(6) 采样后按紧试管塞，避免液体倾倒引起污染。

（汪晓攀）

第十节　传染病患者尸体料理术

一、目的

(1) 使尸体整洁干净，防止尸体体液外溢，维持尸体的良好外观，便于运送和鉴别。

(2) 做好传染病患者遗体的处置工作，使疫源地无害化，防止传染病疫情扩散。

二、评估

(1) 接到医生开出的死亡通知后，再次核实查对，并填写尸体识别卡。

(2) 了解患者的诊断、治疗、抢救过程、死亡原因及时间。

(3) 通知死者家属并询问、了解死者的民族习惯，尽力满足家属的要求。

(4) 评估死者的情况：了解尸体清洁程度、有无伤口、引流管等。

(5) 电话上报相关部门，联系殡仪馆确认到院时间。

(6) 检查用物是否齐全以及有效期。

三、操作前准备

1. 环境　安静、肃穆、有屏风遮挡。

2. 物品　治疗车、止血钳、剪刀、绷带、棉球、纱布、布单、免洗手消毒液、喷壶（内有3 000～5 000 mg/L的含氯消毒剂或0.5%过氧乙酸、75%乙醇）、有伤口患者备换药敷料。

3. 护士　根据疾病种类选择合适的防护用品穿工作服、戴一次性圆帽、佩戴医用防护口罩、穿医用防护服、一次性隔离衣，戴双层乳胶手套、护目镜、全面性防护面罩或面屏，穿鞋套，手卫生。

四、操作步骤

(1) 医务人员进出隔离病房应严格按照标准正确实施手卫生和穿脱个人防护用品。

(2) 双人核对患者信息。

(3) 评估病室环境，将治疗车放置在利于操作的位置。

(4) 将尸体置于仰卧位，撤去一切治疗用品，如监护仪、输液管、氧气管、导尿管等，有引流管者应拔出后缝合引流管口。

(5) 用3 000～5 000 mg/L的含氯消毒剂或0.5%过氧乙酸棉球或纱布深部填塞死者口、鼻、耳、肛门等所有开放通道。

(6) 使用浸泡 3 000～5 000 mg/L 的含氯消毒剂或 0.5%过氧乙酸的双层布单包裹尸体。

(7) 殡仪馆到院后使用双层尸体袋装入尸体，由专用车辆直接送至指定地点火化。

(8) 按照传染病终末处理方法对病室内空气、地面墙壁、物体表面等进行终末消毒与处理。先采用 1 000 mg/L 含氯消毒剂喷雾进行消毒，消毒时关闭门窗，并密闭30 min，再采用 1 000 mg/L 含氯消毒剂彻底擦拭消毒物品表面以及输液泵、血压计等医疗器械，擦拭消毒后再次喷雾，密闭30 min后通风。

(9) 整理用物。将所有医用垃圾及患者使用后的床单、被套等织物放入双层黄色垃圾袋密闭包装，写医疗废弃物标识，贴于医疗废物专用包装袋外侧，将涉疫医疗废物装入一次性耐压硬纸箱，并封存，禁止打开，纸箱表面用红色记号笔标注“传染病医废”。

(10) 手卫生。

(11) 完成各项记录。

五、注意事项

(1) 患者死亡后，要尽量减少尸体移动和搬运。

(2) 必须先由医生开出死亡通知后再尽快进行尸体料理，以防尸体僵硬。

(3) 接到死亡通知后，应尽快上报相关部门，联系殡仪馆确认到院时间。

(4) 严格按照传染病终末处理方法进行尸体料理：立即使用 3 000～5 000 mg/L 的含氯消毒液或 0.5%过氧乙酸浸泡的棉球填塞各开放通道，尸体使用浸泡消毒剂的双层布单包裹并装入不透水的双层尸体袋中，密封后严禁打开，做好传染标识。

(5) 口腔、鼻腔、耳道、肛门等处的棉球要深部填塞，防止因棉球脱落而导致出血或分泌物流出。

(6) 患者尸体处理遵循以人为本、依法规范、及时稳妥、科学防控的原则。

(7) 应确保终末消毒后的场所及其中的各种物品不再有病原体的存在。特别是患者排出的污染物（血液、分泌物、呕吐物、排泄物等）及其可能污染的物品和场所。

（汪晓攀）

第十三章　现代消毒供应中心管理技术

第一节　器械使用后的处理与回收

一、使用后处理

（一）目的

（1）延长器械使用寿命，减少器械锈蚀。

（2）减少环境和人员再次污染的风险，防止医院感染的发生。

（3）确保回收流程有序进行。

（4）保证清洗质量及灭菌效果。

（二）评估

（1）评估器械的种类、材质、结构及完好性。

（2）评估器械的污染程度。

（3）依照专项管理制度处理特殊污染、特殊精密器械。

（三）操作前的准备

1. 环境　污物处置间环境整洁，光线充足，有清楚的物品放置标识、器械初步冲洗和分类放置的指引。

2. 设施及物品　器械冲洗池、低纤维擦布、清洗刷、保湿剂、利器盒、尖端保护套、尺寸大小适宜的转运容器等。

3. 人员　操作人员规范着装，戴圆帽、口罩、手套，必要时戴面罩或护目镜、穿防护服或防水围裙和专用鞋。

（四）操作步骤

1. 普通器械

（1）器械、物品使用后，操作人员在临床科室或手术室的污物处置间根据器械的种类、材质和结构进行分类处理。如呼吸机管路、湿化瓶、止血带等应与手术器械包分开处理。

（2）去除器械包内的一次性使用物品，如刀片、针头、纱布块等，分拣出可重复使用的器械或织物。一次性使用物品按医疗废物分类处理。

（3）器械上存在明显血迹、污物、分泌物等，要立即用流动清水冲洗或使用低纤维擦布擦拭，同时检查器械的数量、性能及完整性。无肉眼可见的明显血迹、污物及污迹时，应直接置于封闭的容器中。

（4）器械处理完毕，及时装入密封容器内保存，根据需要做好保湿处理。并在容器盖上记录物品的名称、数量及使用科室。

2. 特殊污染器械　被朊病毒、气性坏疽及突发原因不明的传染病病原体污染的诊疗器械、器具和物品，应双层封闭包装并标明感染性疾病名称，由消毒供应中心单独回收处理。

（1）疑似或确诊朊病毒感染的患者宜选用一次性诊疗器械、器具和物品，使用后应进行双层密闭封装焚烧处理。可重复使用的污染器械、器具和物品，应遵循 WS/T367 11.1 中 3 种消毒方法进行处理。先浸泡于 1 mol/L 氢氧化钠溶液内作用 60 min，再按照相关标准进行处理，压力蒸汽灭菌应选用 134～138℃、18 min，或 132℃、30 min，或 121℃、60 min。

（2）被气性坏疽污染的器械、器具和物品应先采用含氯或含溴消毒剂 1 000～2 000 mg/L浸泡 30～45 min 后，有明显污染物时应采用含氯或含溴消毒剂 5 000～10 000 mg/L浸泡至少 60 min 后，再按照相关标准进行处理。

3. 特殊器械　外来器械、精密器械、软式内镜、硬式腔镜等特殊器械的处理。

（1）在厂家说明书的指导下进行预处理。

（2）精密器械的处理应轻拿轻放，禁止暴力操作，尖锐器械用保护套保护。精密器械放入专用精密器械盒或底层有保护垫的容器中固定放置。

（3）软式内镜的处理：使用含清洗剂的湿纱布或湿巾由上至下擦拭。检查软式内镜的镜身、先端部等处，目测完整性是否良好。吸引清洗液直至吸引管内液体颜色清亮。

（4）硬式腔镜的处理：在流动水下进行冲洗、刷洗或软布擦洗硬式腔镜的镜身，打开所有开口，将其拆卸为单元最小化，彻底冲洗空腔。

（五）注意事项

（1）认真填写物品回收单，检查填写内容是否与封闭容器内实物相符。

（2）分类摆放，避免混放，功能不佳和锈蚀严重的做好标识。

二、回收

（一）目的

（1）避免污染扩散，防止交叉感染。

（2）及时交接、转运预处理后的污染器械，保证器械的准确和完好性。

（3）节省临床工作人员的时间。

（二）评估

（1）回收污染物品的转运车、箱、盒等专用用具处于封闭状态。

（2）污染物品所属科室的标识、器械标识、器械配置单，表格填写清晰、项目完整。

（3）查看有无特殊标识，如感染、急用、易碎等。

（三）操作前准备

1. 人员　着装符合回收工作要求，戴圆帽、口罩、手套，穿回收工作服。

2. 物品　转运车、手消毒剂，根据回收物品的类别、数量选择与之匹配的密闭盒（箱）。

（四）操作步骤

（1）回收人员按照规定的线路和时间采用专用转运车到临床科室进行污染物品收集，车内配备清洁回收箱（盒）、手消毒剂。

（2）核对回收封闭箱所属科室、物品交接单、有无特殊回收器械标识。

（3）将回收物品分类放置于转运车内，车门应保持关闭状态，避免碰撞，防止器械损伤。

（4）各类污染物品回收后，由污染物品通道送至消毒供应中心去污区集中清点、核查、记录。

（五）操作注意事项

（1）根据临床需求，实行弹性上班，分组回收，保证物品及时进行处理。对器械使用量大的科室，如门诊手术室、门诊妇产科、产房等，应增加回收频率。

(2) 不应在诊疗场所对污染的诊疗器械、器具和物品进行清点，应整箱交换，采用封闭方式回收、转运，避免反复装卸，以减少环境污染的可能。

(3) 血液及体液污染的器械应在最短时间内进行回收处理，手术室器械使用后立即回收。

(4) 精密贵重器械、易碎器械等特殊标识的器械应放在回收车内明显宜拿取的位置，避免回收中的挤压、碰撞，回收人员应与去污区工作人员当面做好交接。

(5) 做好手卫生，禁止工作人员裸手接触污染器械，戴污染手套接触清洁物品及公共设施，避免对电梯、科室等周围环境造成交叉污染，防止发生职业暴露。

(6) 特殊污染的器械严格按照规范回收。

（王春秀）

第二节 物品接收与分类

一、接收

(一) 目的

保证回收的污染物品的准确性，为分类工作的开始做好准备。

(二) 评估

(1) 回收污染物品的转运车、箱、盒等专用用具处于封闭状态。

(2) 污染物品所属科室的标识、器械标识、污物回收单，表格填写清晰、项目完整。

(3) 查看有无特殊标识，如感染、急用、易碎等。

(三) 操作前的准备

1. 环境　去污区环境整洁、光线充足。

2. 人员　戴圆帽、口罩、手套，穿隔离衣、去污区专用鞋，必要时戴面罩和护目镜。

(四) 操作步骤

(1) 污染物品经污染通道进入消毒供应中心去污区。

(2) 工作人员与下收下送人员核对污染物品与所属科室是否相符、有无特殊标识、有无污物回收单等，按要求做好登记工作。

(3) 将转运箱（盒）逐一放置于分类台上。

(五) 操作注意事项

(1) 及时接收并清点、核查回收的污染物品。发现物品缺失等问题要及时反馈，沟通协调。

(2) 污染物品所属科室、器械名称等信息明确，防止混乱。

二、分类

(一) 目的

(1) 便于选择适宜的清洗、消毒程序和方法，避免清洗方法不当造成器械损坏。

(2) 保证清洗质量。

(二)评估

(1)操作可行性评估:回收器械符合器械管理要求,有可遵循的规章制度、技术操作规程、质量要求。

(2)感染风险评估:①评估微生物感染风险,确认回收器械是否设置感染分类标识。特殊污染的器械按规范执行操作流程;其他感染性疾病和(或)致病微生物污染的器械,应执行WS310.2第5项操作程序。②评估器械交叉污染的风险。消毒后直接使用与消毒后需要继续灭菌器械物品应分类,分别进行处理。

(3)器械材质结构评估:①评估器械材质,选择清洗消毒方法。②评估精密、贵重器械程度,按照专项操作规程要求准备,例如硬式内镜、显微手术器械。

(4)污染状况评估:①评估器械污染的性质(湿性或干性),确认操作程序。湿性污染按照常规处理程序准备。污渍干涸时(干性),应进行清洗预处理准备。即先采用人工清洗和(或)超声清洗等方法清洗,清除表面污染物后再进行常规程序处理。②评估可见污染量。污染量少易于清除,按照常规处理程序准备;污染量较多时应进行预处理准备,方法同干涸污渍处理程序。

(三)操作前的准备

1. 环境　去污区环境整洁、光线充足。

2. 物品　配备器械分类操作台、转运车、器械清洗篮筐、清洗架、U形架、分类标识、污染的敷料收集袋或容器、记录表格、锐器盒、化学消毒剂等物品,电脑记录系统处于备用状态,洗眼设施完好。

3. 工作人员着装要求　戴圆帽、口罩、手套,穿隔离衣或防护服、去污区专用鞋,必要时戴面罩和护目镜。

(四)操作步骤

(1)将卸载后的回收器械按照所属科室进行分类,逐一摆放在分类操作台上并留有分类操作的空间。

(2)双人进行器械清点、核查:①确认回收物品所属科室标识。②确认使用科室回收物品记录单或手术器械配置单,手术器械按照器械配置单进行清点。外来器械及植入物由专职人员清点,按外来器械管理制度规范执行。③根据器械回收次序分批清点、核查。分类的器械摆放有序,应充分打开关节;可拆卸的部分应按指导手册的规定拆卸,确保器械表面、管腔、缝隙和小孔等处能够充分地接触清洗介质(水和清洗剂)。确认特殊标识(急用、易碎等),标注急用的器械优先清点并处理。精密器械稳妥放置,单独核查器械完好性、完整性。放入分类标识。④器械清点缺失等问题应记录,并及时反馈,协调沟通。⑤灭菌和消毒器械分别清点,防止交叉污染。

(3)清洗物品分类后正确装载:①器械装载量不应超过清洗篮筐的高度,宜摆放为一层。②钳、剪类有关节与轴部的器械应充分打开,成90°。③管腔类器械装载应使用专用清洗架清洗,通过清洗架可以使管腔内、外得到水流冲洗。细小的器械置于带盖的精密清洗筐内,防止散落。④鼻钳类无锁扣闭合器械,可借助用具撑开器械,使器械充分接触水流,保证清洗质量。⑤各类容器的装载,如盆类、盘类、罐类、盒类容器,开口处朝下或倾斜摆放,不得重叠放置,避免容器内积水,可直接装载于清洗架上清洗。

(4)入清洗设备,做好记录,内容包括日期、时间、科室、器械包名称、器械型号、数量等,清点人、核对人双签名。有信息系统的,可扫码录入,便于追溯。

(5)分类装载完成后,及时对分类台及用具进行清洁、消毒,按要求存放。

（五）操作注意事项

（1）应在消毒供应中心的去污区进行诊疗器械、器具、物品的清点核查。

（2）加强器械清点回收过程中的责任，发现问题及时反馈，完善记录。

（3）准备采用机械清洗方法时，应验证器械盛载量和装载方法，避免清洗装载超量，影响清洗效果。

（4）加强个人防护，工作人员应掌握发生职业暴露时的紧急处理方法。

（六）分类工具

1. 清洗篮筐　用于装载各类器械，是器械清洗、分类的主要装载用具。具有保护器械、利于清洗操作的功能，使用时器械可直接摆放，也可用 U 形架将器械串联后摆放。

2. 带盖、精密篮筐　用于装载较小的器械或零部件，防止在清洗等操作时丢失。

3. “U”形架　用于手术钳等器械的串联，起到撑开器械关节、固定器械、防止扭结，避免器械损坏的作用。

4. 清洗架　清洗消毒器的辅助部件，常用的清洗架。①器械清洗架。②呼吸机管路清洗架。③换药碗清洗架。④换药盘清洗架等。

5. 分类标识　用于区分器械的所属科室、拆开清洗的器械、成套器械分篮筐装放等情况的分类标识，避免在操作程序中发生器械混乱，便于进行器械的组合。具体应用于以下情况。

（1）标明清洗方法：标识放置在清洗篮筐中，标识对应清洗所用方法（手工清洗方法或清洗设备序号），便于清洗后的质量检查。

（2）标明组合分拆器械：用于套装器械拆分。使用相同符号的标识，分别放置在分装器械清洗篮筐中，便于器械组装配套，提高操作效率，防止器械混乱。

（3）标明器械所属科室：用于不同使用科室使用相同器械的分类。

（4）标明需紧急或其他特殊需求的处理：便于优先处理，满足临床使用需求。

（七）分类标准

1. 按材质分类装载　评估器械的材质，耐湿热或不耐湿热两大类物品应分类装载，耐湿热器械包括不锈钢等金属类器械，不耐湿热的器械包括有电源类器械（材）、玻璃、塑胶等。金属材质和玻璃器皿不应在同一个清洗篮筐中，避免清洗中损坏；软管道或电源线应单独使用清洗篮筐。

2. 根据结构分类装载　需要拆卸后清洗的复杂器械，放置在同一个清洗篮筐中，利于器械配套组装的操作，避免器械装配时发生混乱；组合成套的手术器械量过多时，应分开装载，做好标识。

3. 根据精密程度分类装载　按其专项操作方法和生产厂家提供的使用说明或指导手册分类、装载。应使用单独的清洗篮筐，可选用专用架或专用器械防滑垫，如硬式内镜等较小的附件应使用带盖的清洗网盒，避免清洗时失落。

4. 根据临床使用需求分类装载　按其器械所属科室、使用需求的急缓程度归类。

5. 根据污染情况进行分类装载　根据器械的污染程度分类放置。

6. 根据器械处理程序进行分类装载　使用不同清洗程序的器械应分开装载，例如消毒后直接使用的器械与灭菌后使用的器械分开装载；塑胶材质等管腔类器械不使用润滑剂，且难以干燥，因此应与金属器械分开装载。

（八）回收用具的处理

（1）回收运送车、箱等工具使用后要及时清洗、消毒，干燥备用。

（2）设施及物品准备齐全：①去污区洗车间整洁、地漏排水通畅、无杂物堆放，室内光线明亮。②应设清洗水槽，用于回收盒（箱）等容器的清洗；配置洗车冲洗水枪或大型自动化清洗消毒器；有回收车（箱、盒）的储物架、清洁擦布、化学消毒剂等。

（3）工作人员着装符合工作要求，戴圆帽、口罩、手套，穿隔离衣、去污区专用鞋或防水靴。

（4）根据需要配置化学消毒剂并测试是否合格。一般选用含氯消毒剂消毒，有效氯为500 mg/L，或选用中效以上的消毒剂。用擦拭消毒法的消毒时间和浸泡消毒时间，具体规定见《医疗机构消毒技术规范》（WS/T 367－2012）的有关内容。含有小量血液或体液等物质的溅污，可先清洁再进行消毒；对于大量的溅污，应先用吸湿材料去除可见的污染物，然后再清洁和消毒。回收特殊污染物品的用具应严格按照规范处理。

（5）按照密闭盒（箱）、车等用具品种、数量、材质类别，选择机械清洗或手工清洗。①手工清洗。A. 污染转运车的清洗原则是从污染较轻的部位开始处理，再处理污染较重部位。清洗消毒后存放于清洁区域或洗车间。a. 顺序：车体外部（由上至下、车门扶手处重点清洗）→车轮→车内（由上至下）。b. 消毒：用消毒剂擦拭消毒，再用流动水彻底冲洗或擦拭。c. 干燥：清洁布擦拭柜内（由上至下）→擦拭车体外部（由上至下）→车轮沥干或擦拭。B. 污染器械盒等容器的清洗应在清洗槽中冲洗。清洗消毒后存放于清洁区域储物架上。a. 消毒：浸泡于消毒液中或用消毒液进行擦拭，再用清水彻底冲洗。b. 干燥：用清洁的布擦拭干燥，操作顺序由内向外。②机械清洗。A. 清洗消毒器自动完成清洗、消毒与干燥过程。清洗前应打开封闭盒、箱的盖子，将箱、盖分别放在清洗架上；车应打开门并加以固定，防止冲洗时关闭。将回收用具推进清洗舱内清洗消毒。采用清洗消毒器进行机械清洗方法处理，其热力消毒90℃、1 min，A0值达到600。B. 具体操作应遵循所用产品制造商指导手册和操作规程。

（王春秀）

第三节　清洗消毒与干燥

一、目的

1. 清洗目的　去除医疗器械、器具和物品上污物的全过程，包括冲洗、洗涤、漂洗和终末漂洗。

2. 消毒目的　进一步降低清洗后器械、器具和物品的生物负荷，消除和杀灭致病菌，提高器械处理质量，达到使用安全水平。

3. 干燥目的　防止细菌污染，避免消毒后的器械、器具和物品二次污染和锈蚀，避免霉菌生长，提高器械灭菌质量。

二、评估

1. 环境评估　消毒供应中心去污区工作环境整洁、光线充足。空气保持相对负压。地面、物体表面消毒采用500～1 000 mg/L有效氯的含氯消毒液擦拭，作用30 min。

2. 设备设施评估　洗涤自来水质应符合《生活饮用水卫生标准》（GB5749－2022），pH为6.5～8.5，不得含有病原微生物，菌落总数≤100 cfu/mL，《医院消毒供应中心第2部分：清洗消毒及灭菌技术操作规范》（WS 310.2－2016）规定纯化水应符合电导率≤15 μs/cm（25℃），为了保证纯化水水质，制水设备上宜设有水质主要指标的适时显示装置，操作人员还应定期观测并记录水质指标，监测电导率、pH不合格时，即认为清洗用水质量不符合标准；纯化水系统紫外线中的液体灭菌率≥99%，最佳水温5～50℃，透射率95%～100%，定期检查连续使用9 000 h需更换。检查清洗机安全阀压力在正常范围内，蒸汽输水管通畅无漏气，设备指示灯开启，清洗设备处于备用状态，舱体内表面无污垢，舱门密封圈无破损，弹性好，门障开关正常工作；过滤网无杂质；清洗架固定，喷淋臂转动灵活，喷射臂小孔无堵塞；喷淋臂固定环无老化，螺丝无松动。清洗剂抽吸装置功能完好。

3. 耗材评估　《医院消毒供应中心第1部分：管理规范》（WS 310.1—2016）中9.1条款规定，清洗剂应符合国家相关标准和规定。碱性清洗剂：主要成分为碱、防腐剂等，pH≥7.5，对各种有机物有较好的去除作用。器械润滑剂：主要成分为医用白油、乳化剂，pH中性，能够在器械上形成保护层，不影响灭菌介质的穿透性和器械的机械性能。清洗剂使用始终遵守产品说明正确稀释比例、溶液温度。根据器械的材质、污染物种类，选择合适的清洗剂。具体配比标准请遵循厂家说明书。

三、操作前准备

1. 人员　戴圆帽、口罩、防护服/防水围裙、专用鞋、手套、护目镜/面罩、双层橡胶手套。

2. 物品　操作台、转运车、器械撑开架（U形架）、清洗刷、清洗篮筐、清洗架、清洗剂、标识牌等物品，电脑追溯系统处于备用状态。

四、操作步骤

（1）根据器械材质，选择清洗消毒方法：耐湿热器械主要包括不锈钢等金属类器械按照湿热消毒方法；不耐湿热的精密仪器，按照手工清洗方法及要求准备。

（2）精密，贵重器械，按照专项操作规范要求清洗，如硬式内镜，脑外动力，显微手术器械。

（3）根据器械污染种类及结构分类清洗。①污染种类：明显血渍、病理组织，应先在流动水下进行预冲洗，多酶溶液中初步手工刷洗；部分锐器，丢入利器盒内，防止工作人员发生职业暴露；肉眼可见的锈迹，应除锈，除锈剂浓度及浸泡时间和温度按照厂家说明书要求配置和使用；胶布痕迹用松节油去除再用碱性清洗液清洗。②结构复杂器械及管腔类器械：活检钳、人流吸管、穿刺针等先进行水枪冲洗；骨科器械，尤其注意轴节处、槽齿处、螺纹处、凹处，如咬骨钳，先用多酶清洗剂人工刷洗各个关节。

（4）超声清洗：将管腔器械及污染重的器械放在清洗专用篮筐中，放入超声机浸没在水面下，盖上盖子，设定清洗时间5～10 min，水温应<45℃，超声清洗操作，应遵循器械和设备生产厂家的使用说明或指导手册。

（5）摆放：器械类，钳、剪类所有关节打开器械90°钳端向上；容器类，弯盘、罐、盆类容器，开口处下或倾斜摆放清洗架上；精密、贵重器械应放入专用带盖的密网篮中；特殊物品装载时放置标识牌。每层清洗架尽量放置一层器械，器械摆放完成后，转动喷淋臂，观察能否正确定位及转动是否平衡。

（6）清洗器装载：开启清洗机设备舱门，推进器械清洗架，清洗的器械装载量不应超过清洗篮筐的高度。每次装载清洗架的器械后应测试清洗喷淋臂旋转状况，用手摆动每一层上下喷淋臂，观察喷淋臂转动无阻碍或发出碰撞器械的声音，关闭清洗舱门。

（7）清洗机运行：选择准确清洗程序开启开关，运行指示灯开启。①预清洗。清洗机内自动进软水，自动加热，水温控制在20～35℃，一般不超过45℃，预喷淋清洗时间1～3 min，自动排污，除去物体表面污渍，喷淋臂受力均匀，小孔无堵塞，喷淋臂转速正常，器械可充分接触水流。②洗涤。自动进软水，自动吸入设定清洗剂，自动加热（根据清洗剂使用温度要求），一般水温设定在

35～45℃，设定喷淋洗涤时间至少 5 min。洗涤过程中观察，清洗机自动排水正常。③漂洗。自动进软水，加热 35～45℃，设定喷淋漂洗时间 1～2 min，漂洗循环 2 次，自动排水。④终末漂洗、消毒。自动进纯水，加热消毒温度≥90℃，根据需要设定消毒时间 1～5 min。在设定温度下（一般为 70℃）自动吸入润滑剂，自动排水。⑤热风干燥。加热，自动控制设定好的干燥温度一般为 70～90℃，干燥时间10～20 min。⑥观察运行过程中显示板温度、时间、程序参数。消毒后直接使用的诊疗器械、器具和物品，湿热消毒温度应≥90℃，时间≥5 min，或 A0 值≥3 000；消毒后继续灭菌处理的，其湿热消毒温度应≥90℃，时间≥1 min，或 A0 值≥600。⑦清洗结束。运行指示灯熄灭。观察打印程序代码，清洗时间、温度，并记录。⑧自动开启清洁区门，取出清洗器械架，放置 5 min 后观察器械的干燥程度，观察无水迹为干燥。

五、注意事项

(1) 精密器械：显微器械和精密器械包括五官科显微器械，应根据器械清洗说明书，选择性使用超声清洗方法，器械篮筐内使用防护垫，防止清洗过程中器械相互碰撞造成损坏；精密器械的清洗或转运中，应始终放在清洗篮筐、托盘或固定专用清洗架上，避免掉落、损伤。用软毛刷洗器械齿端及关节部位时，动作应轻柔，避免清洗过程中，器械尖端的断裂。

(2) 外来器械：与厂家器械专人对点，将器械整齐排列外来器械盒内，打开关节，植入物如螺钉、钢板等细小器械放入带盖的密纹网篮中妥善固定，放入专用外来器械标识牌；根据厂家器械提供的产品说明书进行清洗消毒。

(3) 管腔类器械：根据管腔大小，采用合适试管毛刷刷洗，除此之外，需进行超声清洗，不超过 10 min，交替使用高压水枪进行冲洗，可使用专用管道清洗架上机清洗，也可采用手工清洗，75％乙醇消毒，压力气枪或干燥柜内 90℃，20～30 min 烘干。

(4) 硬式内镜：①检查细小螺丝及零件拆至最小化，放入有盖的精密清洗篮中进行清洗，防止遗失，拆卸时应注意用力适当，以免损伤器械。②内镜及附件进行浸泡和清洗时，水温不宜超过 40℃。③刷洗时避免划伤，勿将镜头、光源线使用超声波清洗，避免造成镜面损伤、密封受损或图像中出现尘粒或起雾、成像问题等。④导光束等线圈类接头部不可水洗，可蘸清水棉布擦拭清洁；用专用软毛刷刷洗镜鞘、抓钳轴节、齿牙处及器械表面，不应使用金属刷；弯曲部及管腔内，使用管腔清洗刷，刷洗时必须两头见刷头。⑤进行湿热消毒，也可采用 75％乙醇擦拭消毒，操作中防止发生二次污染。

(5) 软式内镜：每次清洗前侧漏，如条件不允许时，应至少每天侧漏一次；清洗剂与消毒剂的作用时间应遵循产品说明书。

(6) 口腔器械：部件可拆卸的种植专用手机应拆开清洗；不可拆的种植牙专用手机可选用压力水枪进行内部管路清洗，使用压力水枪清洗牙科手机后应尽快使用压力气枪进行内部气路的干燥，避免轴承损坏。压力水枪和压力气枪的压力宜在 200～250 KPa，不宜超过牙科手机使用说明书标注压力。压力手机不应浸泡在液体溶液内清洗。

(7) 手工清洗：手工清洗的水温 15～30℃；血迹干涸明显器械，放入超声机用多酶清洗剂浸泡 5～10 min，再用专用毛刷刷洗，刷洗部位主要包括器械关节、齿缝。刷洗方向要求器械齿端纹路一致，避免产生清洗死角；刷洗操作应在水面下进行，防止产生气溶胶；不应使用钢丝球和去污粉等物品，应选用相匹配的刷洗用具、用品，避免器械磨损。手工清洗后的器械应放置专用的网篮等清洁处，与污染器械分开放置。避免清洗、消毒后的二次污染。

（喻船丽）

第四节　检查保养与包装

一、目的

（1）保证器械功能的完好性，建立安全的无菌屏障。

（2）对清洗不彻底的器械进行返洗、保养处理。

（3）对器械配件缺失、性能不佳的器械，进行更换及报废处理。

（4）对动力器械等进行润滑保养。

（5）对精细、锋利器械进行维护。

二、评估

1. 环境　通风、压差、温度、照明符合规范要求。

2. 人员　着装、手卫生按要求执行。

3. 设施　配备齐全，符合医疗设备技术要求。

三、操作前准备

1. 环境

（1）采用机械通风，室内压差保持相对正压。

（2）温度 20～23℃，湿度 30%～60%，换气次数≥10 次/h。

（3）照明要求：普通检查 500～1 000 lx，精细检查 1 000～2 000 lx。

2. 设施　应配有器械检查台、包装台、器械柜、敷料柜、包装材料切割机、医用热封机、清洁物品装载设备及带光源放大镜、压力气枪、绝缘检测仪、ATP 荧光检测仪、残留蛋白测试仪等。

3. 人员　着清洁工作服、圆帽、戴口罩、清洁双手、手消毒液。

四、操作步骤

（1）应采用目测或使用带光源放大镜对干燥后的每件器械、器具和物品进行检查。器械表面及其关节、齿牙处应光洁，无血渍、污渍、水垢等残留物质和锈斑；功能完好，无损毁。

（2）清洗质量不合格的，应重新处理；器械功能损毁或锈蚀严重，应及时维修或报废。

（3）带电源器械应进行绝缘性能等安全性检查。

（4）应使用医用润滑剂进行器械保养。

（5）包装应符合 GB/T 19633 的要求。

（6）包装包括装配、包装、封包、注明标识等步骤。器械与敷料应分室包装。

（7）包装前应依据器械装配的技术规程或图示，核对器械的种类、规格和数量。

（8）手术器械应摆放在篮筐或有孔的托盘中进行配套包装。

（9）手术所用盘、盆、碗等器皿，宜与手术器械分开包装。

（10）剪刀和血管钳等轴节类器械不应完全锁扣。有盖的器皿应开盖，摞放的器皿间应用吸湿布、纱布或医用吸水纸隔开，包内容器开口朝向一致；管腔类物品应盘绕放置，保持管腔通畅；精细器械、锐器等应采取保护措施。

（11）压力蒸汽灭菌包重量要求：器械包重量不宜超过 7 kg，敷料包重量不宜超过 5 kg。

（12）压力蒸汽灭菌包体积要求：下排气压力蒸汽灭菌器不宜超过 30 cm×30 cm×25 cm；预真空压力蒸汽灭菌器不宜超过 30 cm×30 cm×50 cm。

（13）包装方法及要求：灭菌物品包装分为闭合式包装和密封式包装。包装方法和要求如下。①手术器械若采用闭合式包装方法，应由 2 层包装材料分 2 次包装。②密封式包装方法应采用纸袋、纸塑袋等材料。③硬质容器的使用与操作，应遵循生产厂家的使用说明或指导手册，并符合以下的要求。A. 硬质容器的组成：应由盖子、底座、手柄、灭菌标识卡槽、垫圈和灭菌剂孔组成。盖子应有可通过灭菌介质的阀门或过 滤部件，并应具有无菌屏障功能。B. 使用原则：a. 使用方法应遵循生产厂家说明书和提供的灭菌参数。b. 首次使用应进行灭菌过程有效性的测试，包括物理监测、化学监测、生物监测，并对器械干燥时间进行评估，检查有无湿包。c. 每次使用应进行清洗、消毒、干燥处理。d. 包装前应检查硬质容器的完整性，盒盖、底座的边缘无变形，对合紧密。盒盖垫圈平整、无脱落。若通气系统使用滤纸和固定架，应检查固定架的稳定性，一次性滤纸应每次更换，重复使用的滤纸应检查有无破损，保持清洁；若通气系统使用阀门，应遵循生产厂家说明书检查阀门，包括通气阀、疏水阀。闭锁装置完好，放置一次性锁扣（锁卡）封包。

五、检查包装注意事项

（1）器械和敷料分室包装。

（2）不应使用液体石蜡等非水溶性的产品作为润滑剂。

（3）包装前检查器械功能完好性、配套齐全、衔接到位。

（4）精密器械进行保护性包装。

（喻船丽）

第五节 灭 菌

一、目的

（1）杀灭物品上的所有微生物，包括细菌繁殖体和芽孢，确保无菌保障水平达到 10^{-6}，符合无菌质量标准。

（2）保证进入人体无菌组织、器官、腔隙，或接触人体破损皮肤、破损黏膜、组织的诊疗器械、器具和物品安全无菌。

二、评估

1. 环境 通风、压差、温度、照明符合规范要求。

2. 设备 热力灭菌器、低温灭菌器配备齐全，运行条件符合设备使用要求。

3. 人员 着装、手卫生按要求执行。

三、操作前准备

1. 环境要求

（1）采用机械通风，室内压差保持相对正压。

（2）温度 20～23℃，湿度 30%～60%，换气次数≥10 次/h。

（3）照明要求。200～500 lx。

2. 设备、设施　应配有热力灭菌器、低温灭菌器、专用灭菌架、装载篮、清洁物品装载车、无菌物品卸载车、生物监测阅读器、环境有害气体浓度超标报警器、空气压缩机、380V 电源、饱和洁净蒸汽。压力蒸汽灭菌器蒸汽供给水与蒸汽冷凝物质量指标见表 13-1、表 13-2。

3. 人员　着清洁工作服、专用鞋、圆帽、口罩，洗手或快速手消毒，必要时戴手套或具有防烫功能的手套。

表 13-1　压力蒸汽灭菌器供给水的质量指标

项目	指标
蒸发残留	≤10 mg/L
二氧化硅	≤1 mg/L
铁	≤0.2 mg/L
镉	≤0.005 mg/L
铅	<0.05 mg/L
除铁、镉、铅以外的其他重金属	<0.1 mg/L
氯离子（Cl^-）	<2 mg/L
磷酸盐	<0.5 mg/L
电导率（25℃时）	<5 μs/cm
pH	5.0～7.5
外观	无色、洁净、无沉淀
硬度（碱性金属离子的总量）	≤0.02 mmol/L

表 13-2　蒸汽冷凝物的质量指标

项目	指标
二氧化硅	<0.1 mg/L
铁	<0.1 mg/L
镉	<0.005 mg/L
铅	<0.05 mg/L
除铁、镉、铅以外的重金属	<0.1 mg/L
氯离子（Cl^-）	<0.1 mg/L
磷酸盐	<0.1 mg/L
电导率（25℃时）	<3 μs/cm
pH	5～7

续表

项目	指标
外观	无色、洁净、无沉淀
硬度（碱性金属离子的总量）	<0.02 mmol/L

四、操作步骤

1. 选择灭菌方式　根据物品的材质、结构特点选择相应的灭菌方式。

（1）物理灭菌：为热力灭菌方式，常用的方法主要为压力蒸汽灭菌、干热灭菌。耐湿、耐热的器械、器具和物品应首选压力蒸汽灭菌。耐热、不耐湿，蒸汽或气体不能穿透的物品，如玻璃、油脂、粉剂等应选择干热灭菌。快速压力蒸汽灭菌程序不应作为物品的常规灭菌程序，只适用于在紧急情况下灭菌裸露的耐热、耐湿物品，使用卡式盒或专用灭菌容器盛放，灭菌后的物品应尽快使用，不应储存，无有效期。管腔器械不应使用下排气压力蒸汽灭菌方式进行灭菌。

（2）化学灭菌：为低温灭菌方式，常用的方法主要为环氧乙烷灭菌、过氧化氢等离子体低温灭菌、低温甲醛蒸汽灭菌。不耐热、不耐湿的器械、器具和物品应选择低温灭菌。

2. 压力蒸汽灭菌

（1）适用范围：适用于耐湿、耐热的器械、器具和物品，以及棉布、棉纱类敷料等的灭菌。

（2）物品灭菌程序运行前准备。①设备运行前应进行安全检查，包括灭菌器压力表处在“零”的位置；记录打印装置处于备用状态；灭菌器柜门密封圈平整无损坏，柜门安全锁扣灵活、安全有效；灭菌柜内冷凝水排出口通畅；柜内壁清洁；电源、水源、蒸汽、压缩空气等运行条件符合设备要求。②遵循生产厂家的使用说明书对灭菌器进行预热。③大型预真空压力蒸汽灭菌器应在每日开始灭菌运行前空载进行 B—D 试验，检测空气排除效果。

（3）灭菌物品装载：灭菌包重量、体积、外包装、包外标识、包外化学指示物符合 WS310.2—2016 的要求。①应使用专用灭菌架或篮筐装载灭菌物品，灭菌包之间应留间隙，利于蒸汽流通和空气排出。②宜将同类材质的器械、器具和物品，置于同一批次进行灭菌。③材质不相同时，纺织类物品应放置于上层、竖放，金属器械类放置于下层，以防冷凝水引起湿包。④手术器械包、硬质容器应平放；盆、盘、碗类物品应斜放，玻璃瓶等底部无孔的器皿类物品应倒立或侧放；纸袋、纸塑包装物品应侧放在灭菌篮筐中。⑤选择下排气压力蒸汽灭菌程序时，大包宜摆放于上层，小包宜摆放于下层。

（4）灭菌程序运行：常规压力蒸汽灭菌周期包括预排气、灭菌、后排汽和干燥等过程。压力蒸汽灭菌器灭菌参数见表 13-3。

表 13-3　压力蒸汽灭菌器灭菌参数

设备类别	物品类别	灭菌设定温度/℃	最短灭菌时间/min	压力参考范围/kPa
下排气式	敷料	121	30	102.8～122.9
	器械		20	
预真空式	器械、敷料	132	4	184.4～201.7
		134		201.7～229.3

3. 干热灭菌 ①适用范围：适用于耐热、不耐湿，蒸汽或气体不能穿透物品的灭菌，如玻璃、油脂、粉剂等物品的灭菌。②干热灭菌参数：150℃，150 min；160℃，120 min；170℃，60 min；180℃，30 min。

4. 环氧乙烷灭菌 ①适用范围：适用于不耐热、不耐湿的诊疗器械、器具和物品的灭菌，如电子仪器、光学仪器、纸质制品、化纤制品、塑料制品、陶瓷及金属制品等诊疗用品。不适用于食品、液体、油脂类、粉剂类等灭菌。②灭菌程序运行：环氧乙烷灭菌周期包括预热、预湿、抽真空、注入气化环氧乙烷达到预定浓度、维持灭菌时间、清除灭菌柜内环氧乙烷气体，解析灭菌物品内环氧乙烷的残留等过程。100%纯环氧乙烷灭菌器灭菌参数见表 13-4。

表 13-4 环氧乙烷灭菌器灭菌参数

环氧乙烷作用浓度/（$mg \cdot L^{-1}$）	灭菌温度/℃	相对湿度/%	灭菌时间/h
450～1 200	37～63	40～80	1～6

5. 过氧化氢等离子体低温灭菌 ①适用范围：适用于不耐热、不耐湿的诊疗器械、器具和物品的灭菌，如电子仪器、光学仪器等。不适用于含有植物性纤维材料的物品和包装材料的灭菌，如水、纸类、海绵、棉布、木头、油类、粉剂类等有吸附性的物质。②灭菌程序运行：过氧化氢等离子体低温灭菌运行过程包括预热、抽真空、过氧化氢注入、扩散、等离子化、通风等阶段。过氧化氢等离子体低温灭菌参数见表 13-5。

表 13-5 过氧化氢等离子体低温灭菌参数

过氧化氢作用浓度/（$mg \cdot L^{-1}$）	灭菌腔壁温度/℃	灭菌周期/min
＞6	45～65	28～75

6. 低温甲醛蒸汽灭菌 ①适用范围：适用于不耐热、不耐湿的诊疗器械、器具和物品的灭菌，如电子仪器、光学仪器、管腔器械、金属器械、玻璃器皿、合成材料等。②灭菌程序运行：低温甲醛蒸汽灭菌周期包括预热、预真空、甲醛蒸汽注入、蒸发、灭菌、排除残留的甲醛蒸汽、干燥等阶段。低温甲醛蒸汽灭菌参数见表 13-6。

表 13-6 低温甲醛蒸汽灭菌参数

气体甲醛作用浓度/（$mg \cdot L^{-1}$）	灭菌温度/℃	相对湿度/%	灭菌时间/min
3～11	55～80	80～90	30～60

五、灭菌注意事项

（1）灭菌员应持证上岗，须经过严格的灭菌专业知识、职业防护知识培训，具备灭菌操作、灭菌紧急事故处理的相应技能。

（2）灭菌的器械、器具和物品应彻底清洗干净，充分干燥，灭菌包的外包装、包外标识符合 WS310.2—2016 的要求。

（3）灭菌装载应使用灭菌层架或装载篮，装载的物品不应触及腔壁和舱门，且装载不宜过紧，包与包之间留有间隙，利于灭菌介质穿透。

（4）灭菌硬质容器、超大超重包装以及外来器械或植入物时，应遵循厂家提供的灭菌参数。

（5）灭菌程序、参数及注意事项符合 WS/T367 的规定，灭菌器操作方法应遵循设备生产厂家使用说明书。

（6）灭菌过程中观察并记录灭菌时的温度、压力、时间等灭菌参数及设备运行状况，做好物理监测、化学监测和生物监测，要求符合 WS310.3—2016 中相关规定。

（7）卸载时应确认灭菌过程合格，灭菌监测显示的时间、温度、压力、湿度以及通风时间等参数符合灭菌要求，化学指示物变色合格。

（8）压力蒸汽灭菌卸载时应检查有无湿包，湿包视为灭菌不合格，不应储存与发放，须重新灭菌，程序结束取出灭菌装载架，需冷却 30 min 以上，待温度降至室温时方可移动，以防湿包。

（9）防止无菌物品损坏和污染，无菌包掉落地上或误放到不洁处应视为被污染，确认包装清洁、闭合完好，方可储存与发放。

（10）环氧乙烷应远离火源，严防发生燃烧和爆炸，灭菌气瓶或气罐应储存在通风良好、无日晒、温度低于 40℃的地方，不应置于冰箱中。灭菌器安装应保持通风良好，应有专门的排气管道，与大楼其他排气管道完全隔离。

（11）环氧乙烷、甲醛蒸汽、过氧化氢灭菌等工作区配置相应环境有害气体浓度超标报警器，保障环境安全。工作区空气中的环氧乙烷浓度不超过 1.82 mg/m^3，甲醛浓度应<0.5 mg/m^3，灭菌物品上的甲醛残留均值≤4.5 $\mu g/cm^2$。

（喻船丽）

第六节　储存与发放

一、目的

（1）确保消毒或灭菌后物品的质量符合规范要求。

（2）确保存储期内物品能持续保持无菌状态。

（3）确保能及时、准确供给临床科室使用。

二、环境与设施评估

1. 温度、湿度及光源要求　无菌物品存放区温度要求低于 24℃，相对湿度低于 70%，换气次数 4～10 次/h，光源最低照度达到 200 lx，平均照度达到 300 lx，最高照度达到 500 lx，选择白光源。

2. 通风及压力要求　无菌物品存放区属于清洁区，未强制要求空气净化，但要有良好的通风系统，禁用电风扇，有条件者可设置净化空调，通风系统需要对设备产生的高温、高湿蒸汽进行及时排除。若无菌物品存放区与手术室有直通的清洁电梯，无菌物品存放区未做净化的情况下，应在电梯外围设置缓冲间。门、窗要呈关闭状态，室内保持正压。室内地面、台面、储存设施、与手术室相通的电梯每日至少清洁擦拭1 次，天花板、墙面清洁卫生至少每周 1 次。

3. 细菌学检测合格　医院感染管理科每季度对消毒供应中心进行细菌学检测，空气细菌总数≤4.0（5 min）cfu/m^2，物品表面细菌总数≤10 cfu/m^2，工作人员手细菌总数≤10 cfu/m^2。

4. 储存设施及要求　储存设施包括储物架（柜）、车、塑料封闭箱等。禁止将无菌物品放置在规定区域或专用设施以外的地方，以防污染保证安全。储存设施宜选用耐腐蚀、表面光滑、耐磨的材质，如不锈钢等材料。无菌物品存放架或柜应距地面高度≥20 cm，与地面保持一定的高度。离墙≥5 cm 的距离，与天花板应保持 50 cm 以上距离，避免无菌物品接触墙或天花板被污染，因墙面天花板材料受湿度和温度的影响，易产生真菌等。无菌物品存放可使用开放式或封闭式的架子。使用带轮子的活动车架储存兼有储存和运送的功能。使用中可覆盖防尘罩防止无菌物品的污染。使用封闭的柜子或容器，易于储存周转较慢的无菌物品。

5. 标识清晰　无菌物品储存管理应标识清晰，便于快速、准确拿取无菌物品。一般可设柜架号、楼层号或无菌物品名称标识。可设置取放的方向标识，如“左进右出、下放上取”等提示标识。

三、操作前准备

1. 环境　无菌物品存放区为独立的区域，要控制人员的流动量。

2. 物品　压力蒸汽灭菌的无菌物品需在指定位置冷却 30 min 以上直至室温，才能放入储物架上或发放。

3. 人员　专人负责无菌物品储存与发放，在接触无菌物品前应洗手或进行手消毒，严格执行消毒隔离制度。

四、储存操作步骤

（1）无菌物品储存前应进行质量检查，不符合标准的物品应分析原因，重新处理和灭菌。

（2）确认灭菌合格。物理监测和化学监测不合格的，该批次灭菌的物品不得储存和发放。植入物灭菌应每批次进行生物监测，生物监测合格后方可发放。紧急情况时，可在生物 PCD 中加用 5 类化学指示物，5 类化学指示物合格可作为提前放行的标志，生物监测的结果应及时通报使用部门。

（3）确认包装合格。包装清洁无污渍，完好无破损，松紧适宜。包外应有变色标识。

（4）确认无菌物品标签合格。无菌物品包粘贴信息标签，项目完整、字迹清晰。

（5）确认无湿包。无菌物品包装外有明显的水渍和水，手感潮湿且质量增加，称包外湿包。无菌物品包内器械及容器内有水珠或包内敷料有明显水渍称包内湿包。湿包不能作为合格的无菌包储存和发放。

（6）物品分类放置，标识清晰。过氧化氢等离子灭菌物品与压力蒸汽灭菌物品分开放置，残留过氧化氢挥发可能会导致压力蒸汽灭菌化学指示卡发生变色；环氧乙烷灭菌物品必须放在通风良好处，利于残留环氧乙烷挥发；贵重的精密器械要做好保护措施，可放置在封闭的柜子或容器内存放。消毒后直接使用的消毒物品可置于无菌物品存放区或置于检查包装区及灭菌区储存，该类物品应保持干燥，并且包装后分区、专架存放，有明显的标识，禁止与无菌物品混放。

（7）一次性无菌物品入库前，应检查每箱产品的检验合格证、灭菌标识、产品标识和失效期，外包装清洁。无破损变形、污渍霉变、潮湿等质量问题。按照类别、灭菌日期先后顺序分类、分架存放在一次性物品库房内。进入无菌物品存放区时，应去除外包装，以中包装形式传送。

五、储存注意事项

（1）无菌物品进入存放区应确认包装质量和灭菌效果合格。每日复核备用无菌物品的有效期，杜绝出现过期物品，按照“先进先出”的原则摆放物品。

(2) 建立基数，根据临床实际工作量建立各类无菌物品名称和数量。每日清点各类无菌物品数量、及时补充。急救物品的储备根据医院规模和承担急救任务量定额。

(3) 一次性医疗物品由器械科统一集中采购。消毒供应中心根据临床需要有计划申领，以免积压造成浪费。

(4) 无菌物品潮湿、包装破损、标签字迹不清或信息不全、误放不洁处或掉落地面，应视为污染包，重新处理和灭菌。

六、发放操作步骤

(1) 无菌物品发放时应严格执行查对制度。基本要求是“三查、七对”。“三查”：物品灭菌后查、储存时查、发放时查。“七对”：核对物品名称、包装完好性、灭菌效期、灭菌标识、数量、科室、签名。落实双人核对确认。

(2) 发放人员注意手卫生，对物品轻拿轻放，严禁拖拽，以免造成包装破损。对精密器械，发放时要做好保护，避免转运途中发生损坏。

(3) 同时发放消毒物品与灭菌物品时，应有明确的标识和特别提醒，方便使用者识别和单独存放。

(4) 发放外来器械前，应核对公司名称和器械名称、使用部门及地点、运送要求及方式等。有植入物的外来器械应确认生物监测合格，急用的植入物提前放行时，当生物监测结果出来后，应及时通报使用部门。发放返洗外来器械时，要确认是否二次清洗合格并归还器械供应商。

(5) 在追溯系统中正确录入发放信息，以便发生物品召回时，能及时找到相关信息。

(6) 运送无菌物品的器具和车辆使用后应清洁处理、干燥存放。

(7) 严格执行消毒隔离原则，无菌物品一旦发出，即使未使用也不得再返回无菌物品存放区储存。

(8) 建立无菌物品质量问题的反馈制度，持续改进工作质量。

七、发放注意事项

(1) 无菌物品发放时，应遵循先进先出的原则。

(2) 发放时严格执行消毒隔离及查对制度，确认无菌物品的有效性和包装完好性。植入物及其手术工具应在生物监测结果合格后，方可发放。紧急情况时，可在生物 PCD 中加用 5 类化学指示物，5 类化学指示物合格可作为提前放行的标志，生物监测的结果应及时通报使用部门。

(3) 建立无菌物品下送服务制度，根据临床工作需求及时供应无菌物品。

(4) 各类物品发放记录应具有可追溯性，一旦出现问题，可立即实现物品召回。

（喻船丽）

第七节　质量监测与记录

一、目的

(1) 确保清洗用水质量合格。

（2）确保清洗设备性能完好。

（3）确保器械、器具和物品清洗、消毒、灭菌质量合格。

（4）确保器械、器具和物品清洗、消毒、灭菌各项关键参数具有可追溯性。

二、评估

（1）专人负责质量监测，包括日常和定期质量监测、协同设备工程师进行定期维护并记录，结合日常监测的情况进行综合分析，参与质量控制和管理。

（2）对器械、器具和物品的清洗质量、清洗消毒设备效能、清洗用水进行日常监测和定期监测。

（3）对消毒质量进行监测，包括湿热消毒、化学消毒、消毒后直接使用的物品。

（4）对灭菌质量进行监测，包括物理、化学和生物监测。

（5）详细并准确记录清洗、消毒、灭菌过程中的各项参数及监测结果，定期统计和质量分析。清洗消毒相关监测记录保留时间≥6 个月，灭菌相关监测记录保留时间≥3 年。

三、操作前准备

1. 环境　洗涤用水、化学消毒剂的质量监测在去污区进行；清洗消毒器的清洗和消毒性能监测及器械、器具和物品的清洗消毒质量监测在检查包装区进行；灭菌质量监测在灭菌区和无菌物品存放区进行。

2. 监测物品　洗涤用水、化学消毒剂、器械、器具和物品、清洗消毒设备等。

3. 所需工具　光源放大镜，清洗质量监测工具，各类灭菌器化学指示剂、生物指示剂等，信息追溯系统。

4. 人员　消毒供应中心相关岗位操作人员、灭菌员、专职质量监测人员完成，必要时需要设备维修工程师参与。

四、器械、器具与物品清洗质量监测操作步骤

1. 目测　是器械清洗效果评价的第一步。评价标准：盘、碗、盆等治疗器具要求光亮无污垢、无锈斑；器械关节灵活，表面光亮、无锈、无污垢、无血迹；导管类，管腔内外清洁、干净，管腔通畅，无异味；穿刺针类，针梗无污垢、无锈，试水通畅，喷射的水柱成直线、无交叉；玻璃类，光亮、透明、不挂水珠、无异味、无污垢。目测检查方法：不带关节平面类器械观察表面、缝隙、卷边；带关节类器械充分打开，检查器械表面、关节面、螺纹区域、铰链处组合连接部；管腔器械腔内可选择用湿棉签擦拭内腔，使用大小适宜的白色通条穿过管腔或使用气枪将管腔内的水吹到洁净的白纱布上，目测棉签、白通条、白纱布是否有明显污渍或有颜色变化，从而判断管腔内是否清洁，还可使用管腔内窥镜对管腔器械进行深入检查，通过纤细的内窥镜伸入管腔内部，放大数倍观察管腔内壁并显像，能更加直观地观察到管腔内部清洁度。

2. 放大镜检查法　借助手持式放大镜或带光源放大镜对显微器械进行质量检查。

3. 微生物学检测法　将浸有无菌盐水采样液的棉拭子对清洗后的器械各层面及轴节处反复涂抹，剪去手接触部位，将棉拭子放入装有 10 mL 采样液的试管内送检培养菌落数。

4. ATP 生物荧光检测法　开启 ATP 生物荧光测试设备，使用专用采样拭子涂擦涂抹器械或物品表面，取样后将拭子放回原试管，掰断阀芯，挤下试剂并振荡。将一体化试棒放入仪器内并读数，查看结果是否在合格范围内并记录。

5. 残留蛋白质检测法　常用的有茚三酮测试法、双缩脲测试法、OPA 法、BCA 法等，不同监测方法操作方法不同，具体操作应参照产品使用手册。

五、清洗消毒器质量监测操作步骤

清洗消毒器质量的日常监测是每批次监测清洗消毒器的物理参数及运转情况，并记录。定期监测：可每年采用清洗效果测试指示物进行监测，也可选择温度检测仪对清洗程序各阶段的温度、时间进行检测，应该和清洗程序设定的温度、时间一致。

1. 使用 STF 指示卡监测　原理是将模拟的污染物（包括两种来源的蛋白质、脂肪和多聚酶）加载于乙烯材质上，经过整个清洗消毒程序后根据载体上模拟物颜色的残留判断清洗消毒效果。操作方法：将测试卡置于专用指示卡架子中，放入清洗机与器械一起清洗，执行日常使用程序，过程结束后目视检测结果，如果颜色全部清除则为清洗合格。

2. 使用 TOSI 卡监测　TOSI 清洗监测卡主要是由近似血液特性的人造污染物、模拟手术器械的不锈钢板及透明的塑料支架构成，其原理是将模拟污染物置于不锈钢载体上，经过清洗消毒程序后观察残留物颜色的变化来判断清洗消毒效果。将测试卡放置在器械篮内，放入清洗机与器械一起运行整个清洗消毒程序，过程结束后判断是否有残留印记，进行结果判断。

3. 使用管腔清洗效果测试物监测　通过将涂有人造污染物的指示卡放入不锈钢管腔中，与管腔清洗架上的出水口连接，通过水流流过管腔达到清洗目的，检测其对管腔器械的清洗消毒能力。

六、湿热消毒效果质量监测操作步骤

清洗消毒机、手机清洗消毒机、煮沸消毒机等使用湿热消毒原理的设备均应监测湿热消毒效果。

（1）监测内容包括日常监测和定期监测。日常监测通过设备自动控制系统对温度和时间进行测试和记录每次消毒的温度与时间或 A0 值，或通过专用测试产品进行测试，如热力消毒性能测试卡等温度测试产品，在设备运行时将专用监测产品放入设备中，运行结束后观测结果，监测结果应符合 WS310.2 的要求。定期监测应每年使用温度测试仪检测清洗消毒器的主要性能参数，检测结果应符合生产厂家的使用说明或指导手册的要求。

（2）记录消毒质量表格记录的内容包括监测日期、消毒设备号、消毒程序、消毒温度、消毒时间或 A0 值。使用监测产品进行湿热效果监测，应记录测试产品名称和测试结果。

七、化学消毒效果质量监测操作步骤

使用化学消毒方法时应根据消毒剂的种类特点，定期监测消毒剂的各项参数要求并准确记录。

（1）使用酸性氧化电位水设备，应每次使用前在出水口处进行检测。检测方法：使用精密有效氯检测试纸检测有效氯含量，有效氯浓度（60±10）mg/L；使用精密 pH 检测试纸检测 pH 范围，pH 为 2.0～3.0；使用 ORP 测试笔测试流动水 ORP 值，氧化还原电位值应大于 1100 mV；定期监测残留氯离子＜1 000 mg/L。

（2）使用过氧乙酸、二氢异氰尿酸钠、次氯酸钙、氯化磷酸三钠、二氧化氯和含次氯酸钠的清洗消毒剂溶液可用 G—I 型消毒剂浓度试纸进行有效成分浓度的检测，将试纸浸于消毒液中片刻取出，30 s 内在自然光下与标准色块比较，读出溶液所含有效成分的浓度值，如时间超过 1 min，颜色即逐渐消退。

（3）记录应及时准确记录消毒剂监测日期、消毒剂名称、具体监测的浓度等项目和监测人签名等信息，监测不合格应立即查找原因并改进后方可使用。

八、洗涤用水质量监测操作步骤

水是影响器械清洗效果的关键因素，消毒供应中心洗涤用水有冷热自来水、软水、纯化水或蒸馏水供应。自来水水质应符合《生活饮用水卫生标准》（GB5749－2022）的规定，否则水中的钙、镁离子等会影响清洗效果，也会导致管路积垢，甚至堵塞清洗消毒机的管路，影响清洗效果。蒸馏水、软化水或去离子水，其水质标准应符合《中国国家实验室用水标准》（GB6682－92）中的三级标准。纯化水应每日监测并记录，电导率要求为≤15 μs/cm（25℃），可观察设备自动测试系统显示的电导率，也可采用电导率测试仪测试。

九、压力蒸汽灭菌效果质量监测操作步骤

1. B-D试验　预真空（包括脉动真空）压力蒸汽灭菌器每日开始灭菌运行前空载进行B-D试验。B-D试验合格后，灭菌器方可使用。B-D试验失败，应及时查找原因进行改进，监测合格后，灭菌器方可使用。小型灭菌器一般无须进行B-D试验。

2. 物理监测　日常监测应每批次灭菌时连续监测并记录灭菌时的温度、压力和时间等参数。压力蒸汽灭菌温度波动范围在＋3℃以内，时间满足最低灭菌时间的要求，同时记录所有临界点的时间、温度与压力值，结果应符合设定的参数要求。定期监测为每年用温度压力检测仪监测温度、压力和时间等参数。

3. 化学监测　每一个待灭菌包装外粘贴包外化学指示标签或胶带，灭菌过程结束后，根据化学指示物颜色或形态等变化，判断是否达到灭菌合格要求。高度危险性物品包最难灭菌的部位放置包内化学指示物，灭菌过程结束后，器械包使用者打开包后判断化学指示物变色是否达到要求。采用快速灭菌程序时，直接将包内化学指示物置于待灭菌物品旁边。

4. 生物监测　用标准生物测试包或生物PCD（含一次性标准生物测试包）对满载灭菌器的灭菌质量进行生物监测，置于灭菌器排气口的上方或生产厂家建议的灭菌器内最难灭菌的部位，经过一个灭菌周期后，取同批号的对照管作为阳性对照，培养后观察培养结果。小型压力蒸汽灭菌器应选择灭菌器常用的、有代表性的灭菌物品制作生物测试包或生物PCD，置于灭菌器最难灭菌部位，且灭菌器处于满载状态。生物测试包或生物PCD应侧放，体积大时可平放。快速灭菌时，将生物指示物置于空载的灭菌器内，经过一个灭菌周期后取出，规定条件下培养，观察结果。结果判定：阳性对照组培养阳性，阴性对照组培养阴性，试验组培养阴性，判定为灭菌合格。阳性对照组培养阳性，阴性对照组培养阴性，试验组培养阳性，则灭菌不合格；同时应查找原因并改进。

十、干热灭菌监测操作步骤

1. 物理监测　是干热灭菌重要的监测手段，干热灭菌的关键参数是温度和时间。根据不同的物品，确定灭菌的参数，连续监测并记录每个灭菌周期的温度和时间，物理监测数据不合格的，该次灭菌应认定为失败。

2. 化学监测　使用干热灭菌专用的化学指示胶带进行监测，包括包内指示卡及包外指示胶带。

3. 生物监测　干热灭菌只有菌片，无自含式生物指示剂。生物监测方法：将标准生物测试管置于灭菌器与每层门把手对角线内、外角处，每个位置放置2个标准生物测试管，试管帽置于试管旁，关好柜门，经一个灭菌周期后，待温度降至80℃时，加盖试管帽后取出试管。在无菌条件下，加入胰蛋白胨大豆肉汤培养基（每管5 mL）(36±1)℃培养48 h，观察初步结果，无菌生长管继续

培养至第 7 日。生物监测每周监测一次。

十一、环氧乙烷灭菌监测操作步骤

1. 物理监测　环氧乙烷灭菌周期的气体浓度、相对湿度、灭菌温度与时间 4 个关键参数和压力变化合格。气体浓度：通过压力变化来观察，保证气体浓度满足灭菌所需。相对湿度：灭菌舱内湿度应达到 60％～90％。灭菌温度：整个灭菌周期温度变化符合设置要求，温度为 37℃或 55℃。灭菌时间：当气体浓度、相对湿度和灭菌温度被确定之后，灭菌时间符合设置要求。

2. 化学监测　使用环氧乙烷灭菌专用的化学指示胶带进行监测，包括包内指示卡及包外指示胶带。

3. 生物监测　环氧乙烷灭菌的生物监测应分灭菌批次进行。环氧乙烷灭菌生物监测包有自制测试包和一次性生物测试包，菌种为枯草杆菌黑色变种芽孢。

十二、过氧化氢低温等离子灭菌监测操作步骤

1. 物理监测　灭菌过程中设备连续记录并监测灭菌周期的关键参数，如舱体压、温度、等离子体电源输出功率和灭菌时间等灭菌参数。目前多数设备无法直接监测过氧化氢浓度，一般通过灭菌阶段注入压力变化间接反映过氧化氢注入浓度，当注入压力低于设定阈值时，灭菌循环会预警或取消。也有部分设备通过信号监测器记录过氧化氢暴露浓度，当浓度累积量低于设定阈值时，灭菌循环将会被取消。

2. 化学监测　判断过氧化氢灭菌专用的化学指示物包括包外化学指示物及可视的包内化学指示物，进行结果判读。

3. 生物监测　过氧化氢低温等离子体灭菌器生物监测至少每天一次，灭菌管腔器械时可使用管腔 PCD 进行监测，菌种选用嗜热脂肪杆菌芽孢。

十三、低温蒸汽甲醛灭菌监测操作步骤

1. 物理监测　每灭菌批次应进行物理监测。详细记录灭菌过程的参数，包括灭菌温度、相对湿度、压力与时间。灭菌参数应符合灭菌器的使用说明或操作手册的要求。

2. 化学监测　每个灭菌物品包外应使用包外 1 类化学指示物，作为灭菌过程的标志。每包内最难灭菌的位置应放置 4 类包内化学指示物，通过观察其颜色变化，一定程度上可判定是否达到灭菌合格要求。灭菌管腔器械时，可在灭菌舱内最难灭菌的部位（一般为下层篮筐中间位置）放置管腔化学 PCD。

3. 生物监测　生物监测周期为每周一次，管腔生物 PCD 或非管腔生物监测包，菌种采用嗜热脂肪杆菌芽孢。

十四、追溯记录操作步骤

（1）追溯的无菌物品设置唯一编码。

（2）在每个追溯流程点设置数据采集终端并形成闭环记录，记录关键信息包括操作人、操作流程、操作时间、操作内容等。

（3）追溯的具体内容：记录复用无菌物品处理各环节的关键参数，包括回收、清洗、消毒、检查包装、灭菌、储存发放、使用等信息，实现可追溯；追溯功能通过记录监测过程和结果，对结果

进行判读，提示预警或干预后续相关处理流程。

（4）建立物品召回制度：物品召回是消毒供应中心对无菌物品管理的应急处理方案，应制定无菌物品管理召回制度，明确召回物品的程序、召回问题原因查找、改进及报告内容等，明确实施召回中相关部门和临床的工作流程与责任，建立质量改进机制。

十五、质量监测与记录注意事项

（1）清洗效果测试卡不可重复使用，不可用手直接接触测试卡上的模拟污染物，应注意避光适宜温度环境下保存并遵循生产厂家的使用说明或指导手册。

（2）清洗质量不合格的器械物品不得包装，须返回去污区重新清洗，有锈迹器械应除锈，器械功能损毁或锈蚀严重者，应及时维修或报废。清洗和消毒质量监测不合格应从清洗、消毒流程查找原因并改进。

（3）灭菌重复监测的情况：在消毒供应中心行业标准的质量监测内容中，反复提及在一些情况下应进行重复监测，其目的在于通过连续的多次重复性测试，验证结果的可重现性，以评价灭菌器性能、灭菌过程的有效性以及有效性能否得到持续保障，执行重复3次测试可综合监测结果，更准确、全面地对灭菌效果进行评估和评价。以下是需要重复监测的情况：新安装、移位、大修、更换包装材料和方法、被灭菌物品改变、灭菌失败，还应包括运行流程重新设计的情况，指灭菌器的温度范围、持续时间、压力值等关键参数进行了重新设计时，为验证新流程的有效性也应该进行重复监测。

（4）灭菌重复监测的方法和次数：①BD试验。预真空（脉动真空）压力蒸汽灭菌器需要在新安装、大修、移位时进行重复3次的BD试验，其他种类的压力蒸汽灭菌器不需要做。②泄漏测试预真空（脉动真空）压力蒸汽灭菌器至少每周做1次（与生物监测一起），若设置预热和测漏的联合程序，适合每天BD测试前运行，在新装、移位、大修等情况下工程师重复监测3次；环氧乙烷灭菌器的“空载程序”，循环在7 h左右，在新装、移位、大修等情况下重复监测3次；过氧化氢灭菌器，分为箱体漏气率和蒸发器漏气率两项，在新装机、移位、大修、定期保养后工程师测试3次；低温蒸汽甲醛灭菌器建议每周运行1次真空测试程序（与生物监测一起），在新装机、移位、大修、定期保养后工程师测试3次。③物理、化学和生物监测重复情况。新安装、移位、大修、程序重新设计时重复物理、化学、生物监测3次。灭菌失败的情况下分为几种情况，物理和化学监测失败，找原因并改进，至监测合格；生物监测失败，找原因并改进，生物监测重复3次；使用新的包装材料、方法、新的灭菌物品：压力蒸汽和干热灭菌物理、化学、生物监测至少1次，有条件重复3次；其他低温气体灭菌方式的物理、化学、生物监测均重复3次。

（5）追溯记录客观、真实、及时，错误录入更正时须有权限并留有痕迹。

（6）追溯系统应具有防灾备份机制，防止数据丢失。

（喻船丽）

第十四章　现代中医护理技术

第一节　中药灌肠技术

一、目的

（1）将中药药液从肛门灌入直肠或结肠，使药液保留在肠道内，通过肠黏膜的吸收达到清热解毒、软坚散结、泄浊排毒、活血化瘀等目的。

（2）适用于慢性肾衰、慢性疾病所致的腹痛、腹泻、便秘、发热、带下等症状。

（3）增进患者对相关知识的了解及自我效能感。

（4）服务对象对护理有良好的体验。

二、评估

（1）评估患者的病情、身体状况。

（2）评估患者肛周皮肤及黏膜情况。

三、操作前准备

1. 环境　环境清洁、安静；光线充足；温度、湿度适宜。若为多人病房，病床之间有隔帘。

2. 物品

（1）治疗盘：一次性灌肠袋、弯盘、液状石蜡、棉签、卫生纸、一次性治疗巾、水温计、量杯、手套 1 双、垫枕；药液（温度 39～41℃），药量≤200 mL。

（2）其他：手消毒剂、锐器盒、医疗废物桶、生活垃圾桶，必要时备便盆、毛毯、屏风、计时器等。

3. 患者

（1）了解操作的目的、过程及注意事项，积极配合。

（2）协助患者取合适体位，注意保暖。

4. 护士

（1）佩戴胸牌，服装整洁。

（2）洗手、戴口罩。

（3）保持良好的情绪状态。

（4）接触患者之前，保持双手暖和。

四、操作步骤

（1）携备齐的用物至患者床旁，双人核对医嘱，核对患者身份（采用姓名、住院号 2 种以上方法识别），关闭门窗，用屏风遮挡。

(2) 灌药：①协助患者取合适体位，充分暴露肛门，注意保暖及保护隐私，一次性治疗巾垫于臀下，垫枕以抬高臀部 10 cm。②液面距肛门不超过 30 cm，用液状石蜡润滑肛管前端，排气排液。③插肛管时，嘱患者深呼吸，使肛门松弛，插入 10～15 cm，缓慢滴入药液，药液滴注时间为 15～20 min。④观察患者面色及药液下降情况，询问患者耐受情况，及时调节滴速，必要时终止。⑤灌肠完毕用卫生纸包裹肛管缓慢拔出，协助患者取舒适体位，整理床单位，嘱患者保留 2 h 以上，如有不适或便意及时通知护士。⑥操作中询问患者感受，密切观察患者面色情况，若有不适，应及时调整或停止操作。

(3) 整理：①整理床单位，合理安排体位。②整理用物，洗手、做好记录。

(4) 评价：操作过程顺利，顺序规范，动作轻巧稳重，沟通有效，患者无特殊不适。

(5) 询问患者有何其他需求，并提供相应的帮助。耐心解答患者的疑问。感谢患者的配合。

(6) 记录：记录灌肠时间、保留时间、药液量及患者排便的情况，签名。

五、注意事项

(1) 操作前应了解病变的部位，以便掌握灌肠时的卧位和肛管插入的深度（病变在乙状结肠和直肠者采用左侧卧位，病变在回盲部者采用右侧卧位）。抬高臀部 10 cm，肛管插入肛门 10～15 cm。采用直肠滴注法时，药液液面距肛门 30～40 cm，滴速60～80 滴/min，每次灌注量不超过 200 mL。

(2) 药液温度应保持在 39～41℃。过低可使肠蠕动加强，腹痛加剧；过高则引起肠黏膜烫伤或肠管扩张，产生强烈便意，致使药液在肠道内停留时间短，吸收少。（清热解毒药温度应偏低，以 10～20℃为宜；清热利湿药温度稍低于体温，以 20～30℃为宜；补气温阳，温中散寒药以 38～40℃为宜。老年人药温宜偏高。冬季药温宜偏高，夏季可偏低。

(3) 操作前嘱患者排空大便，必要时遵医嘱先行清洁灌肠。

(4) 操作时注意保暖及保护患者隐私，注意观察患者感受及病情变化。

(5) 在晚间睡前灌肠，灌肠后不再下床活动。药液灌注完毕后，协助患者取舒适卧位，并尽量保留药液 1 h 以上，以提高疗效。

(6) 中药保留灌肠后，患者大便次数增加，需注意对肛周皮肤的观察及保护，必要时可局部涂抹油剂或膏剂。

(7) 操作过程中询问患者的感受，并嘱患者深呼吸，可减轻便意，延长药液的保留时间。如有不适应，立即停止灌肠并通知医生，做好相应处理。

(8) 操作完毕后，记录灌肠时间、保留时间及患者排便的情况。

（万长秀）

第二节　中药熏蒸技术

一、目的

(1) 中药熏蒸技术是借用中药热力及药理作用熏蒸患处，达到疏通腠理、祛风除湿、温经通络、活血化瘀等目的的操作方法。

（2）用于风湿免疫疾病和骨伤、妇科、外科、肛肠科及皮肤科等各科疾病引起的疼痛、炎症、水肿、瘙痒等症状。

（3）增进患者对相关知识的了解及自我效能感。

（4）护理对象对护理有良好的体验。

二、评估

（1）评估患者的病情、身体状况。

（2）评估患者药物过敏史、对热的耐受程度、体质。

（3）评估患者泡洗部位局部皮肤情况。

三、操作前准备

1. 环境　环境清洁、安静；光线充足；温度、湿度适宜。若为多人病房，病床之间有隔帘。

2. 物品

（1）治疗盘：药液、中单、容器（根据熏蒸部位的不同选用）、水温计，治疗巾或浴巾。

（2）其他：手消毒剂、锐器盒、医疗废物桶、生活垃圾桶，必要时备屏风及坐浴架（支架）。

3. 患者

（1）了解操作的目的、过程及注意事项，积极配合。

（2）协助患者取合适体位，注意保暖。

4. 护士

（1）佩戴胸牌，服装整洁。

（2）洗手、戴口罩。

（3）保持良好的情绪状态。

（4）接触患者之前，保持双手暖和。

四、操作步骤

（1）操作中。①双人核对医嘱，核对患者身份（采用姓名、住院号等 2 种以上信息识别），确定药浴部位。②检查皮肤：检查熏洗部位皮肤情况；有水疱、破溃、皮疹时慎用；中药过敏者慎用。③熏洗方法：用水温计测试药液的温度，一般熏时温度50～70℃，年老体弱者儿童及反应较差者不宜超过 50℃，洗时温度 38～41℃；将准备的药液倒入容器里，熏洗完毕后清洁患者皮肤。④观察：将准备的药液倒入容器里，熏洗完毕后清洁患者皮肤。

（2）操作后。①整理：擦干局部药液，检查局部皮肤；协助患者穿好衣服，采取舒适卧位。②记录：记录灌肠时间、保留时间、药液量及患者排便的情况，签名。③评价：熏蒸部位准确、皮肤清洁情况、患者感受、目标达到的程度。④记录：记录熏蒸时间、部位、疗效及皮肤情况。

五、注意事项

（1）心脏病、严重高血压病患者及妇女妊娠和月经期间慎用。肢体动脉闭塞性疾病，糖尿病足、肢体干性坏疽者，熏蒸时药液温度不可超过 38℃。

（2）熏蒸过程中密切观察患者有无胸闷、心慌等症状，注意避风，冬季注意保暖，洗毕应及时擦干药液和汗液，暴露部位尽量加盖衣被。

（3）包扎部位熏蒸时，应去除敷料。

（4）所用物品需清洁消毒，用具一人一份一消毒，避免交叉感染。

（5）施行熏蒸时，应注意防止烫伤。

（6）全身熏洗前适量饮水以防汗出过度而虚脱，时间不超过 40 min；颜面部熏洗 30 min 后方可外出，以防感冒；局部有伤口者，按无菌操作进行。

（7）不宜空腹熏洗，进餐后 0.5 h 内不宜熏洗。熏洗后宜静卧休息 0.5 h。

（万长秀）

第三节　针刺法——毫针针刺法

一、目的

（1）利用各种不同形状、型号的针具，采用一定手法，刺激人体腧穴，以达到疏通经络、调整脏腑气血功能、促进机体阴阳平衡、防病治病的目的。

（2）增进患者对相关知识的了解及自我效能感。

（3）护理对象对护理有良好的体验。

二、评估

（1）评估患者当前主要症状、舌质舌苔、临床表现、既往史、过敏史、是否在经期或孕期及对疼痛的耐受程度。

（2）评估患者针刺取穴部位的局部皮肤情况。

（3）询问患者是否在空腹或疲劳状态。

（4）评估患者年龄、文化层次、目前心理状态及对疾病的认识。

三、操作前准备

1. 环境　环境清洁、安静；光线充足；温度、湿度适宜。若为多人病房，病床之间有隔帘。

2. 物品

（1）治疗盘内：无菌毫针（合适型号）、皮肤消毒液、无菌棉签、止血钳、弯盘。

（2）取针盘内：无菌棉签、止血钳、弯盘。

（3）其他：手消毒剂、锐器盒、医疗废物桶、生活垃圾桶，必要时备毛毯、屏风等。

3. 患者

（1）了解操作的目的、过程及注意事项，积极配合。

（2）协助患者取合适体位，注意保暖。

4. 护士

（1）佩戴胸牌，服装整洁。

（2）洗手、戴口罩。

（3）保持良好的情绪状态。

（4）接触患者之前，保持双手暖和。

（5）向患者解释操作的目的、过程、注意事项及配合要点。

四、操作步骤

（1）双人核对医嘱，核对患者身份（采用姓名、住院号等 2 种以上方法识别），评估病症部位并确定针刺穴位。选好腧穴后，先用拇指按压穴位，询问患者感受。

（2）消毒：以所取穴中心由内向外消毒皮肤，直径大于 5 cm。

（3）进针：①按腧穴深浅和患者胖瘦，选取合适型号的毫针，再次检查毫针针柄是否松动、针尖有无弯曲带钩，术者消毒手指。②再次核对，用三指持针柄，根据针刺部位，选择相应的进针深度及角度，正确进针。③针刺入一定深度时，患者局部产生酸、麻、胀、痛等感觉或向远处传导，即为“得气”，得气后调节针感施行补泻手法。清点针数，一般留针 10～20 min。

（4）观察：注意观察、询问患者对针刺的反应，观察有无晕针、疼痛等不适情况以及针刺部位皮肤情况。

（5）起针：①再次核对医嘱，起针。②一般用左手拇（食）指持无菌棉球按压针孔周围皮肤，右手持针柄慢慢捻动将针尖退至皮下，迅速拔出。③用无菌棉签轻压针孔片刻，防止出血。④检查针数，以防遗漏。

（6）整理：①协助患者整理衣物，合理安排体位，整理床单位。②记录。记录灌肠时间、保留时间、药液量及患者排便的情况，签名。③分类清理用物，洗手。

（7）评价：进针部位准确、操作熟练，患者感受，目标达到的程度。

（8）记录：记录进针部位、针数、患者反应，局部皮肤情况、针刺疗效、时间，签名。

五、注意事项

（1）针刺前做好解释工作，消除患者紧张情绪。选择合理体位，以便于暴露腧穴，方便操作，注意保暖。

（2）操作前检查用物是否备齐，对硬弯、锈蚀、有钩等不符合要求的针具，应剔除不用。

（3）严格执行操作规程，准确取穴，正确运用进针方法、角度和深度，勿将针身全部刺入，以防折针，针刺中应密切观察患者的反应，若出现意外，应紧急处理。

（4）对胸胁、腰背部的腧穴，不宜直刺、深刺，以免刺伤内脏。针刺眼区穴和项部的风府、哑门等穴位以及脊椎部的腧穴，要注意掌握一定的角度，不宜大幅度地提插、捻转和长时间留针，以免伤及重要组织器官，产生严重的不良后果。对尿潴留等患者在针刺小腹部的腧穴时，也应掌握适当的针刺方向、角度、深度等，以免误伤膀胱等器官，出现意外事故。

（5）施温针灸时，针柄上的艾绒团必须捻紧，防止艾灰脱落灼伤皮肤或烧毁衣物；施灸留针时，加盖衣被应注意防止烧着衣被。施灸后局部皮肤出现微红灼热，属于正常现象。如灸后出现小水疱时，无须处理，可自行吸收。如水疱较大时，可用无菌注射器抽去泡内液体，覆盖消毒纱布，保持干燥，防止感染。

（6）起针时要核对穴位及针数，以免将毫针遗留在患者身上。

（7）嘱患者针刺后 4～6 h 后温水洗澡，以防感受风寒，加重病情。

（万长秀）

第四节　拔　罐　法

一、目的

（1）温经通络、行气活血、祛风散寒、消肿止痛、排脓。

（2）增进患者对相关知识的了解及自我效能感。

（3）护理对象对护理有良好的体验。

二、评估

（1）评估患者当前主要症状、舌质舌苔、临床表现、既往史及对疼痛的耐受程度。

（2）评估患者针刺取穴部位的局部皮肤情况。

（3）询问患者是否进食。

（4）评估患者年龄、文化层次、目前心理状态及对疾病的认识。

三、操作前准备

1. 环境　环境清洁、安静；光线充足；温度、湿度适宜。若为多人病房，病床之间有隔帘。

2. 物品

（1）治疗盘内：火罐（玻璃罐、竹罐、陶罐等）、止血钳、95%乙醇棉球缸、打火机（火柴）、弯盘、小口瓶、凡士林、纱布。

（2）取罐盘内：纱布一块、弯盘。

（3）取针盘内：棉签、止血钳、弯盘。

（4）其他：手消毒剂、医疗废物桶、生活垃圾桶，必要时备毛毯、屏风、计时器等。

3. 患者

（1）了解操作的目的、过程及注意事项，积极配合。

（2）协助患者取合适体位，注意保暖。

4. 护士

（1）佩戴胸牌，服装整洁。

（2）洗手、戴口罩。

（3）保持良好的情绪状态。

（4）接触患者之前，保持双手暖和。

四、操作步骤

（1）向患者解释操作的目的、过程、注意事项及配合要点。检查火罐大小是否合适、罐口边缘是否光滑。

（2）携备齐的用物至患者床旁，再次核对患者身份（采用2种以上方法识别）。

（3）协助患者取合适体位，暴露拔罐部位，注意保护患者隐私，注意患者保暖。

（4）根据医嘱选取不同的拔罐方法：①留罐法。用止血钳夹住乙醇棉球，点燃后在罐内中段绕1～2圈后（切勿将罐口烧热以免烫伤皮肤）迅速退出，留罐5～10 min（10～15 min）。拔罐过程中要随时观察火罐吸附情况和皮肤颜色。留罐使用过程中注意：在拔多个罐时，宜按照由上往下的顺序，先拔上面部位，后拔下面部位，同时罐具型号也应当上面小，下面大；罐大，吸拔力强的适当减少留罐时间，肌肤薄处，留罐时间不宜过长，以免损伤皮肤。②走罐法。拔罐时，先在所拔部位的皮肤和罐口上，涂1层凡士林等润滑剂，再将罐拔住，然后用右手握罐，上下或左右在需要拔的部位往返推动，至所拔部位的皮肤红润、充血，甚或瘀血时，将罐取下。③闪罐法。将罐拔住后，立即取下，如此反复多次地拔住取下，直至皮肤潮红、充血，或瘀血。④刺血拔罐法。在应拔部位的皮肤消毒后，用三棱针或皮肤针扣刺后，再将火罐吸拔于点刺部位，使之出血，以加强刺血治疗的作用。一般刺血后，留罐10～15 min。多用于治疗丹毒、扭伤、乳痈等。⑤留针拔罐法。在针刺留针时，将罐拔在以针为中心的部位上，5～10 min，待皮肤红润、充血或瘀血时，将罐取下，然后将针取出。

（5）观察：注意观察、询问患者对拔罐的反应，观察有无疼痛等不适情况，以及拔罐部位皮肤情况。

（6）取罐：①观察拔罐部位皮肤情况，一手扶住罐体，一手取清洁纱布，轻压罐口皮肤，待空气进入罐内即可取罐。②用清洁纱布清洁拔罐部位，再清洁罐口。③检查罐数，以防遗漏。

（7）整理：整理床单位，合理安排体位。

（8）询问患者有何其他需求并提供相应的帮助。耐心解答患者的疑问。感谢患者的配合。

（9）记录：记录拔罐部位、罐数、患者反应及局部皮肤情况，时间，签名。

五、注意事项

（1）遵医嘱选择合适的拔罐部位及方法。

（2）评估患者皮肤状况（皮肤溃疡、水肿、毛发较多处及大血管处不宜拔罐），对疼痛的耐受程度低、高热抽搐及凝血机制障碍者忌拔罐，女性月经期、妊娠期腰骶部禁用。

（3）取合适体位，充分暴露拔罐部位。注意保暖及隐私。

（4）操作前检查罐口是否光滑，有无裂痕。根据不同部位，选用大小适宜的火罐。

（5）拔罐过程中观察火罐的吸附情况和皮肤颜色。注意询问患者感受，防止烫伤。

（6）拔罐动作要稳、准、快，起罐时切勿强拉。

（7）在使用多罐时，火罐排列的距离适宜，否则因火罐牵拉会产生疼痛。

（8）起罐后，一般局部皮肤呈现红晕或发绀（瘀血），为正常现象，会自行消退。如局部瘀血严重，不宜在原位再拔。如局部出现小水疱，可不必处理；如水疱较大，消毒局部皮肤后，用注射器吸出液体，覆盖消毒敷料。

（9）用于燃火的乙醇棉球，不可吸含乙醇过多，以免拔罐时滴落到患者的皮肤上而造成烫伤。

（10）燃火伸入罐内的位置，以罐口与罐底的外1/3与内2/3处为宜。若不慎出现烫伤，按外科烧烫伤常规处理。

（11）拔罐过程中若出现头晕、胸闷、恶心欲吐、面色苍白、四肢厥冷、呼吸急促、业脉细数等症状，甚至瞬间意识丧失等晕罐现象，处理方法是立即起罐，使患者呈头低脚高卧位，必要时可喝温开水或温糖水，或掐水沟穴等。密切注意血压、脉搏、心率变化，严重时按晕厥处理。

（万长秀）

第五节 穴位按摩法

一、目的

（1）缓解各种急慢性疾病的临床症状。

（2）疏通经络，调动机体抗病能力，达到保健强身的目的。

（3）增进患者对相应知识的了解及自我效能感。

（4）护理对象对护理有良好的体验。

二、评估

（1）评估患者当前主要症状、舌质舌苔、临床表现、既往史及对疼痛的耐受程度。

（2）评估患者取穴部位的局部皮肤情况。

（3）询问患者是否进食。

（4）评估患者年龄、文化层次、目前心理状态及对疾病的认识。

三、操作前准备

1.环境　环境清洁、安静；光线充足；温度、湿度适宜。若为多人病房，病床之间有隔帘。

2.物品

（1）治疗盘：治疗巾、弯盘。

（2）其他：手消毒剂、医疗废物桶、生活垃圾桶，必要时备毛毯、屏风、计时器等。

3.患者

（1）了解操作的目的、过程及注意事项，积极配合。

（2）协助患者取合适体位，注意保暖。

4.护士

（1）佩戴胸牌，服装整洁。

（2）洗手、戴口罩。

（3）保持良好的情绪状态。

（4）接触患者之前，保持双手暖和。

四、操作步骤

（1）向患者解释操作的目的、过程、注意事项及配合要点。

（2）双人核对医嘱，核对患者身份，采用姓名、住院号2种以上方法识别，评估病症部位并确定按摩穴位。

（3）选好腧穴后，先用拇指按压穴位，询问患者有无感觉。

（4）穴位按摩：①按腧穴深浅和患者胖瘦，选取合适的按摩方法及强度，再次检查指甲是否修剪。②再次核对，根据患者的症状、发病部位、年龄、耐受性，选用适宜的手法和刺激强度，进行按摩。③根据患者的反应，及时调整手法或停止操作，以防止发生意外。

（5）观察：注意观察、询问患者对穴位按摩反应及按摩局部皮肤情况。

（6）整理：①整理床单位，合理安排体位。②询问患者有何其他需求，并提供相应的帮助。耐心解答患者的疑问。感谢患者的配合。③分类清理用物，洗手。

（7）记录：按摩的部位、患者皮肤状况、患者的反应、疗效、时间，签名。

五、注意事项

（1）遵医嘱实施穴位按摩。

（2）评估患者按摩部位皮肤情况，对疼痛的耐受程度。女性患者月经期或妊娠期禁用。

（3）操作者应修剪指甲，以防损伤患者皮肤。

（4）操作时用力要均匀、柔和，注意为患者保暖及保护隐私。

（5）操作时要密切观察患者的反应，如有不适应停止按摩并做好相应的处理。

（6）孕妇禁用拍法，击法，按法等。腰腹部按揉时，嘱患者先排尿。

（万长秀）

第六节　贴　药　法

一、目的

（1）缓解或消除各种疮疡疔肿、跌打损伤、慢性咳喘、慢性腹泻等病症的临床症状。

（2）活血化瘀，消肿定痛，行气消痞，提脓祛腐，避风护肉。

（3）增进患者对相关知识的了解及自我效能感。

（4）护理对象对护理有良好的体验。

二、评估

（1）评估患者当前主要症状、舌质舌苔、临床表现、既往史及过敏史。

（2）评估患者贴药局部皮肤情况。

（3）询问患者是否进食。

（4）评估患者年龄、文化层次、目前心理状态及对疾病的认识。

三、操作前准备

1. 环境　环境清洁、安静；光线充足；温度、湿度适宜。若为多人病房，病床之间有隔帘。

2. 物品

（1）治疗盘内：药物、贴膏药时备乙醇灯、打火机、剪刀、棉花、纱布、胶布、绷带、剪刀、滑石粉、松节油、棉签。

（2）其他：手消毒剂、医疗废物桶、生活垃圾桶，必要时备毛毯、屏风等。

3. 患者

(1) 了解操作的目的、过程及注意事项，积极配合。

(2) 协助患者取合适体位，注意保暖。

4. 护士

(1) 佩戴胸牌，服装整洁。

(2) 洗手、戴口罩。

(3) 保持良好的情绪状态。

(4) 接触患者之前，保持双手暖和。

四、操作步骤

(1) 向患者解释操作的目的、过程、注意事项及配合要点。

(2) 双人核对医嘱，核对患者身份（采用姓名、住院号等 2 种以上信息识别），评估患者贴药部位。

(3) 清洁皮肤，重复贴药患者揭去原来贴药，温水擦洗皮肤上的贴药痕迹，必要时剃去毛发，范围大于膏药面积。指导患者取合适体位。

(4) 根据病灶范围，选择大小合适的膏药，剪去膏药周边四角，将其背面置乙醇灯上加温，使之烊化。

(5) 掺药粉时，边加温边在膏药外面挤捏，使药粉与膏药均匀混合。

(6) 再次核对，先用背面（纸面或布面）接触患者的皮肤，温度适宜时，再将膏药贴于患处，外缘以棉花围绕 1 周，必要时以胶布或绷带固定。

(7) 观察：贴药后，密切观察患者的反应，了解其生理及心理感受。若感到不适，应立即停止敷药并及时处理。

(8) 操作后：①整理床单位，合理安排体位。②询问患者有何其他需求，并提供相应的帮助。耐心解答患者的疑问。感谢患者的配合。③分类清理用物，洗手。④记录。贴药部位及大小、患者皮肤状况、患者的反应、疗效、时间，签名。

五、注意事项

(1) 换药的时间一般以病情而定，用于肿疡，1～2d 换药 1 次。

(2) 评估患者贴药部位皮肤情况，严重水肿者禁用，药物、皮肤过敏者慎用。

(3) 操作前告知患者贴药过程及注意事项，如有不适，及时与医务人员沟通。

(4) 操作环境宜温暖，关闭门窗。

(5) 暴露贴药部位，注意遮挡，注意为患者保暖及保护隐私。

(6) 膏药应逐渐加温，以烊化为度，过久烘烤易烫伤皮肤。

(7) 使用膏药后，如出现皮肤发红，起丘疹、水疱、瘙痒、糜烂等，这种现象称为膏药风，现代医学称接触性皮炎，应停止使用膏药，皮损处以青黛散软膏外擦。

(8) 膏药不可去之过早，以防创面不慎受伤，再次引起感染。

（万长秀）

第七节　灸　法

一、目的

（1）温经散寒：治疗风寒湿痹和寒邪所致胃脘痛、腹痛、泄泻、痢疾等。

（2）消瘀散结：常用于气血凝滞所致的乳痈初起、瘰疬、瘿瘤等。

（3）扶阳固脱：常用于虚寒证、寒厥证、虚脱证和中气不足、阳气下陷而引起的遗尿、脱肛、阴挺、崩漏、带下等。

（4）引热外行：常用于某些热性病，如疖肿、带状疱疹、丹毒、甲沟炎等。

（5）防病保健：无病时施灸可防病保健。

（6）增进患者对相关知识的了解及自我效能感。

（7）护理对象对护理有良好的体验。

二、评估

（1）礼貌称呼并真诚问候患者；如有家属在旁，主动与家属打招呼。向患者及家属进行自我介绍。

（2）告知患者即将进行的操作技术目的，患者理解并同意。如患者对该项技术及相关事项有疑问，给予解释；如患者或家属拒绝治疗，应与医生沟通。

（3）①病情。包括现病史、既往史、过敏史、家族史，是否对烟雾刺激敏感。根据患者的具体情况选择合适的灸法、灸器。②局部皮肤。根据患者的局部皮肤情况，选择合适的施灸部位。③心理状态。患者对本病与此项操作的认识，对热感、痛感的耐受性。④病室环境。有无易燃易爆品，温度适宜，空气流通，注意保护隐私等。

（4）了解患者有无家属或陪护人员陪伴。

（5）评估中，如发现患者有不适或特殊需求，及时给予相应处理或帮助。

三、操作前准备

1. 环境　环境清洁、安静；光线充足；温度、湿度适宜。注意保护隐私。

2. 物品

（1）治疗盘内：治疗卡、艾条、乙醇灯、打火机、治疗巾、金属弯盘；间接灸根据医嘱要求备姜片、蒜片、细生盐等；艾炷灸另备艾炷、凡士林、纱布、镊子。

（2）必要时备屏风、浴巾。

3. 患者

（1）必要时排大、小便。

（2）如患者有特殊心理状况，影响操作实施，相关工作人员或家属对患者进行心理支持。

4. 护士

（1）佩戴胸牌，服装整洁。

（2）洗手、戴口罩。

（3）保持良好的情绪状态。

（4）接触患者之前，保持双手暖和。

四、操作步骤

（1）核对医嘱，备齐用物，携至床旁，做好解释。

（2）取合理体位，暴露施灸部位，注意保暖。必要时屏风遮挡。

（3）根据医嘱，实施相应的灸法。①艾炷灸。将艾绒做成底平上尖的圆锥状艾炷，如麦粒至蚕豆大小，直接或间接地置于体表腧穴或患处施灸的一种治疗方法。每一炷刺激量称为一壮。A. 直接灸。将艾炷直接放在患处或体表穴位上燃烧，根据治疗的目的或燃烧的程度不同，分为瘢痕灸和无瘢痕灸 2 种。a. 瘢痕灸。也称化脓灸，施灸前在局部涂以少量大蒜汁，然后放置小艾炷点燃，待燃尽后去除灰烬，更换艾炷再灸。一般使用 5～10 壮（7～9 壮），灸至局部皮肤灼伤，起疱化脓（大约一周），3～5 d 后愈合并遗留瘢痕。操作前需向患者交代清楚，征得同意方可进行，操作时可进行施灸皮肤周围按摩或拍打以减轻疼痛。主要适用于急性疾病或顽固性疾病。b. 无瘢痕灸。施灸前在局部涂以少量凡士林，然后放置艾炷点燃，当燃至 2/5～1/2，当患者感觉灼痛时，立即移除未燃尽的艾炷，更换再灸，一般 3～5 壮（3～7 壮），以局部皮肤充血、红润为度，灸后皮肤不起疱，无灼伤，不留瘢痕。其适用范围较广。B. 间接灸。又称隔物灸、间隔灸，施灸时艾炷与皮肤之间用其他药物作为间隔，其名称因间隔药物的不同而各异。a. 隔姜灸。备 0.3 cm 厚的鲜生姜，其上用针刺孔数个，置于腧穴或患处，置艾炷于姜片上并点燃施灸，如患者有灼痛感不可耐受时，可将姜片向上提起，稍候片刻，再重新施灸。艾炷燃尽后，再换一炷继续施灸，直至局部皮肤潮红为止。一般每穴施灸 5～7（5～10）壮。本法多用于寒邪所致的呕吐、腹痛、腹泻或风寒湿痹等。b. 隔蒜灸。方法同隔姜灸，以蒜片作为隔物，每灸 4～5（5～7）壮换新蒜片一片。主要适用于尚未破溃的化脓性肿块，如疖肿、乳痈、瘰疬和毒蛇咬伤、肿瘤初起、手术疤痕等。c. 隔盐灸。又称神阙灸。用细净的生盐填敷于脐部，上置薄片生姜，或直接将干燥纯净的食盐填于脐窝，再将大艾炷置于其上，点燃施灸。一般可灸 3～7 壮。本法多用于寒邪入里所致的腹痛、呕吐、腹泻及各种寒厥、阳气虚脱之证，古代常用此方法强身健体。②艾条灸。将艾绒制成长 15～20 cm，直径约 1.5 cm 的圆柱状艾卷（条），点燃其一端后在人体腧穴或患处进行熏灼的一种治疗方法。此法为临床较为常用的治疗方法，主要用于治疗多种慢性病，如消化性不良、贫血、低血压眩晕、失眠、肌肉劳损、关节肿痛、闭经等。根据施灸手法的不同，一般分为温和灸、雀啄灸和回旋灸。a. 温和灸。将艾条的一端点燃后，距离皮肤 2～3 cm 处对准穴位或患处熏烤，每处熏烤10～15 min，患者感觉有温热感而无灼痛感，皮肤红晕为度。b. 雀啄灸。点燃的艾条不是与皮肤固定在一定的距离（穴位上方 3 cm 高处），而是像鸟雀啄食一样，一上一下地移动。一般每个穴位灸 5 min。c. 回旋灸。是点燃的艾条与皮肤保持一定的距离，但位置不固定，而是均匀地向左右移动或反复旋转地进行熏烤。移动范围 3 cm 左右，一般每穴灸 10～15 min。

（4）在施灸过程中，随时询问患者有无灼痛感，调整距离，防止烧伤。观察病情变化及有无不适。

（5）施灸中应及时将艾灰弹入弯盘，防止灼伤皮肤。

（6）施灸完毕，立即将艾条插入小口瓶，熄灭艾火。

（7）清洁局部皮肤，协助患者衣着，安置舒适卧位，酌情开窗通风。

（8）询问患者有何其他需求，并提供相应的帮助。耐心解答患者的疑问。感谢患者的配合。

(9) 再次核对，清理用物，洗手，做好记录并签名。

五、注意事项

(1) 高血压患者发作期间暂不使用，血压下降后方可继续使用。对于阴虚阳亢及邪热内炽的患者，一般不宜用灸或慎用。

(2) 患者施灸时体位要舒适，便于操作。对于年老体弱者，最好采取卧位施灸，保证患者安全。

(3) 施灸的顺序一般是先上后下；先灸背腰部，后灸腹部；先灸头部，后灸四肢。

(4) 施灸过程中保持通风，施灸完毕必须将艾火彻底熄灭，防止火灾。

(5) 掌握距离，观察患者施灸过程中的感受及反应，防止烫伤。

(6) 施灸时间的长短需根据年龄、病情、体质及施灸部位等综合因素来确定。如中老年人、病情重者、体质强者、皮肌深厚处时间可稍长；小儿、青少年、病情轻者、体质弱者、皮肤浅薄处施灸时间宜短。

(7) 禁忌证：①面部、心前区、体表大血管和关节肌腱部位不可用瘢痕灸。②凡属实热证或阴虚发热者，邪热内炽者，不宜施灸。③药物过敏、皮肤破溃者不宜施灸。④空腹、过饱、极度疲劳时不宜施灸。⑤对昏迷、肢体麻木和感觉障碍的患者以及妊娠期妇女需严格控制灸量，避免烧伤。⑥乳头，外生殖器及孕妇的小腹部，腰骶部不宜施灸。

(胡　慧)

第八节　刮　痧　法

一、目的（适应证）

(1) 缓解或解除外感时邪所致高热头痛、恶心呕吐、腹痛腹泻等症状。

(2) 使脏腑秽浊之气通达于外，促使周身气血流畅，达到治疗疾病的目的。

(3) 具有保健、美容功效。

(4) 增进患者对相关知识的了解及自我效能感。

(5) 护理对象对护理有良好的体验。

二、评估

(1) 病情：包括现病史、既往史、过敏史等，根据患者的具体情况选择合适的刮拭方法、部位。

(2) 局部皮肤：根据患者的局部皮肤情况，选择合适的刮拭部位。

(3) 心理状态：患者对本病与此项操作的认识，对热感、痛感的耐受性。

(4) 病室环境：温度适宜，空气流通，注意保护隐私等。

三、操作前准备

1. 环境　环境清洁、安静；光线充足；温度、湿度适宜。注意保护隐私。

2. 物品

(1) 治疗盘，刮具（牛角刮板、瓷匙等），棉签、弯盘、纱布 1～2 块、治疗碗内盛少量清水（润肤霜亦可）或根据医嘱备。

(2) 必要时备浴巾、屏风等物。

3. 患者

(1) 必要时排大、小便。

(2) 如患者有特殊心理状况，影响操作实施，相关工作人员或家属对患者进行心理支持。

4. 护士

(1) 佩戴胸牌，服装整洁。

(2) 洗手、戴口罩。

(3) 保持良好的情绪状态。

(4) 接触患者之前，保持双手暖和。

四、操作步骤

(1) 核对医嘱，备齐用物，携至床旁，做好解释。

(2) 协助患者取合理体位，暴露刮痧部位，注意保暖。必要时屏风遮挡。

(3) 遵医嘱确定刮痧部位。

(4) 检查刮具边缘是否光滑、有无缺损，以免划破皮肤。

(5) 刮痧治疗中，用力均匀，蘸湿刮具在确定的刮痧部位从上至下，由内向外刮拭，方向单一，皮肤呈现出红、紫色痧点为宜。

(6) 询问患者有无不适，观察病情及局部皮肤颜色变化，调节手法力度。

(7) 刮痧完毕，清洁局部皮肤后，协助患者着衣，安置舒适卧位。

(8) 询问患者有何其他需求，并提供相应的帮助。耐心解答患者的疑问。感谢患者的配合。

(9) 清理用物，洗手，再次核对，做好记录并签名。

五、注意事项

(1) 室内空气流通，忌对流风，以防外感风寒加重病情。尽量少暴露皮肤，室内温度适宜，原则上冬季室温在 22℃以上，夏季在 26℃以上。

(2) 刮痧前需检查刮痧板是否清洁、边缘是否光滑，板面是否开裂。选择舒适体位，操作中用力要均匀，勿损伤皮肤。

(3) 刮痧过程中注重点、线、面的结合，每一板的长度为 15～20 cm，较长经脉处可分段刮拭，刮痧的顺序应遵循先上后下、先内后外的原则，角度以 45°～90°为宜。

(4) 每部位刮 20～30 次，刮痧时间 5～10 min，不必强求出痧。随时观察病情变化，发现异常，立即停刮，并报告医师，配合处理。

(5) 年老体弱、儿童及精神紧张的患者，病情轻、病位浅但体质差者宜用补刮法；病情重、病位深但体质好者宜用泻法或平刮法。冬季或天气寒冷时刮痧时间可稍长，夏季或天气炎热时刮痧时间宜短。

(6) 根据施术部位的不同，选择不同的刮痧手法，如人中、神阙、风池等穴位及关节、头面等肌肉较少处宜用点法和按法，背部等面积大且平坦处宜用平刮法，肌肉丰满处应适当用力进行刮痧。

（7）勿在患者饥饿、过饱、精神紧张的情况下刮痧。

（8）刮痧完毕后可饮温开水300～400 mL，不宜立即食用生冷食品，以利毒素的排出。出痧后15 min内不要外出，30 min内忌洗凉水澡，注意避风寒，一般为刮痧后3 h，待皮肤毛孔闭合后方可洗浴。

（9）刮痧工具要注意清洁，用后用75%的乙醇消毒，避免交叉感染，最好专人专用。

（10）严格掌握禁忌证，操作前评估患者有无禁忌证，发现不良反应及时处理并报告。①有出血倾向者、皮肤病变处禁用此法。②危重病症应及时住院观察，不宜用此法。③新骨折患处不宜用此法，术后瘢痕处在术后2个月后可局部刮痧。④传染性皮肤病不宜在病灶处刮痧；年老体弱、空腹不宜刮痧；小儿囟门未闭时禁刮头颈部。⑤对刮痧过敏恐惧者慎用，孕妇、妇女经期禁刮下腹部。

（胡　慧）

第九节　耳穴压豆法

一、目的

（1）用胶布将药准确地粘贴于耳穴处，给予适应的揉、按、捏、压，以达到治疗目的。

（2）增进患者对相关知识的了解及自我效能感。

（3）护理对象对护理有良好的体验。

二、评估

（1）病情：患者全身情况。有无胶布和药物过敏史，注意女性患者的生育史，有无流产史，当前是否妊娠等。

（2）局部皮肤：评估患者耳部皮肤情况。注意局部皮肤有无出血点、过敏、溃疡、疤痕、水肿等。

（3）心理状态：患者年龄、文化水平、心理状态，对疼痛的耐受程度，对耳穴贴压治疗的了解程度和信任度。

（4）病室环境：病室的温度、光线是否合适，是否需要保暖及遮挡。

三、操作前准备

1. 环境　环境清洁、安静；光线充足；温度、湿度适宜。

2. 物品

（1）治疗盘：王不留行籽或莱菔籽等丸状物、胶布、耳穴板（或一次性耳穴贴）、75%乙醇、棉签、探棒、止血钳或镊子、弯盘等。

（2）必要时备耳穴模型。

3. 患者　了解操作目的与方法及如何配合。

4. 护士

(1) 佩戴胸牌，服装整洁。

(2) 洗手、戴口罩。

(3) 保持良好的情绪状态。

(4) 接触患者之前，保持双手暖和。

四、操作步骤

(1) 核对医嘱，备齐用物，携至床旁，做好解释。

(2) 协助患者取合理体位。

(3) 检查患者耳部皮肤有无破损和污垢，必要时擦净双耳，并告知定穴时的感觉。

(4) 洗手，再次核对。

(5) 术者一手持耳轮，观察有无阳性反应点，另一手持探棒在选区内找敏感点，正确取穴。

(6) 清洁消毒相应部位皮肤，待干。

(7) 用镊子取王不留行籽胶布，按压在耳穴上并给予适当贴压（拇、食二指指腹面相对揉按压）。

(8) 嘱患者每日自行按压 3～5 次，每次每穴 1～2 min，每次用一侧耳穴，两耳交替使用。

(9) 嘱患者演示按压方法，按压时，询问患者有无痛感、发热感，密切观察有无不适情况。

(10) 询问患者有何其他需求，并提供相应的帮助。耐心解答患者的疑问。感谢患者的配合。

(11) 操作完毕，协助患者取舒适体位，整理床单位，健康宣教。

(12) 清理用物，洗手，记录并签名。

五、注意事项

(1) 耳郭局部有炎症、冻疮或表面皮肤有溃破者、有习惯性流产史的孕妇不宜施行。

(2) 操作前正确评估患者的饥饱状况，过于饥饿、疲劳、精神紧张状态下，不宜立即进行，操作前应适当休息。

(3) 对身体虚弱、气虚血亏的患者，刺激时手法不宜过强，并应尽量选用卧位，对初次接受耳穴贴压治疗或精神紧张者做好解释工作。

(4) 教会患者自我按压已贴耳穴，每天自行按压 3～5 次，每次每穴按 1～2 min。因耳郭血液循环差，按压次数过多或时间过长，容易导致耳郭软骨坏死、萎缩、畸变，故应积极预防。

(5) 对扭伤及肢体活动障碍的患者实施耳穴贴压治疗时，待耳郭充血发热时，应鼓励患者适当活动患部，以增强疗效，如肩周炎，耳压时可活动肩关节。

(6) 耳穴贴压每次选择一侧耳穴，双侧耳穴轮流使用。留置时间夏季 1～3 d，春季、秋季 3～5 d，冬季 5～7 d。

(7) 告知患者留置期间注意防水，如有潮湿、脱落或污染及时更换。

(8) 观察患者耳部皮肤情况，如果出现贴耳穴部位发痒、发热，甚至疼痛，可能是胶布过敏，应改用脱敏胶布。

(9) 患者侧卧位耳部感觉不适时，可适当调整。

(10) 禁忌证。①严重器质性疾病（如心脏病）及伴重度贫血者。②外耳有湿疹、溃疡、冻疮破溃者。③妇女怀孕期间、月经期、有习惯性流产史者。

（胡 慧）

第十节　中药热熨敷法

一、目的

（1）目的：行气活血，祛瘀消肿；散寒止痛。

（2）增进患者对相关知识的了解及自我效能感。

（3）护理对象对护理有良好的体验。

二、评估

（1）病情：患者全身情况。注意患者体质的强弱、病情、既往史、过敏史，是否处于月经期和妊娠期，有无凝血机制障碍、感觉迟钝或障碍等。根据患者病情，选择合适的热熨法、热熨部位。

（2）局部皮肤：评估患者热熨部位皮肤情况。注意局部皮肤有无出血点、过敏、溃疡、瘢痕、水肿等。

（3）心理状态：患者年龄、文化水平、心理状态，对热的耐受程度，患者对疾病和此项操作的认识程度。

（4）病室环境：环境是否适宜，注意保护隐私。

三、操作前准备

1. 环境　环境清洁、安静；光线充足；温度、湿度适宜。

2. 物品

（1）治疗盘：遵医嘱准备药物及器具、纱布袋 2 个、大毛巾、纱布或纸巾、凡士林、棉签等。

（2）必要时备毛毯、屏风、温度计等。

3. 患者　了解操作目的与方法及要点。

4. 护士

（1）佩戴胸牌，服装整洁。

（2）洗手、戴口罩。

（3）保持良好的情绪状态。

（4）接触患者之前，保持双手暖和。

四、操作步骤

（1）核对医嘱，评估患者，做好解释。

（2）备齐用物，携至床旁，根据病情取合适体位，暴露药熨部位，必要时关闭门窗保暖，屏风遮挡患者。

（3）根据医嘱，将药物倒入锅中，用适量白酒或食醋搅拌均匀后，用文火炒至60～70℃，装入布袋内，用大毛巾裹好，保温、备用（用时温度在 50～60℃）。或将坎离砂放于治疗碗内，加入适量食醋，搅拌均匀后装入布袋，用力揉搓，待温度升高时，即可使用。

(4) 先用棉签在药熨处涂一层凡士林，将药袋放在患处或相应穴位处用力来回推熨，以患者能耐受为宜。力量要均匀，开始时用力要轻，速度可稍快，随着药袋温度的降低，力量可增大，同时速度减慢。药袋温度过低时，及时更换药袋或加温。

(5) 操作时间每次 15～30 min，每日 1～2 次，半个月左右为一个疗程。

(6) 药熨操作过程中注意观察局部皮肤的颜色情况，同时询问患者对温度的反应，防止烫伤。

(7) 操作完毕后擦净局部皮肤，协助患者着衣，取舒适体位，整理床单位。

(8) 询问患者有何其他需求并提供相应的帮助。耐心解答患者的疑问。感谢患者的配合。

(9) 清理用物，洗手，记录治疗时间、部位、局部皮肤情况、疗效并签名。

五、注意事项

(1) 中药热熨敷前排空二便。

(2) 中药热熨敷过程中保持药袋温度适宜，一般保持 50～60℃，不宜超过 70℃，老年人、婴幼儿及感觉障碍者，中药热熨敷温度不宜超过 50℃；药袋温度过低则需及时更换或加热。

(3) 中药热熨敷过程中注意保暖，应随时听取患者对温度的感受，观察皮肤颜色变化，一旦出现水疱、烫伤，或患者出现头晕、心慌等不适应立即停止操作，并给予适当处理。

(4) 中药热熨敷后避风寒，适当休息，忌油腻、生冷，注意饮食卫生。

(5) 严格掌握禁忌证。①实热证、出血性疾病。②腹部疼痛或包块性质不明、麻醉未清醒者。③孕妇腹部、腰骶部，局部知觉感觉障碍或无知觉处；身体大血管处、皮肤损伤早期、溃疡、炎症、水疱等。

（胡慧）

第十一节 放血疗法

一、目的

(1) 开窍醒神、泻热解毒，活血化瘀，消肿止痛。

(2) 增进患者对相关知识的了解及自我效能感。

(3) 护理对象对护理有良好的体验。

二、评估

(1) 病情：包括现病史、既往史、过敏史、家族史。根据患者病情，选择合适的刺法、放血部位及穴位；评估患者全身情况。注意患者体质的强弱、凝血机制障碍、有无妊娠等。

(2) 局部皮肤：患者放血部位局部情况。注意局部皮肤有无出血点、过敏、溃疡、疤痕、水肿。

(3) 心理状态：患者年龄、文化水平、心理状态，对疼痛的耐受程度，患者对疾病和此项操作的认识程度。

(4) 病室环境：温度、光线是否适宜，注意保暖及遮挡。

三、操作前准备

1．环境　环境清洁、安静；光线充足；温度、湿度适宜。

2．物品

（1）治疗盘：75%乙醇、棉签、一次性三棱针、无菌棉球。必要时备罐具（种类及大小适宜）、乙醇灯、95%乙醇棉球、火柴或打火机、血管钳或长镊子、弯盘、小口瓶等。

（2）酌情备凡士林、卫生纸、毛毯、屏风。

3．患者　了解操作目的、方法及配合要点。

4．护士

（1）佩戴胸牌，服装整洁。

（2）洗手、戴口罩。

（3）保持良好的情绪状态。

（4）接触患者之前，保持双手暖和。

四、操作步骤

（1）核对医嘱，评估患者，做好解释。

（2）备齐用物，携至床旁，根据病情取合适体位，暴露放血部位，必要时关闭门窗保暖，屏风遮挡患者。

（3）根据病情或医嘱明确放血部位，并正确取穴。

（4）放血部位皮肤消毒，再次核对，根据医嘱和患者病情需要选择不同的刺法（点刺法、散刺法、刺络法）。

（5）操作过程中密切观察患者表情，并询问其有无不适。

（6）操作完毕，及时用无菌干棉签擦去放出的血液，并对局部皮肤消毒，以防感染。

（7）协助患者整理衣着，安置舒适体位，整理床单位。

（8）询问患者有何其他需求，并提供相应的帮助。耐心解答患者的疑问。感谢患者的配合。

（9）清理用物，洗手，记录签名。

五、注意事项

（1）放血疗法治疗前，应全面了解患者病情，进行系统检查，明确诊断后再制定治疗方案，以免误诊。

（2）使用的工具、火罐等应严格消毒，施针处不要接触污物，防止针孔处污染。施术前需检查针尖是否圆滑、针面是否平齐、针柄是否牢固。

（3）出血量是放血治疗的关键，要根据患者病情、体质掌握好出血量。体质虚弱、贫血的患者一般放血量不要超过 200 mL。一般放血量为 5 滴左右，宜 1 d 或 2 d 1 次；放血量大者，一周放血量不超过 2 次。1～3 次为 1 疗程。

（4）放血时应避开动脉、高度曲张的静脉和大动脉，以控制出血量。

（5）放血治疗后，嘱患者保持心情平静，禁忌暴怒、劳累、饥饿、紧张，注意休息，进食有营养的食物，忌辛辣刺激性食物。

(6) 治疗后避免肢体接触冷水，病室环境温度适宜，不宜过冷，以免血液循环不畅，导致机体神经功能调节障碍。

(7) 治疗后出现轻微头晕、头痛、倦怠无力等症状属失血后的正常反应，无须过度紧张。

(8) 根据患者的病情、体质和出血情况决定下一次治疗的时间，避免失血过度。

(9) 操作时，手法宜轻、稳、准、快，不可用力过猛，防止针刺过深，创伤过大，损伤其他组织，更不可伤及动脉。

(10) 严格掌握禁忌证。①孕妇、产后及月经期最好不要进行放血治疗，必须治疗时，严格掌握刺激的量和出血的多少。②过度疲劳、精神高度紧张和饥饿、晕车、高血压危象的患者。③有出血倾向、凝血功能障碍、急性传染病患者。④皮肤有溃疡或损伤，血管瘤处。

（胡　慧）

第十五章　现代皮肤科护理技术

第一节　药物湿敷操作技术

一、目的

（1）通腠理、清热解毒、消肿散结。

（2）减轻局部肿胀、疼痛、瘙痒等症状。

（3）规范执行护理技术，保障治疗效果及患者安全。

（4）增进患者对相关知识的了解及自我效能感。

（5）做好与患者及家属的沟通，服务对象感觉良好。

二、评估

（1）礼貌称呼并真诚问候患者；如有家属在旁，主动与家属打招呼。向患者及家属进行自我介绍。沟通时保持目光交流。

（2）告知患者即将进行的操作技术目的，患者理解并同意。如患者对该项技术及相关事项有疑问，给予解释；如患者或家属拒绝治疗，应与医生沟通。

（3）评估患者年龄、病情、意识、体温，当前主要症状、临床表现、既往史及药物过敏史；患者体质及湿敷部位的皮肤情况、心理状况。

（4）了解患者有无家属或陪护人员陪伴。

（5）评估中，如发现患者有不适或特殊需求，及时给予相应处理或帮助。

三、操作前准备

1. 环境　环境清洁、安静；光线充足；温度、湿度适宜。酌情关闭门窗，必要时用屏风或床帘遮挡。

2. 物品　治疗盘、无菌治疗碗、遵医嘱配制药液、敷布数块（无菌纱布制成）、凡士林、镊子、弯盘、中单、纱布等。

3. 患者

（1）按需协助患者如厕，排空大、小便。

（2）患者心理的准备——对患者知情权的尊重，告知针对患者病情目前需采用的治疗方法、目的、注意事项，取得患者的同意。（再次核对医嘱）

（3）患者体位的准备——协助患者取适当的体位，暴露治疗部位的同时，尤其是注意医疗安全，其次要做好保暖措施和保护患者的隐私。

4. 护士

（1）佩戴胸牌，服装整洁，修剪指甲，仪表端庄、查对医嘱（双人）。

（2）洗手、戴口罩。

(3) 保持良好的情绪状态。

(4) 接触患者之前，保持双手暖和。

四、操作步骤

(1) 核对医嘱，保证床号、姓名、住院号或就诊卡号、时间等信息正确。

(2) 核对用物并检查有效期。

(3) 敲门进病室，携用物至患者床旁，确认患者身份：核对患者的姓名、住院号或就诊卡号等身份信息，必要时为患者进行遮挡。

(4) 告知患者开始操作，协助患者取舒适、安全卧位，垫一次性中单，暴露湿敷部位，注意保暖。

(5) 敷药：①再次核对患者、部位、药液。②根据病情将温度适宜药液倒入无菌碗内，中单垫于患处。③用镊子将大小合适的敷布浸湿于药液中，拧敷布干湿适宜，以不滴水为宜。平整后，敷于患处。④每 3～5 min 用无菌镊子夹取纱布浸药液淋于敷布上，保持湿度及温度。⑤20～30 min 后撤下敷布。

(6) 湿敷过程中观察患者局部皮肤反应，是否紧贴，询问患者有无不适以及对温度的感觉，发现异常，立即停敷，报告医师，及时处理。

(7) 操作完毕，擦干局部药液。取下弯盘、中单，协助患者取舒适卧位，整理床单位。询问患者对操作的感受，交代注意事项，将呼叫器放在患者易取处，向患者及家属说明，如有需要随时按铃呼叫。

(8) 询问患者有何其他需求并提供所需帮助；对患者提出的疑问，耐心解答，口头感谢患者的配合。

(9) 整理用物，洗手并做好记录。

五、注意事项

(1) 操作前做好解释，以取得合作，注意保暖，防止受凉。

(2) 注意消毒隔离，避免交叉感染，保持敷料湿润与创面清洁。有鳞屑及结痂的应先去除，以促进药物吸收。

(3) 治疗过程中观察局部皮肤反应，如出现苍白、红斑、水泡、痒痛或破溃等症状时，应立即停止治疗，报告医师，配合处理。

(4) 疮疡脓肿迅速扩散者不宜湿敷。

(5) 拧敷布时注意干湿适宜，避免过干达不到疗效，过湿污染衣物及床单。

(6) 面部湿敷时应剪成面具样，露出口、眼、鼻。两耳应塞好干棉球，以防药液入耳。

(7) 湿敷范围不能超过体表总面积的 1/3，以免药物大量吸收中毒。

（蒋健梅）

第二节 激光脱毛治疗技术

一、目的

(1) 去除多毛症。如因遗传、种族、内分泌失调等导致的正常部位或不正常部位多毛。

（2）美容目的。改善个人形象，如减少或去除腋窝、四肢、眉毛及发际线杂毛等。

二、评估

（1）向患者及其家属确定脱毛部位，选择合适的脱毛机器。

（2）观察治疗部位皮肤有无感染及开放性伤口、炎症等，询问患者有无癫痫病史，1～3个月有无暴晒史。

（3）评估患者毛发茂盛程度和肤色、肤质，告知患者可能出现的不良反应。

（4）评估患者的心理状态，是否存在焦虑等心理，必要时对患者给予心理支持。

（5）告知患者疼痛程度及术后用药。

三、操作前准备

1. 环境　环境清洁、安静；光线充足；温度、湿度适宜。若为多人诊室，各诊位之间有围帘。

2. 物品　95％乙醇（操作后机器清洁使用）、75％乙醇（操作前机器消毒使用）、一次性手套，护目镜（治疗者和患者各一个），冰袋若干个，冷凝胶（备用）。

3. 患者

（1）治疗当天不化妆，保持局部清洁。

（2）提前刮除治疗区域毛发。

（3）女性避开月经期，以免加重淤青和肿胀；妊娠期禁忌，哺乳期女性不建议。

（4）告知患者激光脱毛治疗周期。

4. 护士　按规定着装，洗手、戴口罩、戴手套。

四、操作步骤

（1）核对医嘱，保证床号、姓名、性别、年龄、住院号或就诊卡号、治疗部位、时间等信息正确。

（2）核对使用的脱毛仪器，将机器开机预热到可治疗状态。

（3）将患者带至脱毛机旁，确认患者身份：核对患者的姓名、年龄、住院号或就诊卡号等身份信息。

（4）告知患者开始操作。洗手、戴口罩、戴手套。指导患者取合适的体位，指导患者暴露治疗部位。

（5）用75％乙醇擦拭脱毛机头。针对不同部位、不同肤色、不同肤质选择合适的参数进行脱毛治疗。

（6）激光治疗完毕后，将机器调至待机状态，用95％乙醇擦拭脱毛机头。

（7）询问患者有何其他需求并提供所需帮助；对患者提出的疑问，耐心解答，口头感谢患者的配合。

（8）治疗完毕，清理用物；洗手并记录、签名。

五、注意事项

（1）治疗后根据实际情况给患者使用冰袋冷敷。

（2）告知患者治疗结束后可能出现红肿，需1～3 d恢复。

（3）脱毛一周内，不要使用碱性洗护用品洗澡或洗面。
（4）外出时严格注意防晒。
（5）避免食用辛辣刺激性食物，忌烟酒。
（6）单次脱毛后，毛发会再次生长，1个月后应再次脱毛。
（7）注意皮肤保湿护理，使用润肤产品。
（8）极少数人在治疗后可能出现暂时性色素改变，一般不需要处理，3～6个月后可自行恢复。

（王　莉）

第三节　冷冻治疗技术

一、目的

利用冷冻使组织变性坏死，可治疗疣、癌、肉芽肿、血管瘤和瘢痕等疾病。

二、评估

（1）向患者及家属说明冷冻的目的和要求，取得其理解和积极的配合。如患者对该项技术及相关事项有疑问，给予解释。
（2）评估患者皮损类型，有无破溃等。
（3）评估患者心理状态能否耐受；并耐心安慰、倾听与沟通，或寻求其他医护人员的支持与帮助等。
（4）评估中，如发现患者有不适或特殊需求，及时给予相应处理或帮助。

三、操作前准备

1. 环境　环境清洁、安静；光线充足；温度、湿度适宜。若为多人诊室，各诊位之间有围帘。
2. 物品　清洁干燥治疗台、洗手液、治疗盘、液氮罐一个、冷冻器具、记录单、笔、弯盘、生活/医用垃圾桶。
3. 患者
（1）必要时排大、小便。
（2）因为会引起疼痛，如患者不能配合，影响操作实施者，相关工作人员或家属需对患者给予心理支持。
4. 护士
（1）佩戴胸牌，服装整洁。
（2）洗手、戴口罩、戴手套。
（3）保持良好的情绪状态。
（4）接触患者之前，保持双手暖和。

四、操作步骤

（1）核对床号、姓名、性别、年龄、登记号或就诊卡号、诊断、治疗等信息正确。

（2）核对用物。

（3）向患者解释，取得合作。必要时关门窗，围帘遮挡。

（4）告知患者开始操作，洗手、戴口罩、戴手套；协助患者取舒适、安全卧位，暴露患处，注意保暖。

（5）根据患者皮损选择合适的冷冻器具，进行冷冻治疗。

（6）操作中密切观察患者病情，倾听患者主诉，如发现任何异常应立即暂停操作，给予相应处理。

（7）操作过程中，护士动作轻柔。

（8）治疗完毕，观察患者面色、冷冻部位情况，告知注意事项及健康教育知识。询问患者有何其他需求并提供所需帮助；对患者提出的疑问，耐心解答，口头感谢患者的配合。

（9）清理用物，洗手并记录、签名。

五、注意事项

（1）冷冻治疗前要做好健康教育。讲解冷冻目的，做好解释工作，取得患者的配合。

（2）严重的寒冷性荨麻疹、冷纤维蛋白血症、雷诺氏症，以及年老体弱对冷冻治疗不能耐受者禁忌使用。

（3）根据患者皮损类型、损害位置及靶组织深度，选择适当的冷冻方式、治疗时间、次数。

（王　莉）

第四节　药浴操作技术

一、目的

（1）活血通络，促进血液循环。

（2）可去除体表皮损的污垢，保持皮肤的清洁卫生，发挥药物的消炎、去臭、消毒、止痒、抗菌、收敛作用，以促进皮损康复。

（3）扶助正气，增强免疫，消除疲劳。

（4）平心安神，改善睡眠。

（5）规范执行护理技术，保障治疗效果及患者安全。

（6）增进患者对相关知识的了解及自我效能感。

（7）服务对象对护理有良好体验。

二、评估

（1）礼貌称呼并真诚问候患者；如有家属在旁，主动与家属打招呼。向患者及家属进行自我介绍。沟通时保持目光交流。

（2）告知患者即将进行的操作技术目的，患者理解并同意。如患者对该项技术及相关事项有疑问，给予解释；如患者或家属拒绝治疗，应与医生沟通。

（3）评估患者年龄、病情、皮肤，当前主要症状、临床表现、既往史及药物过敏史、心理状况等。

(4) 了解患者有无家属或陪护人员陪伴。

(5) 评估中，如发现患者有不适或特殊需求，及时给予相应处理或帮助。

三、操作前准备

1. 环境　环境清洁、安静；光线充足；温度、湿度适宜。酌情关闭门窗，必要时屏风或床帘遮挡。

2. 物品　中药液、清洁浴桶、一次性浴罩、浴巾 2 条、防滑拖鞋 1 双、水温计、水杯、适量温度的热水、水瓢、吹风机、血压计、听诊器。

3. 患者

(1) 必要时排大、小便（按需协助患者如厕，排空大小便）。

(2) 患者心理的准备——对患者知情权的尊重，告知针对患者病情目前需采用的治疗方法、目的、注意事项，取得患者的同意。(再次核对医嘱)

(3) 患者体位的准备——协助患者取适当的体位，做好保暖措施和保护患者隐私。

4. 护士

(1) 佩戴胸牌，服装整洁，修剪指甲，仪表端庄、查对医嘱（双人)。

(2) 洗手、戴口罩。

(3) 保持良好的情绪状态。

(4) 接触患者之前，保持双手暖和。

四、操作步骤

(1) 核对医嘱，保证床号、姓名、住院号或就诊卡号、时间等信息正确。

(2) 核对用物。

(3) 将周围环境温度调至适宜的室温，将一次性浴罩铺至浴池。

(4) 遵医嘱配置药液，将药液倒进浴池。

(5) 根据患者个体差异，用水温计测量，将药液温度加热水调至浴桶的 1/2～2/3 处，水温调节在（38～43℃)，以患者舒适及可耐受为宜。

(6) 携患者到药浴室，药浴前再次确认患者身份：核对患者的姓名、住院号或就诊卡号等身份信息，必要时屏风遮挡。

(7) 告知患者开始操作，协助患者脱去衣裤，注意保暖，协助患者进入浴池浸泡。水位一般不能淹没前胸，以双乳以下为宜。

(8) 将浴巾浸湿，盖到患者暴露部位。泡浴 10～15 min，每日或隔日一次。

(9) 治疗过程中密切观察患者病情变化。观察室温、药液蒸气，保持药液温度，协助活动筋骨，询问患者有何不适。出汗量较大者，给予适量饮用热水。

(10) 治疗结束后不用清水冲洗。协助患者缓慢起身，用干浴巾蘸干皮肤。协助患者穿衣和离开治疗区，进入病房休息，防止滑倒。

(11) 协助患者卧床休息，注意保暖，并交代注意事项。将呼叫器放在患者易取处，向患者及家属说明，如有需要随时按铃呼叫。

(12) 询问患者有何其他需求并提供所需帮助；对患者提出的疑问，耐心解答，口头感谢患者的配合。

(13) 放水，并取下一次性浴桶套，清洁并消毒浴桶。

(14) 清理用物，洗手并做好记录。

五、注意事项

(1) 药浴中患者禁止自己向盆内放水或随意改变治疗条件，严防溺水。
(2) 药浴应在餐后 1～2 h 内进行。
(3) 药浴室要保持良好的通风和保暖；药浴时不宜将浴室门紧闭。
(4) 体质虚弱及初次接受药浴者，药浴时间宜短。若有头晕、胸闷、四肢麻木等不适，应及时呼叫工作人员；若有心慌气短、面色苍白、全身无力等，应停止治疗。
(5) 饮酒、大量出汗、过度劳累后不宜进行药浴。
(6) 皮肤过敏、破损者慎用。
(7) 严格做到一人一浴。有传染性疾病者，应加强消毒工作。
(8) 高龄、孕妇、温度感应迟缓、局部麻木、语言障碍、认知障碍者慎用，如必须使用，应有专人全程陪护。
(9) 有出血倾向疾病及凝血功能异常者慎用。
(10) 如出现晕浴、烫伤、汗出过多及药疹瘙痒等症状，及时对症处理。
(11) 防范采取措施预防患者跌倒。
(12) 禁忌证：女性月经期；不明原因疼痛、高热者；患有严重高血压（血压≥160/100 mmHg）或低血压（血压≤90/60 mmHg）者；重度精神性疾病、癫痫及抽搐等处于发作期，癔症及不合作者；有不明原因肿块及局部水泡者；大范围感染性病灶并已化脓破溃、感染及皮肤有开放性创口者；软组织损伤者 48 h 内；严重心肺功能不全或低下者。

（蒋健梅）

第五节　中药换药技术

一、目的

(1) 对疮疡、跌打损伤、虫咬伤、烫伤痔瘘等病症的创面进行清洗，用药处理、包扎等。
(2) 通过换药，药物直达患处，起到清热解毒、提脓去腐、生肌收口、镇痛止痒等作用。
(3) 规范执行护理技术，保障治疗效果及患者安全。
(4) 增进患者对相关知识的了解及自我效能感。
(5) 服务对象对护理有良好体验。

二、评估

(1) 向患者说明中药换药的目的和要求，取得其理解和积极的配合。如患者对该项技术及相关事项有疑问，给予解释；如患者或家属拒绝治疗，应与医生沟通。
(2) 评估患者主要症状、临床表现、既往史及药物过敏史。
(3) 评估患者体质，换药部位皮肤情况，损害发生时间。
(4) 评估患者当前心理状态、对疾病认识及对疼痛的耐受程度。
(5) 评估中，如发现患者有不适或特殊需求，及时给予相应处理或帮助。

三、操作前准备

1. 环境　环境清洁、安静；光线充足；温度、湿度适宜。若为多人诊室，各诊位之间有围帘。

2. 物品　清洁干燥治疗台、洗手液、治疗盘、生理盐水、换药碗、剪刀、探针、纱布、棉球、胶布、一次性治疗巾；相应的药液及各种散剂、膏剂等外用药。记录单、笔、弯盘、生活/医用垃圾桶。

3. 患者

（1）了解护理技术目的、过程及配合要点。

（2）如患者有特殊心理状况，影响操作实施，相关工作人员或家属对患者进行心理支持。

4. 护士

（1）佩戴胸牌，服装整洁。

（2）洗手、戴口罩、戴手套。

（3）保持良好的情绪状态。

（4）接触患者之前，保持双手暖和。

四、操作步骤

（1）核对床号、姓名、性别、年龄、登记号或就诊卡号、诊断、治疗等信息正确。

（2）核对用物。

（3）向患者解释，取得合作。必要时关门窗，围帘遮挡。

（4）告知患者开始操作，洗手、戴口罩、戴手套；协助患者取舒适、放松、安全卧位，充分暴露患处，垫一次性治疗巾，上置弯盘。

（5）揭去外层敷料，如分泌物干结黏着敷料，可用盐水浸润后再揭下，以免损伤肉芽组织和新生上皮。

（6）用生理盐水棉球由内向外清洗患处。观察创面，根据疮口性质、创面情况选择消毒剂消毒疮口及周围皮肤。

（7）根据疮口性质、创面情况选择掺药、膏药，并进行包扎。常用的掺药有消肿散疖药、去腐生肌药、生肌收口药等。

（8）操作过程中护士动作轻柔，密切观察患者面色，倾听患者主诉，如发现任何异常应立即暂停操作，给予相应处理。

（9）治疗完毕，协助患者整理衣物，告知注意事项及健康教育知识。询问患者有何疑问或需求，耐心解答并提供所需帮助。感谢患者的配合。

（10）清理用物，洗手并记录、签名。

五、注意事项

（1）中药换药前要做好健康教育。讲解中药换药的目的，避免患者情绪紧张，做好解释工作，取得患者的配合。

（2）一般伤口应每日换药一次，脓腐较多的伤口每日换药1～2次。

（3）保持换药室清洁，每日消毒。

（4）严格执行无菌技术操作，先处理无菌伤口再处理感染伤口，防止交叉感染。

（5）严格遵守操作规程，创面要清洗干净，勿损伤新肉芽组织。

(6) 掺药撒布均匀，根据伤口情况选择不同药物。

(7) 对汞剂过敏者禁用丹药。

(8) 污染的敷料一律焚烧，使用后的器械应浸泡消毒处理后灭菌。

(王　莉)

第六节　离子喷雾治疗技术

一、目的

(1) 供给表皮细胞氧分和水分。

(2) 冷离子喷雾，降低皮肤温度，用以收缩毛孔、减轻局部红肿。

(3) 热离子喷雾，增高皮肤温度，促进血液循环，软化角质细胞。

(4) 中药离子喷雾根据药物成分和方剂的不同具有消炎、消肿、减少渗出等作用。

(5) 增进患者对相关知识的了解及自我效能感。

(6) 患者对护理服务有良好体验。

二、评估

(1) 礼貌称呼并真诚问候患者；如有家属在旁，主动与家属打招呼。向患者及家属进行自我介绍。沟通时，与患者和家属保持目光交流。

(2) 评估患者局部皮损情况。

(3) 评估患者的体质、主要症状及相关因素。

(4) 评估患者心理状态和对治疗的认知。

三、操作前准备

1. 环境　符合操作要求，必要时用屏风遮挡。

2. 物品

(1) 离子喷雾机 1 台、量杯 1 个、一次性中单 1 个，必要时备纱布数块、干棉球 2 个、中药浸泡的 4～6 层纱布。

(2) 遵医嘱准备药液。将同皮损大小的双层纱布浸入药液中备用。

3. 患者及家属　患者及家属了解离子喷雾技术的目的、过程及配合要点。

4. 护士　按规定着装，洗手、戴口罩。保持良好的情绪状态。

四、操作步骤

(1) 核对医嘱，保证床号、姓名、性别、年龄、住院号或就诊卡号、时间等信息正确。

(2) 核对用物。

(3) 携用物至患者床旁，确认患者身份：核对患者的姓名、住院号或就诊卡号等身份信息。

(4) 指导患者取舒适和放松的体位，暴露皮损处。如果皮损在头面部，用干棉球塞耳。垫好一次性中单，注意保暖。

(5) 将40℃温水由注水口注入水杯内，水位不能超过刻度线。

(6) 将离子喷雾机放置于合理位置。遵医嘱选择冷喷或热喷，打开电源开关，如为热喷，则5～7 min后蒸汽由喷嘴口喷出。

(7) 若为中药离子喷雾则需要根据医嘱选用不同方剂的药物纱布，将纱布拧干至不滴水，覆盖于皮损处。不要同时使用紫外线灯，以免破坏药物的有效成分。

(8) 喷雾头对准皮损部位，距离20～30 cm，告知患者勿随意变换体位。

(9) 治疗时间为15 min，治疗过程中经常巡视，询问患者感受，保证治疗准确到位。

(10) 治疗完毕，取下纱布，协助患者擦干水渍，穿好衣服，整理床单位。询问患者有何疑问或需求，耐心解答并提供所需帮助。感谢患者的配合。

(11) 按消毒原则分类处理用物。

(12) 洗手、记录、签名。

五、注意事项

(1) 治疗中不宜随意变换体位。

(2) 进行热喷时，蒸气未喷出前，喷雾头勿对着患者，喷雾头距离皮损处20～30 cm，不宜过近，经常询问患者感受，避免烫伤。

(3) 进行中药离子喷雾时不要同时使用有杀菌作用的紫外线灯，以免破坏药物的有效成分。

(4) 每日清洗喷雾机的水杯，防止水质污染，水杯清洗时勿使用清洁剂。

(王 莉)

第七节 LED光治疗技术

一、目的

(1) 杀死痘痘细菌，治疗痤疮，抑制皮脂腺（分泌）；促进炎症消退。

(2) 促进皮肤细胞再生，促进血液循环，恢复皮肤屏障功能。

(3) 预防伤口感染，加快伤口愈合，缩短恢复期。

(4) 减轻术后肿胀，缓解术后疼痛。

(5) 增进患者对相关知识的了解及自我效能感。

(6) 患者对护理服务有良好体验。

二、评估

(1) 评估患者局部皮肤情况：痤疮患者评估粉刺、丘疹、脓疱、囊肿等；皮肤光老化评估年龄、性别、皮肤纹理；日晒伤患者评估皮肤潮红灼热程度、渗出等。伤口周围有无红肿、伤口有无渗出。

(2) 评估患者当前主要症状、发病部位及相关因素。

(3) 评估患者年龄、文化程度、当前心理状态及对疾病的认识。

(4) 评估患者是否对光敏感。

三、操作前准备

1. 环境　符合操作要求，必要时用屏风遮挡。

2. 物品　LED 治疗仪 1 台，小脸盆 1 个，一次性清洁袋 1 个，500 mL 清水（水温 38～40℃），一次性小毛巾 1 条，贮物罐备清水棉球若干，弯盘 1 个。

3. 患者　患者及家属了解护理技术的目的、过程及配合要点。

4. 护士　按规定着装，洗手、戴口罩。保持良好的情绪状态。

四、操作步骤

（1）核对医嘱，保证床号、姓名、性别、年龄、住院号或就诊卡号、时间等信息正确。

（2）核对用物。

（3）携用物至患者床旁，确认患者身份：核对患者的姓名、住院号或就诊卡号等身份信息。

（4）指导患者取舒适和放松的体位，暴露治疗部位。

（5）治疗前根据皮损情况，酌情使用温水清洁局部皮肤。

（6）协助患者戴好护目镜。

（7）接通电源，打开 LED 治疗仪开关，操作者佩戴护目镜。根据医嘱调节触摸彩色 LED 液晶显示屏上的输出波长、能量及治疗时间。

（8）调节照射距离，距患处 25 cm 左右，关闭遮光帘。询问患者有何疑问或需求，耐心解答并提供所需帮助。

（9）治疗过程中，经常巡视患者。

（10）治疗毕，为患者取下护目镜，协助患者整理衣物，整理床单位，感谢患者的配合。

（11）清理用物。

（12）洗手、记录治疗参数、签名。

五、注意事项

（1）部分患者治疗后有干燥感，在医生的指导下可以使用皮肤保湿剂，保护皮肤的屏障功能。

（2）避免日晒。

（3）根据治疗原理及作用，正确选择红光、黄光或蓝光。

（4）刺激性皮炎患者治疗后注意观察面部的潮红、瘙痒及皮肤干燥程度，暂不用洗面奶，用清水清洁皮肤。

（5）对光敏感的患者不宜进行此项治疗。

（王　莉）

第八节　光动力治疗技术

一、目的

（1）治疗尖锐湿疣、日光性角化病、鲍恩病、中重度及重度痤疮、光老化等皮肤疾病等。

（2）增进患者对相关知识的了解及自我效能感。

（3）患者对护理服务有良好体验。

二、评估

（1）礼貌称呼并真诚问候患者；如有家属在旁，主动与家属打招呼。向患者及家属进行自我介绍。沟通时保持目光交流。

（2）仔细询问病史，以下情况禁用：①对红光等激发光源过敏；②卟啉症患者或已知对卟啉过敏；③已知对局部用 ALA 乳膏、凝胶或溶液中任何一种成分过敏。以下情况慎用：①正在服用光敏性药物；②患有光敏性疾病；③妊娠期和哺乳期妇女。

（3）评估患者病情、皮肤肿瘤大小、部位、生命体征，评估患者的心理状态，是否存在焦虑、抑郁、敌对、抗拒等负性心理，必要时进行相应干预以保证光动力治疗操作的顺利实施。

（4）评估治疗用药剂量。

（5）了解患者有无家属或陪护人员陪伴。

三、操作前准备

1. 环境　符合操作要求，围帘遮挡。

2. 物品　氨基酮戊酸药物、保湿凝胶、一次性药杯、冰袋、棉签、1 mL 注射器、保鲜膜、剪刀、黑布、胶带、护目镜和眼罩、光动力治疗仪、小风扇喷壶、生理盐水＋纱布（术后湿敷）、手套（戴手套配药）、避光环境（外科治疗室）。

3. 患者和家属

（1）患者及家属了解光动力治疗的目的、过程及配合要点。

（2）患者及家属情绪稳定，愿意配合。

（3）患者患处清洁，若为尿道口或者肛门附近，指导患者操作前禁食水 4 h，更换内衣裤。

（4）患者皮损处备皮、生理盐水清洗后保持干燥。

（5）患处有渗出结痂，需要处理，清洗后保持干燥。

4. 护士

（1）佩戴胸牌，服装整洁。

（2）洗手、戴口罩。

（3）保持良好的情绪状态。

（4）接触患者之前，保持双手暖和。

（5）皮损部位拍照。

四、操作步骤

（1）核对医嘱，保证床号、姓名、性别、年龄、住院号、时间、治疗用药剂量、治疗部位等信息正确。

（2）核对用物。

（3）将患者带至光动力治疗室，确认患者身份：核对患者姓名、住院号或就诊卡号等身份信息。

（4）指导患者取舒适和放松的体位。

（5）根据皮损范围大小确定用药剂量并配置。

（6）关灯并使用遮光帘，皮损部位上药，反复涂抹药物至吸收，用保鲜膜封包，外层用纱布胶带固定并黑布覆盖。

（7）敷药后患处避免强光照射，敷药时间 3～5 h（推荐 4 h）。

（8）进行照光前，指导患者排空小便。协助患者摆好体位，戴好眼罩。充分暴露治疗部位，皱褶处应尽可能暴露。

（9）进行光动力治疗过程中，观察询问患者疼痛的耐受能力，填写疼痛评分表。患者疼痛不能耐受时给予小电扇吹风、音乐疗法和心理安抚。

（10）操作结束后交代患者光动力治疗后的注意要点。询问患者有何疑问或需求，耐心解答并提供所需帮助。感谢患者的配合。

（11）洗手、记录、签名。

五、注意事项

（1）皮损湿敷：治疗后，皮损处有明显灼痛感可进行湿敷；会阴部可给予高锰酸钾坐浴、湿敷或使用冰袋。

（2）治疗后 1～2 d 可能出现皮肤黏膜潮红、水肿等光敏化学反应，是正常现象。

（3）患者治疗后多饮水，多排尿（仅限生殖器部位治疗）。

（4）保持创面清洁干燥，衣着宽松。

（5）治疗部位需要严格防晒，48 h 内减少室外活动及室内强光源暴露。

（王　莉）

第十六章　现代精神科护理技术与人文关怀

第一节　防范暴力行为技术

一、目的

（1）提高精神科护理人员对患者暴力行为的防范能力。

（2）防范与减少患者暴力事件发生，保障住院期间安全。

（3）服务对象对护理有良好的体验。

二、评估

（1）既往是否存在暴力行为，如存在，评估暴力行为的方式、程度和控制方法、激惹程度、自控能力等。

（2）精神疾病与症状因素，特别注意是否有物质滥用史、人格障碍及幻觉妄想等。

（3）心理因素，是否存在应激事件。

（4）社会环境、文化、特殊风俗等因素。

（5）患者是否激动、不安、高声大叫或多疑，是否有危险物品。

（6）评估时注意环境安全，同时自身要冷静，使用柔和的语气，平视患者双眼，尽可能迅速地完成评估，并避免独自一人和患者共处一个封闭空间。

三、操作前准备

1. 环境　最好使患者安置于精神科监护病房，如若不能达到，应尽量保证环境安全，无尖利易碎物品，场地尽量平坦开阔，避免湿滑地面。

2. 物品　清洁干燥治疗车、速干手消毒剂、条索状宽布带、治疗执行单、约束保护知情同意书。

3. 病房内人员

（1）患者：使患者离开危险区域，如站立在病床或桌椅上，位于厕所或人多处，需采取必要措施防止危险发生。

（2）家属：需说服患者家属不要单独行动应对患者暴力行为，应与工作人员协调解决危机。

（3）对于其他患者或围观者，应及时劝说撤离，转移到安全的地方。

4. 护士

（1）佩戴胸牌，服装整洁。

（2）洗手、戴口罩。

（3）保持良好的情绪状态。

（4）双手指甲修剪整齐，不留长指甲。

四、操作步骤

(1) 注意自我保护，紧急呼叫其他工作人员，寻求帮助，集体干预。

(2) 使用情绪降温技术，进行心理疏导，并转移被攻击对象，疏散其他围观人员离开现场。

(3) 心理疏导无效，其他医护到场。至少需要 4 名医护人员同时行动，先一组人员转移患者注意力，另一组人员趁其不备迅速夺下危险物品。

(4) 合理站位，每人负责固定一个肢体，尽快将患者置于仰卧位，实施约束保护。紧急情况下，可以先行保护性约束，隔离于一个安全、安静的环境中。

(5) 根据需要选择合适的约束部位和方法。暴露患者腕部及脚踝，用宽布约束带将腕部和脚踝固定于床两侧；约束肩部或胸、腹部时，保持其正常呼吸功能。固定患者后，立即检查约束带松紧，以可放入一指为宜，必要时可加棉垫或保护垫，并适当调整以保持患者身体各部位的功能位。

(6) 为患者选择合适的保暖物品遮盖，减少暴露时间，保护患者隐私。

(7) 对患者给予必要解释及心理护理，加强监护；对家属宣教解释约束的目的、意义和注意事项。紧急情况下需补签知情同意书，并督促医生补开医嘱，核对患者信息并记录。

五、注意事项

(1) 工作人员应临危不乱、配合有序，避免出言激惹患者，有效实施降温技术。

(2) 根据不同的制动方法，观察患者局部和全身情况。每 15 min 观察 1 次约束肢体的末梢循环情况，每 2 h 轮流松解约束带 1 次，并协助翻身、局部皮肤护理及活动关节；观察局部皮肤的完整性、血液循环情况。

(3) 如患者已被约束保护于床，则不应和其他患者同处一室，以防被其他患者伤害。工作人员应加强监护，满足患者合理需求，及时喂食喂水，保证营养摄入；定期评估，待患者情绪平稳后，逐步解除约束。

(4) 告知家属不得私自解除患者约束带，如有不适及时通知医务人员。

（吴建红）

第二节　防范自杀行为技术

一、目的

(1) 防范患者发生自缢、跳楼等自伤和自杀意外事件，减低自杀自伤的发生率。

(2) 规范护理人员防范与应急处置操作，及时挽救患者生命，保障患者安全。

二、评估

(1) 有无自杀意向；自杀意志的坚决程度；有无自杀的准备，例如“三托”，即托人、托事、托物；有无自杀计划及自杀方法。

(2) 所处环境：若患者独居一室，他人无法干预，自杀风险上升。

(3) 自杀危险因素评估，包括年龄、性别、婚姻状况、精神病学方面、社会因素及躯体状况等。

三、操作前准备

1. 环境　将患者安置于精神科监护病房，病房设施简单、稳固、无棱角，严格管理危险物品，物品损坏及时报修。

2. 物品　急救设备和药品、自杀评估量表、记录用纸和笔、生命体征测量工具。

3. 病房内人员　患者应留家属 24 h 陪护，监护病房应安置其他患者，禁止患者独处。

4. 护士

（1）佩戴胸牌，服装整洁。

（2）洗手、戴口罩。

（3）保持良好的情绪状态。

（4）双手指甲修剪整齐，不留长指甲。

四、操作步骤

（1）一旦发现自杀自伤征兆，应及时做医护交班，避免错过挽救患者的良好时机。

（2）加强巡视，保持患者在医护视野范围内活动，随时掌握其动态。患者若出现情绪好转，也不应放松警惕，应防备患者可能正处在实施自杀行动前。

（3）防藏药，发药后仔细检查患者口腔、手心、衣袖等易藏药处，密切观察药物不良反应。

（4）加强心理护理，建立治疗性护患关系。陪伴患者，表达关爱，照顾生活起居。尊重患者的意见，多倾听，减少提问，不与其争辩，不劝善、不责骂、不抱怨、不质问。

（5）调动社会支持系统，重塑患者与家庭实际生活现象的连接，告知关系紧密的人身上正在发生的事情，使患者有所牵绊。

（6）使用不伤害或不自杀契约帮助患者降低危险。

（7）组织患者参与集体活动，回归日常生活，增加其成就感、归属感、自我价值感，护理人员要及时给予鼓励，真诚地表扬患者。

（8）如患者抑郁自杀自伤行为未得到缓解，应报告医生调整治疗方案，可建议无抽搐电痉挛治疗，必要时使用保护性约束来保护患者。

五、注意事项

（1）加强安全管理：包括病房设施安全、病房物品安全、安全教育管理等。

（2）床头卡、一览表、医护联络板、手腕带注明“防消极”标识。

（3）加强夜间、凌晨或交接班等特殊时段的管理，采取无规律巡视方法。

（4）加强特殊场所的管理，如厕所、活动室、晾晒间等，定期检查，加强巡视。

（吴建红　李晓芬）

第三节　保护性约束技术

一、目的

（1）约束患者躯体或四肢，减少或限制其活动。

（2）防止患者因精神症状（如幻觉、妄想、激惹、兴奋或抑郁）伤害自身或他人，防止患者破坏病房设施或扰乱医疗秩序等行为。

（3）确保患者的治疗、护理能够安全顺利完成。

二、评估

1. 依从性高的患者

（1）礼貌称呼患者，如有家属在旁，主动与家属打招呼。向患者及家属进行自我介绍。

（2）告知患者和家属即将进行的操作技术目的，取得理解。如患者对相关事项有疑问，给予解释。

（3）评估约束肢体活动、功能等情况，约束部位皮肤有无破损、敏感等。

2. 依从性低的患者

（1）用平和坚定的语气与患者沟通。迅速判断患者需约束的紧急性、配合程度。

（2）评估约束肢体活动、功能等情况，约束部位皮肤有无破损、敏感等。

（3）预判值班人员人力资源情况与患者约束过程风险是否对等。

（4）了解患者有无家属或陪护人员陪伴。

（5）评估中，如发现患者有不适或特殊需求，及时给予相应处理或合理满足。

三、操作前准备

1. 环境　环境安全、安静；有足够的照明；温度、湿度适宜。条件允许时，为患者准备单独病房。

2. 物品　医嘱执行单、笔、治疗记录单（纸质版或电子档均可）、约束带（清洁、完好、无潮湿）、棉垫、速干手消毒剂。

3. 患者和家属

（1）必要时督促患者排大、小便。

（2）依从性低的患者，尽量请家属暂时回避，不要目睹约束过程。

4. 工作人员

（1）佩戴胸牌，服装整洁。

（2）洗手、戴口罩。

（3）保持良好的情绪状态。

（4）患者依从性低的，需组织护工、保卫人员协助操作。

5. 医疗流程

（1）签署约束保护知情同意书。

（2）评估病情后，医生开具约束保护医嘱。

（3）紧急情况，口头告知操作目的并取得家属的同意，操作结束后立即补签知情同意书、补开约束保护医嘱。

四、操作步骤

（1）核对医嘱及知情同意书，保证床号、姓名、住院号、时间等信息正确。

（2）核对用物。

（3）洗手（六步洗手法）。

（4）敲门进病室，携用物至患者床旁，问候患者，核对患者的姓名、住院号等身份信息。

（5）肢体约束法：①协助患者取仰卧位，暴露手腕、脚踝（适时给予解释、安慰、鼓励，缓解患者紧张、恐惧的情绪）。②约束带中间对齐打开，分别置于床的左右两边，两人配合，约束带以“8”字结系于棉垫外，分别固定患者双手腕处或双脚踝处，拉紧，检查松紧度，松紧度以能伸进1指为宜。③约束带两端自然垂直，分别穿过两边床沿下的床档，打结固定，固定于床沿下床档处，使患者手部不能触及，约束带不要散落接触地面。④约束患者双手腕时，置双手于身体两侧并贴近躯体。两固定绳结之间的距离适宜，不可过近或过远，防止患者松解手腕处或床沿处绳结。

（6）肩部约束法：①根据病情和后续治疗，协助患者在床上暂取坐位或在座椅上取端坐位。②脱去患者厚重外衣，暴露患者双肩，极度躁动不配合的患者、皮肤敏感易发生皮损的患者，可穿着薄棉衣进行肩部约束（适时给予解释、安慰、鼓励，缓解患者紧张、恐惧的情绪）。③两人配合，一人协助患者保持坐位，另一人站在患者身体侧后方，将约束带从中间对齐打开，约束带两端从患者背后开始穿绕。一端从患者一侧腋下穿过，另一端从患者另一侧肩上绕过，然后收紧约束带两端，在患者颈后处打结。④床上约束时，随即协助患者取平卧位，约束带两侧尾端分别穿过床头挡板，在床沿下打结固定，约束带不要散落接触地面。⑤座椅上约束时，继续保持端坐位，约束带两侧尾端分别穿过座椅靠背挡板，在靠背下沿处打结固定，约束带不要散落接触地面。⑥仰卧位时为患者头下放置枕头，协助患者采取舒适卧位。⑦坐位时可在患者背后放置靠枕。

（7）观察患者情绪并安抚患者，交代注意事项。

（8）操作后再次核对。

（9）整理床单位及用物，根据室温，适当为患者盖好被褥，注意保暖。

（10）洗手，记录：记录实施约束的原因、时间、约束带数目、约束部位血运及皮肤情况等。

（11）约束过程中定期巡视，注意松紧保持状态、约束部位血运情况。

（12）安抚患者情绪，约束过程中加强心理护理，满足患者饮食及排泄的需求。

五、注意事项

（1）根据医嘱实施约束保护，并签署知情同意书。无留陪的患者在紧急情况下，先实施约束，操作结束后立即告知患者家属。

（2）约束前，向患者及家属说明约束的目的和必要性，消除其紧张、恐惧心理。

（3）约束患者安置在单独病房，不可和非约束患者同住，防止约束患者被报复或伤害。

（4）约束过程中注意保护患者避免受伤，正确使用约束器具，体位舒适，松紧适宜，防止发生关节脱位、骨折、皮肤损伤等。

（5）每15 min巡视一次，观察约束部位皮肤及肢端血运情况、约束带松紧情况。防止发生臂丛神经麻痹、受阻、肢体血液循环障碍等并发症。

（6）若约束部位皮肤苍白、发绀、麻木、刺痛、冰冷时，应立即放松约束带。

（7）做好基础护理，保证患者的生理需求。

（8）床边重点交接病情、约束带数目、约束部位、绳结松紧、局部皮肤血液循环情况、床单位清洁规范。

（9）当患者病情缓解后，遵医嘱及时解除约束。

（吴建红）

第四节　噎食患者急救技术

一、目的

（1）快速清除患者咽喉部或卡在食管狭窄处的食物，畅通呼吸道和恢复自主呼吸。

（2）增进患者对相关知识的了解及自我效能感。

（3）护理对象对护理有良好的体验。

二、评估

1. 噎食的常见原因及危险因素评估

（1）因病抢食、暴食所致。

（2）精神疾病：长期服用抗精神病药，出现锥体外系不良反应引起吞咽肌肉运动不协调，抑制吞咽反射，容易出现噎食。

（3）癫痫患者在进食时抽搐发作导致咽喉肌运动失调，可能出现噎食。有脑器质性疾病如帕金森综合征的患者，吞咽反射迟钝，容易发生噎食。

2. 噎食发生时的现场评估

（1）患者在进食时突然发生。

（2）轻者（噎食期）：面部涨红伴有呛咳反射，呼吸困难，不能发音，呼吸急促。

（3）重者（窒息早期）：胸闷窒息感、两眼发直、有哮鸣音，海姆立克征象，手不自主地以“V”字状的紧贴颈部，面色发绀。

（4）严重者（窒息晚期）：口唇、黏膜及皮肤发绀，意识丧失，抽搐，全身瘫痪，四肢发凉，二便失禁，呼吸停止，心率较弱。

（5）如抢救不及时或措施不当，死亡率极高。

三、操作前准备

1. 环境　环境安全、安静；有足够的照明。若为多人病房，病床之间可用屏风遮挡；就地抢救。

2. 物品　靠背椅、开口器、压舌板、胶布、棉签、氧气装置一套（必要时备负压吸引、气管切开、插管装置各1套）、大针头、弯盘、手套、血压计。

3. 家属和其他患者　尽量请家属和其他患者暂时回避，不要围观及目睹抢救过程。

四、操作步骤

（1）当班护士发现患者噎食先兆和症状，立即呼救，寻求其他医护人员帮助，通知医生、主任、护士长组织抢救。

（2）当班护士立即判断噎食程度，停止进食，就地抢救，争分夺秒，清除口咽部食物，开放气道。如果患者牙关紧闭，可用开口器、筷子或牙刷等撬开口腔，取出异物。清醒的患者用上述物品刺激咽部催吐，同时轻拍患者背部，协助吐出食物；不清醒的或催吐无效的，要立即用食、中二指伸向口腔深部，将食物一点一点掏出，越快越好。

（3）如果清除口咽部食物仍未缓解，立即采用海姆立克急救法。①患者站立，意识清醒者：抢救者站在患者背后，环抱患者，双手交叉紧握，用大拇指突出的关节置于患者脐与剑突连线脐上 2 cm 处，向内向上冲击用力，使膈肌上移，推动胸廓，气体向喉部冲击，如此反复冲击，至阻塞物排除，患者自主呼吸恢复。若患者力气不足以站立，可使其面对椅背，向前倚靠在椅背上，重复以上抢救方法。②患者卧床或意识丧失者：上腹加压法，让患者平躺在地板上，取仰卧位开放气道，抢救者骑跪在患者两腿两侧，双手叠握，手指撬起，用掌根在患者脐与剑突连线脐上 2 cm 处向内向上冲击用力，重复上述动作直至气道通畅，一旦实现气道的畅通，立刻检查脉搏，若没有脉搏继续进行心肺复苏。

（4）儿童患者或体型小、体重轻的患者，可以将患者倒置，拍打背部，促进阻塞物排出，并实施下一步处理。

（5）上述处置无效，应立即环甲膜穿刺术：患者取仰卧位，垫高肩部，颈前部充分暴露拉直气管，立即用一根粗针头在环状软骨正下方 1～2 cm 处刺入气管，使呼吸道暂时畅通。随后酌情行气管切开或紧急气管插管。

（6）食物滞留在气管内，可请五官科医师会诊，决定采用气管镜取出阻塞物。

（7）抢救过程中，如心搏骤停，立即胸外心脏按压，同时及早进行脑复苏。

（8）自主呼吸恢复，应持续吸氧，专人监护。

（9）抢救成功后，做好相应记录，做好患者的心理护理及防噎食宣教。

五、注意事项

（1）注意预防噎食。

（2）了解患者用药情况及药物不良反应，注意有无吞咽困难。

（3）对暴食和抢食者应专人监管进食，控制其进食速度。

（4）有明显椎体外系症状者，酌情使用拮抗剂，并为其选用流质或半流质饮食。

（5）一旦发生噎食，就地抢救，争分夺秒。

（6）自主呼吸恢复后可高流量给氧，缺氧状态缓解后改为低流量持续给氧，直至完全恢复，密切观察生命体征变化。

（7）预防再次发生噎食，做好宣教，可建议医生减少抗精神病药物剂量或换药。

（吴建红）

第五节　无抽搐电痉挛术前准备技术

一、目的

（1）保持患者生命体征的平稳，防止各种并发症的发生。

（2）改善患者的精神症状，恢复生活、工作、学习与社会交往的能力。

二、评估

（1）评估患者躯体情况，了解患者有无心血管及呼吸系统疾病，评估营养状况和年龄，是否存在禁忌证。了解精神科病史及检查，以确定该治疗的指征。资料齐全。

（2）评估患者对无抽搐电痉挛的认知和反应，合作程度，目前心理状态。

三、操作前准备

1. 环境　将患者安置于专门的电休克治疗室。

2. 物品　治疗床、无抽搐电痉挛机、心电监护仪、呼吸机、除颤器、氧气、吸痰器、开口器、舌钳、压舌板、牙垫、通电用电极片2个、头带1条、盐水或导电胶、急救车等。

3. 治疗室内人员　电痉挛治疗医师、护士、麻醉师。

4. 护士

（1）佩戴胸牌，服装整洁。

（2）洗手、戴口罩。

（3）保持良好的情绪状态。

（4）双手指甲修剪整齐，不留长指甲。

（5）治疗护士应取得无抽搐电痉挛治疗资质。

四、操作步骤

（1）双人核对医嘱，确保患者姓名、住院号等信息无误。

（2）测量体温、脉搏、呼吸与血压，要求在正常范围内。

（3）向患者家属交代进行治疗的必要性、疗效、可能出现的不良反应和风险等，并通知监护人签署治疗知情同意书。

（4）向患者解释，消除其紧张恐惧感，争取合作。

（5）治疗前禁食8 h，禁水4 h，以免患者在治疗过程中发生呕吐，导致窒息，必要时约束保护患者。

（6）再次核对患者信息及医嘱内容。

（7）治疗前30 min内再次测量体温、脉搏、呼吸、血压及体重并记录，如有异常报告医师暂停治疗。

（8）治疗前15～30 min按医嘱静脉注射阿托品等药物以减少呼吸道分泌物，同时建立静脉通道。

（9）操作前让患者排空大小便，取下活动义齿、发卡、领带、眼镜及佩戴的金属饰品，解开领口及腰带。

（10）核对患者身份信息及医嘱内容，查看知情同意书，准备进行治疗。

五、注意事项

（1）严格执行查对制度，防止差错事故。

（2）严防药液外渗，造成局部组织受损。

（3）疾病治疗期间使用抗癫痫药物的患者，在无抽搐电痉挛治疗前当天，停服此类药品，治疗完成后应继续服用。

（吴建红　李晓芬）

第六节 无抽搐电痉挛术后护理技术

一、目的

（1）防止治疗后并发症的发生。
（2）操作规范、熟练，对患者术后病情观察及时、护理到位。
（3）态度和蔼、与患者的沟通恰当，使患者感到关心与关爱。

二、评估

（1）评估患者意识恢复情况、是否存在气道堵塞或呼吸困难。
（2）评估患者是否存在跌倒坠床风险。

三、操作前准备

1. 环境　将患者安置于专门的电痉挛术后恢复室。
2. 物品　治疗床、心电监护仪、除颤器、氧气、吸痰器、开口器、急救车等。
3. 术后恢复室人员　电痉挛治疗医师、护士。
4. 护士
（1）佩戴胸牌，服装整洁。
（2）洗手、戴口罩。
（3）保持良好的情绪状态。
（4）双手指甲修剪整齐，不留长指甲。
（5）治疗护士应取得无抽搐电痉挛治疗资质。

四、操作步骤

（1）将患者安置在电痉挛术后恢复室内，专人监护，取去枕平卧位，头偏向一侧，维持呼吸道通畅，仔细观察有无呼吸道阻塞或呼吸困难。

（2）密切观察病情，拉上床栏，防止坠床等意外。若患者兴奋躁动，必要时给予约束保护。

（3）观察患者牙齿有无松动，口、唇、舌有无外伤，注意观察肢体活动情况，发现异常及时报告医生处理。观察注射部位皮肤有无肿胀变色，必要时给予相应处理措施。

（4）治疗后2 h内密切观察生命体征变化，2 h后可进易消化流质饮食。观察有无吞咽困难，防止呛咳。

（5）待患者完全清醒后，鼓励患者表达对治疗的感受，详细记录患者治疗前、中、后的反应。

（6）病房护士与治疗护士共同核对患者床号、姓名、住院号、医嘱及患者恢复情况，核对无误可将患者接回病区。

（7）并发症及处理：常见头痛、恶心及呕吐等情况，一般不必特殊处理；记忆减退多在停止治疗后数周恢复；情况严重或有其他严重并发症时请示医生进行处理。

五、注意事项

（1）治疗后2 h进食，应从稀软的食物开始尝试，避免呛食、噎食。

（2）治疗后应保证患者入量，以增加患者对治疗的耐受性。

（3）密切观察病情变化，落实防跌倒防坠床的有效措施，严防跌倒坠床。做好记录及交接班。

（吴建红）

第七节　心理测量技术

一、目的

（1）利用心理测评量表、测评工具，对患者的心理状态、精神症状进行测量，为协助疾病诊断、评价治疗效果、评价康复程度提供依据。

（2）护理对象对护理有良好的体验。

二、评估

（1）核对患者：询问患者姓名、住院号或就诊卡号，核对患者手腕带或就诊卡信息。

（2）解释心理测量的目的、方法，取得患者配合。

（3）评估患者意识情况、病情、语言能力和配合程度。

（4）评估患者的视力、听力、电脑操作能力，询问评估过程是否需要帮助。

三、操作前准备

1. 环境　安全、安静。可为患者准备单独房间测评，也可准备独立隔板卡座的测评空间，要保证足够照明。环境温馨，让患者放松自如。

2. 物品　桌椅、独立隔板卡座、心理测评系统及操作终端。

3. 家属和其他患者　尽量请家属和其他患者暂时回避，不要干预影响患者测评过程。

4. 护士

（1）佩戴胸牌、服装整洁。

（2）洗手。

（3）保持良好情绪状态。

四、操作步骤

（1）操作者核对患者姓名、住院号或就诊卡号、医嘱单。

（2）检查心理测量电脑的电量、运转情况，确保正常使用。

（3）核对患者信息和所需测量的量表种类，将患者信息输入平板电脑，并选择相应的量表。

（4）操作者指导患者开始进行自评答题的方法（勾选、确认、返回等）在设备终端上如何选择。

（5）鼓励患者情绪放松，按自己实际情况进行自评答题。

（6）进行他评测量时，操作者口头讲述或询问题目内容，患者口述答案，操作者据实勾选或评分，双人配合完成测评。

（7）操作者陪伴患者测评过程，必要时给予解释和帮助，注意观察患者填写量表时的反应，确保量表的真实性。

(8) 患者完成量表测评后，操作者立即保存结果，再次核对患者信息并告知患者测量结果。

(9) 洗手处理用物。

(10) 打印测量结果，提交管床医生查看后夹入病历。

(11) 记录，记录心理测量的种类、时间及结果。

五、注意事项

(1) 合理的解释，告知测评的目的和必要性，提高患者的依从性。

(2) 注意保持测评环境的安静温馨，使患者平静放松，便于测评顺利进行。

(3) 注意观察测评内容对于患者情绪的影响，给予陪伴和适当的引导。

（吴建红　孙慧敏）

第八节　重复经颅磁刺激技术

一、目的

(1) 通过把一定量的磁脉冲聚焦于大脑有关部位，刺激神经细胞来达到治疗疾病的作用。

(2) 护理对象对护理有良好的体验。

二、评估

(1) 评估患者治疗的适应证和禁忌证。①适应证：抑郁症、焦虑症、强迫症、幻听、精神分裂症、失眠等。②禁忌证：头颅内有金属异物者、佩戴心脏起搏器者、有耳蜗植入者、颅内压增高者、有癫痫病史及癫痫病家族史的患者。孕妇、婴幼儿和不能表达自己感觉的人慎用。

(2) 评估患者病情、主诉是否与医生开具需改善的症状相符合。

(3) 评估患者的意识状态、配合程度。

三、操作前准备

1. 环境

(1) 安全、安静；有足够的照明；温度、湿度适宜。操作床之间可用屏风遮挡，充分保护患者隐私；床褥定期更换消毒，保持整洁规范。

(2) 房间要求有独立电源接口，电源完好，插座和插头连接紧固；仪器放置距离墙面至少30 cm；刺激线圈完好无损、无裂纹、颜色无改变等；治疗室门口有警示标识“此处有强磁场设备，禁止装配有心脏起搏器或电子输液装置等，对磁场敏感的设备和人员进入”。

2. 物品　磁刺激治疗仪器设备、磁刺激定位帽、床单位或座椅、耳塞、速干手消毒剂、医嘱执行单、笔、治疗记录单（纸质版或电子档均可）。

3. 患者和家属　必要时督促患者排大、小便；尽量保持患者头皮和头发清洁，避免油腻污垢，以免影响治疗效果；告知患者家属操作过程中减少与患者交谈，让患者保持安静。

4. 护士

（1）佩戴胸牌，服装整洁。

（2）洗手、戴口罩。

（3）保持良好情绪。

四、操作步骤

（1）核对信息，确保姓名、住院号等信息无误。

（2）查阅医嘱和病历，了解患者病情。

（3）通过交谈，评估患者情绪状态，向患者讲解治疗原理，交代注意事项。

（4）再次评估患者：①病情是否与医生开具需改善的症状相符。②有无植入性心脏起搏器等。③患者意识状态、合作程度等。④患者个人准备，包括如厕、移除身上的金属物品等。

（5）给患者正确佩戴磁刺激定位帽，协助患者取坐位或卧位，以患者舒适、方便操作为准。操作前再次核对患者信息，确保正确无误。

（6）设备操作：①开电源，打开仪器电脑控制屏。②启动程序并登录，在电源管理界面启动电源，等待电脑自检完成。③录入患者信息，将该患者设定为当前患者。④首次治疗需要测定阈值，须由有资质治疗师完成并保存记录。治疗师手持线圈拍在定位帽红色区域手的部位附近（皮质功能区）手动触发，观察对侧手部有微弱抽动的最小强度，在此强度基础上调整降低5%～10%（目测法测量运动阈值简单、直观，但与实际阈值有偏差），为减少偏差，再次点击阈值确定，相应的磁场强度即被确定为运动阈值100%。⑤依据收集到的患者资料、测定的运动阈值，根据疾病选择不同的治疗方案，确定刺激参数，固定线圈拍到治疗方案指定的治疗部位，嘱患者头保持不动，开始治疗。

（7）治疗过程中注意观察患者的反应及病情变化。

（8）若开始治疗后，患者感觉头部刺激较大，无法耐受，可点击停止，调节小强度到患者可耐受强度（阈值的80%～120%为安全刺激范围，可低于80%，但不能高于120%），嘱患者头保持不动，重新开始治疗。

（9）治疗结束后，移开治疗拍，关闭程序小窗口，关闭电源，待电源关闭后依次关闭电脑、电源总开关、拔下电源线。

（10）治疗后整理床单位，协助患者返回病房，嘱患者休息，如有不适及时与护士联系。

（11）洗手，整理用物。

（12）做好记录及交接班，观察病情变化。

（13）再次治疗时，根据上次保持的参数，固定线圈拍到治疗方案指定的治疗部位，嘱患者放松，头保持不动，开始治疗。

五、注意事项

（1）与患者建立良好的护患关系，取得患者的信任，从而可以增加患者对治疗的依从性。

（2）治疗时，线圈拍的角度、定位非常重要，刺激参数的设置可以参考基础方案，再按患者的个体情况适当调整。治疗过程中与患者保持有效沟通，并适时调整强度，使患者可以耐受并达到满意的治疗效果。

（3）线圈拍与头皮之间的距离应保持在2～3 cm，此为直接有效的刺激深度。如超过5 cm以外，则已无法检测到脉冲磁场，可能导致无效。

（4）治疗过程中注意观察有无头晕、刺激部位疼痛、耳鸣等不适，如有不适应立即停止治疗并联系医生处置。

(5) 经颅磁刺激治疗的频率为每天1次，每周5 d，2～3周为一疗程。

(吴建红　杨　憨)

第九节　护患关怀性沟通技术

护患关怀性沟通是指护理人员与患者近距离接触，主动倾听患者诉说，了解患者有何不适、需求及担忧，并及时给予回应，为提供进一步的关怀、帮助或解决患者问题而进行的专项沟通。

一、目的

(1) 及时了解并满足患者需求、减轻患者不适及压力。

(2) 让患者感受到关怀。

(3) 提升护理质量，提高患者对护理工作满意度。

(4) 促进护患关系和谐。

(5) 促进护理专业发展。

二、沟通前评估

(1) 责任护士了解患者相关情况，如诊断、治疗、家庭社会情况、医疗付费方式等。

(2) 了解患者的意识程度、沟通能力等。

(3) 了解上一次沟通的内容、主要问题及解决的程度。

三、沟通前准备

1. 环境　室温与光线适宜、安静，病房内无探视人员，宜在单独房间进行沟通。

2. 沟通时机　选择合适的沟通时机，如患者当日治疗操作较少时且非患者休息时间段进行。患者身体精神状况许可。

3. 物品　笔、记录单（本）。

4. 护士　着装规范，仪表整洁；保持良好的情绪状态。

四、关怀性沟通步骤

(1) 护士到患者床边椅子坐下，礼貌称呼患者；如有家属在场，主动与家属打招呼；介绍自己身份，说明来意。

(2) 尊重患者，多人间需拉上隔帘或陪同患者到单间，保护患者的隐私。

(3) 询问患者卧位是否舒适，必要时为患者调整卧位。

(4) 护士面部表情亲切自然、采取稍向对方倾斜的姿势，保持目光接触。

(5) 护士语言轻柔，态度和蔼，主动询问患者问题并根据患者的回复给予答复：

①“您好！您现在感觉怎么样？有没有什么不舒服的地方？”若患者回答“有”，则认真倾听患者的讲述，给予患者合理的回复，并采取措施减轻患者不适，若无法独自处理，则进一步报告管床医生或护士长协助处理。若患者回答“没有”则询问问题②。②“您住院有没有什么不方便的/困

难，需要我帮忙吗?”若患者回答“有”，则耐心倾听患者的讲述，给予患者合理、适当的帮助，若无法独自解决，则进一步请示管床医生或护士长协助处理。若患者回答“没有”则询问问题③。③“您还有没有什么其他担心的问题，或者想了解的事情?”若患者回答“有”，则倾听患者诉说，给予必要的回应。若患者回答“没有”则准备结束沟通。

(6) 向患者复述沟通中提出的问题，以验证自己的理解是否准确，并告知患者下一步处理的方法及时间。

(7) 为患者取合适卧位。向患者致谢、告辞；提示患者如果有需求随时呼叫，下次也会再来看患者。

(8) 将沟通内容简要记录于“护患关怀性沟通”记录单(本)。

(9) 将沟通中未解决的问题记录于重点交班本，并与下一班护士进行交接。

五、注意事项

(1) 尊重患者。

(2) 把握恰当的沟通时机及结束时机；灵活运用各种沟通策略。

(3) 沟通过程中，如发现患者身体不能耐受，则停止沟通，给予相应处理。

(4) 保护患者隐私，护士不可将有关患者重要的或隐私性的事情透露给与治疗和护理无关的人员。

(刘义兰　王峥嵘)

参考文献

[1] 李小寒，尚少梅. 基础护理学[M]. 北京：人民卫生出版社，2022.
[2] 李秀云，邹碧荣.护理技术操作规程及评分标准[M]. 武汉：湖北科学技术出版社，2011.
[3] 刘义兰，杨和平，许娟.关怀性护理技术[M].武汉：湖北科学技术出版社，2018.
[4] 王爱平，丁炎明.全国临床护理“三基”训练指南[M]. 北京：人民卫生出版社，2021.
[5] 李国宏，60 项护理技术操作流程[M]. 南京：东南大学出版社，2015.
[6] 刘义兰，罗健，熊莉娟.基础护理操作规程及评分标准[M].武汉：湖北科学技术出版社，2015.
[7] 刘义兰，李素云，熊莉娟，等. 外科护理操作规程及评分标准[M].武汉：湖北科学技术出版社，2015.
[8] 潘绍山，张新庆，孙宏玉.人文护理学[M].北京：人民卫生出版社，2023.
[9] 刘义兰，胡德英，杨春.护理人文关怀理论与实践[M].北京：北京大学医学出版社，2017.
[10] 吴惠平，罗伟香.护理技术操作并发症预防及护理[M].北京：人民卫生出版社，2023.
[11] 邵小平，杨丽娟，叶向红，等.实用急危重症护理技术规范[M].上海：上海科学技术出版社，2020.
[12] 丁淑贞.实用临床心理护理指导手册[M].北京：中国协和医科大学出版社，2018.